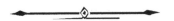

ISBN 978-0-666-16033-1
PIBN 10702090

This book is a reproduction of an important historical work. Forgotten Books uses
state-of-the-art technology to digitally reconstruct the work, preserving the original format
whilst repairing imperfections present in the aged copy. In rare cases, an imperfection in
the original, such as a blemish or missing page, may be replicated in our edition. We do,
however, repair the vast majority of imperfections successfully; any imperfections that
remain are intentionally left to preserve the state of such historical works.

For support please visit www.forgottenbooks.com

DIE THERAPIE

AN DEN

WIENER KLINIKEN

VON

DR. ERNST LANDESMANN,

GEW. SECUNDARARZT DES WIENER ALLGEMEINEN KRANKENHAUSES,
DERZEIT PRAKT. ARZT IN BRÜNN.

VIERTE VERMEHRTE UND UMGEARBEITETE AUFLAGE.

HERAUSGEGEBEN VON

Dr. KONRAD GROSS,   und   **Dr. ALEXANDER SCHMELZ,**

Operations-Zögling an der Klinik Hof-
rath Prof. Gustav Braun, gew. Secundararzt des Wiener allgem Krankenhauses.

Operations-Zögling an der Klinik Prof.
Schauta, gew. Secundararzt des Wiener
allgem. Krankenhauses.

LEIPZIG UND WIEN.

FRANZ DEUTICKE.

1893.

K. und k. Hofbuchdruckerei Karl Prochaska in Teschen.

Vorwort zur ersten Auflage.

Indem ich das vorliegende Werkchen der Oeffent-
lichkeit übergebe, gereicht es mir zur angenehmen
Pflicht, einem Gefühle innigen Dankes Ausdruck zu
geben. Die Herren Professoren, deren Behandlungsmethoden und Heilformeln hier in Kürze dargestellt
erscheinen, haben mir nicht nur bereitwilligst die Ver-
öffentlichung gestattet, sondern es wurden auch die
einzelnen Abschnitte des Buches theils von den Herren
Professoren selbst zur freundlichen Durchsicht über-
nommen, theils von einem ihrer Herren Assistenten
einer Ueberprüfung unterzogen, wodurch die Arbeit
manche werthvolle Bereicherung und Verbesserung er-
fahren hat. Auch viele der an Kliniken beschäftigten
jungen Aerzte haben mich bei der Zusammenstellung
des Werkes durch wichtige Informationen und Rath-
schläge wesentlich unterstützt. Ich erlaube mir daher,
allen den Herren Professoren, Assistenten und Collegen,
welche in zuvorkommendster Weise das Gedeihen meiner
Arbeit fördern halfen, hiemit meinen ergebensten und
herzlichsten Dank auszusprechen.

Wien, August 1888.

Der Herausgeber.

Inhalt.

Aus

Prof. Dr. Otto Kahler's

Klinik und Ambulatorium für innere Krankheiten.

Laryngitis acuta. Acuter Kehlkopfkatarrh. Prophylaktisch, bei zu Katarrhen disponirten Individuen, namentlich bei Kindern, rationelle Abhärtung. Bei bereits vorhandenem Katarrh in leichten Fällen: Hüten des Zimmers bei schlechtem Wetter; bei Fieber Bettruhe, ein diaphoretisches Verfahren: Trinken eines Flieder-, Lindenblüthen- oder Eibischthees vor dem Schlafengehen, warme Bedeckung des Körpers im Bett, um den Hals ein Priessnitz'scher Umschlag (in gestandenes Wasser getauchtes, gut ausgedrücktes Tuch oder besser eine Lage in kaltem Wasser getränkter Verbandwatte, darüber Guttaperchapapier oder ein wasserdichter Stoff, wie der sogenannte Billroth-Battist, hierauf eine Lage trockener Verbandwatte und eine Mullbinde). Zur Linderung des Hustenreizes:

Rp. 1.
  Decoct. Althaeae 150·0,
  Tinct. Opii simpl.
              gtts. 10,
  Syr. Althaeae 20·0.
  S. 2stündlich 1 Esslöffel.

Rp. 2.
  Emulsion. Amygd. 150·0,
  Morph. mur. 0·015,
  Syr. Amygdalar. 20·0.
  S. 2stündlich 1 Esslöffel.

Bei stärkerem Hustenreiz, zugleich zur Anregung der Secretion:

Rp. 3.
  Pulv. Doveri 1·0,
  Natr. bicarbon. 2·0.
  M. f. pulv. Div. in dos. aequ. No. 6.
  S. 3—4 Pulver täglich.

Bei sehr starkem, fort-
während dem Hustenreiz:

Rp. 4.

  Aqu. Laurocerasi 15·0,
Morph. mur. 0·1.
S. 3—5 mal täglich 10
  Tropfen.

Rp. 5,

  Extr. Hyoscyami 0·2,
Morph. mur. 0·05,
Linct. gummosi 70·0,
Aqu. Amygdalar. ama-
  rar. 20·0.
S. Stündlich ein Kaffee-
  löffel.

Lindernd wirken auch Einathmungen von Dämpfen
warmen Wassers, dem man etwas Opium-Tinctur zusetzen kann. Nach den ersten Tagen bei trockenem
Husten behufs Anregung der Secretion Inhalation
1—3%iger Lösungen von Chlornatrium oder Natr. bicarbonic. oder Salmiak. Zugleich Gebrauch von Giessbübler,
Gleichenberger oder Emser Wasser (am besten des Morgens ein Glas voll zu gleichen Theilen mit warmer Milch
gemischt, der Rest der Flasche tagsüber schluckweise zu
trinken) oder bei häufigem Hustenreiz Anwendung von:

Rp. 6.

Natrii bicarbon.
Sacch. lactis āā 2·0,
Codeini 0·2.
M. f. p. Div. in doses aequ.
  No. 10.
S. 3 Pulver täglich.

Oder:

Rp. 7.

  Natr. bicarbon. 2·0,
Extr. Hyoscyam. 0·2.
M. f. pulv. Div. in dos.
  aequ. No. 10.
S. Täglich 3 Pulver.

In schweren Fällen: Energische Antiphlogose,
kalte Umschläge, Leiter'scher Kühlapparat um den Hals,
bei Dyspnoë ein in heisses Wasser getauchter Schwamm
auf die Kehlkopfgegend zu legen, allenfalls ein Senfteig
am Hals zu appliciren. Bei Erwachsenen Ableitung auf
den Darm, bei kräftigen Kindern, wenn heftige Erstickungsanfälle und reichliche Secretion bestehen, ein
Brechmittel:

Rp. 8. *Inf. rad. Ipecacuanh. e 1·0 : 100·0,*
    Syr. Ipecacuanh. 20·0.
    S. Jede Viertelstunde den 3. Theil bis z. Wirkung.

Rp. 9. *Apomorphin. mur. 0·05—0·1,*
    Aqu. dest. 10·0.
    S. 1 Pravaz'sche Spritze voll zu injiciren.

Laryngitis chronica. Chronischer Kehlkopfkatarrh.

Beseitigung der Ursachen, namentlich der äusseren Schädlichkeiten. Bei Leuten, deren Beruf sie nöthigt, viel zu sprechen oder zu singen, mehrwöchentliche Enthaltung von Berufsarbeiten. Rauchen, Schnupfen, schwere Alcoholica, scharfe, gewürzte Speisen zu meiden, ebenso rauch- oder stauberfüllte Locale.

Bei spärlichem Auswurf und Gefühl von Kratzen im Halse Inhalationen von:

Rp. 10.
    Ol. Terebinthin. rect. 25·0,
    Ol. Juniperi 5·0.
    S. 20 Tropfen in eine
    Schale dampfenden
    Wassers zur Inhalation.

Rp. 11.
    Natr. bicarbon,
    Natr. chlorat. $\overline{aa}$ 2·0,
    Aqu. font. 100·0.
    S. Zur Inhalation.

Rp. 12.
    Ammon. chlorat. 1·0,
    Natr. chlorat. 3·0,
    Aqu. font. 100·0.
    S. Zur Inhalation.

Bei reichlicher Secretion Inhalation astringirender Mittel, wie:

Rp. 13.
    Alum. crud. (oder Acid. tannic.) 2·0,
    Aqu. font. 100·0.
    S. Zur Inhalation.

(Die Inhalationen nach Rp. 11—13 mittelst S i e g l e'schen Apparates auszuführen.)

In hartnäckigen Fällen, die auf Inhalationen nicht zurückgehen, Einblasungen von Alaun oder Tannin (zu gleichen Theilen mit Zucker), z. B.

1*

Rp. 14.
Extr. Belladonn. 0·5,
Alum. crud. pulv.,
Sacch. albi āā 5·0.
S. Zum Einblasen.

Rp. 15.
Morphin. mur. 0·1,
Acid. tannic.,
Sacchar. albi āā 5·0.
S. Zum Einblasen.

Oder endlich Bepinselungen der Kehlkopfschleimhaut mit Argent. nitr. in 2—10 % iger Lösung. Ferner Gebrauch von Mineralwässern, wie: Gleichenberg, Giesshübl, Ems, Selters, Preblau, Rohitsch.

Laryngitis crouposa. Häutige Bräune. Croup. Siehe unter „Diphtheritis faucium" S. 41 f.

Oedema glottidis, Glottisödem (als Begleiterscheinung von verschiedenen ulcerirenden oder abscedirenden Kehlkopferkrankungen, oder bei Angina Ludovici, oder bei Nephritis mitunter als erste hydropische Erscheinung). Eispillen, Eisumschläge etc. oder Leiter'scher Kühlapparat um den Hals, bei kräftigen Individuen Blutegel. Bei nephritischem Oedem antihydropisches Verfahren, wie energische Diaphorese, Erzielung reichlicher wässeriger Darmentleerungen durch Darreichung von:

Rp. 16.
Inf. folior. Sennae e
10·0 : 150·0,
Cremor. Tartari 10·0,
Syr. rub. Idaei 20·0.
S. Die Hälfte davon auf einmal zu nehmen; eventuell nach einer Stunde die 2. Hälfte.

Rp. 17.
Ol. Croton. gtts. 3,
Succh. alb. 2·0.
M. f. pulv. Div. in dos. aequ. No. 6.
S. Jede halbe Stunde 1 Pulver bis zu ausgiebiger Wirkung.

Bei drohender Erstickungsgefahr ein Brechmittel:

Rp. 18. *Inf. rad. Ipecac. e 2·0 : 80·0,*
Tartar. emetic. 0·2,
Syr. rub. Idaei 20·0.
S. ¼ stündlich 1 Esslöffel bis zur Wirkung.

Rp. 19.
Apomorphin. mur. 0·1,
Aqu. dest. 8·0.
S. 1 Pravaz'sche Spritze voll zu injiciren.

Wenn all' die genannten Maassregeln nicht nützen und Gefahr im Verzuge, zunächst Scarification der Wülste am Kehlkopfeingang mittelst bis zur Spitze gedeckten Messers unter Leitung des Spiegels oder des linken Zeige-fingers; wenn auch dies erfolglos, Tubage oder Tra-cheotomie.

Spasmus glottidis. Stimmritzenkrampf (bei Erwach-senen). Als selbständige schwere Neurose oder als Theil-erscheinung im Symptomenbilde schwerer Erkrankungen des centralen Nervensystems. Behandlung der Neurose, wenn möglich mit Berücksichtigung der causalen Momente. Systematische Bromsalztherapie. (Vergl. den Abschnitt über Hysterie). Während des Anfalles:

Rp. 20.
Morph. muriat. 0·1—0·2,
Aqu. destill. 10·0.
S. Zur subcutanen In-
jection.

Rp. 21.
Chloral. hydrat. 4·0,
Aqu. dest. 80·0,
Syrup. cort. Aurant. 20·0.
S. Stündlich 2 Esslöffel.

Rp. 22.
Infus radic. Valerianae e
3·0 ad Aq. dest. 150·0,
Asae foetidae 1·5.
S. Zum Klystier.

Bronchitis acuta. Acuter Lungenkatarrh. Bei leichtem, nur die grösseren Bronchien betreffen-dem, fieberlos oder mit geringem Fieber verlaufendem Katarrh: Durch einige Tage Verweilen im Zimmer, Trinken alkalischer Mineralwässer (s. Laryngitis acuta). Inhalation von Wasserdämpfen oder von 1—3%igen Lösungen von Natr. bicarbonic., Natr. chlorat. Bei starkem Hustenreiz:

Rp. 23.
Extr. Hyoscyami 0·2,
Sacch. alb. 2·0.
M. f. pulv. Div. in dos. aequ. No. 10.
S. 3mal tägl. 1 Pulver.

Rp. 24.
Morph. muriatic. 0·1,
Sacchar. alb. 4·0.
M. f. pulv. Div. in dos. aequ. No. 10.
S. 3—4 Pulver täglich.

Rp. 25.
Mixtur. gummos. 150·0,
Morph. mur. 0·03.
S. 2stündlich 1 Esslöffel.

Rp. 26.
Codeini 0·3,
Pulv. gummos.,
Sacchari lact. $\overline{aa}$ 2·5.
Div. in dos. aequ. No. 10.
S. 3 Pulver täglich.

Bei frischer Erkältungsbronchitis auch milde Diaphorese angezeigt.

Rp. 27.
Spec. pectoral. 50·0.
S. Thee; Früh 1, Abends 2 Tassen zu trinken.

Bei schwerem, acut fieberhaften Bronchialkatarrh Bettruhe, bei hohem Fieber Anwendung antipyretischer Mittel gestattet, kühle Bäder etc. Feuchthaltung der Zimmerluft durch Aufstellen von Gefässen mit heissem Wasser im Zimmer, fleissiges Inhaliren der oben erwähnten alkalischen Lösungen; innerlich:

Rp. 28.
Inf. rad. Ipecacuanh.
                e 0·3 : 150,
Morph. mur. 0·02,
Syrup. emulsivi 20·0.
S. 2stündlich 1 Esslöffel.

Bei starkem Hustenreiz:

Rp. 29.
Mixtur. oleos. 150·0,
Extr. Opii aquos. 0·1,
Syr. Amygdalar. 20·0.
S. 2stündlich 1 Esslöffel.

Rp. 30.
Pulv. Doveri 2·0,
Sacch. alb. 3·0.
M. f. pulv. Div. in dos.
aequ. No. 10.
S. 3mal täglich 1 Pulv.

Oder:

Rp. 31.
Extr. Belladonn. 0·2,
Natr. bicarbon.,
Sacch. alb. āā 2·0.
M. f. pulv. Div. in dos.
aequ. No. 12.
S. 3 – 4mal täglich 1 Pulv.

Bei quälendem, die Nacht-
ruhe störendem Hustenreiz
auch:

Rp. 32.
Morph. muriat. 0·05,
Sacch. alb. 3·0.
M. f. pulv. Div. in dos.
aequ. No. 10.
S. Alle 3 – 4 Stunden
1 Pulver.

Bei Hustenreiz und tro-
ckenem Husten:

Rp. 33.
Mixtur. gummos. 150·0,
Tinct. Opii simpl. gtts. 15,
Syr. Ipecacuanh. 20·0.
S. 2stündlich 1 Esslöffel.

Rp. 34.
Apomorphin. mur. 0·03,
Morph. mur. 0·02,
Aqu. dest. 150·0,
Acid. mur. dilut. gtts. 5,
Syrup. emulsivi 20·0.
S. 2stündlich 1 Ess-
löffel.

Bei reichlicher Secretion,
aber erschwerter Expec-
toration: rasch gewech-
selte kalte Ueberschläge auf
die Brust. Ferner:

Rp. 35.
Infus. rad. Ipecacuanh.
e 0·5 ad. 150·0,
Syrup. cort. Aurant. 20·0.
S. Stündlich 1 Esslöffel.

Rp. 36.
Inf. rad. Polygalae Se-
negae e 10·0:150·0,
Syr. Senegae 20·0,
Liquor. Ammon. anisati
1·0.
S. Stündlich 1 Esslöffel.

Rp. 37.
Acid. benzoic. 1·5,
Sacch. alb. 2·0.
M. f. pulv. Div. in dos.
aequ. No. 10.
S. 3stündl. 1 Pulver.

Bei drohender Herzschwäche und steigender Cyanose Wein, Excitantia, laues Bad mit
kalter Uebergiessung der Brust, kräftige Expectorantia,

eventuell eine Injection von Aether oder Oleum camphoratum.

Rp. 38.	Oder:
Inf. rad. Valerianae	Rp. 39.
e 10·0:200·0,	*Inf. rad. Ipecacuanh.*
Liquor. Ammon. anisati	*e 1·0:150·0,*
3·0,	*Liqu. Ammon. anis. 4·0,*
Syr. rub. Idaei 20·0.	*Syr. cort. Aurant. 20·0.*
S. Stündlich 1 Esslöffel.	*S. Stündlich 1 Esslöffel.*

Bei Bronchitis capillaris Anwendung energischer Expectorantia, Brechmittel, Inhalationen von Wasserdampf, Sauerstoffinhalationen.

Bei der chronischen Form der fibrinösen Bronchitis:

Rp. 40.
Kal. iodat. 1·0,
Aqu. font. 60·0,
Syr. cort. Aurant. 15·0.
S. Tagsüber zu verbrauchen.

Bronchitis chronica. Chronischer Lungenkatarrh.

(Selbständiger chronischer Lungenkatarrh mit oder ohne Lungenemphysem, entstanden auf Grund von Staubinhalation, Bronchialasthma etc.) Entfernung der zu Grunde liegenden Schädlichkeit, Verwendung entsprechender Schutzapparate gegen Staubinhalation. Winteraufenthalt im Süden, zweckmässig an einer Seeküste (Riviera). Im Sommer Aufenthalt an einer warmen Seeküste (Abbazia). Curgebrauch in Ems, Gleichenberg, Soolinhalation in Aussee, Ischl, Gmunden, Giesshübl. Aufenthalt bei den Salinen in Reichenhall, Kissingen.

Zur Beförderung der Expectoration Erhaltung einer feuchten Zimmeratmosphäre durch Wasserdampf oder Spray; ferner innerlich:

Rp. 41.

Acid. benzoic. 0·5 − 1·0,
Sacch. alb. 4·0.
M. f. pulv. Div. in dos.
aequ. No. 10.
S. 3 − 4 Pulver täglich.

Oder:

Rp. 42.

Inf. rad. Ipecacuanh.
e 0·5 : 180·0,
Syr. capillor. Veneris
20·0.
S. 2stündlich 1 Esslöffel.

Rp. 43.

Acidi benz. 0·5,
Extract. Belladonn. 0·1,
Morph. mur. *0·05,*
Natrii bicarb.,
Sacch. alb. āā 2·0.
M. f. pulv. Div. in dos.
aequ. No. 10.
S. Täglich 3 Pulver.

Rp. 44.

Extr. Hyoscyami *0·25,*
Pulv. rad. Ipecac. 0·2,
Elaeos. Menth. pip. *3·0.*
M. f. pulv. Div. in dos.
aequ. No. 10.
S. 3mal tägl. 1 Pulv.

Bei sehr starkem Hu-
stenreiz auch:

Rp. 45.

Morph. mur. *0·1,*
Aqu. Laurocerasi 20·0.
S. 3mal tägl. 5 − 10 Tropf.

Bei reichlicher Se-
cretion Zerstäubung von
Coniferensprit im Zimmer,
Verdampfen von Kiefernadel-
extract, Latschenkieferöl etc.
oder innerlich:

Rp. 46.

Chinini tannici 1·0,
Acid. benzoic. 0·5,
Natrii bicarbon.
Sacchar. albi āā 2·0.
M. f. pulv. Div. in dos.
aequ. No. 10.
S. 4 Pulver täglich.

Rp. 47.

Creosoti 0·05,
Sacchari alb. 0·2.
Misce, dentur ad capsulas
gelatin. tal. dos. No. 100.
S. 5 − 10 Stück des Tages.

Rp. 48.

Guajacoli carbonici,
Sacchar. alb. āā 0·1.
Dentur ad capsul. gela-
tinos. tal. dos. No. 100.
S. 4 − 8 Stück im Tage.

Um die Expectoration
des reichlich angesam-
melten Secrets (Broncho-
blennorrhoe, Bronchiectasie)
zu erleichtern:

Rp. 49.

Inf. rad. Polygal. Senegae
e 10·0 : 200·0,
Liqu. Amm. anisat. 4·0,
Syr. cort. Aurant. 15·0.
S. 2stündl. 1 Esslöffel.

Rp. 50.
Apomorphini mur. 0·05,
Aq. destill. 150·0,
Syrup. Ribium 15·0.
S. 2stündlich 1 Esslöffel.

Rp. 51.
Natrii iodati 2·0,
Aqu. destill. 150·0,
Syr. simpl. 15·0.
S. 2stündlich 1 Esslöffel.

Bei Bronchitis mit
foetidem Secret In-
halationen von:

Rp. 52.
Ol. Terebinth. rectific. 25·0,
S. 10-20 Tropf. in ein Gefäss mit heissem Wasser
zu giessen und aus dem-
selben einzuathmen·
Ebenso auch das soge-
nannte Latschenöl:

Rp. 53.
Ol. Pini pumil. aeth. 10·0.
S. Wie das Vorige.

Rp. 54.
Acid. carbolic. 0·5,
Spir. vin. 10·0,
Aqu. dest. 100·0.
S. Zur Inhalat. mittelst
Siegle'schen Apparats.

Innerlich:

Rp. 55.
Ol. Terebinth. rectif. 10·0.
S. 3—4 mal täglich 10
Tropfen in warmer
Milch oder in Zucker-
wasser zu nehmen.

Rp. 56.
Balsami peruviani 0·1,
Ol. Amygd. dulc. 15·0,
Gummi Arabici 10·0,
Syr. simpl. 50·0.
Aqu. dest. q. s. ut fiat
emulsio 200·0.
S. 2stündl. 1 Eslöffel.

Asthma nervosum. Bronchialasthma. Im Anfalle:

Rp. 57.
Chloral. hydrat. 2·0,
Aqu. Tiliae 40·0,
Syr. simpl. 25·0.
S. Die Hälfte, nach 1
Stunde die zweite.

Rp. 58.
Morph. mur. 0·1,
Aq. destill. 10·0.
S. Z. Inject., 1 Spritze voll.
(Vors. wegen ev. Gefahr
d. chron. Morphinismus.)

Rp. 59. Kali iodati 2·0,
Aq. destill.
Syr. simplic. āā 20·0.
S. Auf einmal zu nehmen.

Rp. 60.
Chloral. hydrat.
Kali iodati āā 2·0,
Aq. destill.
Syrup. cort. Aur. āā 20·0.
S. Auf zweimal zu nehmen.

Ferner medicamentöse Cigarren und Cigarretten mit Strammonium, Cannabis indica. Z. B. (nach Trousseau:)

Rp. 61.
Folior. Strammon. 30·0,
Extract. Opii aquos. 2·0,
Aqu. destill. 25·0.
S. Eingetrocknet als Cigarrettentabak zu gebrauchen.

Oder die Espic-Cigarretten nach Trousseau:

Rp. 62.
Folior. Belladonn. 0·3.
Folior. Hyoscyam. 0·15,
Folior. Strammonii 0·15,
Extr Opii aquos. 1·5,
Aqu. Lauroceras. 0·5
S. Cigarrettentabak.

In manchen Fällen von Erfolg:

Rp. 63.
Tinct. Lobel. inflat. 15·0,
Tinct. Opii benzoic. 30·0.
S. 30 Tropfen in Zuckerwasser, ev. nach ¹/₂—1 Stunde zu wiederholen.

Weiters Einathmung der Dämpfe von Charta nitrata (ungeleimtes Papier mit einer wässrigen Lösung von Salpeter (1 : 5) getränkt und getrocknet), von der man ein Stück in der Grösse einer Octavseite auf einem Teller verglimmen lässt. Zweckmässig auch ausserhalb der Anfälle regelmässig vor dem Schlafengehen zu machen.

Zur Verhütung neuer Anfälle: Luftveränderung, Domicilwechsel. Behandlung des Grundleidens (Nasenschleimhaut, Kehlkopf, Genitalorgane). Wenn das Asthma ein secundäres, Winteraufenthalt im Süden. Vermeidung der Gelegenheitsursachen für den Anfall.

Innerlich:
Rp. 64.
Natr. iodat. 5·0,
Aqu. dest. 150·0,
Syr. capillor. Vener. 30·0.
S. Täglich 3 Esslöffel, allmälig auf das Doppelte zu steigen.

Oder:
Rp. 65.
Acid. arsenicos. 0·12,
Extr. Gentian. 4·0.
M. f. pil. No. 60.
S. Täglich 2 Pillen; allmälig zu steigen auf 6 Pillen.

Rp. 66.
Sol. arsenic. Fowleri 5·0,
Aq. dest. 20·0.
S. Morgens und Abends 10 Tropfen, steigend bis auf das Doppelte

Tussis convulsiva. Keuchhusten. Ortsveränderung, und zwar bei jeder Jahreszeit zu empfehlen. Besonders wirksam dann, wenn bereits einige Wochen der Erkrankung vorbei sind. In warmer Jahreszeit fleissiger Aufenthalt im Freien, im Winter Verweilen in stets gleichmässig warmem, gut gelüfteten Zimmer. Achtung vor Infection anderer Individuen auch im folgenden katarrhalischen Stadium. In letzterem Behandlung wie bei acutem Bronchialkatarrh. Im Stadium convulsivum:

Rp. 67.
Chinini mur. 0·5—1·5,
Sacchari alb. 3—4.
F.p.Div.in dos.aequ.No.10.
S. 4—6mal tägl. ein Pulv.

Rp. 68.
Chinini tannici 1·5,
Elaeosacch. Aurant. 3·0.
M. f. pulv. div. in dos. aequ. No. 10.
3—4 Pulver täglich.

Rp. 69.
Antipyrini 0·1—1·0,
Sacchar. lact. 3·0—4·0.
F. p. Div. in dos. aequ. No. 10.
S. Soviel Centigr. pro dosi, als das Kind Monate, soviel Decigr. pro dosi als das Kind Jahre zählt. Täglich 3—4 solche Einzelgaben.

Rp. 70.
Extr. Belladonn. 0·03—0·15,
Natr. bicarbonic. 1·0,
Sacch. alb. 2·0.
M. f. pulv. Div. in dos. aequ. No. 10.
S. 2-3mal tägl. 1 Pulv.

Rp. 71.
Tinct. Belladonn. 2·0—5·0,
Tinct. Chinae compos. 15·0.
S. 3mal tägl. 10 Tropfen.

Rp. 72.
Chloral. hydrat. 0·3—1·0,
Mixt.gumm. 70·0—100·0.
S. Abends als Klysma.

Morphinpräparate nur bei älteren Kindern und bei Erwachsenen.

Im Stadium decrementi kräftige Kost, Wein, Eisen, antikatarrhalische Behandlung.

Emphysema pulmonum chronicum. Chronisches Lungenemphysem.

Sorgfältige Vermeidung der zu Grunde liegenden Ursachen (Staubinhalation, respiratorische Belastung des Lungengewebes durch Sprechen, Singen, Blasen von Blasinstrumenten, schwere Arbeit). Behebung oder Besserung zu Grunde liegender Krankheitszustände (chron. Bronchialkatarrh). Im Winter Aufenthalt an einem südlichen klimat. Curort, vor Allem an den Küsten der Adria und des mittelländ. Meeres. Im Sommer Vermeidung von Hochgebirgsaufenthalt, hingegen Aufenthalt in windgeschützten waldreichen Gegenden oder an warmen Seeküsten (Abbazia). Gebrauch von salinischen Mineralwässern (Gleichenberg, Ems.)

Versuch mit Behandlung in pneumatischen Kammern; bei erschwerter Expectoration mitunter Anwendung des transportablen pneumatischen Apparates von Waldenburg u. A. nützlich.

Bei starkem Hustenreiz:

Rp. 73.
Extr. Belladonnae 0·1,
Pulv. rad. Ipecacuanh.
0·2,
Pulv. gummos.,
Sacch. alb. $\overline{aa}$ *3·0.*
M. f. pulv. Div. in dos.
aequ. No. 10.
S. 3mal tägl. 1 Pulv.

Rp. 74.
Extr. Hyoscyami 0·3,
Pulv. et extr. Liquiritiae
$\overline{aa}$ *q. s. ut f. pil.*
No. 50.
S. Früh, Mittag und
Abend je 3 Pillen.

Rp. 75.

Pulv. Doveri 1·5,
Pulv. gummos.,
Sacchar luct. āā 2·0.
F. p. Div. in dos. aequ.
No. 10.
S. 3 Pulver täglich.

Rp. 76.

Pulv. Doveri 1·5,
Pulv. gummosi 10·0.
M. f. p. Detur ad scatulam.
S. Messerspitzweise.

Rp. 77.

Morph. mur. 0·05—0·1,
Sacchar. albi 4·0,
M. f. pulv. Div in dos.
aequ. No. 10.
S. 3 Pulver täglich.

Bei starker Dyspnoë ist
Extr. Quebracho oft von guter
Wirkung:

Rp. 78.

Tinct. Quebrach. 100·0.
S. 2—4mal des Tages
1 Theelöffel in etwas
Himbeerwasser zu neh-
men.

Rp. 79.

Cort. Aspidosperm. Que-
brach. 50·0,
Macera per dies 7
in ritr. bene claus.
c. Spir. vin. rectificatissim.
500·0.
Dein filtra et inspissa.
Solve in:
Aqu. fervid. 100·0.
S. 3mal täglich 1—2
Kaffeelöffel.

In den späteren Stadien
gegen den Hydrops Diu-
retica:

Rp. 80.

Decoct. rad. Ononid.
spinos. e 20·0 : 200·0.
Liqu. Kali acetic. 10·0,
Oxymell. Scillae 20·0.
S. 2 stündlich 1 Ess-
löffel.

Rp. 81.

Inf. baccar. Juniperi e
10·0 : 200·0,
Extr. Scillae 0·2,
Liqu. Kali acetic.,
Syr. rub. Idaei āā 15·0.
S. Stündlich 1 Ess-
löffel.

Rp. 82.

Diuretini 5·0,
Aquae dest. 150·0,
Syr. simpl. 15·0.
S. 2stündlich 1 Esslöffel.

Zeitweilig auch Digitalis durch einige Tage, oder andere Herzmittel. Zur Beseitigung eines hartnäckigen Hydrops auch Calomelcur. (siehe S. 35, Rp. 190.)

Oedema pulmonum. Lungenödem.

Bei drohendem acutem Lungenödem Anwendung von Excitantien, (Wein, Cognac), Herzmitteln und kräftigen Gegenreizen, Senfteig auf die vordere Brustgegend, kalter Wasserstrahl ebenda.

Rp. 83.
Olei camphorati 10·0.
S. 1 — 3 Pravaz'sche
Spritzen subcutan.

Rp. 84.
Aether. sulfur. 10·0.
S. 1 — 2 Pravaz'sche
Spritzen subc. (mit Ver-
meidung der Nähe grö-
sserer Nerven).

Rp. 85.
Plumbi acetici 1·0,
Sacchar. alb. 3·0.
F. p. Div. in doses aequ.
No. 10 (decem).
S. 4—5 Pulver des Tages.

Rp. 86.
Tinct. Strophanti 10·0.
S. 2—3mal täglich 15—
20 Tropfen.

Rp. 87.
Inf. folior. Digitalis e 0·6
ad Aqu. dest. 150·0.
S. Stündlich 1 Esslöffel.

Bei bereits entwickeltem Oedem kräftige Expectorantia in Verbindung mit Stimulantien:

Rp. 88.
Inf. rad. Ipecacuanh.
e 0·8 : 200·0,
Liqu. Ammon. anis. 3·0,
Syr. cort. Aurant. 20·0.
D. S. Stündl. 1 Esslöffel.

Rp. 89.
Inf. rad. Valerianae
e 10·0 : 150·0,
Aether. acetic. 2·0,
Syr. Senegae 15·0.
D. S. Stündl. 1 Esslöffel.

Bei noch kräftigem Puls und Ueberfüllung der Bronchien mit Secret ein Brechmittel, am besten:

Rp. 90.

Apomorphin. mur. 0·1,
Aqu. dest. 10·0.

S. 1—2 Pravaz'sche
Spritzen zu injiciren.

Haemoptoë. Bluthusten. Strenge Ruhe im Bett, möglichstes Vermeiden des Sprechens; nur kalte Flüssigkeiten, kalte Milch oder Suppe zu geniessen. Aufregende Getränke streng zu meiden. Kalte, häufig zu wechselnde Umschläge auf die Brust, besser Leiter'scher Kühlapparat oder Eisbeutel. Innerlich Eispillen. Bei aufgeregter Herzaction Kälte auf die Herzgegend, keine Digitalis. In leichten Fällen genügen diese Maassnahmen; man gibt allenfalls zur Beruhigung:

Rp. 91.

> *Elixir. acid. Haller. 2·0,*
> *Syr. rub. Idaei 40·0,*
> *Aqu. font 150·0.*
> *S. Zweistündlich 1 Esslöffel.*

Bei starkem Hustenreiz:

Rp. 92.

> *Morphii muriatici 0·1,*
> *Sacch. alb. 4·0.*
> *M. f. p. Div. in doses aequ. No. 10.*
> *S. 3 - 4 Pulver.*
> *Oder auch eine Morphiuminjection.*

Bei stärkerer Haemoptoë gewöhnlich Styptica mit Narcoticis combinirt:

Rp. 93.

> *Extract. Secal. cornuti dialysati 1·0,*
> *Sacchar. lact. 4·0.*
> *M f. pulv. Div. in doses aequ. No. 10.*
> *S. Stündlich 1 Pulver.*

Rp. 94.

> *Extract. Secal. cornut. dialysati 1·0,*
> *Morph. mur. 0·05,*
> *Sacch. alb. 4·0.*
> *M. f. pulv. Div. in dos. aequ. No. 10.*
> *S. 2stündl. 1 Pulver.*

Rp. 95.

> *Extr. Secal. cornuti dialysat.*
> *Pulv. rad. Liquir. āā 1·5,*
> *Extr. Opii 0·3,*
> *Succ. Liquir. q. s. ut fiant pilulae No. 20.*
> *S. 2—3stündlich 1 Pille.*

In schweren Fällen am besten Ergotin-Injectionen mit oder ohne Morphium:

Rp. 96.

> *Extr. Secal. cornuti dialysati 2·0,*
> *(Morph. mur. 0·1),*
> *Aqu. dest. 8·0,*
> *Acid. carbolici 0·08.*
> *S. 1 Pravaz'sche Spritze zu injiciren, eventuell nach 2 Stunden eine zweite.*

Bei trotz der erwähnten Mittel lange andauerndem Bluthusten:

Rp. 97.
Ol. Terebinthin. gtts. 6,
Exhibe in capsul. gelatinos.
Dent. tales doses No. 30.
S. Alle 2 Stunden 1 Kapsel.

Pneumonia crouposa. Genuine Lungenentzündung.

Das Krankenzimmer in gleichmässiger Temperatur (14—15° R.) zu erhalten. Bis zum Aufhören des Fiebers nur flüssige, aber namentlich bei geschwächten Individuen möglichst ausreichende Nahrung: Milch, Eier, starke Fleischbrühe. Bei halbwegs geschwächter Herzkraft auch vom Beginn an Wein (sehr zweckmässig die Verwendung der Stokes'schen Mischung vide unt.). Zur Beseitigung und Mässigung der pneumonischen Stiche locale Application von Kälte (Eisbeutel, Leiter'scher Kühlapparat). Antipyretische Mittel kommen bei der Pneumonie am besten nicht zur Verwendung; bei excessiver Fiebersteigerung Bäder von 20—22° R., eventuell kalte Einpackungen neben fortgesetzter Darreichung kräftiger Weine.

Rp. 98.
Cognac. vel. vin., Xerensis 50·0,
Aqu. Cinnamomi 100·0.
Vitell. ovor. duor.
S. Stündlich 1 Esslöffel. (Stokes'sche Mischung.)

Bei sehr starken Stichen und sehr schmerzhaftem Husten subcutane Morphininjection von 0·005 bis 0·01 oder:

Rp. 99.
Chinin. sulfuric. 1·0,
Morph. mur. 0·05,
Sacch. alb. 3·0.
M. f. pulv. Div. in dos.
aequ. No. 10.
S. 3—4 Pulv. täglich.

Als erfrischendes Getränk:
Rp. 100.
Acid. phosphoric. 4·0,
Syr. rub. Idaei 40·0.
S. Dem Trinkwasser
kaffeelöffelweise zuzu-
setzen.

Rp. 101.
Mixtur. gummos. 200·0,
Syr. acetos. Citri 20·0.
S. Zum Getränk.

Wenn die Herzthätigkeit
unregelmässig, der Puls klein
und sehr frequent wird, neben
Alcoholicis:

Rp. 102.
Inf. folior. Dig. purp.
e 0·6:200·0.
S. 2stündl. 1 Esslöffel.

Rp. 103.
Tinctur. Strophanti 10·0.
S. 3mal täglich 15—
20 Tropfen.

Bei Greisen und Po-
tatoren ganz besonders auf
die Erhaltung der Herzkraft
zu sehen, reichlich Wein zu
geben. Wenn Zeichen von
beginnendem Collaps
eintreten, Cognac, Portwein,
schwarzer Kaffee, Thee mit
Rum, als Medicamente ebenfalls Excitantia:

Rp. 104.
Inf. rad. Valerianae
e 10·0 ad 150·0,
Liquor. Ammon. anis. 3·0,
Syrupi capill. Vener. 20·0.
S. Einhalb- bis einstündl.
ein Esslöffel.

Rp. 105.
Aqu. Melissae 150·0,
Spir. Aether. nitric. 3·0,
Syr. cort. Aurant. 20·0.
S. Stündl. 1 Kinderlöffel.

Rp 106.
Aether. sulfuric. 10·0,
Camphor. ras. 1·0.
D. S. 1—2 Pravaz'sche
Spritzen zu injiciren.

Bei stockender Expec-
toration und starker Ueberfüllung der Bronchien:

Rp. 107.
Acid. benzoic. 1·5,
Camphor. trit. 0·3,
Sacchar. alb. 4·0.
M. f. pulv. Div. in dos.
aequ. No. 10.
S. 2stündlich ein Pulver.

Rp. 108.
Inf. rad. Ipec. e 0·6—
1·0 : 150·0,
Liqu. Amm. anis. 2·0—3·0,
Syrup. simpl. 15·0.
S. Stündl. 1 Esslöffel.

Bei drohendem Lun-
genödem vide den betref-
fenden Abschnitt. (S. 15.)

Bei Ausbruch von De-
lirium potatorum:

Rp. 109.
Opii puri 0·3 - 0·5,
Sacch. alb. 3·0.
M. f. pulv. Div. in dos.
aequ. No. 10.
S. 2—3 Pulver am Abend.

Bei kräftiger Herzaction
auch:

Rp. 110.

Chloral. hydrat. 3·0,
Aqu. dest.
Mucilag. gumm. Arab.
āā 30·0,
Syr. cort. Aurant. 15·0.
S. Die Hälfte auf ein-
mal; wenn nöthig, in
2 Stunden den Rest.

Oder in Klysmenform:

Rp. 111.

Chloral. hydrat. 6·0,
Mucilag. gumm. Arabic.
Aqu. font. āā 100·0.
S. Zu 2 Klysmen.

Bei meningealen
Symptomen: Eisblase
oder Leiter'scher Kühlapparat auf den Kopf, Ab-
leitung durch Abführmittel:

Rp. 112.

Inf. folior. Sennae
e 20·0:200·0,
Ol. Ricini 30·0.
S. Zu 2 Klystieren.

Oder:

Rp. 113.

Aqu. laxativ. Viennens.,
Mixtur. oleos. āā 60·0,
Aqu. Laurocer. 2·0.
S. In 2 Hälften im
Verlauf einer Stunde
zu nehmen.

Bei complicirendem Ga-
strointestinalkatarrh
gegen die Diarrhöe:

Rp. 114.

Opii puri 0·1,
Sacch. alb. 2·0.
M. f. pulv. Div. in dos
aequ. No. 5.
S. 2—3 Pulver des Tages.

Rp. 115.

Bismuthi subnitric. 1·5,
Opii puri 0·2,
Sacchari alb. 3·0.
M. f. pulv. Div. in dos.
aequ. No. 10.
S. 2stündlich 1 Pulver.

Im Stadium der Lö-
sung zur Beförderung der
Expectoration:

Rp. 116.

Inf. rad. Ipec. e 0·3:150·0,
Syrup. emulsiv. 15·0.
S. Stündlich 1 Esslöffel.

Rp. 117.

Inf. rad. Polygal. Seneg.
e 10·0:150·0,
Syr. capillor. Ven. 20·0.
S. 2stündl. 1 Esslöffel.

Rp. 118.

Apomorphin. mur. 0·03,
Aqu. dest. 150·0,
Syrup. rub. Idaei 15·0.
S. 2stündlich 1 Esslöffel.

Rp. 119.

Liqu. Ammonii anis. 10·0.
S. 6 - 10 Tropfen in 1 Löf-
fel Zuckerwasser einige-
mal des Tages.

Pneumonia catarrhalis. Catarrhalpneumonie. Vom Beginne an Bedacht zu nehmen auf das Verhalten der Herzkraft. Neben Anwendung der entsprechenden Excitantien Verwendung von Expectorantien; vgl. „Pneumonia crouposa" S. 18.

> Rp. 120.
> *Infus. rad. Valerian. e 10·0 : 150·0,*
> *Liquor. Ammon. anisat. 3·0,*
> *Syrup. capillor. Veneris 20·0.*
> *¹/₂—1stündlich ein Esslöffel.*

> Rp. 121.
> *Rad. Valerianae 20·0.*
> *Infunde cum aquae ferv. q. s. ad colut. 150·0,*
> *Cui refrigeratae adde Aether. acetic. 2·0.*
> *Syrup. Cinnamomi 30·0.*
> *S. Stündlich 1 Esslöffel.*

> Rp. 122.
> *Rad. Valerian. 15·0,*
> *Rad. Ipecac. 1·5,*
> *Fiat infus. ad colaturam 250·0,*
> *Adde syrup. simpl. 25·0.*
> *S. Stündlich 1 Esslöffel.*

Gangraena pulmonum. Lungenbrand. Kräftige Nahrung, reichlich Wein, tonisirende Medicamente. Ausserdem:

> Rp. 123.
> *Olei Terebinthin. rect. 30·0.*
> *S. 12 Tropfen auf 1 Glas Zuckerwasser*
> *tagsüber.*

> Rp. 124.
> *Olei Terebinth. rect.*
> *Olei Amygdalarum āā 4·0,*
> *Mucilag. gumm. Arabici,*
> *Syrup. simplic. āā 20·0.*
> *Sensim terendo affunde aq. destill. 180·0.*
> *S. Stündlich 1 Esslöffel.*

Rp. 125.

Olei Terebinth. guttas 5.
Dentur ad capsul. gela-
tinos. tal. dos. No. 20.

S. 4 — 5 Kapseln des
Tages.

Rp. 126.

Acidi carbolici 0·5,
Solve in spir. vini q. s.
Rad. Althaeae,
Extract. Gentian. āā 5·0.
M. f. pilulae No. 100.
Consp. pulv. Lycopod.

S. 2stündlich 1—2 Pillen.

Rp. 127.

Acidi carbol. 0·05,
Aq. destill. 150·0,
Syr. Cinnamom. 30·0.
S. Stündlich 1 Esslöffel.

Rp. 128.

Myrtoli 0·2.
D. tales doses ad caps.
gelatin. No. 20.
S. 3—4 des Tages.

Rp. 129.

Balsam. peruv. 0·1,
Ol. Amygdal. dulc. 15·0,
Gummi Arab. 10·0,
Syr. simpl. 50·0,
Aqu. destill. qu. s. u. f.
emulsio 200·0.
S. 2 stündlich 2 Esslöffel.

Zur Inhalation Terpentinöl; am besten 20 Tropfen auf dampfendes Wasser gegossen. Zerstäubung von Coniferensprit oder Latschenkieferessenz in der Umgebung des Kranken.

Ferner:

Rp. 130.

Acid. carbolici 5·0,
Spirit. vin. 25·0,
Aq. destill. 100·0.
S. 2 Esslöffel auf ¹/₂ Lit.
Wasser zur Inhalation
mit Hilfe eines Spray.

oder:

Rp. 131.

Acid. carbolic. 2·0,
Spirit. vin. rectificat.
Glycerin. āā 10·0,
Aq. font. 100·0.
S. Zur Inhalation mit
Hilfe des Siegle'schen
Apparates.

In der Umgebung des Kranken Carbolspray mit 1% Carbollösung.

Die Spuckgläser mit conc. Carbollösung oder Kaliumpermanganatlösung zu desinficiren.

Tuberculosis pulmonum. Lungentuberculose.

Prophylaxis namentlich bei hereditär belasteten Individuen strenge zu beobachten. Vor Allem Entfernung des Kindes aus der unmittelbaren Nähe tuberculöser Eltern und Geschwister. Kleine Kinder lange bei guter Ammenmilch zu erhalten; später reichliche und zweckmässige Ernährung mit stärkerer Zufuhr von Fetten. Im vorgeschrittenen Kindesalter rationelle Abhärtung gegen Witterungseinflüsse, zugleich aber möglichste Vermeidung von jeder Art Schädlichkeiten, besonders von starken Erkältungen, Traumen, Infectionskrankheiten. Ferner wenn möglich, Vermeidung von Aufenthalt an Orten, wo viele Menschen wohnen, demnach Gelegenheit zur Infection mit Tuberkelbacillen gegeben ist. Dauernder Landaufenthalt, Schulbesuch nur unter günstigen Verhältnissen.

Bei Erwachsenen mit phthisischem Habitus vor Allem zweckmässige Wahl der Berufsart. Vermeidung einer der gelehrten Berufsarten und solcher, welche dauernden Aufenthalt in grösseren Städten erfordern. Ferner Vermeidung von Aufenthalt in staubigen Localen etc.; Verhütung von katarrhalischen Bronchialerkrankungen. Vermeidung von Excessen jeder Art.

Bei bereits manifester, jedoch auf die Lungenspitzen beschränkter fieberloser Lungenerkrankung in erster Linie, wenn es die Verhältnisse gestatten, klimatische Curorte zu empfehlen. Im Sommer Aufenthalt im Mittelgebirge oder an gut geschützten Orten des Hochgebirges (Aussee, Ischl, Gmunden, Berchtesgaden, Reichenhall, Madonna di Campiglio etc., die comfortableren Höhencurorte der Schweiz). Bei Neigung zu Haemoptyse sind mild gelegene Stationen wie Rožnau in Mähren, Liebwerda in Böhmen, Vöslau bei Wien etc. vorzuziehen. Bei stärkerem Husten und reichlicherem Auswurf Curgebrauch von längerer Dauer vor Allem in Gleichenberg, Ems, Giesshübel, Luhatschowitz etc. Im Falle stark vortretender Dyspepsie und heruntergesetzter Ernährung Gebrauch von

Milchcuren im Gebirge, d. h. reichlicher Milchgenuss neben sonst zweckmässiger Nahrung. Molkencuren, welche
an den meisten der bisher genannten Orte durchgeführt
werden können, eventuell auch Kumys- und Kefircuren,
haben versuchsweise bei Idiosyncrasie gegen Milch oder
bei Anomalieen der Verdauung an Stelle der Milchcur
zu treten.

Im Winter klimatischer Curort im Süden, u. zw.
mit Berücksichtigung der individuellen Verhältnisse des
Kranken und mit Vermeidung aller schlecht eingerichteter
derartiger Orte. Zu empfehlen Meran, Gries, Arco,
Görz, Abbazia, Lussinpiccolo, die Orte der Riviera, Mentone, Cannes, San Remo, Nervi, ferner Ajaccio auf Cor-
sica, Palermo, Egypten, Cairo, Helouan, Luxor, bei
Neigung zu Haemoptyse Madeira. Aufenthalt in Win-
terhöhenstationen (Davos, St. Moritz), bei gut er-
haltenem Kräftezustand, stärker hervortretender Anaemie
und günstigem Verhalten der Gemüthsstimmung, fehlender
Neigung zu Haemoptyse zu empfehlen.

Als massgebend für den Erfolg dieser klimatischen
Sommer- oder Wintercuren ist das Verhalten der Patienten
selbst zu bezeichnen. Strenge Einhaltung der gegebenen
Vorschriften in Rücksicht des Aufenthaltes im Freien,
kräftige, dem Zustand des Verdauungsapparates angepasste
Ernährung, Vermeidung aller Excesse, Anwendung allgemeiner kräftigender Verfahren. Hier besonders auch entsprechend abgestufte Wasserbehandlung hervor-
zuheben. Bei Individuen, deren Verhalten in der eben
genannten Richtung nicht sicher steht, ist die Behandlung
in den Sanatorien für Lungenkranke sehr zu
empfehlen und gibt mitunter nicht ungünstige Resultate.
(Görbersdorf, Falkenstein).

Für Patienten, welche völlig frei über ihren Aufenthalt zu disponiren in der Lage sind, ist eine durch
Jahre ununterbrochen fortgesetzte derartige
klimatische Cur zu empfehlen und dadurch lassen sich
sehr bemerkenswerthe Resultate erzielen. Hier wären

auch und zwar als sehr empfehlenswerth l a n g e fortges e t z t e S e e r e i s e n auf mit dem entsprechenden Comfort ausgestatteten Schiffen zu erwähnen.

Bei f i e b e r h a f t verlaufender Tuberculose gibt das
Fieber an und für sich keine Contraindication gegen eine
klimatische Sommercur oder gegen einen Winteraufenthalt
im Süden, wohl aber in Rücksicht der Höhencurorte.
Sehr hohes hektisches Fieber, oder solches, welches eine
acute Miliartuberculose begleitet, schliesst selbstverständlich jeden Ortswechsel des Kranken aus.

Eine bis zur C a v e r n e n b i l d u n g vorgeschrittene Lungentuberculose lässt sich bei nicht allzuweit gediehener
Ausdehnung des Processes und bei gutem Kräftezustand
gleichfalls durch klimatische Curen immerhin günstig beeinflussen. Hier muss man im Sommer den weniger hochgelegenen Curorten, Reichenhall, Aussee, Ischl, den Vorzug geben, im Winter die Kranken an die Küsten des
mittelländischen Meeres senden.

Eine sicher begründete causale Behandlung der
Tuberculose im Sinne einer directen Beeinflussung des Tuberkelbacillus oder der gesetzten
Krankheitsproducte existirt bis heute nicht. Von
verschiedenen Seiten wird die Behandlung Lungentuberculöser mit C r e o s o t und G u a j a c o l energisch empfohlen
und gibt diese Behandlungsmethode in der That mitunter
anscheinend recht günstige Resultate. Ob diese im Sinne
des Effectes einer Causaltherapie aufzufassen sind, ist jedoch fraglich.

Rp. 132.
 Creosoti 0·1,
 Olei jecor. Aselli 0·4.
 Dentur ad caps. gelatinos. tales doses 100.
 S. Täglich zuerst 4 Kapseln, dann bis auf 20 zu steigen.
(wenn nicht schon bei geringeren Dosen Störungen des
Appetites auftreten.) Monatelange Fortsetzung der Behandlung.

Rp. 133.

Guajacoli carbonici (Guajacolcarbonat) 0·2,
Dentur ad caps. gelatinos. tales doses. No. 50.
S. 2—4 des Tages.

Die Frage über die Wirksamkeit der Koch'schen
Tuberculinbehandlung ist vorläufig noch als ungelöst zu
betrachten.

Die medicamentöse Behandlung hat ferner
im Sinne eines roborirenden Verfahrens stattzufinden.
Reichliche Zufuhr von Fettsubstanzen hat sich dabei nach
klinischer Erfahrung gut bewährt. Für Kinder ist der
Gebrauch von Leberthran zu empfehlen. Von sehr gutem
Erfolge ist oft der Gebrauch von Leberthran im Winter:

Rp. 134.

Ol. iecoris Aselli 50·0.
S. Anfangs 1—2 Kaffeelöffel im Tag, allmälig bis auf
einige Esslöffel zu steigen.

Wenn die Anämie hochgradiger ist, als dem
Stadium des Krankheitsprocesses entsprechen würde
(Pseudochlorose), und bei Fehlen jeder dyspeptischen Stö-
rung ein leichtes Eisenpräparat:

Rp. 135.

Tinct. Ferr. pomat.,
Tinct. amar. $\overline{aa}$ 15·0.
S. 3mal täglich 10—15 Tropfen.

Rp. 136.

Ferri lact. 0·7,
Sacchar. lact.,
Elaeosacch. Calami $\overline{aa}$ 2·0.
M. f. pulv. Div. in doses aequ. No. 10.
S. 2 Pulver täglich.

(NB. Bei Hämoptoë und Neigung zu derselben ist
Eisen contraindicirt.)

Mit gutem Erfolg braucht man in solchen Fällen auch
Arsen in Form des Wassers von Levico, Roncegno,

Guberquelle (täglich 2 Esslöffel unmittelbar nach der Mahlzeit, allmälig steigend bis zu 4 Esslöffeln), oder auch:

Rp. 137.
 Solut. arsenical. Fowleri 5·0,
 Tinct. amar. 25·0.
 S. Morgens und Abends 10 Tropfen, steigend
  auf 40 Tropfen im Tag.

Bei ausgesprochener Dyspepsie Gebrauch von Pepsin-Salzsäure (s Rp. 235 — 237) angezeigt, ebenso Amara:

Rp. 138.
 Tinct. Nucis vom. 5·0,
 Tinct. Chin. comp. · 15·0.
 S. 2mal täglich 20 Tropfen.

Bei bestehendem Fieber braucht der Kranke eine leicht verdauliche aber ausreichende Ernährung und zwar nicht allein Eiweisssubstanzen, sondern auch Kohlen-hydrate, Wein. Gegen mässige nur einige Stunden des Tages ausfüllende Temperatursteigerungen am besten keinerlei medicamentöse Behandlung. Bei starken abend-lichen Fieberexacerbationen, namentlich, wenn die-selben mit Frösteln einsetzen und den Kranken in sub-jectiver Beziehung sehr belästigen, Gebrauch von Anti-pyreticis zu empfehlen. Dabei ist zeitweiliges Aussetzen und zeitweiliger Wechsel des Medicamentes zu empfehlen. Zur Unterstützung dieser antipyretischen Therapie am besten häufige (lauwarme) Essigwaschungen.

Rp. 139.
 Antipyrini 5·0.
 Div. in doses aequ. No. 5.
 S. 1 Pulver in 1 Glas Weisswein (oder in
  caps. amylac.), 2 Stunden vor Beginn des
  Fiebers.

Rp. 140.
  Phenacetin. 5·0.
  Div. in dos. aequ. No. 10
  Dent ad caps. amyl.
  S. 2 – 3 Pulv. während des
  Ansteigens des Fiebers.
Rp. 141.
  Chinin. mur. 1·0,
  Sacchar. alb. 2·0.
  M. f. pulv. Div. in doses
  aequ. No. 10.
  S. 3 Pulver täglich.
  Bei starkem Husten-
reiz Narcotica:
Rp. 142.
  Codeini 0·2 – 0·4,
  Sacchar. alb. 4·0,
  M. f. pulv. Div. in doses
  aequ. No. 10.
  S. 3 Pulver täglich.
Rp. 143.
  Codeini 0·2,
  Alcohol. 5·0,
  Syrup. simpl. 95·0
  S. Codeinsyrup.
  Einige Esslöffel des Tages.
Rp. 144.
  Morphin. mur. 0·1,
  Sacchar. 4·0.
  M. f. pulv. Div. in dos.
  aequ. No. 10.
  S. 2 – 3 Pulver täglich.
Rp. 145.
  Aqu. Laurocer. 15·0,
  Morphin. mur. 0·1.
  S. 3mal täglich 15 Tropf.

Rp. 146.
  Extr. Belladonn. 0·15,
  Elaeosacch. Cinnam. 3·0.
  M. f. pulv. Div. in dos.
  aequ. No. 10.
  S. 3mal tägl. 1 Pulv.
Rp. 147.
  Extr. Hyoscyami 0·1,
  Extr. Cannabis Indic. 0·5,
  Elaeosacch. Foenicul. 5·0.
  M. f. pulv. Div. in dos.
  aequ. No. 12.
  S. Wie das Vorige.
Rp. 148.
  Lactucarii austr. 1·0,
  Sacch alb. 3·0.
  M. f. pulv. Div. in dos.
  aequ. No. 10.
  S. 3mal tägl. 1 Pulv.
  Bei gleichzeitig bestehen-
der Darmtuberculose:
Rp. 149.
  Extr. Opii aquos. 0·5,
  Elaeosacch. Calami 3·0.
  M. f. pulv. Div. in dos.
  aequ. No. 10.
  S. 3mal tägl. 1 Pulv.
  Bei zähem Auswurf
und erschwerter Expec-
toration neben den früher
erwähnten Mineralwässern:
Rp. 150.
  Inf. rad. Ipecac.
        e 0·5 : 180·0,
  Syr. cort. Aurant. 20·0.
  S. 2stündlich 1 Esslöffel.

Bei erschwerter Expectoration und gleichzeitigem Hustenreiz:

Rp. 151.

Apomorphin. mur. 0·1,
Morph. mur. 0·05,
Sacch. alb. 3·0.
M. f. pulv. Div. in dos.
aequ. No. 10.
D. S. 3—4mal tägl 1 Pulv.

Rp. 152.

Inf. rad. Ipecac.
e 0·5 : 200·0,
Tinct. Opii simpl. gtts. 15,
Syr. capillor. Vener. 20·0.
S. Zweistündlich 1 Ess-
löffel.

Bei Haemoptoë Ruhe, Kälte. (Näheres siehe unten „Haemoptoë S. 16 f.)

Gegen reichliche Nachtschweisse: Der Kranke soll sich nicht zu warm zudecken, in möglichst kühlem Zimmer schlafen. Kalte Waschungen, aber nicht unmittelbar vor dem Schlafengehen, sondern etwas früher. Ferner Waschungen mit Franzbranntwein während der Nacht wiederholt vorzunehmen.

Rp. 153.

Alum. crud. 2·0,
Spir. vin. Gallic. 180·0,
Glycerin. 5·0,
Spir. Lavandul. 20·0.
S. Zum Betupfen der
schwitzenden Körperstellen.

Ferner als Streupulver:

Rp. 154.

Acid. salicylic. 3·0,
Amyl. pur. 10·0,
Talc. venet. 90·0.
S. Streupulver.

Innerlich vor dem Schlafengehen:

Rp. 155.

Inf. fol. Salviae
e 10·0 : 100·0,
Syr. acetos. Citri 15·0.
S. Abends kalt zu trinken.

Rp. 156.

Atropini sulfur. 0·01
(Centigramma unum),
Pulv. et extract. Liqu. q.
s. ut fiant pilulae No. 20
(viginti.)
Consp. pulv. rhiz. Irid.
florentin.
S. Abends 1 — 2 Pillen.

Rp. 157.

Agaricin. 0·1,
Pulv. Dover. 1·0.
Pulv. et extr. Acori q. s.
ut f. pil. No. 20.
D. S. Abends 1—2 Pillen.

Rp. 158.

Hyoscyamin. 0·01,
Pulv. et extr. Acori q. s.
ut f. pill. No. 20.
D. S. Abds. 1—2 Pillen.

Im Beginn der Krankheit auch **A r s e n** gegen die Schweisse zu versuchen:

Rp. 159.
Sol. arsenic. Fowleri,
Tinct. Belladonn. āā 3·0,
Aqu. Laurocer. 20·0.
S. Abends 15—20 Tropfen auf 1—2mal.

Pleuritis. Rippenfellentzündung. Im Beginn gegen die S c h m e r z h a f t i g k e i t: Kälte, kalte Umschläge, Eisblase, L e i t e r's c h e r Kühlapparat; manchmal werden besser Priessnitzumschläge vertragen, welche jedoch möglichst leicht anzulegen sind (Watte, B i l l r o t h-Battist, Gazebinde).

Bei s e h r h o c h g r a-d i g e r S c h m e r z h a f t i g-k e i t:

Rp. 160.
Morph. muriatic. 0·2,
Aqu. dest. 10·0.
S. 1 Pravaz'sche Spritze voll zu injiciren.

Gegen das F i e b e r nur bei excessiven Temperatur-graden Chinin, Antipyrin, Phenacetin, daneben ein säuerliches Getränk, etwa:

Rp. 161.
Acid. tartaric. 1·0,
Aqu. font. 200·0,
Syr. rub. Idaei 20·0.
S. Stündlich 1 Esslöffel.

Mit Ablauf des Fiebers zur Beförderung der Resorp-tion des gesetzten Exsudates Einpackungen mit in B u-

row'scher Lösung getränkter Watte. Darüber Billroth-battist, eine Lage trockener Watte und Einwicklung mit einer Gazebinde.

Rp 162.
Alum. crud. 5·0,
Plumb. acet. bas. sol. 25·0,
Aq. destill. 500·0.
S. Burow'sche Lösung.

Rp. 163.
Jodoform. 2·0,
Ungu. simpl. 50·0,
(Ol. Bergamott. gtts. 3).
S. Zur Einreibung.

Innerlich:

Rp. 164.
Inf. baccar. Juniperi
      e 8·0 : 150·0,
Liqu. Kal. acetic.
Oxymell. Scillae āā 15·0.
S. 2stündlich 1 Esslöffel.

Rp. 165.
Decoct. Ononid. spin. e 20·0 : 200·0,
Kal. nitr. 4·0,
Roob. Juniperi 15·0.
S. 2stündlich 1 Esslöffel.

Von grösster Bedeutung ist die operative Behandlung der Pleuraexsudate. Für die serös fibrinösen Exsudate bestehen folgende Indicationen zur operativen Entleerung, welche am besten mit Capillartroicart
und Aspiration, oder mit dem Dieulafoy'schen Apparate
vorgenommen wird: 1. Vitalindication, bei Bestehen
hochgradiger Dyspnoë, Cyanose, Verdrängungssymptomen,
bei sehr rasch entwickeltem Exsudate. 2. Ein vorne bis
zur dritten Rippe reichendes Exsudat, welches nach 3—4
wöchentlichem Bestehen der Krankheit und eingetretener
Fieberlosigkeit sich nicht zu rascher Spontanresorption
anschickt. 3. Kleinere Exsudate, welche nach mehr-
wöchentlichem Bestehen fortdauernd fieberhaften Verlauf
zeigen. Die Punction wird, wenn möglich, im 7. Intercostal-
raum in der vord. Achsellinie vorgenommen. Die Menge
der entleerten Flüssigkeit soll keine allzu grosse sein.
Bei eitrigen Exsudaten tritt an Stelle der Punction die
Thoracotomie mit Rippenresection oder die Bülau'sche
Aspirationsdrainage. Wichtig ist die Nachbehandlung
pleuritischer Exsudate schon wegen der so häufig tuberculösen Grundlage derselben. Klimatische Curen, Aufenthalt
in Egypten, Davos etc.

Pneumothorax. Bei plötzlichem Entstehen desselben
vor allem kräftigste Excitantia. Subcutane Application von
Reizmitteln. Dann möglichst ausgiebige Narcose durch
Morphininjectionen zur Herabsetzung der Athemfrequenz
und Verminderung der Schmerzhaftigkeit. Bei sehr kleinem
frequenten Pulse Tinct. Strophanti und Digitalisinfus.
Bei Bestehen eines Ventilpneumothorax mit starken Ver-
drängungserscheinungen eventuell Versuch einer Thoraco-
punction.

Pericarditis. Herzbeutelentzündung. Vermeidung aller psychischen Erregung sowie jeder körperlichen Anstrengung, reizlose Kost. Energische Kälteapplication in die Herzgegend. Bei bestehendem Fieber Vermeidung von inneren Antipyreticis. Digitalis vgl. Rp. No. 169.

Statt Digitalis auch:

Rp. 166.
Tinct. Strophanti hisp.
1·5—2·0,
Aqu. font. 180·0,
Syr. cort. Aur. 20·0.
S. 2stündlich 1 Esslöffel.

Zur Anregung der Resorption des Exsudates Einreibung von:

Rp. 167.
Jodoform. 3·0,
Ungu. simpl. 20·0.
S. Zum Einreiben.

Bei rasch wachsendem Exsudat und dadurch entstandener Lebensgefahr: Punction des Pericards.

Endocarditis. Entzündung des Endocardiums. Behandlung symptomatisch. Kälteapplication in die Herzgegend. Bei starker Steigerung der Pulsfrequenz Digitalis. Sonst siehe „Rheumatismus acut.“ S. 101.

Vitium valvularum cordis. Herzklappenfehler. Im Stadium der Compensation nur diätetische Behandlung: Vermeidung zu starker körperlicher Thätigkeit, des Bergsteigens, Schwimmens, Tanzens, Reitens, sowie geistiger Aufregung und Ueberanstrengung; dagegen mässige systematische Bewegung im Freien indicirt. Nahrung leicht verdaulich, Vermeidung blähender Speisen, starker alkoholischer und erregender Getränke, hingegen reichlicher Genuss von Milch. Excesse jeder Art verboten. Berufswahl zu berücksichtigen. Wenn möglich, Winteraufenthalt im Süden, Sommeraufenthalt sonst in guter Luft. Vermeidung von Erkältungen, namentlich von Bronchitiden sehr wichtig. Alle Infectionskrankheiten bringen gesteigerte Gefahr, ebenso Gravidität. Im Sommer Soolbadecuren (Gleichenberg, Ischl, die Thermalsoolbäder wie Nauheim, Homburg) sehr zweckmässig (25—26°). Bei einfachen

Mitralinsufficienzen und gut compensirten Aorteninsuf-
ficienzen werden auch milde Kaltwasserproceduren
gut vertragen und mit Vortheil gebraucht.

Ausserdem Molken- und Traubencuren gelegentlich
vón Vortheil, namentlich bei Neigung zu Stypsis oder
bei dyspeptischen Beschwerden.

Bei anämischen Individuen, speciell bei Mitralklappen-
fehlern jugendlicher Individuen systematische Eisenbehandlung (Siehe „Chlorose" S. 114 f.) z. B.:

Rp. 168.
> *Ferr. lactic. 0·5,*
> *Chinin. mur. 1·0,*
> *Elaeosacch. Calami 5·0.*
> *M. f. pulv. Div. in dos. aequ. No. 10.*
> *S. 3mal täglich nach dem Essen 1 Pulver.*

Bei Störung der Compensation, zunächst also
bei Herzklopfen und Arythmie Eisbeutel oder
Leiter'scher Apparat auf die Herzgegend. Ferner Digitalis oder ein verwandtes Mittel.

(Digitalis immer nur unter strenger Beobachtung des
Arztes anzuwenden, bei abnorm verlangsamtem oder
schwachem oder arythmisch gewordenem Puls auszusetzen.)

Rp. 169.
Inf. fol. Dig. purp.
> *e 0·5—1·0 : 150·0,*
S. 2stündlich 1 Esslöffel.

Rp. 170.
Pulv. folior. Digitalis 1·0,
Elaeosacch. Aurant. 3·0.
F. p. Div. in dos. aequ.
> *No. 10.*
S. 4—5 Pulv. des Tages.

Wenn wegen stärkeren
Vortretens der Nebenwirkung

die Digitalis nicht anwendbar ist, an Stelle derselben:

Rp. 171.
Tinct. Strophanti 10·0.
S. 2mal täglich 15—20
> *Tropfen.*

Rp. 172.
Tinct. Strophanti 2·0,
Aqu. font. 150·0,
Syrup. simpl. 20·0.
S. Stündl. 1 Esslöffel.

Rp. 173.

Herb. Convall. majal. 5·0,
Macera per horas sex cum
Aqu. dest. 180·0,
Dein filtra et adde:
Tinct. Opii simpl. gtts. 15,
Syr. rub. Idaei 20·0.
S. 2stündlich 1 Esslöffel.
(Bei Diarrhöen auszu-
setzen. Wirkung unsicher).

Rp. 174.

Inf. herb. Adonid. vernal.
e 4·0:200·0,
Syr. cort. Aurant. 20·0.
S. 2stündlich 1 Esslöffel.
(Wirkung unsicher).

Rp. 175.

Coffein natrosalicyl.,
Elaeosacch. Citr. $\overline{aa}$ 2·5.
M. f. pulv. Div. in dos.
aequ. No. 10.
S. 4mal tägl. 1 Pulver.

Rp. 176.

Coffein natrobenzoic. 1·5,
Aqu. destill. 150·0,
Syr. capillor. Veneris 15·0.
S. Stündlich 1 Esslöffel.

**Wenn Digitalis aus-
gesetzt wird,** empfiehlt es

sich, noch durch längere Zeit
kleinere Dosen von Tinct.
Strophanti (2mal täglich 10
Tropfen) gebrauchen zu
lassen oder:

Rp. 177.

Pulv. folior. Digital. 0·5,
Coffein. natrobenz. 1·0,
Sacchar. lact.,
Elaeosacch. Calam. $\overline{aa}$ 1·5.
M. f.. pulv. Div. in dos.
aequ. No. 10.
S. 3—4 Pulver täglich.

Bei starken subjecti-
ven Beschwerden, Schlaf-
losigkeit, Schmerzen in der
Herzgegend neben den früher
erwähnten Mitteln:

Rp. 178.

Morph. mur. 0·2,
Aqu. Lauroceras. 10·0.
S. 2mal täglich 6—
10 Tropfen.

Oder ausschliesslich:

Rp. 179.

Inf. fol. Dig. purp.
e 0·6:150·0,
Morph. mur. 0·02.
S. 2stündlich 1 Esslöffel.

Bei durch die lange Dauer der Krankheit herabge-
kommenen Individuen mässiger Gebrauch von Wein

und Bier indicirt, daneben Chinapräparate und die früher genannten Mittel. Ferner:

Rp. 180.
Pulv. fol. Digit. purp. 0·3,
Chinin. sulf. 1·0,
Elaeosacch. Foenic. 3·0.
M. f. pulv. Div. in dos.
aequ. No. 10.
S. 3mal tägl. 1 Pulv.

Bei starkem Stauungs-katarrh in den Lungen:

Rp. 181.
Fol. Digit. purp. 0·6,
Rad. Ipecac. 0·5,
Infunde cum Aqu. dest.
150·0,
Syrup. simpl. 15·0.
S. Stündlich 1 Esslöffel.

Bei hochgradig entwickelter Stauungsleber mit Stauungs-Katarrh des Magens und hochgradigen dyspeptischen Beschwerden, starken hepatischen Schmerzen:

Rp. 182.
Chloroformii 100·0,
Olei Olivar. 50·0.
Fiat linimentum.
S. In die Oberbauchgegend
aufzustreichen. Darüber
Billroth-Battist.

Rp. 183.
Natri bicarbon. 4·0,
Morph. mur. 0·1.
M. f. pulv. Div. in dos.
aequ. No. 10.
S. 4 Pulv. täglich.

Rp. 184.
Herb. Cent. minor. 100·0,
Cortic. Aurant. crud.
concis. 15·0.
Fiat species.
S. Thee.

Bei drohendem Lungenödem (Vgl. den speciellen Abschnitt hierüber.)
Bei Anfällen von Tachycardie einige Tassen schwarzen Kaffee's, Sinapismen in die Oberbauchgegend; mitunter erweist sich reichliches warmes Getränk (Limonade) bis zum Eintreten von Erbrechen sehr nützlich.

Rp. 185.
Spirit. Aetheris 50·0.
S. 30 Tropfen in etwas
Zuckerwasser.

Rp. 186.
Spirit. Mindereri (Liqu.
Ammon. acetic.) 50·0.
S. 25 Tropfen in etwas Thee
einigemal des Tages.

Bei Oedemen ·und Albuminurie, wenn Digitalis und die betreffenden Ersatzmittel nicht genügen:

Rp. 187.
Decoct. rad. Ononid spin.
e 20·0 : 200·0,
Liqu. Kal. acetic.,
Syr. simpl. āā 20·0.
S. 2stündlich 1 Esslöffel.

Rp. 188.
Inf. baccar. Juniperi
e 20·0 : 200·0,
Oxymel. Scillae 15·0.
S. 2stündlich 1 Esslöffel.

Wenn diese Mittel versagen:

Rp. 189.
Theobromini natriosalicyl.
(Diuretini) 5·0,
Aqu. dest. 180·0,
Syr. simpl. 15·0.
S. In 24 Stunden zu verbrauchen.

·Bei sehr starkem Hydrops und stark verminderter Diurese, wenn alle anderen Mittel nicht wirken:

Rp. 190.
Calomelanos laevigat. 4·0,
Div. in doses aequ. No. 20.
S. 4—5 Pulver des Tages.
Durch 3—4 Tage, dann
aussetzen.

Ausnahmsweise kann Calomel in etwas kleinerer Dosis durch 6—8 Tage mit Vortheil gereicht werden. Die diuretische Wirkung stellt sich in der Regel erst am dritten oder selbst vierten Tage der Behandlung oft ganz plötzlich ein. Sehr wichtig ist dabei die Pflege des Zahnfleisches. Mundwasser mit Kali chloricum, Reinigen der Zähne mit der Bürste nach jeder Mahlzeit. Adstringirende Pinselungen des Zahnfleisches (Tct. gallarum). Vor Beginn der Behandlung ist es zweckmässig, Zähne und Zahnfleisch genau zu revidiren und in Stand zu setzen. Gegen eventuell bei der Behandlung auftretende Diarrhöe Opium pur. 0·02, dreimal des Tages, Extract. Opii aquos. 0·01, dreimal des Tages. Bei bestehender parenchymatöser Nephritis ist die Calomelcur contraindicirt.

Bei Eintreten eines hämorrhagischen Lungeninfarctes: Kälteapplication auf die Herzgegend und auf den Sitz des Infarctes. Bei starkem Hustenreiz und

kleinem Puls Digitalis mit Morphium. Bei auffallender Cyanose und Herzschwäche, starker Dyspnoë energische Anwendung von Excitantien, Glühwein, Oleum camphoratum subcutan.

Bei Erlahmung des Herzmuskels: Reizmittel.

Ferner:

> Rp. 191.
> *Inf. rad. Valerian. e 10·0 : 200·0,*
> *Aether. sulfuric. 2·0,*
> *Syr. cort. Aurant. 20·0.*
> *S. Stündlich 1 Esslöffel.*

Oder Aether- und Campherinjectionen.

Myocarditis chronica. Degeneratio adiposa myocardii. Chronische Herzmuskelerkrankung.

Im ersten Stadium bei Fehlen von Stauungserscheinungen, Bestehen von vorwiegend subjectiven Symptomen, Herzarythmie und cardialem Asthma: strenge Regelung der Diät und Lebensweise. Am zweckmässigsten ausschliessliche Milchdiät, Milch und Milchspeisen durch längere Zeit, daneben regelmässige Bewegung im Freien, systematische Gehübungen. Bei bestehender Obesitas universalis Entfettungsdiät und hier zweckmässig Oertel'sche Terraincur. Am besten in Meran, Ischl, Aussee. Unter Umständen Beschränkung in der Zufuhr von Flüssigkeit sehr nützlich, namentlich bei Fettleibigen. Innerlich zeitweilig:

> Rp. 192.
> *Coffein. natrobenzoic.,*
> *Sacchar. lact.,*
> *Elaeosacch. Aurant. āā 1·5.*
> *M. f. p. Div. in doses aequ. No. 10.*
> *S. 3 Pulver täglich.*

Bei entwickelten Stauungserscheinungen, Hydrops, Stauungsleber, Stauungsbronchitis: Anwendung der geläufigen Herzmittel und Diuretica. Doch Digitalis mit

Vorsicht, wegen der nach diesem Mittel hier häufig eintretenden hämmorrhagischen Lungeninfarcte. In diesem
Stadium ist die Anwendung von Excitantien, Wein,
schwarzem Kaffee häufig indicirt.

Angina pectoris. Stenocardia. Herzkrampf. Während des Anfalles Frottirungen oder Essigwaschungen
in der Herzgegend, Einreibung mit Spir. sinapis, Schlucken
von Eisstückchen, Eintauchen der Hände in heisses
Wasser; innerlich etwa:

Rp. 193.
Tinct. Lobel. inflat.,
Tinct. Val. aether. āā 15·0.
S. 15—20 Tropfen wäh-
rend des Anfalls.

Rp. 194.
Tinct. Strophanti 10·0,
Aqu. Laurocerasi 20·0,
Morphii mur. 0·1.
S 20 Tropfen 1—2mal.

Rp. 195.
Amyleni nitrosi guttas 2.
In zugeschmolzenen Glasröhrchen (Bernatzik), die
im Taschentuch zerdrückt werden, zur Einathmung.

Ferner nach G. Sée Aethyljodür in Dosen von 5—
10 Tropfen einzuathmen.

Unter Umständen auch eine Morphin-Injection oder
vorsichtige Chloroform-Inhalationen. Bei Zeichen von
Herzschwäche Excitantia, Wein, Aether, Kampher.

Bei rein nervösen Formen von Angina pectoris am zweckmässigsten Luftveränderung. Bei anämischen Symptomen Eisen-Arsenwässer und Eisenpräparate. Ferner:

Rp. 196.
Natrii bromati 5·0,
Aqu. dest. 150·0.
S. 2stündlich 1 Esslöffel.

Bei von Herzmuskel-Aortenerkrankungen und
Coronarsclerose abhängigen Anfällen:

Rp. 197.
Natrii jodati 1·5,
Aqu. dest. 100·0.
S. Früh, Mittag, Abend je 1 Drittel davon.

Rp. 198.
Pastill. Nitroglyc. à 0·001,
dentur No. 25.
S. Durch 5 Tage 1 Pa-
stille, 5 Tage 2 Pastillen
etc. bis 4 Pastillen im
Tage, dann in abstei-
gender Dosis alle 5 Tage
um eine Pastille weniger.

Rp. 199.
Coffein. natrobenzoic. 2·0,
Succhar. lact. 2·5.
M. f. pulv. Div. in dos.
aequ. No. 10.
S. 2—3 Pulver des Tages,
(durch 14 Tage zu ge-
brauchen, dann auszu-
setzen).

Cardiopalmus und paroxysmale Tachycardie. Nervöses Herzklopfen.

Mitunter Causal-Indication erfüllbar: Behandlung bestehender Anämie, Beseitigung von Wurmleiden und von eventuellen Localerkrankungen (Genitalien.) Während der Anfälle Anwendung von Kälte in der Herzgegend, Compression der Vagi am Halse, oder starke Faradisation der Vagi in der Herzgegend. Eintauchen der Hände in heisses Wasser, systematische tiefe Einathmungen. Innerlich:

Rp. 200.
Aqu. Laurocer. 20·0,
Tinct. Strophanti 10·0.
S. 2mal tägl. 20 — 30
Tropfen.

Rp. 201.
Tinct. Veratri viridis 1·0,
Aqu. font. 80·0,
Syr. cort. Aur. 20·0.
S. 3mal tägl. 1 Esslöffel.

Morbus Basedowii. Basedow'sche oder Glotzaugenkrankheit.

Zweckmässige Lebensweise, gute Ernährung, Landaufenthalt, am wirksamsten lange fortgesetzter Hochgebirgsaufenthalt, wenn möglich über 1000 Meter Seehöhe, St. Moritz, Davos (auch im Winter), Schmecks

(Tatra Füred', Brennerbad, Madonna di Campiglio. Milde hydropathische Behandlung. Innerlich:

Rp. 202.

> *Coffeini natrosalicyl. 1·0,*
> *Ferri lactici 0·5,*
> *Elaeosacch. Foenic. 4·0.*
> *M. f. pulv. Div. in dos. aequ. No. 10.*
> *S. 3 Pulver täglich.*

Rp. 203.

> *Acidi arsenicosi 0·1, (Decigramma unum).*
> *Pulv. radic. Altheae 8·0,*
> *Aqu. destill. q. s.*
> *Sacchar. alb. 4·0.*
> *Fiat massa pilul. e qua formentur pilul. No.100. (cent.).*
> *Consp. pulv. Lycopod.*
> *S. 1—5 Pillen in steigender, bei Beendigung der Be-*
> *handlung in absteigender Dosis. (Nicht mehr als*
> *200 Pillen.)*

Ferner consequente Application von Kälte auf die Herz-gegend. Galvanisation des Halssympathicus. Ka-thode unter dem Unterkieferwinkel, Anode in der fossa supraclavicul. Beiderseits je 5 Minuten lang mit Ein- und Ausschleichen des Stromes, 2—4 Milliampère. Faradisation (nach Vigouroux) des Halssympathicus, der Herzgegend und des Orbicularis oculi. Die Behandlung muss lange fortgesetzt werden, 100 und mehr Sitzungen.

Bei profusen Durchfällen:

Rp. 204.

> *Natrii tannic. 1·0,*
> *Sacchar. alb. 3·0.*
> *M f. pulv. Div in dos. aequ. No. 10.*
> *S. 4 Pulver täglich.*

Endarteriitis chronica deformans. Arteriosclerosis universalis. Atheromatose der Gefässe. Regelung der Lebensweise, speciell Sorge für ausreichende Stuhlentleerung. Vermeidung starker Anfüllung des Magens. Regelmässiger Genuss leichter Weinsorten. Im Herbst Traubencuren, im Sommer vorsichtiger Gebrauch von gewärmtem Marienbader od. gewärmtem Kissinger Brunnen.

Bei Neigung zu Schwindelanfällen:

Rp. 205.
Chinini bromati,
Sacchar. lactis $\overline{aa}$ *2·0.*
M. f. pulv. Div. in doses aequ. No. 10.
S. Täglich 3—4 Pulver.

Bei sich einstellenden Zeichen von Herzschwäche siehe „Myocarditis chronica" S. 36 f.

Aneurysma aortae. Täglich mehrere Stunden vor und nach Mittag ruhige Rückenlage. Dabei Eisbeutel oder Kühlapparat über der betreffenden Brustgegend. Vermeidung jeder körperlichen Anstrengung. Enthaltung von Alcoholicis und erregenden Getränken. Innerlich:

Rp. 206.
Natri jodati 1·5—3·0,
Aqu. destill. 150·0,
Syr. simpl. 15·0.
S. Tagsüber zu nehmen.

Gingivitis. Zahnfleischentzündnng. Prophylaktisch sorgfältige Reinigung der Zähne mittelst Bürste und eines passenden Zahnpulvers. Nach Ausbruch der Krankheit häufiges Reinigen mittelst eines nassen Läppchens und fleissiges Ausspülen des Mundes mit kaltem Wasser oder besser mit:

Rp. 207.
Kal. hypermangan. 0·02,
Aqu. font. 200·0.
S. Mundwasser.

Rp. 208.
Kal. chloric. 5·0,
Aqu. font. 200·0.
S. Mundwasser.

Ferner Bepinseln des Zahnfleisches mit:

Rp. 209.

Borac. venet. 5·0,
Mel. Rosar. 50·0.
S. *Pinselsaft.*

Rp. 210.

Tinct. Ratanhiae,
Tinct. Gallar. āā 10·0,
Tinct. Opii simpl. 1·0.
S. *Zum Bepinseln.*

Angina lacunaris. Halsentzündung. Eispillen, Priessnitz'sche Umschläge um den Hals. In kaltem Wasser
getränkte Verbandwatte um den ganzen Hals gelegt. Darüber Billroth-Battist. Dann eine entsprechende Lage
trockener Watte, Befestigung mit Gazebinden, welche auch
den Kopf einbegreifen. Gebrauch eines Gurgelwassers wie:

Rp. 211. *Kal. chloric.* 8·0,
   Aqu. font. 1000·0.
   S. *Gurgelwasser.*

Bei starker Schmerzhaftigkeit:

Rp. 212.

Kalii chlor. 8·0,
Aqu. font. 1000·0,
Tinct. Opii simpl. 1·0.
S. *Gurgelwasser.*

Rp. 213.

Inf. fol. Salviae
   c 20·0 : 200·0,
Tinct. Opii simpl. 1·0,
Syr. Moror. 20·0.
S. *Gurgelwasser.*

Bei der **phlegmonösen Form** der Angina frühzeitige
Incision.

Zur Verhütung von Recidiven **Entfernung der
Tonsillen** zu einer Zeit, wo dieselben nicht entzündet sind.

Diphtheritis faucium. Rachendiphtherie. Isolirung
des Kranken. Einreibungen von grauer Salbe auf die
ganze Halsgegend, insbesondere auf die geschwollenen
Drüsen. Darüber Watta getränkt mit essigsaurer Thonerde (s. Rp. 162). Betupfen der Membranen mit:

Rp. 214. *Mercur. bichlor. corrosiv.* 1·0,
   Aq. destill. 200·0.
   S. *Mit Wattetampon aufzutupfen, oder mit*
   Charpiepinsel aufzutragen.

Daneben Gebrauch von Kali chloricum (bei älteren
Kindern) oder:

Rp. 215.
Aqu. Calcis,
Aq. destill. āā 300·0.
S. Gurgelwasser.

Dauernd Dampfspray in der Nähe des Patienten.
Innerlich: Wein, Cognac, Weinsuppe. Möglichst kräftige
flüssige Nahrung.

Rp. 216.
Chin. mur. 1·0,
Aq. destill. 60·0,
Acid. mur. q. s. ad. solutionem.
S. 2stündlich 1 Kaffeelöffel.

Bei fortschreitender Membranbildung auf dem Larynx
und Beginn der Stenose Inhalation von:

Rp. 217.
Aq. Calcis 100·0,
Aq. destill. 200·0.
S. Inhalation mit dem
Siegle'schen Apparat.

Bei stärkerer Stenose ein
Brechmittel:

Rp. 218.
Cupr. sulfur. 0·5—0·8,
Aq. font. 80·0,
Syrup. acetos. Citr. 20·0.
S. Alle 10 Min. 1 Kinder-
löffel bis zur Wirkung.

Rp. 219.
Pulv. rad. Ipecac. 0·6,
Tartar. emet. 0·03.
F. pulv. Div. in dos.
aequal. No. 3.
S. Alle 10 Minuten 1 Pul-
ver bis zur Wirkung.

Rp. 220.
Infus. rad. Ipecac. e 1·0
ad 100·0,
Syr. emulsiv. 20·0.
S. Halbstündl. 1 Esslöffel
bis zur Wirkung.

Beim Fehlschlagen der innern Medication: Apomorphin-
injection. ½ Spritze einer 1%igen Lösung. Möglichst
frühzeitig O'Dwyer's Tubage oder Tracheotomie.

Bei sehr erschwerter Expectoration nach der Traeheo-
tomie und anhaltender Cyanose laues Bad mit energischem
Anspritzen des Thorax mit kaltem Wasser. Ausserdem
Excitantien innerlich und subcutan.

Parotitis epidemica. Mumps. Einpackung mit Burow'-
scher Lösung. Nur bei starker Spannung und Röthung
der Haut Anwendung von Kälte (Leiter'scher Apparat).
Sorge für ausreichende Stuhlentleerung. Innerlich:

Rp. 221.
Natrii salicyl. 3·0,
Aq. destill. 120·0,
Syrupi rubi Idaei 10·0.
S. 2stündlich 1 Esslöffel.

Catarrhus ventriculi acutus. Acuter Magenkatarrh.
Wenn der Magen noch nachweisbar mit Ingestis erfüllt
ist und starker Brechreiz besteht, Hervorrufen des Brech-
actes durch Kitzeln des Rachens, Trinken von warmem
Wasser oder Kamillenthee; wenn dies keine Wirkung
hat, ein Brechmittel, am besten eine Apomorphin-
Injection, oder:

Rp. 222.
Pulv. rad. Ipecac. 1·5,
Tart. stibiat. 0·1.
M. f. pulv. Div. in dos. aequ. No. 3.
S. ¹/₂stündl. 1 Pulver bis zur Wirkung.

Im Uebrigen in leichten Fällen nur diätetische Maassregeln, strenge Diät, nur flüssige Speisen, Fleischbrühe
oder Schleimsuppen, verdünnte Milch, in kleinen Quantitäten öfters zu reichen, etwas Wein. In schweren Fällen
sogar absolute Nahrungsentziehung, zum Getränk frisches
Wasser, Limonade. Bei noch weiter andauerndem Brechreiz Eispillen, ferner:

Rp. 223.
Aqu. Laurocer. 10·0,
Morph. mur. 0·05.
S. 2stündlich 10 Tropfen (auf Eispillen).

Weiterhin Soda-, Selters oder Giesshübler Wasser. Bei Schmerzhaftigkeit der Magengegend Application von Kälte oder in anderen Fällen wieder von warmen Kataplasmen auf dieselbe, innerlich:

Rp. 224.

Aqu. Laurocer. 10·0,
Tinct. Nuc. vom. gtts. 10.
S. 3mal tägl. 15 Tropfen.

Im weiteren Verlauf bei Sodbrennen und saurem Aufstossen:

Rp. 225.

Natr. bicarbon.,
Magnes. ust. āā 5·0,
Sacch. alb. 10·0.
Da ad scatul.
S. 3mal täglich 1 Messerspitze voll.

Vorhandene Verstopfung durch Klystiere zu bekämpfen, mit Wasser, Glycerin, oder:

Rp. 226.

Calomelanos 0·2—0·4,
Extr. Colocynth.
Sacch. alb. āā 0·1.
M. f. p. D. tales doses No. 4.
S. 2 Pulver des Tages.

Der zum Magenkatarrh etwa hinzutretende Darmkatarrh nach den unter „Catarrh intestin. acut." (S. 53 f.) angegebenen Regeln zu behandeln. Wenn der acute Magenkatarrh in chronischen überzugehen droht, bei fortdauernd strenger Diät (Thee, Bouillon, Schinken, leichtes gebratenes Fleisch, Rothwein) ein bis zwei Becher Carlsbader Mühlbrunn (gewärmt) des Morgens im Bette, eine Stunde vor dem Verlassen desselben.

Wenn nach Ablauf der acuten Erscheinungen noch Appetitlosigkeit zurückbleibt, ein Bittermittel, etwa:

Rp. 227.

Herb. Centaurei minor.
Fol. Trifolii fibrini,
Fol. Menthae pip.
Fruct. Foenic. āā 20·0.
M. f. species.
S. Thee. Eins kl. Tasse 1—
¹/₂ Stde. v. d. Mahlzeiten.

Rp. 228.

Herb. Centaurei minor.
50·0,
Cort. Aurant. crud. conc.
10·0.
M. f. species.
S. Wie das Vorige.

Rp. 229.
Tinct Rhei Darelli
60·0.
S. 1 — 2 Esslöffel einige-
male des Tages.

Rp. 230.
Tinct. Absynthii comp.,
Tinct. amar. $\overline{aa}$ *20·0.*
S. 3mal tägl. 1 Theelöffel
vor der Mahlzeit.

Catarrhus ventriculi mucosus chronicus. Chronischer schleimiger Magenkatarrh. Behandlung in

erster Linie diätetisch. Bei Trinkern der Alkohol-
genuss auf ein Minimum zu reduciren, bei Leuten mit
sitzender Lebensweise regelmässige Bewegung im Freien,
Sorge für täglichen Stuhlgang. Die Kost in schweren
Fällen nur aus ganz leicht verdaulichen Speisen bestehend, speciell Eiweissnahrung nur in einer Consistenz
zu reichen, welche leichte Verdaulichkeit garantirt; leicht
verdauliche Kohlehydrate zu empfehlen. In zahlreichen
Fällen wird saure Milch gut vertragen. Vichy, Wiesbaden (Kochbrunnen), Ems, Marienbad, Kissingen. In
leichteren Fällen gebratenes Fleisch, Eier etc. gestattet;
dagegen Vermeidung fetter Speisen, schwerer Mehlspeisen,
schwerer Gemüse, namentlich der blähenden Hülsenfrüchte.
Bei lange andauernden Fällen mit milderen Symptomen
leichte Reizmittel, Zusatz von etwas Gewürz zu den
Speisen angezeigt, auch etwas alter Wein oder gut ab-
gelagertes Bier gestattet. Von bestem Erfolge ist der
Gebrauch einer Carlsbader Trinkcur, ferner Tarasp. Sehr
gut wirkt auch der häusliche Gebrauch des Carlsbader
Salzes, bei Stuhlverstopfung besser Marienbader Salz.
Früh 1 — 2 Becher gewärmten Carlsbader Schlossbrunn mit
1 Kaffeelöffel bis 1 Esslöffel Carlsbader Sprudelsalz darin
gelöst. Bei empfindlichen Patienten ebenso gewärmt
Emser Kränchen- oder Victoriaquelle, Marienbader Kreuz-
brunn oder Kissinger Rakoczy. In veralteten Fällen Kaltwassercuren oder Seebäder von grossem Nutzen. In
allen Fällen von chron. Magenkatarrh Sorge für regelmässigen Stuhl, derselbe eventuell durch hochgehende
Klysmen oder durch Glycerin-Klystiere zu erzielen.

Bei Atonie der Magenmuscularis mit davon abhängiger Gastrektasie: tägliche Magenheberung mit der Schlundsonde, darauffolgende Magenausspülung mit etwas alkalisch gemachtem Wasser (Carlsbader Salz), Faradisation der Magengegend, Massage. Bei Sodbrennen, saurem Aufstossen, Uebliichkeiten passen am besten Alkalien, also etwa:

Rp. 231
Natr. bicarbon. 5·0.
Div. in dos. aequ. No. 10.
S. 3mal tägl. 1 Pulver
nach der Mahlzeit.

Oder als Speisepulver:
Rp. 232.
Natr. bicarbon.,
Crem. Tartari,
Elaeos. Menth. pip. āā 10·0.
S. 3mal täglich 1 Messer-
spitze n. der Mahlzeit.

Oder bei gleichzeitiger Stuhlverstopfung:
Rp. 233.
Magn. carbonic. 2·0,
Natr. bicarbon.,
Pulv. rad. Rhei āā 10·0,
Elaeos. Foeniculi 20·0.
S. Wie das Vorige.

Rp. 234.
Pulv. rad. Rhei 20·0,
Natrii sulfur.,
Natrii bicarbonic. āā 10·0.
M. f. p. S. Kaffeelöffel-
weise einigemal des
Tages.

Sehr wichtig ist folgende Medication:
Rp. 235.
Acidi muriatici 50·0.
S. 15—20 Tropfen in
¼ Glas Wasser 10—20
Min. nach dem Mahle.
Oder:
Rp. 236.
Acidi muriat. gtts. 5,
Bol. alb. qu. s. u. f. pil.
Dent. tal. No. 100.
Consp. pulv. rad. Rhei.
S. 4—6 Pillen nach der
Mahlzeit.

Zweckmässig verbindet man damit:
Rp. 237.
Pepsin. German. 0·3—0·6.
D. tales doses ad caps.
amyl. No. 15.
S. Nach jeder Mahlzeit
1 Pulver.

Endlich ist der Gebrauch verschiedener Amara zu empfehlen:
Rp. 238.
Tinct. Nucis vomicae,
Tinct. Chin. comp. āā 20·0.
S. 4mal tägl. 15 Tropfen.

Rp. 239.

Inf. ligni Quassiae
    e 10·0 ad 150·0,
Tinct. cort. Aurant. 15·0,
Acidi muriat. 0·5.
D. S. 2stündlich 1 Ess-
    löffel.

Rp. 240.

Cort. Chinae pulver.
    20·0.
S. Mit ¹/₂ Flasche Ma-
    laga anzusetzen u. nach
    Ablauf einiger Tage
    liqueurgläschenweise zu
    nehmen.

Bei Magendrücken
und saurem Aufstossen
auch:

Rp. 241.

Bismuth. subnitric. 1·0,
Natr bicarbon.,
Sacch. alb. āā 2·0.
M f. pulv. div. in dos.
    aequ. No 10.
S. 3mal tägl. 1 Pulver
    nach der Mahlzeit.

Rp. 242.

Decort. cort. Chinae
    e 10·0 : 200·0,
Tinct. amar. 10·0.
S. 3mal tägl. 1—2 Ess-
    löffel.

Rp. 243.

Cort. Chin. regiae
    15·0 — 20·0,
Macera per horas sex
    cum vino gallic. (oder
    malacensi) 150·0,
Dein filtra et adde:
Tinct. Rhei Darelli 10·0,
Syr. Cinnamomi 20·0.
S. Wie das Vorige.

Rp. 244.

Chin. ammoniat. pur. 0·2,
Pulv. Acori 2·0.
M. f. pulv. Div. in dos.
    aequ. No. 10
S. 3 Pulver täglich.

Rp. 245.

Tinct. Quassiae 20·0,
Tinct. Cassiae Cinnam.
    10·0.
S. 3mal tägl. 15 — 20
    Tropfen v. d. Mahlzeit.

Rp. 246.

Tinct. Cascarill.
Tinct. cort. Aur. āā 15·0,
Tinct. Nuc. vom. 2·0,
Acid. mur. dil. 3·0.
S. 3mal tägl. 15 Tropfen.

Bei Gasansammlung
im Magen:

Rp. 247.

Aqu. Carvi 200·0.
S. Nach der Mahlzeit
    1 Liqueurgläschen voll.

Rp. 248.

Aqu. carminativ. 100·0,
Syr. Cinnamom. 20·0.
S. Nach jeder Mahlzeit
1—2 Esslöffel.

Aeusserlich:

Rp. 249.

Balsam. vit. Hoffmann.
Aqu. Coloniens. āā 50·0.
S. In der Mayengegend
einzureiben.

Bei starker Magengährung:

Rp. 250,

Creosoti 2·0.
Micae pan. et Muc. gummi
Arab. qu. s. u. f. massa pil.
e qua form. pil. No. 20.
Consp. pulv. cort. Cinn.
S. N. d. Mahlz. 1—2 Pill.

Rp. 251.

Bismuth. salic. 2·5,
Sacch. albi 2·0.
M. f. p. Div. in dos. aequ.
No. 10.
S. 2stündlich 1 Pulver.

Ulcus ventriculi chronicum. Rundes Magenge-schwür. Strenge Milchcur, alle 1—2 Stunden 2 bis 4 Esslöffel warme Milch, bei Widerwillen mit einigen Tropfen Cognac oder einigen Löffeln Thee versetzt. Dabei absolute Bettruhe, Stuhlentleerung durch Klysma. Wird diese Diät gut vertragen, schwinden die Schmerzen dabei, dann 4mal des Tages $\frac{1}{2}$ Glas Milch, oder: 2mal des Tages $\frac{1}{2}$ Glas Milch zur Hälfte mit Carlsbader Wasser verdünnt. Noch einige Tage später neben der Milch zweimal täglich Milchbrei, einmal Bouillon mit Ei. Bei anhaltendem guten Befinden nach 14 Tagen Kalbsbries, Hirn, Kartoffelpurée sowie dann allmälig gebratenes Fleisch.

Diese Diät bei schweren Fällen, namentlich nach Blutungen. Bei leichten Fällen Milch und Milchspeisen von Anfang an. Bei sehr schweren Fällen absolute Vermeidung von Speiseneinfuhr in den Magen. Dann Ernährung durch Klystiere von Fleischpepton, Leube-Rosenthal'scher Solution zu besorgen oder durch Fleischpankreasklystiere: 150 Gramm frisches Ochsenpankreas („weisse Milz"), 300 Gramm Rindfleisch fein geschnitten, in etwas Suppe aufgekocht, nach vorausgegangenem Reinigungsklystier mittelst Irrigateurs in das Rectum einzubringen. Ein zweckmässiges Ernährungsklysma ist ferner folgendes: 3 – 5 Eier werden mit 150 Ccm. einer warmen 20% Traubenzuckerlösung verquirlt und ein Weinglas Rothwein zugesetzt.

Consequenz in Durchführung der Diätcur!

Bei Idiosynkrasie gegen Milch oder bei Individuen, welche bei fortgesetzter absoluter Milchdiät sehr herunterkommen und zunehmend anaemisch werden, einigemale des Tages 2 Esslöffel Leube-Rosenthal'scher Fleischsolution in einer Tasse Bouillon, oder eines der Fleisch-Peptonpräparate (Kemmerich oder Kochs' Pepton), welche wegen des Geschmackes jedoch häufig bald zurückgewiesen werden.

Im Anschluss an diese Cur ist sehr wirksam eine nachfolgende Karlsbader Cur oder Gebrauch des Karlsbader Salzes od. eines Surrogates desselben:

Rp. 252.

Natr. sulfuric. 50·0,
Natr. chlorat. 3·0,
Natr. bicarbon. 6·0.
S. 1 – 2 Theelöffel auf ½ Lit. warm. Wassers, in 3—4 Portionen am Morgen zu trinken.

In andern Fällen auch die Wässer von Marienbad oder Vichy von Vortheil.

Zur Bekämpfung der heftigen Kardialgien:

Rp. 253.

Natr. bicarbon. 5·0,
Morphii muriat. 0·1.
M. f. p. Div. in dos. aequ.
No. 10.
S. 1—3 Pulver täglich.

Ferner:

Rp. 254.

Liqu. Ferr. sesquichlorat. 10·0.
S. 5 Tropfen auf 1 Weinglas voll warmen (Zucker-) Wassers.

Rp. 255.

Opii pur. 0·2,
Subige c. vitell. ovi unius.
Adde
Decoct. Althaeae
e 10·0 : 200·0.
S. Zu 2 Klystieren.

Bei excessiven Schmerzen besser:

Rp. 256.

Morph. mur. 0·3,
Aqu. dest. 10·0.
S. 5—10 Theilstriche einer Pravaz'schen Spritze zu injiciren.

Bei Haematemesis: Vor Allem absolute Ruhe, Entfernung von den Magen drückenden Kleidungsstücken. Eispillen innerlich, sowie energische Application von Kälte auf die Magengegend. Gänzliche Enthaltung von Nahrungsmitteln, später nur kalte Getränke in kleinen Mengen. In leichteren Fällen genügen diese Massregeln, sonst:

Rp. 257.
Extr. Secal. cornut. dialys. 1·0,
(Morphii muriat. 0·1),
Aqu. destill. 8·0,
Acidi carbolici 0·08.
S. 1—2 Pravaz'sche Spritzen subcutan zu injiciren.

Bei Eintritt von Ohnmacht Frottirungen des Körpers, Erwärmen der Extremitäten, Klystiere mit gewärmtem Rothwein, 150 gm. und Wasser 50 gm., darin 2 — 3 Eidotter, eventuell eine Aether- oder Kampher-Injection.

Nach Sistirung der Blutung die oben beschriebene strenge Diätcur, wobei Anfangs nur in Eis gekühlte Milch esslöffelweise gestattet wird.

Bei nicht zu stillenden oder sich wiederholenden Blutungen Laparatomie und Resection des erkrankten Magentheiles indicirt.

Zurückbleibende anaemische Zustände erfordern Eisentherapie, Gebrauch von Eisenwässern, Franzensbad, Levico, Guberquelle (Srebrenica).

Carcinoma ventriculi. Magenkrebs.

Die Ernährung in ähnlicher Weise wie bei Ulcus ventriculi (s. das.): Milchcur, Leube-Rosenthal'sche Fleischsolution, Fleischpeptonpräparate. Ferner eventuell Fleischpankreas-Klystiere. Stuhlverstopfung durch Klystiere zu beheben. Ein gutes Stomachicum, aber natürlich kein Specificum gegen Magen-Carcinom ist:

Rp. 258.
Cort. Condurango 20·0,
Macera per horas *sex cum Aqu. dest. 200·0.*
Dein filtr. et adde:
Acidi mur. dil. 1·0,
Syr. Zingiberi 12·0.
S. 2stündlich 1 Esslöffel.

Bei starker Schmerzhaftigkeit:

Rp. 259.
Aqu. Laurocer. 10·0,
Morph. mur. 0·1.
S. 4stündl. 10 Tropfen.

Oder subcutane Morphin-Injection.

Bei consecutiver Magenerweiterung und Stauung des Mageninhaltes Ausspülung mit lauem Wasser, eventuell 2°/₀₀ Salicylwasser.

Wenn das Carcinom frühzeitig diagnosticirt werden kann, möglichst bald Resection des Pylorus.

Gastrectasia e stenosi pylorica. Magenerweiterung in Folge von Pylorusstenose. Vor allem vollständige Aushebrung des Magens, Entfernung des ganzen Inhaltes, zum Schlusse Ausspülung mit schwachem Salicylwasser. Möglichst kräftige, aber flüssige oder breiige Nahrung (zweimal des Tages zu reichen). Sechs Stunden nach der Mahlzeit regelmässig wiederholte Ausheberung und Auswaschung des Magens. Zur Unterstützung Nährklysmen. Dieses Verfahren so lange fortzusetzen, bis die chirurgische Behandlung möglich ist, Pylorusresection oder Gastroenterostomie.

Dyspepsia nervosa. Nervöse Dyspepsie. Ermittelung der Ursache und causale Behandlung der zu Grunde liegenden Neurasthenie oder Hysterie. Untersuchung auf etwa vorhandene Genitalleiden (bei Frauen), ferner auf Helminthen, Intermittens, Gicht. Regelung des Stuhls. Bei Chlorotischen und Anämischen unverzüglich Eisenpräparate oder Gebrauch eines Eisenwassers (Franzensbad, Cudowa, Pyrawarth, Pyrmont, Levico, Guberquelle). Ferner:

Rp. 260.
> *Sol. arsenic. Fowleri* 5·0,
> *Aqu. dest.* 10·0.
> *S. 2mal täglich 5 Tropfen, dann steigend bis auf 30 Tropfen im Tag.*

Zugleich Luftveränderung, Hochgebirgsaufenthalt (St. Moritz, Brennerbad, Semmering etc.), in anderen Fällen Seebadecur, (Norderney, Borkum, Sylt, Ostende), bei reizbaren Individuen ein Ostseebad (Heringsdorf, Heiligendamm, Misdroy etc.) Vor Karlsbader Curen dringend zu warnen, hingegen sehr vortheilhaft Kaltwassercuren.

Bei sehr heruntergesetzter Ernährung in Folge von Hyperaesthesie des Magens und Anorexie ist das Weir-Mitchell'sche Verfahren indicirt und von Erfolg. Dieses Curverfahren besteht hauptsächlich in Isolirung des Patienten, einer progressiv gesteigerten Ernährung bei völliger körperlicher wie geistiger Ruhe und allgemeiner Massage sowie Faradisation. Es ist zweckmässig nur in gut geleiteten Nervenheilanstalten durchzuführen.

Gastrodynia. Kardialgia. Magenkrampf.

Rp. 261.
> *Morphii mur ,*
> *Cocaini mur.* $\overline{aa}$ 0·25,
> *Aqu. Laurocerasi* 25·0.
> *S. 10—15 Tropfen.*

Hypersecretio continua mucosae ventriculi. Continuirliche Magensaftsecretion.

Während des Schmerzanfalles (Gastroxynsis) etwas Eiweissnahrung und ein Kaffeelöffel bis Esslöffel Natr. bicarbon. in Wasser gelöst. In hartnäckigen Fällen tägliche Magenausspülung mit alkalischem Wasser. Gebrauch von Carlsbader Wasser in geringen Mengen.

Vomitus nervosus. Nervöses, habituelles Erbrechen.
Sehr wichtig Isolirung der Kranken, Entfernung aus der
Familie und aus den häuslichen Verhältnissen.

Behandlung wie bei Gastrodynie. Nicht selten Schlund-
sondenernährung von auffallend günstigem Einfluss. Ausserdem Brombehandlung.

Rp. 262.
Cocain. mur. 0·1,
Sacch. alb. 3·0.
M. f. pulv. Div. in dos.
aequ. No. 10.
S. 3mal tägl. 1 Pulver.

Rp. 263.
Chloroformii 25·0.
S. 5 Tropfen mit einem
Stückchen Eis öfters zu
nehmen.

Zweckmässig ferner milde
Kaltwassercuren, Priessnitz-
binde üb. Nacht zu appliciren.

Im Anfall selbst
warme Umschläge auf die
Magengegend, Trinken eines
warmen Thees. Ferner:

Rp. 264.
Tinct. Castorei,
Tinct. Nuc. vom. āā 5·0.
S. Während des Anfalls
1—2mal je 5 Tropfen.

Rp. 265.
Tinct. Valerian. aeth.
15·0,
Tinct. Opii crocat. 5·0.
S. Während des Anfalls
15 — 20 Tropfen.

Vor subcutanen Morphiu-
injectionen sei wegen der
Gefahr des Morphinismus
gewarnt.

Wenn Morphium nicht
vertragen wird:

Rp. 266.
Chloral. hydrat. 3·0,
Mucilag. gumm. Arab.,
Aqu. font. āā 20·0,
Syr. rub. Idaei 10·0.
S. Die Hälfte auf ein-
mal; wenn nöthig, nach
1 Stunde den Rest.

**Catarrhus intestinalis acutus. Acuter Darm-
katarrh.** Restringirte Diät, im Beginn die Nahrung auf Bouillon, Schleimsuppen, Cacao, etwas Rothwein zu beschränken. Warme Tücher oder Kataplasmen
auf den Unterleib; bei Fieber Bettruhe. Warme Bäder.
Bei heftigem Stuhldrang Sitzen über einem mit dampfen-

dem Wasser gefüllten Gefäss. Wenn im Dickdarm angesammelte Fäcalmassen den Katarrh unterhalten, Klystiere,
eventuell mit Zusatz von Ol. Ricini. Bei s t a r k e r
D i a r r h ö e mit wässrigen Stühlen auch Amylum-Klystiere
mit Zusatz von einigen Tropfen Opiumtinctur. Zu Beginn
der Behandlung ist dagegen in der Regel ein Abführmittel zu reichen. Am besten:

Rp. 267.

Calomelanos 0·2—0·4.
Dentur tales doses No. 5.
S. 2—3 Pulver des Tages.

Später gegen die Durchfälle:

Rp. 268.

Dec. tub. Sal. e 3·0 : 300·0,
Extr. Opii aquos. 2·0,
Syr. simpl. 20·0.
S. Zum Getränk.

Rp. 269.

Bismuth subnitric.,
Sacchar. alb. āā 2·0,
Opii puri 0·1.
M. f. pulv. Div. in dos.
aequ. No. 10.
S. 2stündlich 1 Pulver.

Rp. 270.

Bismuthi salicylici 2·0,
Sacchar. lact. 2·5.
M. f. pulv. Div. in dos.
aequ. No 10.
S. 2stündlich ein Pulver.

Rp. 271.

Chinini tannici 1·5,
Opii puri 0·1,
Sacchari albi 3·0.
M. f. p. Div. in dos. aequ.
No. 10.
S. 3—4 Pulver.

Rp. 272.

Aluminis crudi 2·0—3·0,
Opii puri 0·2,
Sacch. albi 2·0.
M. f. p. Div. in dos.
aequ. No. 10.
S. 3 Pulver täglich.

Rp. 273.

Mixtur. gummos. 150·0,
Tinct. Opii simpl. gtts. 15,
Syr. Diacodii 15·0.
S. Stündlich 1 Esslöffel.

Rp. 274.

Natr.(od. Acid).tannic.1·0,
Opii pur. 0·1,
Sacch. alb. 2·0.
M. f. pulv. Div. in dos.
aequ. No. 10.
S. 2stündl. 1 Pulver.

Rp. 275.

Pulv. Dover. 1·0,
Sacch. alb. 2·0.
M. f. pulv. Div. in dos.
aequ. No. 10.
S. 2stündlich 1 Pulver.

Bei vorwiegender Betheiligung des Dickdarmes:

Rp. 276.
Decoct. Salep e 5·0 : 500·0,
Tinct. Opii simpl. 2·0.
S. Zu 2 Klystieren.

Catarrhus intestinalis chronicus. Chronischer Darm-katarrh. Regelung der Diät, Vermeidung von reichlich kothbildenden Speisen (Brod, sehniges Fleisch, Gemüse, Obst, Kartoffel) und grosser Einzel-Mahlzeiten (auch bei normalem Appetit). Mitunter Milchcur von gutem Erfolg. Achtung auf gutes Trinkwasser. Warme Bekleidung, Tragen von Leibbinden. In vielen Fällen, namentlich wenn Diarrhöe und Verstopfung abwechseln, Trinkcuren in Karlsbad oder Marienbad angezeigt. Wechsel des Klimas oft von grossem Erfolg. Kühle Sitzbäder. Bei An-häufung von Fäces im Darm erweichende Klystiere oder leichte Abführmittel (Ol. Ricini, Calomel etc.) Im Uebri-gen Astringentia mit Opium (wie bei Catarrhus intesti-nalis acutus) Ferner:

Rp. 277.
Natr. tannic.,
Extr. Colombo $\overline{aa}$ *1·0,*
Opii pur. 0·1,
Sacch. alb. 3·0.
M. f. pulv. Div. in dos.
aequ. No. 10.
S. 3mal tägl. 1 Pulver.

Rp. 278.
Extr. Colombo 2·0,
Pulv. Doveri 1·0,
Elaeos. Cinnamom. 3·0.
M. f. pulv. Div. in dos.
aequ. No. 10.
S. 3mal tägl. 1 Pulver.

Rp. 279.
Decoct. rad. Colombo e 10·0
ad 150·0,
Tinct. Opii simpl. gtts. 10,
Syrupi cort Aurant.
15·0.
D. S. 2stündl. 1 Esslöffel.

Rp. 280.
Decoct. ligni Campech.
e 20·0 : 200·0,
Tinct. Opii simpl. gtts. 15,
Syr. Diacodii 20·0.
S. 2stündlich 1 Esslöffel.

Rp. 281.

Decoct. rad. Ratanh. e 20·0 : 200·0,
Tinct. Opii crocat. 1·0,
Syr. Cinnamomi 20·0.
S. 2stündl. 1 Esslöffel.

Bei starkem Meteorismus und sauren Stühlen Ein-
reibuug aromatischer Salben (siehe „Catarrhus ventriculi
chronicus" S. 48), sowie innerlich:

Rp. 282.	Rp. 283.
Magnes. ust.,	Aqu. Menth. pip.,
Sacch. alb. āā 2·0,	Aqu. Foenicul. āā 75·0,
Pulv. rad. Rhei 1·0.	(Extr. lign. Campech. 4·0),
M. f. pulv. Div. in dos.	Morph. mur. 0·02,
aequ. No. 10.	Syr. Rhei 20·0.
S. 3mal tägl. 1 Pulver.	S. 2stündl. 1 Esslöffel.

Wenn der Dickdarm vorzugweise ergriffen ist, adstringirende Klystiere, noch besser aber Hegar'sche Eingiessungen von astringirenden und desinficirenden Lösungen: Alaun, Tannin in ½—1%igen, Plumb. acetic
in ½%igen Lösungen.

**Typhlitis et Perityphlitis. Entzündung des Blind-
darmes und seiner Umgebung.** Nur im Beginn,
wenn bedeutende Anhäufung von Fäcalmassen
im Coecum besteht, leichte Abführmittel (Ricinus, Tama-
rinden) oder hohe Darmirrigation. Sowie Erscheinungen
von peritonealer Reizung auftreten, absolute Ruhe,
flüssige leichte Kost (Milch, Eier, Fleischbrühe), energische
Kälteapplication in der Ileocoecalgegend. Innerlich:

Rp. 284.

Opii pur. 0·5,
Sacch. alb. 8·0.
M. f. pulv. Div. in dos. aequ No. 20.
S. Stündlich 1 Pulver.

Rp. 285.
Morphii muriat. 0·1,
Sacch. albi 10·0.
M. f. p. Div. in dos. aequ. No. 25.
S. Stündlich 1 Pulver.

Wenn die Schmerzen nachgelassen, Einpackungen mit verdünnter Burow'scher Lösung. Erst wenn die peritonealen Erscheinungen vollständig geschwunden sind und Stuhlverstopfung fortbesteht, ein Abführmittel, am besten in Form eines Klysma's. Bei zurückbleibenden Exsudatresten Gebrauch von Karlsbad und lauen Bädern, besonders Moorbädern (Franzensbad, Marienbad.)

Obstipatio alvi. Stuhlverstopfung. Bei temporärer Stuhlverstopfung in Fällen leichten Grades schon Regelung der Diät von Erfolg: Vermeidung von Hülsenfrüchten, schweren Mehlspeisen, grobem Brod, herbem Rothwein; Aussetzen etwa vorher gebrauchter stopfender Medicamente, namentlich des Opiums. Dagegen Einnahme von Compotes, Milch, Butter, Honig etc. Wird hiedurch nicht schon Stuhlabgang erzielt, Gebrauch eines Wasserklystieres. In neuerer Zeit mit sehr gutem Erfolg kleine Klystiere mit etwa 15 *gr.* Glycerin oder Glycerin-Suppositorien.

In hartnäckigen Fällen Klystiere. mit Salzwasser. Ferner je nach dem Grade der Stuhlverstopfung 1 Weinglas bis 1 Wasserglas Ofner, Saidschützer Bitterwasser oder Friedrichshaller Wasser. Am besten des Morgens auf nüchternem Magen, bei empfindlichen Individuen etwas gewärmt. 1 Esslöffel Marienbader, Karlsbader oder Kissinger Salz in ½ Glas kalten Wassers gelöst, hat gleichfalls Effekt. Ebenso ein Seidlitzpulver. Schwächere oder stärkere Abführmittel, innerlich oder per Klysma:

Rp. 286.
Ol. Ricini 50·0.
S. 1—2 Esslöffel in Suppe oder schwarzem Kaffee oder mit etwas Cognac zu nehmen.

Rp. 287.
Capsul gelatin. cum. Ol.
Ricin. 1·0 bis 3·0. No. 20.
S. 5—10 Stück zu nehmen.

Rp. 288.
Pulv. rad. Rhei 60·0.
S. Messerspitzweise zu
nehmen.

Rp. 289.
Decoct. pulp. Tamarind,
     e 20·0 : 200·0,
Cremor. Tartari 20·0.
S. 2stündlich 1 Esslöffel.

Angenehmer zu nehmen ist:

Rp. 290.
Decoct. pulp. Tamarind.
     e 20·0 : 200·0,
Magnes. citric.,
Syr. mannat. āā 20·0.
S. 2stündlich 1 Esslöffel.

Rp. 291.
Electuar. lenitiv. 50·0.
S. Auf 2mal zu nehmen.

Rp. 292.
Hydrom. infant. 50·0.
S. Wie das Vorige.

Rp. 293.
Hydrom. infant.,
Tinct. Rhei aqu.
          āā 30·0.
S. Auf einmal zu nehmen.

Rp. 294.
Aqu. laxativ. Vienn. 50·0.
S. Auf einmal zu neh-
men.

Rp. 295.
Aqu. laxativ. Vienn. 50·0,
Aqu. Lauroc. 5·0,
Syr. rub. Idaei 15·0.
S. Lauwarm zu nehmen.

Rp. 296.
Sal. amar. 30·0.
S. Die Hälfte oder das
Ganze in Wasser auf-
gelöst zu nehmen.

In hochgradigen Fällen:

Rp. 297.
Inf. folior. Sennae
     e 15·0 : 200·0,
Syr. rub. Idaei 20·0.
S. Die Hälfte auf ein-
mal, dann alle 2 Stun-
den 1 Esslöffel.

Ebenso Klystiere von:

Rp. 288.
Inf. folior. Sennae
     e 15·0—30·0 : 200·0,
Ol. Ricini 20·0.
S. Auf 2 Klystiere.

Rp. 299.
Inf. fol. Sennae e 20·0 :
                    200·0.
Natrii sulfur. 20·0.
S. Klystier.

Rp. 300.
Pulv. rad. Jalap. 0·6—0·8,
Sacch. alb. 1·5.
M. f. pulv. Div. in dos.
aequ. No. 3.
S. 2 — 3 Pulver in
3stündigen Pausen.

Wenn alle Mittel versagen:
Rp. 301.
Ol. Ricini 15·0,
Ol. Croton. gtts. 2.
S. 1—2 Kaffeelöffel.

Bei habitueller Stuhlverstopfung Abführmittel so lange als möglich zu meiden.

Entsprechende diätetische Maassnahmen, reichlicher Genuss von rohem und gekochtem Obst, Obst-
Curen, Traubencuren, regelmässige fleissige Bewegung.
Heilgymnastische Proceduren sind oft von ausserordent-
lich günstigem Einfluss, ebenso Reiten, Schwimmen etc.
Sich einstellender Stuhldrang darf nie unterdrückt werden,
der Patient soll selbst danach trachten, täglich zur bestimmten Zeit Stuhl zu haben. In manchen Fällen Trinken
von kaltem Wasser auf nüchternem Magen, Rauchen einer
Cigarre nach dem Frühstück oder Aehnliches von guter
Wirkung.

Ueber Nacht Priessnitz'sche Umschläge auf den
Unterleib, Kaltwassercuren. In hartnäckigen Fällen
Faradisation des Darms, die Elektroden entweder
am Bauch und Rücken, oder eine auf die Haut des Abdomens aufzusetzen, die andere in den Mastdarm einzuführen. Auch methodische Massage des Unterleibs oft
von Nutzen. Sommercuren in Marienbad, Kissingen etc.
Regelmässiger Gebrauch des Klysopomps oder hoch-
gehender Darm-Irrigationen. Wenn methodischer Gebrauch von Abführmitteln sich als nothwendig erweist:

Rp. 302.
Natr. sulfuric. 100·0,
Natr. bicarbonic. 10·0,
Natr. chlorat. 5·0.
S. Künstl. Carlsbader Salz;
1 Esslöffel in ³/₁₀ Liter
Wassers aufgelöst, am
Morgen zu trinken.

Rp. 303.
Cremor. Tartari 20·0,
Magnes. carbon. 2·0,
Elaeos. Foeniculi 30·0.
M. f. pulv. Da ad scat.
S. Früh u. Abends 1 Ess-
löffel in Wasser.

Rp. 304.
Natr. bicarbon.,
Pulv. rad. Rhei,
Elaeos. fruct. Aurant.
            $\overline{aa}$ 10·0.
S. Früh und Abends
1 Kaffeelöffel.

Rp. 305.
Pulv. rad. Rhei 5·0,
Extr. Gentian. q. s. ut
        f. pil. No. 25.
Consperge pulv. Cinna-
                momi.
S. 2mal täglich je 5
Pillen.

Rp. 306.
Extr. Aloës 4·0,
Pulv. rad. Rhei 2·5,
Sapon. medicinal. qu. s.
ut f. pil. No. 40.
Consp. pulv. rad. Rhei.
S. 1 – 4 Pillen des Abends
zu nehmen.

Rp. 307.
Pulv. rad. Rhei 3·0,
Extr. Aloës 1·0,
Extr. Colocynthid. 0·3,
Extr. Rhei q. s. ut f.
            pil. No. 30.
Consp. Lycopod.
S. Früh und Abends je
2 Pillen.

Rp. 308.
Spec. lax. St. Germ. 30·0.
S. Thee, 1 Kaffeelöffel
bis 1 Esslöffel über
Nacht mit $^1/_4$ Liter
Wasser anzusetzen, Früh
aufzukochen und warm
trinken zu lassen.

Rp. 309.
Podophyllin. 0·2,
Sacch. alb. 3·0.
M. f. pulv. Div. in dos.
aequ. No. 10.
S. 3mal tägl. 1 Pulver.

Rp. 310.
Extr. Aloës 3·0,
Podophyllini 0·2,
Extr. Taraxaci,
Pulv. rad. Rhei $\overline{aa}$ 2·0.
M. f. massa pil. e qua form. pil. No. 40.
Consp. Elaeosacch. Anis.
S. Abends 1—3 Pillen.

**Ulcera intestini tuberculosa   Tuberculöse Darm-
geschwüre.** Entsprechende Behandlung der gleichzeitig
vorhandenen Lungentuberculose. Sorge für Hebung

des Ernährungszustandes, dabei jedoch darmreizende Mittel, wie Leberthran, Molken, eisenhaltige Mineralwässer zu meiden. Die Nahrung hauptsächlich aus Milch, Eiern, leichtem Fleisch, Suppe, eventuell Fleisch-Solution zu bestehen. Das Abdomen warm zu halten, bei Schmerzen Kataplasmen. Gegen die Diarrhöe und Koliken vor allem Opium (s. „Cat. intestin. chron.", S. 55 f). Von sehr guter Wirkung ist oft:

Rp. 311.
Bismuth. submitric. 5·0,
Opii pur. 0·2,
Sacch. alb. 4·0.
M. f. pulv. Div. in dos.
aequ. No. 10.
S. 3—5mal tägl. 1 Pulv.

Rp. 312.
Bismuth. salicylic. 5·0,
Extr. Opii aquos. 0·1.
M. f. pulv. Div. in dos.
aequ. No. 10.
S. 2—3 stündlich 1 Pulver.

Ferner Colombowurzeldecoct mit Opium (s. Rp. 279).

Bei Localisation im Dickdarm Klystiere von Salep, Amylum, Reisabkochungen etc. mit Zusatz von Opium oder Klystiere mit astringirenden Mitteln:

Rp. 313.
Argent. nitric. 0·5,
Aqu. dest. 200·0.
S. Zu 2 Klystieren.

Noduli haemorrhoidales. Goldene Ader, Hämorrhoiden. Diät aus leicht verdaulichen Speisen bestehend, nicht zu viel Fleisch, sondern mehr grüne Gemüse, Vermeidung von Alcoholicis, Kaffee, Thee, sowie von Gewürzen. Mässigkeit in sexueller Beziehung. Fleissige, aber nicht forcirte B e w e g u n g im Freien. Sorge für tägliche Leibesöffnung, zu diesem Behufe Klystiere, Trinkcuren in Karlsbad, Marienbad, Kissingen, Homburg etc.; von Abführmitteln am besten die salinischen. V o r g e f a l l e n e K n o t e n in Knieellenbogenlage des Pat. zu reponiren. Bei E n t z ü n d u n g des Knotens Umschläge mit kaltem Wasser, Bleiwasser, essigsaurer Thonerde. Bei starken

Blutungen Ruhe, Klystiere mit Eiswasser oder Astrin·
gentien, eventuell eine Ergotin-Injection oder chirurgische
Behandlung. Bei Entzündung der Hämorrhoidalknoten
und Schmerzen local Umschläge mit Aqu. Plumbi oder
Application von Kälte; ferner:

Rp. 314.
  Jodoform. 2·0,
  Extr. Opii aquos. 0·5,
  Ungu. emoll. 30·0.
  S. Die Knoten damit mehr-
  mals im Tag zu bestreich.

Rp. 315.
  Extr. Belladonn. 0·5,
  Ungu. Altheae 30·0.
  S. Wie das Vorige.

Rp. 316.
  Plumbi acetici 0·25,
  Extr. Opii aquosi 0·05,
  Butyri Cacao 2·0.
  M. f. suppositorium. Dent.
  talia No. 10.

  S. Einigemale des Tages
  ein Stuhlzäpfchen zu ap-
  pliciren.

Occlusio intestini acuta. Acuter Darmverschluss.

Wenn möglich, causale Behandlung; in manchen
Fällen einfach Entfernung eingedickter Fäcalmassen oder
fremder Körper nöthig. Nur in diesem Falle ist Verwendung von starken Abführmitteln erlaubt.

Rp. 317.
  Olei Ricini 60·0.
  S. Auf einmal zu nehmen (in schwarzem Kaffee.)

Rp. 318.
  Extract. Aloes 1·0,
  Resin. Jalapae 2·0,
  Sacch. alb. 3·0.
  M. f. pulv. Div. in dos. aequ. No. 10.
  S. 3mal tägl. 1 Pulver.

Rp. 319.
  Infus. folior. Sennae e 10·0 ad 150·0,
  Magnesiae sulfur.
  Syr. rub. Idaei āā 15·0.
  S. Stündlich 2 Löffel bis zur Wirkung.

Rp. 320.

> Ol. Crotonis gtts. 3,
> Mucil. gumm. Arab. 20·0,
> Aqu. font. 40·0,
> Syr. rub. Idaei 15·0.
> S. 2stündlich 1 Esslöffel, bis starke Wirkung erfolgt.

In allen übrigen Fällen (Volvulus, Achsendrehung, Intussusception, innere Incarceration, Compression etc.) vor Allem **Ruhestellung** des Darms durch Opium oder Morphium.

Rp. 321.

> Extr. Opii aquos. 0·3,
> Sacch. alb. 4·0,
> M. f. pulv. Div. in dos. aequ. No. 15.
> S. Stündlich 1 Pulver.

Rp. 322.

> Morphii mur. 0·1,
> Sacch. albi 5·0·
> M. f. p. Div. in dos. aequ. No. 15.
> S. Stündlich 1 Pulver.

Ebenso eine oder mehrere subcutane Morphininjectionen, besonders wenn häufiges Erbrechen besteht. **Hegar'sche Irrigationen.** Eingiessungen von 1—3 Liter Wasser mittelst Irrigators, der Patient dabei einfach in Seitenlage oder Rückenlage mit erhöhtem Steiss. Statt des Wassers auch Lösungen von:

Rp. 323.

> Natr. chlorat.
> 120·0—200·0.
> S. In 2 Liter Wasser zu lösen zur Eingiessung.

Rp. 324.

> Magnes. sulfur. 150·0,
> Aqu. dest. 500·0.
> S. Zusatz zu 2 Litern Wasser zur Eingiessung.

Einblasungen von Luft in den Mastdarm mit Hilfe eines Gummiballons, Klysmen mit einem Syphon sind anwendbare, jedoch mit Vorsicht zu behandelnde Methoden.

Bei Eintreten von Ileus in jedem Falle ein Versuch mit **Ausspülung des Magens** angezeigt. Eventuell einigemal im Laufe des ersten Tages der Erkrankung zu wiederholen. Ausserdem wiederholte warme Bäder. Wenn am zweiten Tage der Behandlung kein Luftabgang per anum oder kein Stuhl erfolgt, wenn rapides Wachsen des Meteorismus sich einstellt, auf jeden Fall Laparotomie angezeigt. Nicht warten, bis Collapserscheinungen oder peritonitische Symptome sich einstellen. Bei starker Spannung des Abdomens multiple l'unctionen der geblähten Schlingen mit der Pravaz'schen Nadel oder vorläufige Anlegung eines Anus praeternaturalis.

Stenosis intestini. Darmstenose. Sorge für wenig kothbildende Nahrung vgl. frühere Abschnitte, spec.: chron. Darmkatarrh. Zeitweilig Anwendung von leichten Abführmitteln, am besten von Ol. Ricini, oder Rheumpräparaten. Bei stärkeren Kolikschmerzen und Steigerung der Stenosensymptome:

Rp. 325.

Extract. Belladonnae 0·2,
Opii puri 0·3,
Sacchar. alb. 6·0.
M. f. p. Div. in dos. aequ.
  No. 15.
S. 5—6 Pulver im Tag.

Rp. 326.

Extract. Belladonn. 0·5,
Extract. Gent. 2·0,
Pulv. rad Rhei 3·0.
M. f. pil. No. 50.
S. 2—4 Pillen des Tages.

Wenn möglich, operative Behandlung.

Taenia. Bandwurm. Eingreifende Bandwurmcuren nur bei sonst gesunden Individuen vorzunehmen; bei anderweitig Kranken, schwächlichen oder abgemagerten Leuten höchstens Abführmittel oder ein Bandwurmmittel in geringerer Dosis. Während der Menstruation, Schwangerschaft oder Lactation keine Bandwurmcur. Am Abend vor der Bandwurmcur soll der Pat. nach 5 Uhr nichts mehr zu sich nehmen, als etwas Suppe. Am Abend eine halbe oder eine ganze Flasche Bitterwasser oder ein anderes Abführmittel zu reichen, damit einige Stühle erzielt werden. Am nächsten Morgen nüchtern oder nach Einnahme einer Tasse Thee oder Kaffee das Bandwurmmittel.

Rp. 327.

Extract. filicis Mar. aether. 1·0.
Dentur tales doses in caps. gelatin. No. 10.
S. Im Laufe einer halben Stunde zu schlucken.

1—2 Stunden später, wenn kein Stuhl erfolgt, ein Abführmittel, jedoch kein Ricinusöl. Letzteres in Rücksicht auf mehrfache, nach Verabreichung selbst kleiner Dosen von Filixextract erfolgte tödtliche Vergiftungen. (Das giftige Princip, die amorphe Filixsäure, wird bei Gegenwart von Öl rasch resorbirt, was für die beabsichtigte Wirkung sowohl abträglich, als für den Patienten gefährlich werden kann.) Am besten wird Aqua laxativa viennensis oder ein Sennainfus gereicht.

Ebenso wie das vorige Mittel wird auch angewendet:

Rp. 328.

Cort. rad. Punic. Granat.
         150·0,
Aqu. font. 400·0,
Macera per horas 24.
Dein coque ad col. 200·0,
Adde : Syrup. Zingiberis
         20·0.
S. Im Laufe einer halben Stunde auszutrinken, oder mit d. Schlundsonde zu appliciren.

Wenn die Taenia nicht abgeht, nach 1½ Stunde 1—2 Löffel Ricinusöl. Bei Brechreiz: Rotulae Menthae pip. und Beissen in eine Citrone.

Rp. 329.

Flor. Kousso 30·0,
Mel. despum. q. s. ut f. mellago.
S. Auf dreimal in 1-stündigen Intervallen zu nehmen.

Rp. 330. *Pulv. Kamalae 15·0.*
      Div. in dos. aequ. No. 3.
      D. S. Jede halbe Stunde 1 Pulver.

Ascaris lumbricoides. Spulwurm.

Rp. 331. *Santonin. pur. 0·3 — 0·8,*
      Sacch. lact. 2·0.
      M. f. pulv. Div. in dos. aequ. No. 10.
      S. 3—4 Pulver im Tag.

Rp. 332. *Santonin. pur. 0·5,*
Sacch. alb. 5·0,
Pulv. Tragacanth. q. s. ut f. trochisc. No. 20.
S. Früh und Abends je 1—2 Stück.

Zweckmässig wird das Santonin gleich mit einem Abführmittel verbunden.

Rp. 233.
Santonin. pur. 0·5,
Pulv. rad. Rhei. chin.
Sacch. alb. āā 5·0.
M. f. pulv. Div. in dos. aequ No. 10.
S. 3mal täglich 1 Pulver.

Oxyuris vermicularis. Madenwurm. Klystiere mit
kaltem Wasser, denen man Oelklystiere folgen lassen
kann. Klystiere mit S a p o m e d i c i n a l i s 6 *gm.* auf einen
Liter Wasser, mit dem Irrigateur zu appliciren. Früh und
Abend zu wiederholen. Combiniren mit einer Santonin-
behandlung.

**Peritonitis diffusa acuta. Acute Bauchfellentzün-
dung.** In h e f t i g e n Fällen energische Kälteapplication
auf das Abdomen, Leiter'scher Kühlapparat. Anfangs
absolute Entziehung der Nahrung, bis auf etwas Milch,
Schleimsuppen, Gefrornes, Thee. Innerlich behufs Ruhestellung des Darms:

Rp. 334.
Morphin. mur. 0·1,
Sacchar. alb. 6·0.
M. f. pulv. Div. in dos.
aequ. No. 15.
S. Stündl 1 Pulver.

Rp. 335.
Opii pur. 0·3,
Sacch. alb. 6·0.
M. f. pulv Div. in dos.
aequ. No 15.
S. Stündl. 1 Pulver.

Gegen E r b r e c h e n Eispillen, Sodawasser und:
Rp. 336.
Aqu. Laurocer. 20·0,
Morph. mur. 0·1.
S. Stündl. 10 Tropfen.

Gegen Singultus dieselben Mittel, ferner Hautreize
im Epigastrium; wenn dies Alles nicht wirkt, subcutane
Morphin-Injection. Bei hochgradigem Meteorismus
nebst Kälteapplication, Aufträufeln von Aether auf den
Unterleib: multiple Punctionen geblähter Darmschlingen.
Einführung eines langen Drainrohres in den Mastdarm.
Bei Collaps Wein, Champagner. Aether-Injection. Opera-
tive Behandlung selbst bei anscheinend verzweifelten
Fällen von perforativer Peritonitis nicht selten erfolgreich.

Peritonitis tuberculosa. Chron. Tuberculose des Bauchfells. Einreibungen mit Kaliseife und mit Jodo-formsalbe.

Rp. 337.
    Jodoformii 5·0,
    Vaselini 100·0.
    F. unguentum.
    S. Früh u. Abend nussgross einzureiben in d. Abdomen,
        darüber Billroth-Battist und eine Gazebinde.

Bei Fällen mit stärkerem Ascites frühzeitige
Punction, eventuell Schnittoperation mit völliger Ent-
leerung der angesammelten Flüssigkeit. Anwendung von
Diureticis gibt wenig Aussicht auf Erfolg.

Icterus catarrhalis. Katarrhalische Gelbsucht. Be-
handlung des zu Grunde liegenden Magen- und Darm-
katarrhs. In intensiven Fällen Bettruhe, strenge Diät
(Suppe, Schleime), bei längerer Dauer leichte Fleischspeisen,
Kohlehydrate, Eier, gekochtes Obst, strenge Vermeidung
aller Fette. Gebrauch eines Alkali, wie Karlsbader Salz,
Biliner und Giesshübler-Wasser, oder:

Rp. 338.
    Natr. bicarbon. 5·0,
    Aqu. font. 150·0,
    Succ. Citri,
    Syr. simpl. āā 20·0.
    S. 2stündlich 1 Esslöffel.

5*

Die Stuhlverstopfung anfangs nur durch Klystiere zu beheben; später, wenn die Erscheinungen des Magenkatarrhs zurückgegangen, Tinctura Rhei aquosa, Aqu. laxativa, Rheum; bei längerer Dauer Gebrauch von Mineralwassercuren, namentlich Karlsbad, Marienbad. Bei sehr hartnäckigem Icterus:

Rp. 339.
> *Natr. salicylic.,*
> *Natr. sulfuric.,*
> *Natrii bicarbon.* $\overline{aa}$ *1·5.*
> *M. f. p. dent. tales doses No. 10.*
> *S. 1—2 Pulver täglich in Wasser gelöst zu nehmen.*

Systematischer Gebrauch von lauen Bädern und von Priessnitz-Einpackungen des Abdomens. Sehr empfehlenswerth sind hohe Darmirrigationen, 1—2 Liter kühlen Wassers (20° R.). Gegen das Hautjucken Abreibungen mit Citronensaft, Betupfen mit 2%ger Carbollösung oder mit 5%ger alcoholischer Mentholsolution. Ferner Waschen mit:

Rp. 340.
> *Emulsion. amygdalinae 300·0,*
> *Aqu. Amygd. amarur. 100·0.*
> *S. Mit einem kl. Schwämmchen aufzutragen.*

Rp. 341.
> *Amygdalini 1·0,*
> *Emuls. amygdal. 200·0.*
> *S. Wie das Vorige.*

Cholelithiasis. Gallensteinbildung. *a)* Während der Anfälle: vollständige Ruhe, warme Tücher oder warme Umschläge auf das Abdomen; protrahirte warme Bäder oft sehr günstig wirkend. Schmerzstillende Einreibungen (Chloroformöl Umschläge). Bei heftigen Schmerzanfällen subcutan:

Rp. 342. *Morph. mur. 0·1—0·2,*
> *Aqu. dest 10·0.*
> *S. 1 Pravaz'sche Spritze zu injiciren.*

Rp. 343.
Morph. mur. 0·1,
Aqu. Laurocerasi 10·0.
S. 3mal im Tage 10—15
Tropfen.

Rp. 344.
Extract. Belladonn. 0·25,
Aqu. Lauroceras. 10·0.
S. 20 Tropfen.

Rp. 345.
Morph. mur. 0·4,
Adipis suilli 4·0,
Cerae alb. 1·5,
Olei cacao 6·0.
F. Suppositoria No. 10.
S. 1—2 Zäpfchen täglich.

Bei Kühle der Extremitäten und kaltem Schweiss die Extremitäten in warme Tücher zu hüllen, etwas Glühwein, eventuell:

Rp. 346.
Aether. sulf. 2·0,
Aqu. dest. 100·0,
Syr. cort. Aurant. 20·0.
S. Stündlich 1 Esslöffel.

Wenn der Kranke nicht schlucken kann, Kampher-klystier oder Aether-Kampher-Injection.

Rp. 347.
Camphor. trit. 0·5,
Mucil. gumm. Arab. 20·0,
Aqu. dest. 100·0.
S. Zum Klystier.

b) Behandlung ausserhalb der Anfälle: Reichliche körperliche Bewegung, Spazierengehen, Bergsteigen, Reiten, gymnastische Uebungen. Diät leicht verdaulich, Gemüse, Obst; Uebermaass von Fleischnahrung zu meiden, Sorge für regelmässigen Stuhl. Zu vermeiden sehr kaltes Getränk, Eis. Gebrauch von Alkalien, namentlich in Form einer Trinkcur mit den Wässern von Karlsbad, Marienbad, Kissingen, Vichy.

Rp. 348. *Natrii salicyl.,*
Natrii bicarbon.
Natrii sulfurici āā 1·0.
F. p. Dentur tales doses No. 20.
S. 2—3mal täglich ein Pulver in Wasser gelöst.

Ferner täglich eine hohe Darmirrigation mit 1 –
2 Liter lauen Wassers (28° R.) und Zusatz von 2 Esslöffeln Natrium bicarbon.

Das alte Durande'sche Mittel ist:

Rp. 349.

   Aether. sulf. 20·0,
   Ol. Terebinth. 5·0.
   S. Mehrmals täglich 15 — 30 Tropfen.

Oder:

Rp. 350.

   Aether. sulfuric. gtts. 6,
   Ol. Terebinthin. gtts. 4,
   Exhibe in capsul. gelatinos.
   Dent. tal. dos. No. 30.
   S. Täglich 5 Stück zu nehmen.

Endlich ist an die sehr ermunternden Erfolge der
chirurgischen Behandlung des Gallensteinleidens zu
erinnern.

Cirrhosis hepatis. Laennec'sche Cirrhose der Leber.

Im Beginn kann man der Causal-Iudication noch manchmal Genüge leisten durch Entziehung des Alkohols. Im
Uebrigen im Beginn des Leidens namentlich Karlsbader
oder Marienbader Cur. Gebrauch von leichten Abführmitteln, wie Karlsbader Salz zu empfehlen. Durch Monate
fortgesetzte Milchdiät. Zweckmässig in Verbindung mit
einer leichten Jodtherapie.

Rp. 351.

   Natri jodat. 0·3.
   D. tales dos. No. 10 ad chart. cer.
   S. 3 Pulver des Tages, jedes in Milch zu nehmen.

Bei entwickeltem Ascites gelingt es nicht
selten durch eine Calomelbehandlung Beseitigung desselben
und zwar für längere Zeit zu erzielen. Häufig sind
zweckmässig kleinere Dosen von Calomel (4 Dosen von
0·1 *g* pro die), um die erwünschte Wirkung auf die Diurese

zu erzielen. Andere Diuretica haben in der Regel keinen
Erfolg. Wenn der Ascites nicht schwindet, Paracentesis
abdom., und zwar jedesmal zu wiederholen, bevor die
Spannung des Abdomens eine zu grosse wird.

Die hypertrophische Cirrhose gibt keine andere
specielle Indication. Die syphilitische Hepatitis
erfordert energische antiluetische Behandlung.

**Nephritis acuta. Morbus Brightii acutus. Acute
Nierenentzündung.** Unter allen Verhältnissen dauern-
der Aufenthalt im Bette bis zum Verschwinden der Symp-
tome oder zum Uebergang in eine chron. Form. Reine
Milchdiät. Wenn nöthig, etwas Schleimsuppe und Bouillon.
Erst im Stadium der Rückbildung leichte gemischte Kost
gestattet. Alcoholica, Gewürze verboten. Im Beginn der
Erkrankung bei hochgradiger Verminderung der
Diurese: warme Bäder (30° R.) mit folgenden Einhüllungen in Kotzen behufs Einleitung stärkerer Diapho-
rese. Bei bestehender Herzschwäche, kleinem frequenten
Pulse an Stelle des Bades Einpackung in mit heissem
Wasser getränkte ausgewundene Leinen. Bei kräftiger
Herzaction Pilocarpininjection (0·01 bis 0·02 Pilocarpin.
mur. subcutan) gestattet; doch die früher genannten Ver-
fahren vorzuziehen. Als Getränk am zweckmässigsten
Milch zur Hälfte mit Giesshübler oder Biliner Wasser
zu reichen, eventuell die Wässer allein. Ausserdem Limonade, Lindenblüthenthee u. dgl. Bei sehr verminderter
Urinsecretion und Bestehen eines frequenten kleinen
Pulses:

Rp. 352.
Infus. folior. Digital. e 0·5 ad 150·0,
Liquor Kali acetici 10·0,
Syr. rub. Idaei 15·0.
S. 2stündlich 1 Esslöffel.

Beim Auftreten acuter urämischer Symp-
tome, besonders beim Ausbrechen eklamptischer Anfälle
ist folgendes Verfahren indicirt: Zur Beseitigung der

Convulsionen subcutane Morphininjection, Chloroform-
injection (sehr zweckmässiges Verfahren), Chloralklysmen
(2 — 4 gm), innerlich:

Rp. 353.

Chloralhydrat. 2·0,
Morph. mur. 0·02,
Aq. dest. 70·0,
Syr. cort. Aurant. 10·0.
S. Auf einmal.

Weiters zur Behebung des urämischen Zustandes
energische Fortsetzung der schon früher begonnenen
Diaphorese, wiederholte Pilocarpininjection (bes. bei kräftigem, etwas verlangsamtem Pulse), ferner kräftig wirkende Abführmittel, innerlich oder als Klysma.

Bei vollständig entwickeltem urämischem Koma
laues Bad mit kalten Uebergiessungen, be˙ weiterer Steigerung der Symptome und Abnehmen der Herzkraft Injectionen von Oleum camphoratum. Wenn Oedeme, Hy-
dropsien der serösen Höhlen, Glottis-, Lungenödem auftreten, vgl. die betreffenden speciellen Abschnitte und das
•Capitel über chron. Morb. Brigthii. Nach Schwinden der
acuten Symptome und zurückbleibender Albuminurie Vorsicht der Lebensweise und Diät. Wenn möglich Aufenthalt unter günstigen klimatischen Verhältnissen, eventuell
Eisen. Reichlicher Milchgenuss, keine Alcoholica.

**Nephritis chronica praecipue parenchymatosa.
Chronischer, vorwiegend parenchymatöser Morb.
Brightii.**. Regulirung der Lebensweise und Diät. Am besten
zeitweilig dauernder Aufenthalt im Bett. Reichliche Milchkost, daneben jedoch eine dem Individuum angepasste gemischte Nahrung. Der Zustand des Verdauungsapparates
wird in dem einzelnen Falle massgebend sein für die Einrichtung der Diät. Bei bestehendem Hydrops fortlaufender
Gebrauch von heissen Bädern (40° C., 20 — 30 Min.
Dauer). Nach dem Bad wird der Kranke in Kotzen gehüllt, trinkt in der Einpackung einige Tassen warmen

Lindenblüthenthees und verbleibt so 2 — 3 Stunden. Nahezu ebenso wirksam ist die Verwendung des Schwitzkastens, in dem der Patient 5—10 Minuten bleibt, um dann nach-zuschwitzen. Ferner noch folgendes diaphoretisches Ver-fahren: Der Kranke liegt im Bett, die warmen Kotzen, mit denen er zugedeckt ist, sind über Holzreifen gelegt. In dem so entstehenden Hohlraum, in welchem der Kranke bis zum Kopfe sich befindet, brennt eine in einem entsprechen-den Gefäss gesicherte Spirituslampe. Alle diese energi-schen Proceduren Anfangs mit Vorsicht und mit relativ geringer Dauer vorzunehmen; wenn dieselben nicht vertragen werden oder aus äusseren Gründen nicht durchzuführen sind, auch Priessnitz'sche Einpackungen, wobei der ganze Körper von den Schultern an in ein in heisses Wasser getauchtes, gut ausgedrücktes Linnen und darüber in mehrere Decken eingehüllt wird; der Kranke verbleibt in der Einpackung 2—3 Stunden. Die Diapho-rese kann, wenn diese Methoden fehlschlagen, auch er-zeugt werden durch Pilocarpin:

Rp. 354.

Inf. fol. Jaborandi
            e 5·0:150·0,
Syr. acetos. Citri 30·0.
S. Binnen 1 Stunde zu
nehmen.

Besser, weil den Magen nicht afficirend, ist:

Rp. 355.

Pilocarpin. mur. 0·2,
Aqu. dest. 10·0.
S. ¹/₂—1 Pravaz'sche
Spritze zu injiciren.

Der Kranke erhält den Auftrag, den bei reichlicher Salivation fliessenden Speichel nicht zu schlucken — da-durch kann Erbrechen vermieden werden.

Bei allen diaphoretischen Proceduren Achtung auf Collaps!

Um die Diurese anzuregen, reichliches Wassertrinken, oder Gebrauch von Mineralwässern, die viel Chloralkalien enthalten, wie Bilin, Giesshübl, Rohitsch, Vichy etc. Bei sehr chronisch verlaufenden Fällen mit hartnäckigem Hy-drops Diuretica, namentlich kohlensaure und essigsaure Alkalien:

Rp. 356.
Lith. carbonic. 1·0,
Sacch. alb. 2·0.
M. f. pulv. Div. in dos
  aequ. No. 6.
S. 2stündlich 1 Pulver.

Ferner vegetabilische (resp. animalische) Diuretica:

Rp. 357.
Rad. Ononid.,
Rad. Petroselin.
Rad. Levistic.,
Bacc. Juniper. āā 30·0.
S. Thee; Früh u. Abends
  1 Esslöffel auf 2 Tassen.

Dazu kann man noch geben:

Rp. 358.
Liqu. Kal. acetic. 50·0.
S. 1 Kaffeelöffel auf
  1 Tasse des obigen
  Thees.

Rp. 359.
Blatt. oriental. 2·0,
Elaeos. Foeniculi 3·0.
M. f. pulv. Div. in dos.
  aequ. No. 12.
S. 3stündlich 2 Pulver.

Bei **drohender Urämie** kalte Umschläge auf den Kopf, reichliche Zufuhr von Getränken, namentlich von Brausemischungen, Säuren; Ableitung auf den Darm durch ein **kräftiges Abführmittel** (Aqu. laxativ., Fol. Sennae, Pulv. Jalapae).

Bei **Auftreten von Erbrechen:** Eispillen, Aqu. Laurocer. mit Morphium.

Bei **Asthma uraemicum:** Chloralhydrat, Natr. bromat.

Bei **urämischer Dyspepsie:** absolute Milchdiät, Milch verdünnt durch Gleichenberger, Emser, Biliner Wasser. Versuch mit Molkencur, Kefir; Gebrauch leichter Abführmittel, wie Tinctura Rhei aquosa.

Bei sich einstellender **Schwäche des Herzmuskels** mit Stauungen, Hydrops etc. Behandlung wie bei Vitium cordis im Stadium der Compensationsstörung. (s. S. 32 f.)

Ren granulatus. Genuine Schrumpfniere.

Von Anfang an Regelung der Lebensweise **wie bei Vitium cordis.** Vor Allem Vermeidung von reichlichen Mahlzeiten, reichlichem Alcoholgenuss, Aufregungen (wegen Gefahr von

Hirnhämorrhagie). Am besten vorwiegende Milchdiät. Häufige laue Bäder, im Sommer Gleichenberg etc., im Winter Aufenthalt im Süden (bes. an Seeküsten). Bei urämischem Kopfschmerz Behandlung. wie bei Anfällen von Hemicranie (s. S. 88).

Rp. 360.
> *Coff. natrobenz.* 1·5,
> *Phenacetini* 2·5,
> *Sacch. lactis* 1·0.
> *M. f. p. Div. in dos. aequ. No. 10.*
> *S. 3 Pulver täglich.*

Bei drohenden urämischen Anfällen und während derselben, siehe Nephr. ac. und Nephr. chron.

Bei eingetretener Schwäche des Herzmuskels Behandlung wie bei Vitium cordis im Stadium der Compensationsstörung. (S. 32 f).

Degeneratio amyloidea renum. Amyloiddegeneration der Nieren. Wenn möglich, Beseitigung des zu Grunde liegenden Leidens (Eiterung, Syphilis, Malaria). Innerlich Jodeisensyrup:

Rp. 361.
> *Ferr. jodati sacch.,*
> *Sacch. albi. āā* 3·0.
> *M. f. p. Div. in doses aequ. No. 10.*
> *S. 3 Pulver täglich.*

Rp. 362.
> *Natrii jodati* 0·3—0·5.
> *Dent. tal. doses No. 10 ad chartam ceratam.*
> *S. 2 - 3mal täglich 1 Pulver in Milch.*

Gebrauch von Jodbädern, Hall in Oberösterreich, Lipik, Kreuznach etc.

Pyelitis chronica. Chronische Nierenbeckenentzündung. Bei saurem Harn Gebrauch von alkalischen Säuerlingen (Preblau, Giesshübel, Bilin, Fachingen) oder alkalisch-muriatischer Säuerlinge (Gleichenberg, Ems,

Luhatschowitz, Salzbrunn), endlich alkalisch-salinischer Mineralquellen (Marienbad, Karlsbad, Rohitsch). Ferner reichlicher Genuss von Milch, eventuell Molke.

Rp. 363.
Acidi benzoici 1·0,
Sacchar. lact. 3·0.
M. f. pulv. Div. in dos.
    aequ. No. 10.
S. 3—4 Pulver im Tag.

Rp. 364.
Natri salicyl. 3·0,
Aq. dest. 150·0,
Syrup. capill. Ven. 12·0,
S. 2stündlich 1 Esslöffel.

Bei gleichzeitiger chron. Cystitis:
Rp. 365.
Arbutini 3·0—4·0,
Aq. destill. 150·0,
Syrupi simpl. 10·0.
S. 2stündl. 1 Esslöffel. (Sehr theuer!)

Bei alkalischer Harnbeschaffenheit, sehr reichlichem eitrigen Sediment Vermeidung alkalischer Mineralwässer. Hingegen Benzoesäure, Salicylsäure. Behandlung des etwa gleichzeitig vorhandenen Blasenleidens mit Ausspülungen etc.

Nephrolithiasis. Nierensteine. Während des Kolikanfalles reichliches Trinken von Wasser und alkalischen Mineralwässern; energische Bewegung und zwar activer sowohl als passiver Art. Prolongirte laue Bäder, Morphium innerlich, als Stuhlzäpfchen und subcutan. Nachher Regelung der Diät, Vermeidung von Wein, besonders weissem Wein, Vermeidung reichlicher Fleischnahrung, hingegen Obst, Gemüse empfehlenswerth, süsse Speisen zu verbieten. Leichtes Bier gestattet. Alkalische Säuerlinge, speciell Biliner, Fachinger, Preblauer reichlich zu geniessen. Trinkcuren in Karlsbad, Vichy, Marienbad. Besonders empfehlenswerth die Lithionbehandlung, sei es mit Hilfe lithionhaltiger Mineralwässer, wie Assmannshäuser Lithionquelle (auf 24 Grad erwärmt 1—2 Flaschen täglich), Salvatorquelle, Salzbrunn, oder medicamentös:

Rp. 366.
Lithii carbon. 1·2,
Natri bicarb. 0·3,
Aq. dest. 400·0.
S. Innerhalb 2 Tagen zu
verbrauchen.

Rp. 367.
Lithii carbon. 0·1,
Natri bicarb. 0·3.
F. p. Dentur tales doses
No. 20.
S. 5—6 Pulver im Tage.

Ausserdem:
Rp. 368.
Piperazini 1·0,
Aq. destill. 100·0,
Syr. simpl. 10·0.
S. Früh, Mittag, Abend je 1 Drittel.

Meningitis cerebrospinalis. Neben strengster Ruhe in gleichmässig temperirtem und zweckmässig etwas verdunkeltem Zimmer Kälte-Application auf den Kopf, Eiskappe oder Leiter'scher Kühlapparat. Nahrung rein flüssig.

Eventuell locale Blutentziehung durch einige am Proc. mastoideus anzusetzende Blutegel.

Einreibung des rasirten Kopfes mit grauer Salbe oder mit:

Rp. 369.
Jodoformii 5·0,
Vaselini 100·0.
M. f. unguentum.
S. Salbe, 2mal täglich
einreiben.

Ableitung auf den Darm durch:

Rp. 370.
Calomelan. 0·5,
Pulv. rad. Jalap.,
Sacch. alb. āā 1·5.
M. f. pulv. Div. in dos.
aequ. No. 5.
D. S. 3stündlich 1 Pulver.

Rp. 371.
Aqu. laxativ. Vienn. 60·0,
Aqu. Cerasor. nigror.,
Syr. rub. Idaei āā 15·0.
S. Stündlich 1 Esslöffel.

Rq. 372.
Inf. fol. Sennae
e 15·0 ad 200·0,
Natrii sulfurici 15·0.
S. Klysma.

Bei starken Kopfschmerzen, wenn dieselben durch Kälte und Blutentziehung nicht genügend gemildert werden:

Rp. 373.

Antipyrini 1·0.
Dent. tal. doses No. 4.
S. 1—2 Pulver im Laufe
eines Tages.

Rp. 374.

Phenacetini 0·5.
Dent. tal. doses No. 10.
S. 4 Pulver innerhalb
8—12 Stunden zu
nehmen.

Rp. 375.

Morph. mur. 0·1,
Sacch. alb. 3·0.
M. f. pulv. Div. in dos.
aequ. No. 10.
S. 3mal tägl. 1 Pulver.

Besser noch subcutane Morphininjection 0·005 bis 0·01.

Bei sehr grosser Unruhe: Chloral - Klysmen (2—3 gm.), oder:

Rp. 376.

Chloral. hydrat. 4·0,
Aqu. font.,
Syr. cort. Aur. $\overline{aa}$ 30·0.
S. 2stündl. 1 Kaffeelöffel.

Rp. 377.

Kal. bromat. 5·0,
Aqu. dest. 150·0,
Syr. rub. Idaei 20·0.
S. 2stündlich 1 Esslöffel.

Bei Eintreten des Lähmungsstadiums der Krankheit, starkem Sopor: kalte Begiessungen, Senfteig. auf Brust und Unterleib, reizende Klystiere (Essig) oder Klystier von:

Rp. 378.

Camphor. ras. 1·0,
Subige c. mucilag. gumm.
Arab. 20·0.
Adde: ad
Inf. rad. Valerian.
e 10·0 : 200·0.
S. Zu 2 Klystieren.

Oder Aether-Kampher-Injection, Inject. von Ol. camphoratum.

Bei langsamer Rückbildung der Lähmungserscheinungen Gebrauch von Jod:

Rp. 379.

Kal. (od. Natr.) iodat.
1·0 − 2·0,
Aqu. dest. 80·0,
Syr. rub. Idaei 20·0.
S. Tagsüber zu verbrauchen.

Gebrauch von Roborantien:

Rp. 380.

Extr.Chinae frig. par. 2·0,
Aqu. destill. 100·0,
Syr. cort. Aur. 15·0.
S. 3mal tägl. 2 Esslöffel.

Rp. 381.

Tinct. Ferri acetic. aeth.
15·0.
S. 2mal tägl. 6 Tropfen.

Wenn die Krankheit günstig verläuft, vor Allem Sorge für genügende Ernährung, welche häufig in Folge anhaltenden Erbrechens oder bestehender Schlingstörungen grosse Schwierigkeiten bereitet und eventuell selbst die Verwendung der Schlundsonde oder die Anwendung von Nähr-Klysmen erforderlich macht. In den Endstadien warme Bäder, Soolbäder. Etwa zurückbleibende Lähmungen mit Massage, Gymnastik, Elektricität zu behandeln.

Haemorrhagia cerebri. Gehirnblutung. Bei voll-entwickeltem apoplektischem Insult, stark geröthetem Gesicht, bedeutender Pulsverlangsamung und stertoröser Respiration ausgiebiger Aderlass, sonst intensive Kälteapplication auf den Kopf (Eisblase, Kühlapparat), bei kleinem Puls und blassem Gesicht Excitantia (Senfteig auf die Brust, kalte Begiessungen, Aether-Kampher-Injection), Tieflagerung des Kopfes, in allen Fällen Ableitung auf den Darm:

Rp. 382.
Inf. rad. Rhei
     e 15·0 : 150·0,
Ol. Ricini 30·0.
S. Auf 2 Klystiere.

Rp. 383.
Inf. fol. Sennae
     e 20·0 : 200·0.
Magnesiae sulfur. 20·0.
S. Klystier.

Bei fehlendem oder nur wenig entwickeltem apopl. Insult: absolute Ruhe, Fernhalten aller intensiveren Sinneseindrücke, Evacuation das Verdauungstractes:

Rp. 384.
Aqu. laxativ. Viennens. 60·0,
Mixtur. oleos. 30·0,
Natr. sulfuric. 10·0,
Syr. rub. Idaei 20·0.
S. In 2 Port. zu nehmen.

Weiterhin strenge Ruhe, flüssige Nahrung. Nach etwa 2 Monaten gegen die zurückbleibenden Lähmungen Massage und Faradisation der gelähmten Extremitäten, spiri-

tuöse Einreibungen mit Franzbranntwein, Kölnisch-Wasser
oder mit:

Rp. 385.
Spir. saponati 150·0,
Spir. Sinapis 10·0.
D. S. Einreibung.

Gebrauch indifferenter Thermen, wie Teplitz, Gastein, mit
niedrigen Badetemperaturen (26—27° R.), Wildbad, Ragaz,
Johannisbad, Römerbad. Auch milde Kaltwassercuren sind
empfehlenswerth. Zur Verhütung weiterer Anfälle: Sorge
für regelmässige Stuhlentleerung; Alcoholica zu verbieten,
Vermeidung von Excessen in Venere, von Aufenthalt in
heissen Localen etc. Endlich bei hartnäckigen Fällen Versuch mit Jodbehandlung gestattet.

Rp. 386.
Kalii jodati 1·0—2·0,
Aquae destill. 100·0,
Syr. simpl. 10·0.
S. 2stündlich 1 Esslöffel.

**Emollitio cerebri ex embolia sive thrombosi arteria-
rum cerebri. Gehirnerweichung durch Embolie
oder Thrombose.** Wenn die Diagnose feststeht, sofortige
Anwendung eines excitirenden Verfahrens. Wein, Kaffee,
Tieflagerung des Kopfes. Valerianainfus, Strophantus-
tinctur.

Behandlung der rückbleibenden Lähmungen, wie bei
Haemorrh. cerebri.

Tumor cerebri. Gehirntumor. In allen Fällen
Versuch mit Jodbehandlung, wobei mitunter überraschen-
der Erfolg.

Rp. 387.
Natrii jodati 1·0—5·0,
Aqu. destill. 150·0.
S. In 24 Stunden zu verbrauchen.

Bei Bestehen von Rindenepilepsie oder epileptischen Anfällen:

Rp. 388.
Natrii jodati 1·0—5·0,
Natrii bromati 2·0—4·0,
Aqu. destill. 150·0.
S. In 24 Stunden zu ver-
brauchen.

Bei sehr heftigem Kopf-
schmerz:
Rp. 389.
Phenacetini 1·0.
Dent. tal. doses No. 10.
S. 2—4 Pulv. des Tages.

Oder subcutane Morphininjection 0·01—0·02, und
intensive Kälteapplication auf den Kopf.

Bei plötzlicher Zunahme des intracraniellen Druckes
mit Sopor, Sistiren der Respiration, Verlangsamung und
Arhythmie des Pulses Quincke's Lumbalpunction
des Durasackes und Entleerung von Cerebrospinalflüssig-
keit auf diesem Wege.

Syphilis cerebri. Gehirnsyphilis. Unter allen Umständen energische Inunctionscur mit 4 *gm.* Unguent.
cinereum p. dosi. Dann grosse Dosen von Jodsalzen.
Kalium oder Natrium jodatum 2—6 *gm.* p. die, selbstverständlich mit Berücksichtigung des sich gelegentlich
einstellenden Jodismus.

Strenge Regelung der Lebensweise, speciell strenge
Vermeidung jedes Alcoholübergenusses.

Badecur in Hall (Ober-Oesterreich), Lipik (Slavonien)
Kreuznach etc. Ferner Nachcur in Schwefelthermen
(Baden bei Wien, Aachen etc.)

**Malum Pottii. Compressionserkrankung des Rücken-
markes bei tuberculöser Wirbelcaries.** Lagerung
im Gypsbett nach Lorenz, keine Extension. Bei Hals-
wirbelcaries Gypscravatte. Es ist Alles daran zu
setzen, einen Decubitus, und bei bestehender Blasenlähmung Infection des Blaseninhaltes zu vermeiden.

Zur Verhütung des Decubitus häufige Waschungen
mit verdünntem Essig, mit Franzbranntwein. Etwa sich
zeigende Excoriationen sofort mit Salicylpflaster zu decken;

sobald sich Harnnekrose entwickelt, Einstreuen mit Jodoform. Zur Beförderung der Abstossung der Schorfe Umschläge mit Liquor Burowi. Bei sehr weitgreifender Zerstörung und Gangraenescenz Gypstheer. Nach Abstossung
der Schorfe zur Beförderung der Granulation Lapissalbe.
Zur Verhütung der Blaseninfection wenn möglich Entleerung der Blase durch Expression. Bei nothwendigem
Catheterismus häufiger Wechsel des elastischen Catheters,
vor und nach dem Gebrauche Durchspülung mit 5 %-iger
Carbollösung, Verwendung von Carbolöl, Verhütung von
Lufteintritt in die Blase.

Trotz aller Vorsicht findet namentlich bei Bestehen
von Incontinentia urinae schliesslich doch Blaseninfection
mit Entwicklung von alkalischer Harngährung und katarr-
halischer Cystitis statt. Dann innerlich:

Rp. 390.
Acid. salicylici 0·5.
Dent. tal. dos. No. 15.
S. 4—5 Pulver des Tages.

Rp. 391.
Acidi benzoici 1·0,
Sacch. lactis 4·0.
M. f. p. Div. in dos.
aequ. No. 10.
S. 4 — 5 Pulver des
Tages.

Rp. 392.
Natrii salicylici 4·0,
Aqu. destill. 150·0,
Syr. rub. Idaei 12·0.
S. 2stündl. 1 Esslöffel.

Ausspülungen der Blase
mit:

Rp. 393.
Acidi borici 50·0,
Aqu. destill. 1000·0.
S. Gewärmt zur Blasen-
ausspülung.

Behufs Hebung der Ernährung innerlicher Gebrauch
von Leberthran, dann:

Rp. 394.
Acidi arsenicosi 0·1 (decigr. unum),
Pulv. et extr. Liqu. qu. s. u. f. massa pil. e qua
form. pil. No. 100.
Consp. pulv. Cinamom.
S. Von 1—5 Pillen täglich, jeden 4. Tag um
1 Pille steigend, nach Verbrauch von 100 Pillen in
gleicher Weise mit der Dosis abwärts.

Rp. 395.

 Ferri jodati sacchar. 2·0,
 Sacch. lactic. 3·0.
 M. f. p. Div. in dos. aequ. No. 10.
 Dent. ad chartam ceratam.
 S. 3 Pulver täglich.

Wenn Rückbildung der Lähmungen eintritt, worauf selbst nach jahrelangem Bestehen noch zu hoffen, und während des Anhaltens derselben spirituose Einreibnngen; — Massage und Faradisation der Muskeln erst bei weiter vorgeschrittener Besserung, da spastische Lähmungszustände diese Verfahren contraindiciren.

Häuslicher Gebrauch von Soolbädern (25—26° R.), Badereisen nur mit Vorsicht.

Myelitis acuta. Acute Rückenmarksentzündung.

Locale Kälteapplication, Chapman'scher Schlauch, locale Einreibung von grauer Salbe. Vor Allem Achtung auf die Blasenfunction und Blasenbehandlung, ebenso auf den drohenden Decubitus. Unter allen Verhältnissen, wo Verdacht auf Lues besteht, Versuch mit Jodbehandlung (auch mercurieller Einreibungscur) zu machen.

Rp. 396.

 Natr. jodati 5·0,
 Aqu. destill. 150·0,
 Syrupi cort. Aurant. 12·0.
 S. 2stündlich 1 Esslöffel.

In dem folgenden chronischen Stadium der Krankheit zur Beförderung der Rückbildung restirender Lähmungen Jodbäder (Hall, Kreuznach), Soolbäder mit nicht hohen Badetemperaturen, milde Kaltwassercuren.

Poliomyelitis anterior acuta infantum. Spinale Kinderlähmung.

Im acuten Stadium bei bedrohlichen cephalischen Symptomen kaltes Bad mit lauen Uebergiessungen, innerlich:

G*

Rp. 397. *Calomelanos laevigati 0·2,*
   Sacchar. albi 4·0.
   M. f. p. Div. in dos. aequ. No. 10.
   S. 3—4 Pulver in 24 Stunden.

Ferner Priessnitzeinwicklungen des Rumpfes. Einreibung grauer Salbe in den Rücken. Behufs günstiger
Beeinflussung der resultirenden atrophischen Lähmungen
und zum Zwecke der Verhinderung des Zurückbleibens
der Skeletentwicklung elektrische Behandlung (labile
Galvanisation der gelähmten Muskeln und insoweit die
faradische Erregbarkeit der Muskeln erhalten geblieben
ist, Behandlung mit dem Inductionsstrome.) Später Massage,
Gymnastik, vor Allem aber Anwendung zweckmässiger Pro-
thesen und Stützapparate, welche eine willkürliche Bewegung der gelähmten Extremitätentheile ermöglichen.

Ausserdem roborirendes Verfahren, Akratothermen
(Gastein, Teplitz etc.), Soolbäder (Ischl, Gmunden, Aus-
see), laue Seebäder (Abbazia), Thermalsoolen (Nauheim etc.),
Kiefernadelbäder. Innerlich:

Rp. 398. *Ferri jodati sacch. 5·0,*
   Aqu. destill. 100·0,
   Syrupi simpl. 20·0.
   S. 2—3 Kaffeelöffel des Tages.

Myelitis chronica. Spastische Spinalparalyse. Regelung der Lebensweise, Vermeidung von Excessen jeder
Art, Sorge für genügende Stuhlentleerung, Berücksichtigung
der Blasenfunction. Kaltwasserbehandlung. Gebrauch von
Soolbädern (25° R.), Thermalsoolbädern. Galvanisation
stabil an der Wirbelsäule an Stelle der erkrankten
Rückenmarkssegmente. Innerlich:

Rp. 399.
   Arg. nitric. cryst. 0·5,
   Pulv. et extr. Liqu. qu. s. u. f. massa pil. e qua
   * form. pil. No. 100.*
   Consp. pulv. Cinnammom.
   S. Von 2 Pillen p. die bis 8 p. die, bis zum
   * Gesammtverbrauche von 1·5 gm. Nitr. arg.*

Sclerosis cerebrospinalis multiplex. Disseminirte Hirn- und Rückenmarks-Sclerose. Wegen der den initialen Stadien dieser Erkrankungsform eigenthümlichen spontanen Rückbildung selbst sehr ausgesprochener Krankheitssymptome (Lähmungen, Sehstörungen etc.) oft scheinbare Heilerfolge. Behandlung wie bei der chronischen Myelitis, welche übrigens in der Ueberzahl der Fälle einer spinalen Localisation der multiplen Sclerose gleichzustellen ist.

Wenn Nitr. arg. (s. Rp. 399) bereits versucht worden ist, ein weiterer Versuch mit Kalium hyperosmicum, doch mit sehr wenig Aussicht auf Erfolg, gestattet.

Rp. 400.
Acidi hyperosmici 0·1,
Bol. alb. qu. s. u. f. pil.
No. 100.
Obduc. argento fol.
S. 1—4 Pillen des Tages
durch 6—8 Wochen.

Rp. 401.
Kalii hyperosmici 0·1,
Argillae qu. s. u. f. pil.
No. 100.
Obduc. auro foliat.
S. 1—4 Pillen des Tages
durch 6—8 Wochen.

Atrophia muscularis progressiva (spinalis, myopathica). Progressive Muskelatrophie. Energische und fortgesetzte Muskelgalvanisation oder Faradisation. Massage. Badecuren in Wildbädern wie Gastein, Schlangenbad, Johannisbad, Römerbad, Baden-Baden, Ragaz, Bormio.

Tabes dorsualis. Auch wenn unzweifelhaft Syphilis vorausgegangen, was in der großen Ueberzahl der Fälle zutrifft, keine antisyphilitische Behandlung, weil nutzlos. Jodbehandlung bringt eher Schaden als Nutzen.

Im initialen Stadium häufig scheinbare Heilerfolge durch spontanes Schwinden von Krankheitssymptomen. Soolbäder (24—26° R.) in Gmunden, Ischl, Aussee etc. Thermalsoolbäder und kohlensäurehaltige Bäder in Nauheim, Kissingen, Wiesbaden. Laue Seebäder. Bei anämischen, stark herabgekommenen Individuen Bäder in Königswart, Franzensbad etc. Gebrauch der eigentlichen Thermen nicht zu empfehlen. Kaltwassercuren haben häufig keinen wohlthuenden Einfluss. Fortgesetzter häuslicher Gebrauch von 24° R. Bädern (mit Zusatz von $1\frac{1}{2}$—2 Kilo Steinsalz) öfter von gutem Einfluss.

Allgemeine Hautfaradisation — 3mal der Woche eine 25 Minuten dauernde Sitzung. Innerlich Silbernitrat.

Rp. 402.
> *Argenti nitrici 1·0,*
> *Argillae 10·0,*
> *F. c. aqu. d. qu. s. pil. No. 100.*
> *Consp. pulv. Cinnamomi Cass.*
> *S. 1 Pille täglich durch 8 Tage, dann 2 Pillen*
> *tägl. durch 8 Tage, dann fortgesetzt 3 Pillen.*

Nach einigen Monaten Pause kann dieselbe Behandlung wiederholt werden.

Bei hochgradiger Ataxie ist durch entsprechende Stützapparate (Mieder) grössere Sicherheit im Gehen zu erzielen. Gegen die lancinirenden Schmerzen innerlich:

Rp. 403.
> *Antipyrini 1·0.*
> *Dent. tales doses ad capsul. amyl. No. 5.*
> *S. 1—2 Pulver.*

oder:

Rp. 404.
> *Antipyrini,*
> *Aqu. destill. āā 5·0.*
> *S. Eine Pravaz'sche Spritze subcutan an Stelle des heftigsten Schmerzes.*

Ferner:

Rp. 405.
> *Chloroformii,*
> *Ol. Olivarum āā 25·0.*
> *M. f. linimentum.*
> *S. Zu Einreibungen.*

Rp. 406.
> *Veratrini 0·5,*
> *Vaselini 25·0.*
> *M. f. unguent.*
> *S. Einreibung.*

Rp. 407.
> *Veratrini* 0·5,
> *Chloroformii* 10·0,
> *Alcohol.* 50·0.
> S. *Einreibung.*

Wenn diese Mittel versagen, Morphininjection. Letztere das einzig auf Erfolg Aussicht gebende Mittel bei gastrischen Krisen. Nebenbei Chloroform innerlich, 5 Tropfen mit Eispillen alle 10 Minuten zu nehmen.

Bei Bestehen von Blasen- oder Mastdarmneuralgien Stuhlzäpfchen:

Rp. 408.
> *Morph. muriat.* 0·02,
> *Butyri Cacao* 2·0.
> M. f. *suppositorium.*
> Dent. talia No. 10.
> S. 1—2 Stuhlzäpfchen.

Neuritis multiplex. Multiple Neuritis.
In frischen Fällen während des raschen Vorschreitens der Erscheinungen:

Rp. 409.
> *Natrii salicylici* 5·0,
> *Aqu. destill.* 150·0,
> *Syrupi rubi Idaei* 12·0.
> S. 2stündlich 1 Esslöffel.

Bei sehr raschem Vorschreiten:

Rp. 410.
> *Extr. Secal. cornuti* 2·0,
> *Aqu. destill.* 150·0,
> *Syr. Cinnamomi* 20·0.
> S. 3stündlich 1 Essl.

Sonst absolute Ruhe, Sorge für ausreichende Entleerung des Stuhles. Bei beginnender Rückbildung der Lähmungen Faradisation und Galvanisation der Musculatur, Massage, noch später Gebrauch von Thermen und Soolbädern.

Hemicrania. Migraine.
Vermeidung der Schädlichkeiten, die erfahrungsgemäss bei dem betreffenden Patienten den Anfall hervorrufen, namentlich Vermeidung von Auf-

regung und geistiger Ueberanstrengung, Aufenthalt in heissen Localen etc. Bei Anämischen Eisenpräparate, bei nervösen Personen Bromsalze, Kaltwassercuren, Sommeraufenthalt im Gebirge oder an der See. Kräftige Kost, aber Vermeidung von schwer verdaulichen Speisen, Sorge für täglichen Stuhlgang.

Gegen die einzelnen Anfälle Fernhaltung aller Reize, horizontale Lagerung des Kranken. Je nach der individuellen Disposition wirken kalte oder warme Umschläge, in anderen Fällen Compression der Schädelweichtheile durch feste Umwicklung mit einem Tuch. Bei manchen Personen Trinken von schwarzem Kaffee oder Schlucken von Eisstückchen wirksam. Einreibung mit Chloroform oder Aether; auch die sogenannten Migraine-Stifte wirksam, oder statt deren:

Rp. 411.

Menthol. 1·0,
Spir. vin. Gallic. 50·0.
D. S. Zum Einreiben.

Innerlich:

Rp. 412.

Chinin. sulfuric. 3·0,
Sacch. alb. 6·0.
M. f. pulv. Div. in dos.
    aequ. No. 6.
S. Im Beginn des Anfalls 1—2 Pulver.

Rp. 413.

Natr. salicylic. 2·5.
Div. in dos. aequ. No. 5.
S. Im Anfall 2—3 Pulv.

Rp. 414.

Coffein. natriosalicyl.
Sacch. alb. ā̄ā 2·5,
M. f. pulv. Div. in dos.
    aequ. No. 10.
S. Wie das Vorige.

Rp. 415.

Pastae Guarana,
Sacch alb. ā̄ā 2·0.
M. f. pulv. Div. in dos.
    aequ. No. 5.
S. 2 Pulver im Anfall.

Viel wirksamer als die vorstehenden Mittel:

Rp. 416.

Antipyrin. 5·0.
Div. in dos. aequ. No. 5.
S. 1—2 Pulver im Beginn des Anfalls.

Ebenso: Rp. 417. Phenacetin. 2·5.
    Div. in dos. aequ. No. 5.
    S. Wie das Vorige.

Wenn das Gesicht blass, der Puls klein, ist ein Versuch mit Inhalation von Amylnitrit (Amylaether nitrosus), 2 Tropfen in den Bernatzik'schen Glasröhrchen, zu machen. Erfolg sehr unsicher.

Zu fortgesetztem Gebrauch eignen sich:

Rp. 418.

Solut. arsen. Fowleri 5·0,
Tinct. Ferr. pomat. 10·0.
S. Früh und Abends
6—12 Tropfen.

Rp. 419.

Natrii bromat: 2·0—4·0,
Aqu. destill. 100·0.
S. Früh, Mittag, Abend
je ¹/₃ nach der Mahlzeit
zu nehmen.

Besser:

Rp. 420.

Acidi arsenicosi 0·05,
Pulv. et extr. Liquir. qu. s. ut f. pil. No. 100.
Consp. pulv. Cinnamom. Cassiae.
S. 1—5 Pillen des Tages.

Neuralgia trigemini. Tic douloureux. Nervöser Gesichtsschmerz. Berücksichtigung der Ursache: Ausschneidung schmerzhafter Narben, Entfernung cariöser Zähne. Behandlung einer etwa vorhandenen Nasen- oder Genital-Affection. Beseitigung bestehender Obstipation durch Gebrauch von Marienbad, Kissingen, häuslichen Gebrauch von Bitterwässern, Unterleibsmassage, Priessnitzeinwicklung des Unterleibs, tägliche Darmirrigation. Bei Anämischen Eisen, bei typisch wiederkehrenden Anfällen Chinin, bei begründetem Verdacht auf Syphilis eine entsprechende Cur, bei Blei-Intoxication Jodkali. Elektricität oft von sehr gutem Erfolg: schwache, langsam durch Einschleichen zu verstärkende galvanische Ströme, (1·5—2·5 M.-Amp.), Kathode auf den Nacken, Anode auf die wichtigsten Schmerzpunkte. Sitzung von 3—4 Minuten. (Ausschleichen des Stroms). Erfolge mitunter auffallend, doch immer sehr unsicher. Nicht zu versäumen ist ferner der Besuch von Wildbädern, wie Gastein, Bormio etc. Auch ein Versuch mit Kaltwassercur angezeigt.

Energische Arsenbehandlung hat manchmal guten Erfolg: Acid. arsenic. 0·001, alle 4 Tage um 1 Mgm. steigen bis 0·01 pro die, dann durch 3 Wochen diese Dosis fortsetzen, endlich langsam absteigende Tagesdosen bis 0·001.

Empfehlenswerth ist eine Combination dieser Arsenbehandlung mit systematischer Anwendung subcutaner Morphininjectionen. (2—4mal des Tages 0·01—0·02 Morph. muriat.). Innerlich ferner:

Rp. 421.
Chinin. sulfuric. 2·5,
Sacch. alb. 5·0.
M. f. pulv. Div. in dos.
aequ. No. 5.
S. Vor dem Anfall
1—2 Pulver.

Bei acuter, durch Erkältung entstandener Neuralgie Diaphorese.

Oder:

Rp. 422.
Natr. salicylic. 5·0,
Aqu. dest. 150·0,
Syr. rub. Idaei 30·0.
S. Stündl. 1 Esslöffel.

In manchen Fällen, namentlich bei Syphilis und Blei-Intoxication:

Rp. 423.
Kal. iodat. 20·0.
Div. in dos. aequ. No. 20.
S. Früh und Abends 1 Pulv. in Zuckerwasser.

Wenn diese Mittel die Neuralgie nicht zu beseitigen vermögen, Neurectomie, doch auch hier die Erfolge zumeist nur vorübergehende.

Neuralgia intercostalis. Wenn möglich, causale Behandlung. Gegen die Anfälle selbst fliegende Vesicatore, schmerzstillende Einreibungen, Morphin-Injectionen. Elektricität entweder in Form galvanischer Ströme (Kathode auf die Wirbelsäule, Anode auf einen Schmerzpunkt) oder in Form des faradischen Pinsels. Erfolge sehr unsicher. Badecur wie bei Neuralgia trigemini (s. oben).

Rp. 424.

Empl. Canth. perpet. 20·0.
S. Auf Leinwand ge-
strichen aufzulegen u.
mit Heftpflaster nieder-
zudrücken; jeden Tag
an einer anderen Stelle
zu appliciren.

Rp. 425.

Chloroform. 20·0,
Ol. Hyoscyam. coct. 10·0.
S. Einreibung.

Rp. 426.

Veratrin. 0·2,
Ungu. emoll. 10·0
D. S. Salbe.

Rp. 427.

Extr. Opii aquos. 2·0,
Spir. aromat. 100·0.
S. Einzureiben.

Bp. 428.

Aether. sulfur. 10·0.
S. Auf Baumwolle ge-
träufelt einzureiben.

Sonst Antipyrin, Phenacetin, Arsen, Morphininjection wie bei Trigeminusneuralgie. Ausserdem häufig von gutem Erfolge:

Rp. 429.

Antipyrin.,
Aqu. dest. fervid. āā 5·0.
S. 1—2 Pravaz'sche Spritzen an den Sitz des
Schmerzes subcutan zu injiciren.

Mastodynie. Brustdrüsenschmerz. Behandlung bestehender Anämie, H y s t e r i e und Neurasthenie. Die Brust warm zu halten, mittelst Bandagen hinaufzubinden. Auflegen narkotischer Mittel. Vor ohne Noth angewendeten subcutanen Morphin-Injectionen sei wegen der Gefahr des Morphinismus gewarnt.

Rp. 431.

Extr. Belladonn.,
Empl. saponat. āā 5·0.
M. f. empl.
S. Jeden Abend frisch
aufzulegen.

Rp. 432.

Tinct. Belladonn. 5·0,
Aqu. Lauroc. 15·0.
S. Früh und Abends ein-
zupinseln.

Ischias. Hüftweh. Berücksichtigung eines etwaigen Grundleidens, namentlich Sorge für regelmässigen Stuhl, Behandlung eines etwa vorhandenen parametritischen Exsudats. Bei rheumatisch entstandener Ischias Schwitzbäder, Natr. salicylic. Im Uebrigen gegen die Schmerzanfälle narkotische Einreibungen, Massage, Elektricität: starke galvanische Ströme, die Elektroden in Form breiter Platten (Anode auf das Kreuzbein, Kathode auf den Nerven aufgesetzt oder entlang des Oberschenkels hinabstreichend), oder Faradisation mit starken Strömen (Pinselung); kräftige Hautreize, selbst Ferr. candens. Weiterhin Gebrauch von Soolbädern (Ischl, Gmunden, Aussee), von Schwefelbädern (Baden bei Wien, Pystian, Treucsin-Teplitz), oder von indifferenten Thermen (Gastein, Teplitz, Wildbad, Wiesbaden).

Rp. 432.
Extr. Opii aquos. 2·0,
Ungu. emoll. 10·0.
S. Salbe.

Rp. 433.
Veratrin.
Morph. mur. $\overline{aa}$ 0·1,
Vaselin. 10·0.
S. Salbe.

Rp. 434.
Bals. Opodeldoc 30·0,
Tinct. Opii crocat. 3·0.
S. Früh und Abends einzureiben.

Bei sehr starken Schmerzen auch Morphin-Injectionen.

Auch bei Ischias wirkt oft überraschend günstig Antipyrin, Phenacetin etc.

Rp. 435.
Antipyrini,
Aqu. destill. $\overline{aa}$ 5·0.
D. S. 1 — 2 Pravaz'sche Spritzen am Oberschenkel zu injiciren.

In manchen Fällen auch nützlich:

Rp. 436.
Kal. iodat. 5·0,
Aqu. font. 180·0,
Syr. rub. Idaei 20·0.
S. Früh und Abends 1 Esslöffel.

Als Hautreiz verwendet man Emplastr. Cantharidum oder als milderes Mittel:

Rp. 437. *Empl. Euphorbii 20·0.*
S. Auf Leinwand aufgestrichen aufzulegen und mit Heftpflaster zu befestigen.

Singultus. Schluchzen. Behandlnng ursächlicher Hysterie oder Anämie, Magen- oder Darm-Affectionen. Schlucken von Eispillen, Aufträufeln von Aether auf die Zwerchfell-gegend, kalte oder warme Umschläge, Sinapismen in die Magengegend, Compression der Zwerchfellgegend mit den aufgelegten Händen, Galvanisation oder Faradisation des Nervus phrenicus, faradische Pinselung der Zwerchfell-gegend.

Rp. 438.
  Bismuth. submitric. 2·0,
  Morphii mur. 0·05—0·1,
  Sacch. alb. 3·0.
  M. f. pulv. Div in dos.
    aequ. No. 10.
  D. S. 2stündlich 1 Pulv.

Rp. 439.
  Chloroform 2·0,
  Mucilag. gumm. Arab.,
  Syr. Ribium āā 25·0,
  Aqu. dest. 150·0.
  S. 2stündlich 1 Esslöffel.

Rp. 440.
  Chloral. hydrat. 3·0,
  Mucilag. gumm. Arab.
  Syr. rub. Idaei āā 15·0,
  Aqu. dest. 60·0.
  S. Die Hälfte auf einmal; wenn nöthig, das Uebrige kaffeelöffelweise in 2stündigen Pausen.

Paralysis nervi facialis. Lähmung des Gesichts-nerven. Wo es möglich, causale Behandlung, Beseitigung von den Nerven comprimirenden Abscessen oder Geschwül-sten; gegen Syphilis Quecksilber oder Jod; bei frisch entstandener „rheumatischer" Lähmung diaphoretische Behandlung. Weiterhin Elektricität: Bei erhaltener faradischer Erregbarkeit der gelähmten Muskeln oder bei beginnender Rückkehr derselben Faradisation der einzelnen Gesichtsmuskeln, zweimal täglich; bei fehlender farad. Erregb. der gel. Muskeln labile Galvanis. derselben, ferner Galvanisation des Facialis selbst mittelst schwacher Ströme, die Anode auf den Warzenfortsatz der kranken, die Kathode auf den der gesunden Seite. Bei veralteten Fällen, die der Elektricität nicht weichen, zu versuchen :

Rp. 441.
Strychnin. nitric. 0·05,
Aqu. dest. 10·0.
S. Täglich ¹/₂—1 Pravaz'sche Spritze zu injiciren.

Chorea St. Viti. Veitstanz. Beseitigung etwa vorhandener Koprostase, Helminthen, Genital-Affectionen. Fernhaltung aller körperlichen und geistigen Anstrengung und Aufregung, Sorge für regelmässigen Stuhl, leichte Kost. Milde **Kaltwasserbehandlung** (am besten Abreibungen mit Wasser von 18—20° R.) Wenn ein Schmerzpunkt an der Wirbelsäule nachzuweisen ist (point apophysaire, gew. an dem zweiten Halswirbeldornfortsatz), dann Versuch mit galvan. Behandlung: Anode (Ein- und Ausschleichen, 1·5—2 M. Amp.) über dem Dornfortsatz, Kathode am Sternum.

Bei rheumatischer Chorea Salicylbehandlung, ferner:

Rp. 442.
Natr. bromat. 10·0,
Aqu. dest. 150·0,
Syr. rub. Idaei 30·0.
S. 3stündl. 1 Esslöffel.

Rp. 443.
Acid. arsenicosi 0·05,
Rad. Liquirit. pulv. 4·0.
Mellis qu. s. u. f. pil.
No. 100.
Consp. Sacch. lactis.
D. S. 1—4 Pillen des Tages durch 3—4 Woch.

Rp. 444.
Sol. arsen. Fowleri 5·0,
Tinct. Absynth. comp. 15·0.
S. 3mal täglich nach dem Essen 5 Tropfen, allmälig steigend bis zu 30 Tropfen im Tag.

Bei gleichzeitiger Anämie Gebrauch der Wässer von Roncegno, Levico oder Guberquelle (2 Kaffeelöffel täglich, dann steigend bis auf 2 Esslöffel); oder:

Rp. 445.
Ferr. oxydat. dialys. 5·0,
Sol. arsen. Fowleri 1·0—3·0,
Aqu. dest. 150·0,
Aqu. Menth. pip.,
Syr. Cinnamom. āā 15·0.
S. 3mal täglich 1 Esslöffel.

Rp. 446.
Ferr. arsenicos. cum
    Ammon. citric. 0·2,
Sacch. alb. 3·0.
M. f. pulv. Div. in dos.
    aequ. No. 10.
D. S. 2—3 Pulver tägl.
In sehr schweren
Fällen zur Erzeugung des
Schlafs Morphininjectionen
nnd:

Rp. 447.
Chloral. hydrat. 10·0,
Aqu. dest. 100·0,
Syr. cort. Aurant. 40·0.
S. Stündlich 1 Esslöffel,
    bis Beruhigung ein-
    tritt.

Endlich Chloroform-Inha-
lationen bis zur beginnenden
Narkose.

Morbus sacer. Epilepsia. Fallsucht. In causaler
Beziehung Behandlung von vorhandener Syphilis, Beschränkung von Alkohol-Missbrauch, Excision von Narben,
Beseitigung vorhandener Helminthen, Vermeidung körperlicher und geistiger Aufregung, leichte Diät, Sorge für
täglichen Stuhlgang, strenge Vermeidung von starkem
Kaffee, Thee, sowie von sexuellen Excessen. Im Anfall
selbst zweckmässige Lagerung des Kranken, Schutz desselben vor Verletzungen. Entfernung beengender Kleider.
In medicamentöser Beziehung: Bromsalzbehandlung
in systematischer, durch Jahre fortgesetzter Weise und
zwar: Vor Allem genaue Registrirung der einzelnen Anfälle vor Beginn der Behandlung und während derselben.
Das aus Bromkalium, Bromnatrium und Brom-
ammonium bestehende Bromsalzgemisch wird in stei-
gender Dosis bis zum Verschwinden der Anfälle gegeben
und zwar bei Individuen über 16 Jahren durch 14 Tage:
Rp. 448.
Kal. brom.
Natr. brom. āā 1·5,
Ammon. bromat. 0·7.
M. f. p. Dent tal. dos. No. 14 ad chartam ceratam.
S. Täglich 1 Pulver in beiläufig 150 gm. Wasser
    zu lösen und von dieser Lösung Früh, Mittag
    Abend je ¹/₃ *unmittelbar nach der Mahlzeit am*
    besten mit etwas Sodawasser zu nehmen.

Durch weitere 14 Tage:
Rp. 449.
Kal. bromat.
Natr. bromat. $\overline{aa}$ *2·0,*
Amm. bromat. 1·0.
S. Wie das Vorige.

Ferner durch 14 Tage:
Rp. 450.
Kal. bromat.
Natr. bromat. $\overline{aa}$ *2·5,*
Amm. bromat. 1·2.
S. Wie Rp. 448.

Endlich:

Rp. 451.
Kal. bromat.
Natr. bromat. $\overline{aa}$ *3·0,*
Ammon. bromat. 1·5.
D. S. Wie. das Vorige.

Diese Tagesdosis wird durch längere Zeit fortgebraucht. Bleiben die Anfälle aus, so kehrt man nach Ablauf von 4—6 Wochen zu der nächst geringeren Tagesdosis zurück und lässt diese fortgebrauchen. Wenn nach längerer Zeit (einige Monate) auch da keine Anfälle sich einstellen, kann die Tagesdosis noch weiter ermässigt werden. Häufig geschieht es, dass frühzeitig sich einstellende Erscheinungen von Bromismus (abgesehen von Akne, auf die nicht allzuviel Gewicht zu legen ist, taumelnder Gang, Vergesslichkeit, Schlafsucht, Appetitverlust, Diarrhoe, Abmagerung, schwere Hautulcerationen) zu einer Durchführung der Behandlung mit kleineren Tagesdosen, die dann aber auch zumeist minder guten Erfolg haben, Veranlassung geben. Reichliches Trinken von Wasser, noch besser Giesshübler, oder namentlich Milch erscheint während der Brombehandlung zweckmässig. Muss dieselbe wegen heftiger Bromismussymptome völlig ausgesetzt werden, dann in der Zwischenzeit Borax zu empfehlen:

Rp. 452.
Natrii boracici 1—4·0,
Syrupi cort. Aurant. 30·0,
Aqu. destill. 100·0.
S. Früh und Abend je die Hälfte zu nehmen.

Rp. 453. *Natrii boracici 2·0.*
      Dent. tales doses No. 10.
      S. 2 — 3 Pulver des Tages in ¹/₄ Glas Soda-
      wasser gelöst zu nehmen.

In den Sommermonaten werden zweckmässiger Weise leichte · Kaltwassercuren verordnet.

Neurasthenia. Nervenschwäche, Nervosität. Streng individualisirende diätetische und psychische auf Steige-rung des Selbstvertrauens hinzielende Behandlung. Robo-rirendes Verfahren. Kaltwassercuren, eventuell Ostsee-bäder, Verweilen in gutgelegenen Nervenheilanstalten, Hochgebirgsaufenthalt.

Symptomatische medicamentöse Behandlung — doch möglichst wenig Medicamente!

Hysteria. Hysterie. Eine Darstellung der Behandlung dieser polymorphen Krankheit kann hier nur ganz im Allgemeinen gegeben werden. Vermeidung aller Auf-regungen, längerer Aufenthalt in Nervenheilanstalten oder bei Kindern in geeigneten Erziehungs-Instituten, in jedem Falle Trennung des Kranken von seiner bis-herigen Umgebung. Allgemeine Massage und allgemeine Faradisation. Reichliche Bewegung im Freien; passende Beschäftigung, Vermeiden aufregender Lectüre. Das Wesentliche ist eine dem Individuum angepasste psy-chische Behandlung, zu deren Durchführung es allerdings der Anwendung verschiedener Heilverfahren und selbst Medicamente bedarf.

Als Beispiel hiefür:

Rp. 454.
Rad. Valerian. 20·0,
Flor. Aurant.,
Herb. Meliss. āā 10·0.
S. Thee; Früh u. Abends
* 1 Kinderlöffel auf*
* 1 Tasse.*

Rp. 455.
Aqu. Lauroceras. 10·0,
Tinct. Nuc. vom. 1·0,
Tinct. Castorei 2·0.
S. 3mal täglich 5—10
Tropfen.

Rp. 456.
Tinct. Valer. aether. 10·0,
Tinct. Castorei 2·0,
S. 3mal tägl. 10 Tropfen.

Rp. 457.
Kal. bromat. 10·0.
Div. in dos. aequ. No. 10.
S. 2—4mal tägl. 1 Pulver
in Wasser.

Bei nervösen Schmerzen und Aufregungen auch Antipyrin oder Phenacetin. Morphium innerlich oder subcutan. Morphininjectionen nur im äussersten Nothfall
gestattet, ebenso Chloral und andere Hypnotica.

Agrypnia. Nervöse Schlaflosigkeit. Vor Allem Orts-

wechsel. Im Winter Meran, Riviera etc., im Sommer
ruhiger Hochgebirgsaufenthalt — Bad Fusch, Brenner,
Madonna di Campiglio, Obladis etc.

Regelung der Lebensweise und Beschäftigung genügt
mitunter allein, den Schlaf herbeizuführen. Vermeidung
von geistiger Arbeit und Erregung am Abend, von
späten Abendmahlzeiten. Ferner laue prolongirte Bäder vor
dem Schlafengehen. Mitunter wirkt etwas schweres Bier
als vortreffliches Hypnoticum. Von wirksamen Medicamenten ist wegen der Gewöhnung und der schädlichen
Folgen mit Vorsicht und Sparsamkeit Gebrauch zu machen,
Morphin und Opiate sind möglichst zu vermeiden:

Rp. 458.
Chloral. hydr. 1·0—3·0,
Aqu. destill. 70·0,
Syr. cort. Aur. 20·0.
S. Abend zu nehmen,
Wasser nachtrinken
lassen.

Sehr zweckmässig ist
Chloral in Limousin'schen
Capseln à ¹/₂ *gm.* zu ver-
schreiben. 2—4 Capseln des
Abends zu nehmen.

Rp. 459.
Chloral. hydr. 1·0—3·0,
Morphii muriat. 0·02,
Aqu. destill. 70·0,
Syr. cort. Aur. 20·0.
S. Wie das Vorige.

Rp. 460.
Paraldehyd. 4·0—6·0,
Tinct. cort. Cinnamom.
6·0—10·0.
S. Am Abend zu neh-
men.

Rp. 461.
Natrii bromati 2·0 — 4·0.
S. Abend in Sodawasser
gelöst zu nehmen.

Rp. 462.
Sulfonal 1·0—2·0.
S. Abend 1 Stunde vor
dem Schlafengehen zu
nehmen; eine Tasse
heissen Kamillenthee's
oder 1 Glas heisser Limo-
nade nachtrinken lassen.

Rp. 463.
Chloralamid. 3·0,
Acidi muriat. dil. gtts. 5,
Aqu. dest. 60·0,
Syr. rub. Idaei 10·0.
S. Auf einmal zu nehmen.

Chloral und Chloralamid
sind zweckmässig auch als
Klysma zu appliciren.

Rp. 464.
Amylen. hydrat. 7·0,
Aquae dest.. 60·0,
Syr. simpl. 10·0.
S. Die Hälfte zu nehmen.

Rp. 465.
Amylen. hydrat. 5·0,
Aqu. dest. 50·0,
Mucilag. Gummi Arab.
20·0.
S. Klysma.

Endlich zu versuchen und
in manchen Fällen, namentl.
bei Psychosen, sehr wirksam:

Rp. 466.
Hyoscini hydrojodici 0·01,
Aqu. destill. 10·0.
S. ¹/₁₅—¹/₃ Pravaz'sche
Spritze subcutan zu inji-
ciren.

Wegen der leicht und plötzlich eintretenden Vergiftungserscheinungen vorsichtige Steigerung der Dosis
des Hyoscins zu empfehlen.

Bei innerlicher Anwendung:
Rp. 467,
Hyoscini hydrojodici 0·01,
Pulv. et extr. Liquir. qu. s. u. f. pil. No. 50.
Consp. pulv Cinnamom. Cassiae.
S. 2 — 4 Pillen des Tages.

**Paralysis agitans. Parkinson'sche Krankheit. Schütt-
tellähmung.** Mitunter hat der Gebrauch der Wild-
bäder (Gastein, Johannisbad, Bormio etc.) beruhigenden
Einfluss auf einzelne der quälenden Krankheitssymptome.
Wegen Schlaflosigkeit werden subcutane Morphininjec-

7*

tionen und von Allem Chloral innerlich und per **Klysma**
nothwendig. Laue Bäder, Soolbäder, Kiefernadelbäder
sind zu versuchen. Sonst innerlich:

Rp. 468.

 Acidi arsenicosi 0·1,

 Mass. pil. qu. s. f. pil. No. 100.

 Consp. pulv. Cinnamom.

 S. *1—10 Pillen, langsam ansteigende und ebenso
  abnehmende Tagesdosis.*

Ferner vorsichtige Hyoscinbehandlung (vide
„Agrypnia" S. 99) zu versuchen — doch sind die Erfolge sehr wenig befriedigende.

Tetanus. Wundstarrkrampf. Vor allem gründliche
Reinigung und Desinfection, eventuell Excision der
Wunde oder Entfernung des verwundeten Theiles.

 Möglichste Anregung aller Ausscheidungen, der Diurese und Diaphorese.

 Warme Bäder mit folgenden Einpackungen und
Trinken einiger Tassen heissen Lindenblüthenthees, ein
diuretisch wirkender Thee und sonst reichliches Getränk,
Milch etc. ferner innerlich:

Rp. 469.

 Diuretini 5·0,

 Aqu. destill. 150·0,

 Syr. simpl. 10·0.

 S. *2stündl. 1 Esslöffel.*

Ferner subcutane Morphininjection 0·01—0·02, einigemal des Tages. Innerlich Chloral 2—4 *gm.* und mehr
pro die, Chloral-Klysmen, endlich Chloral subcutan:

Rp. 470.

 Chloral. hydrat.,

 Aqu. destill. ā̄ā 10·0.

 S. *1--2 Pravaz'sche Spritzen subcutan.*

Die Injectionen sind schmerzhaft und müssen mit
allen antiseptischen Cautelen gemacht werden.

Wichtig ist die Sorge für genügende Ernährung, die bei bestehendem Trismus mit flüssigen Nahrungsmitteln durchgeführt werden muss.

Tetanie. Bei frischen Fällen ist die Anwendung eines leichten diaphoretischen Verfahrens mitunter von Erfolg. Sonst Natr. bromat. 3—5 *gm.* pro die.

Bei sehr schmerzhaften Krämpfen, ausgebreiteter Localisation derselben: subcutane Morphininjection, Chloral.

Rheumatismus articulorum acutus. Acuter Gelenkrheumatismus. Bettruhe und Ruhigstellung der erkrankten Gelenke durch Einpackung mit essigsaurer Thonerde und „blaue" (gestärkte) Organtinbinden. Darüber Application von Eisbeutel oder Kühlapparaten.

Innerlich:

Rp. 471.

> *Acidi salicylici 0·5.*
> *Dent. tales dos. No. 30 ad caps. amyl.*
> *S. 2stündlich 1 Pulver.*

Die Behandlung wird derart durchgeführt, dass in den ersten 24 oder 48 Stunden bis zum wesentlichen Nachlass der Schmerzen zweistündlich, bei sehr schweren Fällen und kräftigen Individuen auch stündlich 1 Pulver gereicht wird. Die Darreichung der Pulver ist auch während der Nacht fortzusetzen! Mit dem Eintreten der Wirkung wird die Dosis sofort vermindert, jedoch die Salicyltherapie auch nach völligem Schwinden der Gelenkaffection noch einige Tage fortgesetzt.

Rp. 472.

> *Natrii salicylici 0·5.*
> *Dent. tales dos. No. 30 ad caps. amyl.*
> *S. 2stündlich 1 Pulver.*

Rp. 473.

> *Natrii salicylici 5·0,*
> *Aqu. destill. 150·0,*
> *Syr. rubi Idaei 12·0.*
> *S. 2stündlich 1 Esslöffel.*

Rp. 474.

   Saloli 0·5.

   Dent. tales doses No. 20 ad caps. amyl.

   S. 6—8 Pulver des Tages.

Bei sehr heftigen Schmerzen oder bei Versagen der Salicylwirkung Antipyrin 1 *gm.* 2mal des Tages.

Bei Hyperpyrexie kalte Bäder und Uebergiessungen, energische Anwendung von Excitantien.

Bei durch Herzcomplication (Pericarditis, Endocarditis) bedingter Steigerung der Pulsfrequenz:

Rp. 475.

   Inf. fol. Dig. purp. e 0·5 : 150·0,

   Syr. rub. Idaei 20·0.

   S. 2stündlich 1 Esslöffel.

Wenn nach Aufhören des Fiebers noch Schwellung und Schmerzhaftigkeit in einem Gelenk zurückbleibt, Fortsetzung der Einpackungen mit essigsaurer Thonerde. Gebrauch von Bädern (25—26° R.) — Später Soolbäder.

Zur Beseitigung der Krankheitsreste vor Allem Kaltwassercuren und Massage zweckmässig, daneben roborirende Behandlung.

Bei Neigung zu Recidiven klimatische Curen. Vorsicht in der Bekleidung (Wolle), tägliche Abreibungen mit Wasser von 18° R., im Sommer Gebrauch von kühlen Akratothermen — wie Johannisbad, Ragatz, Wildbad etc.

Rheumatismus articul. chron. Chronischer Gelenkrheumatismus.

Versuch mit Salicyltherapie zeitweilig zu machen und zu wiederholen, dabei ist mitunter doch einiger Effect zu erzielen. Im Allgemeinen roborirende Behandlung, China- und Eisenpräparate. Bei heftigen Schmerzen Antipyrin und Phenacetin. Bei frischen articulären oder periarticulären Schwellungen: Einpackungen mit essigsaurer Thonerde. Wenn der Process zum Stillstande gekommen, Badecuren in Franzensbad (M o o r b ä d e r), Gebrauch von Soolbädern (26° R.) in Gmunden, Ischl, Aussee, Badecuren mit indifferenten Thermen (Teplitz etc.), Gebrauch von Schwefelbädern (Baden bei Wien, Pystian, Mehadia, Aix les bains etc.), endlich bei in Rückbildung begriffenen Fällen Kaltwassercuren und Massage.

Bei Stellung der Indication ist streng zu individualisiren, energische Badecuren und Massagecuren sind bei floridem Process zu vermeiden. Auf Wohnungsverhältnisse, feuchte Gegend etc. ist Bedacht zu nehmen.

Innerlich:

Rp. 476.
  Natrii jodat. 3·0,
  Aqu. destill. 150·0.
  S. 2mal täglich 1 – 2
    Esslöffel

Rp. 477.
  Ferri jodati sacchar.,
  Sacch. lactis āā 2·0.
  M. f. l. a. pil. No 50.
  Consp. pulv. Cinnamom.
  S. 2mal tägl. 3—5 Pillen.

Aeusserlich zur Einreibung an dem erkrankten Gelenke:

Rp. 478.
  Jodoform. 3·0,
  Extr. Opii aquos. 2·0,
  Ungu. simpl. 30·0,
  Ol. Bergamott. gtts. 5.
  M. f. unguentum.
  S. Salbe.

Rp. 479.
  Aconitin. 0·6,
  Ungu. emoll. 25·0.
  S. Salbe.

Rp. 480.
  Veratrini 0·25,
  Natrii jodati 1·5,
  Vaselini 20·0.
  M. f. unguent.
  D. S. Salbe.

Rp. 481.
  Spir. camphorat. 30·0,
  Ol. Sinapis gtts. 2.
  S. Täglich 2mal einzureiben.

Rheumatismus musculorum. Muskelrheumatismus.

In frischen Fällen Diaphorese, Massage. Oft auch energische Muskel-Faradisation von guter Wirkung. Einreibung schmerzstillender Mittel: Subcutane Injection von Antipyrin. Innerlich Antipyrin, Phenacetin etc.

Rp. 482. *Chloroform.,*
  Ol. Olivar. āā 10·0,
  Tinct. Opii simpl. 5·0.
  S. Einzureiben.

Rp. 483.

Extr. Hyoscyam. 1·0,
Ungu. emoll. 20·0.
S. Salbe.

Rp. 484.

Veratrini 0·2,
Vaselini 25·0.
M. f. unguent.
S. Salbe.

Typhus abdominalis. Unterleibstyphus. Der Kranke in fleissig zu lüftendem Zimmer bei einer Temperatur von 14—15° R. Das Betttuch darf keine Falten bilden, die Bedeckung des Kranken muss leicht sein, die Bett- und Leibwäsche häufig gewechselt werden. Fleissiger Lage-wechsel des Kranken. Consequente, ausreichende Reinigung der Mundhöhle. Diät von Anfang an nahrhaft, allerdings bis zu vorgeschrittener Reconvalescenz nur flüssig: Milch, Eier, Suppe, Wein, am besten leichter Weisswein, Champagner mit Wasser verdünnt, Weinsuppe, alles stets nur in kleinen Quantitäten, aber sehr oft zu reichen. Zum Getränk Brunnenwasser, bei starkem Durst eine organische Säure, Limonade, Orangeade.

Rp. 475.

Acidi tartarici 5·0,
Aqu. destill. 25·0,
Syr. Ribium 50·0,
S. Getränk.

Die Körpertemperatur wird alle 2 Stunden in der Achselhöhle gemessen und verzeichnet.

Leichte Fälle erfordern ausserdem keine Behandlung, mittelschwere Fälle jedoch mit Temperaturerhebungen bis gegen 40° C. ohne stärkere nervöse Symptome werden in folgender Weise behandelt: So oft die Temperatur 39° C. in der Achselhöhle überschreitet, erhält der Kranke eine Dosis von Antifebrin (0·1—0·2).

Rp. 486.

Antifebrini 1·0—2·0,
Sacch. albi 1·5.
M. f. p. Div. in dos. aequ. No. 10.
S. Nach ärztlicher Anweisung zu nehmen.

Unter keinen Umständen wird die Zahl von 4 solchen Einzeldosen in 24 Stunden überschritten.

Ausserdem zu Zeiten der stärkeren Temperatur-erhöhung häufige (alle 5—10 Minuten wiederholte) Ein-packungen in mit Wasser von 12—14° R. getränkte und ausgewundene Leintücher. Diese Einpackungen sind 10—12mal zu wiederholen, dann durch 1—2 Stunden Ruhe. An Stelle dieses Verfahrens in leichteren Fällen Waschungen mit verdünntem Essig.

Schwere Fälle mit hohen Temperaturstei-gerungen und stark entwickelten nervösen Symptomen erfordern eine dem Krankheitsfalle und dem Individuum entsprechend abgestufte Badebehandlung Als Schema folgendes: So oft die Temperatur in der Achselhöhle 39·5 erreicht, wird der Kranke in ein Bad von 25° R. gesetzt und dieses dann rasch durch Zugiessen von kaltem Wasser auf 20—18° R. abgekühlt. Kopf, Rücken und Brust des Kranken werden mit kaltem Wasser übergossen. Dauer des Bades 10 Minuten. Nachher wird der Kranke ener-gisch frottirt, warm zugedeckt, Wärmflaschen an die Füsse.

Vor dem Bade, eventuell auch nach demselben erhält er ein Glas Wein.

Ausserdem erhält der Kranke 2—3 Dosen 0·1—0·2 Antifebrin in 24 Stunden, wodurch dem Kranken neben subjectiver Erleichterung der Fieberbeschwerden auch längeres Ausruhen von den Bädern gewährt wird.

Bei Krankheitsfällen mit niederen Fiebertemperaturen, aber sehr starken nervösen Symptomen ohne Rücksicht auf die Temperatur Bäder von 26° R. und kalte Uebergiessungen im Bade einigemal des Tages.

Wenn Kühle der Extremitäten, Cyanose sich einstellt, energische Frottirungen, Einhüllen in heisse Tücher, Glüh-wein, Excitantien innerlich und subcutan.

Bei schweren Fällen als ein die ganze Zeit des Ver-laufes hindurch zu reichendes Mittel:

Rp. 487.

Vini Xerensis (oder Cognac.) 50·0,
Aqu. (fl. Naphae) 100·0,
Syrupi simpl. 20·0,
Vitell. ovor. duor.
S. Stündlich 1 Esslöffel.

Im amphibolen Stadium, bei Bestehen starker Tages-
schwankungen der Temperatur, und wenn das Fieber sich
über die vierte Woche hinaus fortsetzt:

Rp. 488.

Chinini muriat. 2·0,
Aquae destill. 150·0,
Acidi muriat. qu. s. ad sol.
S. 2—3mal täglich 2 Ess-
löffel.

Rp. 489.

Chinini muriat. 2·0—3·0,
Acidi mur. qu. s. ad sol.
in Aqu. destill. 200·0,
Mucil. gumm. Arab. 30·0.
S. Auf 2—3 Klysmen.

Bei profusen Diar-
rhöen:

Rp. 490.

Mixtur. gummos. 150·0,
Extr. Opii aquos. 0·2,
Syr. Diacodii 20·0.
S. 2stündlich 1 Esslöffel.

Rp. 491.

Pulv. Dover. 0·6,
Sacch. alb. 1·0.
M. f. pulv. Div. in dos.
aequ. No. 6.
S. 2stündlich 1 Pulver.

Rp. 492.

Chinini tannici 2·0,
Opii pur. 0·4,
Sacch. albi 1·5.
M. f. p. Div. in dos. aequ.
No. 10.
S. 2—3 Pulver tägl.

Stuhlverstopfung
durch Klystiere oder Calomel 0·2, 2—3mal des Tages
gegeben, zu bekämpfen. Bei
Meteorismus kalte Um-
schläge auf den Bauch, Einführung eines Mastdarm-
rohrs. Bei Darmblutun-
gen energ. Kälteapplicat.
auf das Abdomen; Klystiere
mit eiskaltem Wasser, Eispillen, Gefrornes.

Rp. 493.

Alumin. crud. 2·0,
Opii pur. 0·3,
Sacch. alb. 3·0.
M. f. pulv. Div. in dos.
aequ. No. 10.
S. 3stündl. 1 Pulver.

Rp. 494.
Plumb. acetic.,
Opii pur. $\overline{aa}$ 0·3,
Sacch. alb. 3·0.
M. f. pulv. Div. in dos.
  aequ. No. 10.
S. 3stündl. 1 Pulver.

Ferner auch:
Rp. 495.
  Ergotin. dialysati 2·0,
  Aqu. font. 150·0.
  Syr. rub. Idaei 30·0.
  S. Stündlich bis 2stünd-
  lich 1 Esslöffel.

Oder Ergotin-Injectionen (Rp. 96, 257).

Bei Bronchitis häufiger Lagewechsel, um Hypostasen zu verhüten; Expectorantia (s. Bronch. acuta S. 7). Auf regelmässige Blasen-Entleerung zu achten, bei Eintritt von Lähmung des Detrusor vesicae regelmässig zu katheterisiren. Bei den ersten Anzeichen von Herzschwäche und davon abhängigem Collaps fleissiges Reichen von schwerem Wein, Champagner, heissem Rothwein mit Tinct. Cinnamomi, 20 Tropfen in ein Weinglas, kräftiger Fleischbrühe, schwarzem Kaffee, Thee mit Rum, Cognac etc.

Rp. 496.
  Aqu. Melissae 150·0,
  Liqu. Ammon. anisat. 3·0,
  Syr. capillor. Vener. 15·0.
  S. 2stündlich 1 Esslöffel.

Rp. 497.
  Inf. rad. Valerianae e 10·0:150·0,
  (Liqu. Ammon. anis. 3·0),
  Syr. cort. Aurant. 20·0.
  S. 2 stündlich 1 Esslöffel.

Bei schon eingetretenem Collaps neben reichlicher Einnahme der oben erwähnten excitirenden Getränke:

Rp. 498.
  Camphor. ras. 1·0,
  Mucil. gumm. Arab. 20·0,
  Aqu. font. 200·0.
  S. Zu 2 Klystieren.

Rp. 499.

Aether sulfuric. 10·0,
Camphor. ras. 1·0.
S. 1—2 Pravaz'sche Sprit-
zen zu injiciren.

Rp. 500.

Ol. camphorati 30·0.
S. 1 — 2 Pravaz'sche
Spritzen.

Dysenteria. Ruhr. Prophylaxis zur Zeit des Herrschens einer Epidemie geboten. Vorsichtige Diät, Vermeiden von zu reichlichem Obstgenusse und überhaupt von abführenden Speisen, Verhütung von Erkältungen. Vorsicht in der Benützung inficirter Aborte. Bei ausgebrochener Krankheit der Patient womöglich zu isoliren, die Gefässe, in denen seine Stühle aufgefangen werden, zu desinficiren, ebenso die Abtritte. Bettruhe auch in leichten Fällen, warme (trockene oder feuchte) Umschläge auf das Abdomen. Diät nur in warmen Flüssigkeiten bestehend, Schleimsuppen, Reisabkochungen, warmer Milch, warmem Rothwein, Thee mit Rum etc. Der Mund fleissig mit kaltem Wasser auszuspülen. Häufige laue Bäder. Behandlung jedenfalls mit der Darreichung eines Abführmittels zu beginnen.

Rp. 501.

Ol. Ricini 80·0.
S. 2 Esslöffel zu reichen,
eventuell zu wiederholen.

Rp. 502.

Calomelanos 0·2,
Sacch. albi 1·5.
Dent. tales doses Nr. 2.
S. Im Laufe von 2 Stun-
den zu nehmen.

Das Abführmittel ist, wenn nicht rasche Besserung eintritt, am 3. Tage der Behandlung zu wiederholen.

Im Übrigen innerlich:

Rp. 503.

Inf. rad. Ipecac.
e 0·3 : 150·0,
Tinct. Opii simpl. gtts. 20,
Syr. Diacodii 20·0.
S. 2stündl 1 Esslöffel.

Rp. 504.

Pulv. rad. Ipecac. 0·5,
Extr. Opii aquos. 0·2,
Sacch. alb. 3·0.
M. f. pulv. Div. in dos.
aequ. No. 10.
S. 2stündl. 1 Pulver.

In manchen Fällen von entschiedenem Nutzen:
Rp. 505.

> *Calomelan. laev.*,
> *Opii pur.* āā *0·3,*
> *Sacch. alb. 3·0.*
> *M. f. pulv. Div. in dos. aequ. No. 10.*
> *S. 3—4 Pulver täglich.*

Rp. 506.

> *Bismuthi subnitrici 2·5,*
> *Opii puri 0·4,*
> *Sacch. albi 1·5.*
> *M. f. p. Div. in dos. aequ. No. 10.*
> *S. 2—3 Pulver des Tages.*

Rp. 507.

> *Natrii salicylici 2·0—3·0,*
> *Aqu. destill. 150·0,*
> *Syr. Diacodii 20·0.*
> *S. 2stündl. 1 Esslöffel.*

Vor Salolmedication ist zu warnen, weil die Resorption der Phenolcomponenten im Darme sehr rasch stattfinden und damit Carbolvergiftung eintreten kann.

Sehr zweckmässig auch Klystiere, die jedoch vorsichtig und mit möglichster Schonung der oft entzündeten oder excoriirten Afterschleimhaut zu appliciren sind. Im Beginn einhüllende Klystiere mit Amylum, Salep etc. mit Zusatz von Opium, später wenn die Schleimhaut blennorrhoisch, die Stühle eitrig sind, astringirende Injectionen, eventuell auch mit Zusatz von Opium:

Rp. 508.

> *Argent. nitr. 0·3,*
> *Aqu. dest. 150·0,*
> *Extr. Opii aquos. 0·2.*
> *S. Zu 2 Klystieren.*

Rp. 509.

> *Chinini muriat. 1·0,*
> *Aqu. destill. 200·0,*
> *Mucil. gumm. Arab. 30·0.*
> *S. Klysma, 1—2mal des Tages.*

Bei Verwendung von Carbolsäure, Salicylsäure zu Klysmen Vorsicht geboten, weil bei der durch das Vor-

handensein dysenterischer Substanzverluste der Schleimhaut des Darmes gegebenen raschen Resorption leicht
Vergiftungserscheinungen auftreten.

Bei starkem Tenesmus warme Umschläge auf die
Aftergegend, Sitzen über einem Gefäss mit dampfendem
Wasser, ferner:

Rp. 510.
Opii pur. 0·2,
Acid. tannic. 1·0,
But. Cacao q. s. ut f.
  suppos. No. 10.
S. *Früh und Abends*
  1 Stück zu gebrauchen.

Rp. 511.
Extr. Belladonn. 0·1,
Morph. mur. 0·05,
But. Cacao q. s. ut f.
  suppos. No. 5.
S. *Wie das Vorige.*

Bei Darmblutungen Eisumschläge auf den Unterleib,
Klystiere mit eiskaltem Wasser oder mit Essigwasser.
Bei Collaps Excitantia.

Cholera nostras. Brechdurchfall. Sofort ein heisses

prolongirtes Bad. Innerlich in Eis gekühlter Champagner,
Coguac mit in Eis gekühltem Sodawasser, Eispillen. Subcutane Injection von Oleum camphoratum. Energisches
Frottiren der Extremitäten und des Rumpfes, Einpacken
in heisse Tücher. Bei sehr schmerzhaften Wadenkrämpfen
Morphium subcutan. In den schwersten Fällen mit dem
Bilde der Cholera asiatica subcutane Infusion von auf
36⁰ C. erwärmter physiol. Kochsalzlösung (Natrii chlo-
rati 7—10, Aq. dest. sterilisatae 1000). Am besten für
diese Infusionen eignet sich die Bauchhaut oder der
Oberschenkel. Das entstehende subcutane Oedem lässt
sich durch Massage rasch vertheilen. Ferner Klysmen
mit ½ %iger Tanninlösung, 1—2 Liter mit dem Irrigateur. Sobald das Brechen aufhört, reichliches Getränk,
später, bei Fortdauer der Diarrhöe, Opiumpräparate wie
bei Dysenterie.

Erysipelas. Rothlauf. Innerlich neben kräftiger, aber flüssiger Nahrung und reichlich gereichtem Wein:

Rp. 512.
Chinini muriat. 1·0,
Aqu. destill. 70·0,
Acid. mur. qu. s. ad sol.
S. Auf 2mal zu nehmen.

Die erkrankten Hautstellen und deren nächste Umgebung sind einzureiben und dick zu bestreichen mit:

Rp. 513.
Ichthyoli (Ammonii sulfoichthyolici),
Vaselini āā 50·0.
M. f. unguentum.
S. Salbe.

Darüber einfach trockene Verbandwatte zu legen.

Bei sehr starker Infiltration, Neigung zu Blasenbildung und Abscessen sind Einpackungen mit verdünnter Burow'-scher Lösung vorzuziehen.

Febris intermittens. Wechselfieber. Prophylaktische Verhaltungsmassregeln bei Aufenthalt in Malaria-Gegenden. Stets bei geschlossenen Fenstern schlafen in einer hochgelegenen, von den Sümpfen möglichst entfernten Gegend; nach Sonnenuntergang gewisse Orte meiden, ebenso das Baden in den Flüssen und Seen der Gegend. Im Fieberanfall selbst, wenn derselbe sehr heftig, Frottiren mit warmen Tüchern, eventuell 1 — 2 Tassen Thee trinken lassen; ein heisses Bad; bei starkem Erbrechen einige Tropfen Opium-Tinctur. Im darauffolgenden Hitze-Stadium kalte Getränke, kalte Umschläge auf den Kopf. In der Apyrexie:

Rp. 514.
Chinin. muriat. 1·0—1·5.
Div. in dos. aequ. No. 3.
S. 3 Stunden vor dem Anfall das erste Pulver, die beiden anderen nach je 1 Stunde Pause.

Rp. 515.

Chinin. muriat. 1·0,
Extr. Taraxaci q. s. ut f.
pill. No. 5.
S. 3 Stunden vor dem
Anfall die erste Pille,
dann jede ½ Stunde
1 Stück.

Rp. 516.

Chin. bisulf. 1·5,
Aqu. dest.,
Syr. rub. Idaei ā̄ā 25·0.
S. 3 Stunden vor dem
Anfall in 2—3 Por-
tionen zu nehmen.

An den anfallsfreien Tagen kann man gebrauchen lassen:

Rp. 517.

Cort. Chin. fusc. 20·0,
Coque cum vin. Gallico ad col. 200·0,
Syr. Cinnamom. 25·0.
S. 2stündlich 1 Esslöffel.

Bei andauernder Malaria-Kachexie, sowie bei
typischen Neuralgieen Arsenikpillen (Rp. 468) oder:

Rp. 518.

Sol. arsenic. Fowler. 5·0,
Tinct. Chin. comp. 15·0.
S. Früh und Abends
5 Tropfen, allmälich zu
steigen auf 20 Tropfen
pro dosi.

Rp. 519.

Sol. arsenic. Fowler. 5·0,
Aqu. dest. 20·0.
S. Von 5—30 Tropfen p.
dosi zu steigen.

Rp. 520.

Extr. Chinae frig. par. 2·0,
Aqu. Naph. 100·0,
Syr. simpl. 10·0.
S. 2—3mal täglich 2 Esslöffel.

Rp. 521.

Chinini muriat. 1·2,
Ferri lactici 1·0,
Elaeosacch. Calami 3·0.
M. f. p. Div. in dos. aequ. No. 10.
D. S. 2—3 Pulver täglich.

Zur Beseitigung der nach lang dauernden, namentlich tropischen Malariaerkrankungen zurückgebliebenen Milz- und Lebertumoren sehr zweckmässig Curgebrauch in Karlsbad mit Nachcur in Franzensbad.

Influenza. Grippe. Bei Krankheitsfällen, wo bloss stärkere continuirliche remittirende oder selbst intermittirende Fiebererscheinungen bestehen, bei intactem Circulations- und Respirationsapparat:

Rp. 522.
Phenacetini 0·5.
D. tales dos. No. 10.
S. 4 Pulver täglich.

Rp. 523.
Chinini mur. 1·0,
Aqu. dest. 70·0,
Acid. mur. dil. q. s. ad
solut.
S. Auf zweimal zu nehmen.

Rp. 524.
Natrii salicyl. 3·0—4·0,
Aqu. destill. 150·0.,
Syr. rubi Idaei 10·0.
S. 2stündlich 1 Esslöffel.

Rp. 525.
Salipyrini 0·5.
D. tales dos. ad caps.
amylac. No. 10.
S. 2—3 Pulver täglich.

Oder:

Rp. 526.
Salipyrini 6·0,
Glycerini 14·0,
Syr. rub. Id. 30·0,
Aqu. dest. 40·0.
M. S. Von dieser Schüttel-
mixtur 1—2 Esslöffel
täglich.

Bei Bronchitis, Pneumonie, Darmaffection etc. vide die betreffenden Abschnitte. Von Anfang an Sorge für die Ernährung, Darreichung von Wein.

Chlorosis. Bleichsucht. Streng geregelte Lebensweise, thunlichste Vermeidung von Gemüthsaffecten. Kräftige, aber gemischte Kost. Alcoholica, wenn sie nicht Herzklopfen verursachen, in mässigen Mengen zu gestatten. Reichlicher Milchgenuss zu empfehlen; doch wird derselbe von den Patientinnen meist abgelehnt. Sehr wichtig Sorge für regelmässigen Stuhl. Aufenthalt auf dem Lande, jedoch ohne Ueberanstrengung bei Spaziergängen. Aufenthalt im Hochgebirg sehr nützlich. Ueberhaupt eine möglichst weitgehende Aenderung der klimatischen Verhältnisse von Vortheil. Vor Allem Eisenquellen und Bäder: Franzensbad, Königswart, Pyrawarth, Cudowa, Szliács, Driburg, Elster, Schwalbach, Pyrmont, Reinerz, Spaa etc.; sehr empfehlenswerth ist ein längerer Aufenthalt und Curgebrauch in Levico oder St. Moritz. Bei sehr darniederliegender Verdauung und völligem Appetitmangel häuslicher Gebrauch von Egerer Salzquelle. Daneben ein bis zwei Kaffeelöffel Franzensbader oder Marienbader Quellsalz bei Neigung zu Stypsis. Ferner Levico, Roncegno, Srebrenica (Eisenarsenwasser) zu 1—3 Esslöffel des Tages nach den Mahlzeiten. Medicamentöser Eisengebrauch:

Rp. 527.
Ferri lact. 0·8,
Elaeosacchari Calami,
Sacchar. lact. $\overline{aa}$ 2·0.
M. f. pulv. Div. in dos.
aequ. No. 10.
S. 2 Pulver täglich
(nach den Mahlzeiten.)

Rp. 528.
Ferri sulfur.,
Natrii bicarbon.,
Extr. Gentianae $\overline{aa}$ 4·0·
M. f. pilulae No. 60.
Consp. pulv. Cinnam.
S. 3mal tägl. (nach den
Mahlz.) je 3—4 Pill.

Rp. 529.
Ferr. carbon. sacch. 1·2,
Pulv. rad. Rhei 0·6,
Elaeos. Cinnamom. 4·0.
M. f. pulv. Div. in dos.
aequ. No. 12.
S. 3mal tägl. 1 Pulver.

Rp. 530.
Ferr. pyrophosphoric. c.
Ammon citric. 1·0,
Sacch. alb. 2·0.
M. f. pulv. Div. in dos.
aequ. No. 10.
S. 3mal tägl. 1 Pulver.

Rp. 531.
Ferri et Natr. pyrophos-
phoric.
Natrii bicarb.
Sacchar lact. $\overline{aa}$ 1·5.
F. pulv. Div. in doses
aequ. No. 10.
S. 3 Pulver täglich.

Rp. 532.
Ferr. Hydrogen. reduct.
1·0,
Elaeosacch. Calam. 3·0.
M. f. pulv. Div. in dos.
aequ. No. 10.
S. 3mal tägl. 1 Pulver

Rp. 533.
  Tinct. Ferr. pomat.,
  Tinct. Chin. comp. āā 15·0.
  S. 3mal täglich 10 - 15
    Tropfen.

Bei gleichzeitiger **Dys-
pepsie:**
Rp. 534.
  Tinct. Nuc. vom. 10·0,
  Tinct. Chin. comp. 20·0.
  S. 2mal tägl. 10 Tropfen.

Ausserdem vergl. nervöse Dyspepsie (S. 51 f.).

**Anaemia gravis. (Essentielle progressive Anaemie
und schwere secundäre Anaemien.)** Wenn möglich,
causale Behandlung (Ankylostomiasis, Bothriocephalus
latus, Blutungen). Eisenbehandlung bleibt in der Regel
ohne Erfolg. Hingegen empfehlenswerth:

Rp. 535. *Acidi arsenicosi 0·1,*
  Pulv. et extr. Liqu.
  q. s. ut fiant pilulae No. 100 (centum).
  *S. Von 1 zu 10 Pillen langsam an- und
  ebenso absteigen.*

Ausserdem entsprechende kräftige Ernährung. Gebrauch von Eisenbädern (Levico, Franzensbad, Königs-
warth.)

Leukaemie. Vor Allem intensive Arsenbehandlung. Bei
entsprechendem Zustand des Verdauungsapparates neben
kräftiger Ernährung Eisentherapie. Im Sommer Aufenthalt im Hochgebirge, Gebrauch von Eisenbädern und
Trinkcuren in Levico, St Moritz, Franzensbad, Königswart. Eventuell Versuch mit Sauerstoff-Inhalationen,
60—80 Liter pro die einzuathmen. (Erfolg negativ.)

Rp. 536.
  Chinin. mur. 1·5,
  Ferr. carbon. sacch. 1·0,
  Elaeosacch. Aurant. 2·0.
  M. f. pulv. Div. in dos.
    aequ. No. 10.
  S. 3 Pulver täglich.

Rp. 537.
  Olei Eucalypti guttas 100,
  Piperini,
  Cer. alb. āā 4·0,
  Pulv. rad. Altheae 8·0.
  F. pil. No. 100 (centum).
  Consp. p. Lycop.
  S. Tägl. 3mal 3—5 Stück.

8*

Pseudoleukaemie. Hodgkin'sche Krankheit. Dieselbe
Behandlung wie bei Leukaemie. Ausserdem Injectionen
von Solutio arsenicalis Fowleri 1—3 Tropfen in die einzelnen geschwollenen Drüsen.

Scorbutus. Scorbut. Sorge für gute Wohnräume, die
fleissig zu lüften sind, sowie für ausgiebige gemischte
Nahrung, namentlich gutes Fleisch, frische Gemüse,
Wein, Bier. Waschungen des Körpers mit Essig, kühle
Bäder. Gegen die Blutungen äusserlich und inner-
lich Styptica:

> Rp. 538.
> *Ergotin. pur. 2·0,*
> *Aqu. dest. 150·0,*
> *Aqu. Lauroc. 5·0,*
> *Syr. Moror. 20·0.*
> *S. 2stündlich 1 Esslöffel.*

Subcutane Injectionen nicht zu empfehlen.

Gegen die Lockerung des Zahnfleisches Ausspülungen
mit einer Lösung von Kali chloric. (2·0 : 150·0) oder von
Alaun oder Tannin (2%ig). Pinseln des Zahnfleisches mit:

> Rp. 539.
> *Tinct. Ratanhiae,*
> *Tinct. Gallar. āā 15·0.*
> *S. Zum Pinseln.*

Ferner innerlich:

> Rp. 540.
> *Elixir. acid. Halleri gtt. 12.*
> *Aqu. destill. 150·0,*
> *Syr. Ribium 12·0.*
> *S. 2stündlich 2 Esslöffel.*

> Rp. 541.
> *Acid. mur. dilut 1·5,*
> *Aqu. dest. 150·0,*
> *Syr. simpl. 15·0.*
> *S. Stündlich 1 Esslöffel.*

Rp. 542.
    Decoct. cort. Chin. e 10·0 ad 200·0,
    Acid. mur. gtts. 15.
    Syr. cort. Aurant. 20·0.
    S. 2stündlich 1 Esslöffel.
Rp. 543.
    Tinct. nervino-tonic. Bestuscheffii 20·0.
    S. 2mal täglich 10 Tropfen.

Geschwüre mit Lapis zu ätzen. (S. auch „Gingivitis" S. 40 f.)

Aehnliche Therapie auch bei P u r p u r a h a e m o r - r h a g i c a etc. Empfehenswerth:

Rp. 544.
    Extr. Secal cornut. 1·0,
    Ferri lact. 0·8,
    Elaeosacchar. Cinnamom. 3·0.
    M. f. pulv. Div. in doses aequ. No. 10.
    S. 3—4 Pulver täglich.

Diabetes mellitus. Zuckerharnruhr. Vermeidung aller Kohlenhydrate, daher die Kost vorwiegend aus Fleisch (auch Fische) bestehend, daneben Eier, Butter, Käse, Salat, saure Gurken, Spargel, Pilze; statt des gewöhnlichen Brodes Kleien- oder Mandelbrod. Als Getränk Wasser, Sodawasser oder besser ein alkalischer Säuerling, ungezukerter Kaffee oder Thee, leichter, nicht süsser Wein; kein Bier; Milch nur in geringer Menge. Reichlicher Fettgehalt der Speisen gut. Für eine sehr reichliche Abwechselung der genossenen Speisen ist Sorge zu tragen. Bei Individuen, welche ungezuckerte Speisen und Getränke absolut verweigern, aber nur dann als Ersatz des Zuckers S a c c h a r i n zu empfehlen. Wenn unter dem Einflusse einer solchen strengen antidiabetischen Diät der Harn zuckerfrei geworden ist, mache man den Versuch mit Darreichung kleiner Mengen von Kohlenhydraten (Semmel und Bier), um die individuelle Toleranz zu bestimmen. Diese letztere gibt dann die Richtschnur für die weitere Diät. Von gutem Erfolg langdauernde und oft zu wiederholende Curen in Karlsbad; oder auch in Kissingen, Vichy, Ems. Bei sehr heruntergekommenen Kranken auch eisenhaltige Mineralquellen. Auch der Gebrauch von warmen Bädern zu Hause oder der Bäder von Teplitz, Gastein etc. oft von gutem Erfolg. Muskelarbeit, Bewegung im Freien sehr angezeigt. Bei schweren Fällen von Diabetes (zumeist jugendliche Individuen betreffend), ist eine ausschliessliche Ernährung mit Fleisch wegen der dadurch zu steigernden Säurevergiftung nicht angezeigt. Hingegen, sobald Eisenchloridreaction im Harne sich zeigt, Darreichung von grossen Mengen alkalischer Salze (Natr. bicarbon. 30—50 gm. pro die) angezeigt. Zur Verminderung der Zuckermengen und namentlich des quälenden Durstes temporärer Gebrauch von Opium.

Rp. 545.
Opii pur. 0·3,
Natr. bicarbon. 3·0.
M. f. pulv. Div. in dos. aequ. No. 10.
S. 3—4mal tägl. 1 Pulv.

Rp. 546.
Codein. 0·3,
Sacch. alb. 3·0.
M. f. pulv. Div. in dos. aequ. No. 10.
S. 3—4 Pulver täglich.

Rp. 547.
Natrii salicyl.
Natrii bromati,
Natrii bicarbon. $\overline{aa}$ 1·5.
F. p. Div. in dos. aeq. No. 3.
S. Alle 3 Pulver im Laufe eines Tages in Wasser gelöst.

Beim Eintreten der ersten Anzeichen eines Coma diabeticorum Zufuhr von möglichst viel Alkalien per os, per Klysma oder als intravenöse Injection (Natrium carb. 3 auf 1000, sterilisirt.) Die Erfolge sind allerdings bisher wenig ermunternde.

Arthritis urica s. vera. Gicht. Regelung der Diät
und zwar nicht allein in Rücksicht einer Beschränkung
des Fleischgenusses, sondern einer Verminderung der zugeführten Nahrsubstanzen überhaupt. Abschaffung einer
früher gewohnten Ueberernährung. Vermeidung schwerer
alcoholischer Getränke, besonders weissen Weines.
Leichtes Bier in mässiger Menge gestattet. Viel Bewegung in freier Luft. Heilgymnastik. Gebrauch von Alkalien, alkalisch salinischen Wässern, vgl. „Nierensteine"
(S. 76 f). Karlsbader Cur, womöglich zweimal im Jahre
durchzuführen.

Während des Anfalles: Einpackungen der schmerzenden Theile mit essigsaurer Thonerde, darüber ein
Eisbeutel. Innerlich Versuch mit Natrium salicylicum
0·5 einigemal des Tages, mit Antipyrin und Phenacetin.
Ferner mit:

Rp. 548.
Tinct. Colchici 15·0,
Tinct. Op. croc. 2·0.
S. 4mal täglich 15—20 Tropfen.

Rp. 549.
Colchicini 0·02,
Solv. in aq. destill.
q. s., ut fiat cum pulv. rad. Altaeae 4·0 et
Sacchar. alb. 1·0 mass. pilul. e qua form.
pil. No. 40.
Consp. elaeosacchar. Anisi.
S. 2--5 Pillen im Tage.

Aus

Hofrath Prof. Dr. Hermann Nothnagel's

Klinik und Ambulatorium für innere Krankheiten.

Analeptica. Excitantia. Belebende, erregende Mittel. Wein, insbesondere die schweren Weine (Tokayer, Sherry, Portwein), ferner Cognac, Thee mit Rum, schwarzer Kaffee. Die rascheste, erregende Wirkung hat Champagner. Kalte Abreibungen, kalte Begiessungen im warmen Bade, Sinapismen oder Senfbäder. Ein gutes Excitans ist der Kampher:

Rp. 550.
Champhor. ras. 1·0,
Ol. Olivar. 9·0.
S. 1—2 Pravaz'sche
Spritzen zu injiciren.

Bei Ohnmachten Aether od. Ammoniak od. Spirit. aether. nitros. riechen zu lassen.

Bei Collaps in Folge raschen Blutverlustes (z. B. Haematemesis) Infusion einer Kochsalzlösung in eine Vene eines Armes. Man benützt folgende, entsprechend erwärmte Mischung:

Rp. 551.
Natr. chlorat. 4·0,
Natr. bicarbon. 0·5,
Aqu. dest. 500·0.
S. Zur Infusion.

Diese Infusion kann auch subcutan gegeben werden an allen jenen Stellen, wo lockeres, subcutanes Zellgewebe (z. B. Brust) ist. Zu einer subcutanen Injection sind circa 100 *ccm* der früher angegebenen Mischung zu verwenden.

Anodyna. Schmerzstillende Mittel. *a)* Oertlich wirkend: Bei Schmerzen in Folge acuter Entzündung Kälte in Form von Eisblasen, Chapman'schem

Schlauch, Leiter'schem Kühlapparat; Blutentziehung
durch Blutegel oder blutige Schröpfköpfe, bei anämischen
oder sonst schwachen Personen trockene Schröpfköpfe.
Bei Schmerzen in späteren Stadien der Entzündung (z. B.
seröser Häute) Canthariden-Pflaster oft sehr gut wirksam.
Bei Kolikschmerzen (Enteralgia. Cholelithiasis, Nephrolithiasis) Kataplasmen, warme Bäder, Aufträufeln von
Aether. Letzteres auch, ebenso wie Einreibung mit Menthol oder Kälte-Application überhaupt, oft bei Kephalea
sehr schmerzlindernd. Bei rheumatoiden und neuralgischen Schmerzen lindernde Einreibungen, z. B.:

Rp. 552.	Rp. 553.
Chloroform.,	*Spir. aromatic.,*
Ol. Olivar. āā q. s.	*Spir. saponat. āā q. s.*
S. Einreibung.	*D. S. Einreibung.*

Oder Hautreize, wie:

Rp. 554.
Spir. camphorat. 50·0,
Ol. Sinapis aether. 1·0.
S. Zum Einreiben.

Dauerndere Wirkung erzielt man durch Application
von Blasenpflastern, entweder in Form des Empl.
Cantharid. ordinar., das auf Leinwand aufgestrichen an
einer schmerzhaften Stelle applicirt, dort mit Tüchern oder
Heftpflaster befestigt und entweder bis zur Röthung
(2—4 Stunden) oder bis zur Blasenbildung (9—10
Stunden) liegen gelassen wird; oder man verschreibt, was
namentlich bei frischen, durch Erkältung entstandenen
Neuralgicen oft von sehr gutem Erfolg, fliegende
Vesicantien:

Rp. 555.
Empl. Cantharid. perpet. q. s.
D. S. Damit bestrichene Leinwandfleckchen jeden
 Tag an einer anderen schmerzhaften Stelle zu
 appliciren.

Bei schmerzhaftem Tenesmus neben feuchter Wärme Suppositorien mit narkotischen Substanzen:

Rp. 556.

> *Extr. Opii aquos. 0·1,*
> *(Extr. Belladonn. 0·1),*
> *But. Cacao q. s. ut f.*
> *suppos. No. 5.*
> *D. S. Täglich 1—2 Stück*
> *zu gebrauchen.*

Rp. 557.

> *Cocain. mur. 0·15—0·25,*
> *But. Cacao q. s. ut f.*
> *suppos. No. 5.*
> *D. S. Wie das Vorige.*

b) Allgemein wirkend: Morphin, innerlich oder in subcutanen Injectionen:

Rp. 558.

> *Morph. mur. 0·07—0·3,*
> *Aqu. dest. 10·0.*
> *S. 1 Pravaz'sche Spritze zu injiciren.*

(Bei chronischen Leiden möglichst spät und mit den kleinsten Dosen zu beginnen.)

Bei neuralgischen Schmerzen überhaupt wirkt manchmal gut die faradische Pinselung, so auch bei Ischias, Migraine etc. Ferner oft sehr wirksam Antipyrin:

Rp. 559.

> *Antipyrin. 10·0.*
> *Div. in dos. aequ. No. 10.*
> *D. S. 2—4 Pulver täglich (oder bei Schmerz-*
> *anfällen 1—2 Pulver im Beginn des Anfalls.)*

In entsprechenden Fällen auch subcutan:

Rp. 560.

> *Antipyrin.,*
> *Aqu. fervid. $\overline{aa}$ 5·0.*
> *D. S. 1 Pravaz'sche Spritze voll an einer*
> *schmerzhaften Stelle zu injiciren.*

Manchmal wirkt besser als Antipyrin:

Rp. 561.

> *Antifebrin. 1·5.*
> *Div. in dos. aequ. No. 5.*
> *D. S. 2—3 Pulver täglich.*

Öfters wirkt auch prompt:

Rp. 562.

> *Phenacetin 4·0,*
> *Div. in dos. aequ. No. 6.*
> *D. S. 2—3 Pulver täglich.*

Antacida. Säuretilgende Mittel. Bei saurem Aufstossen, Pyrosis:

Rp. 563.

> *Natr. bicarb. 2·0—5·0,*
> *Elaeosacch. Cinnam. 5·0,*
> *M. f. pulv. Div. in dos. aequ. No. 10.*
> *D. S. 3mal tägl. 1 Pulver nach der Mahlzeit.*

Beim sogen. Status gastricus wirkt oft besser eine Combination mit Rheum:

Rp. 564.

> *Natr. bicarbon.,*
> *Pulv. rad. Rhei. āā 1·5,*
> *Sacch. alb. 3·0*
> *M. f. pulv. Div. in dos. aequ. No. 10.*
> *D. S. Wie das Vorige.*

Besteht vermehrte Salzsäureabsonderung (Gastroxynsis), so lässt man den Kranken während des Tags oft Getränk, besonders sehr stark verdünnten, russischen Thee (circa $^{1}/_{2}$ — 1 Liter täglich) trinken. Wenn zugleich Neigung zu Verstopfung besteht:

Rp. 565.

> *Magnes. ust. (od. carbon.) 5·0—10·0,*
> *Aqu. font. 150·0,*
> *Syr. cort. Aurant. 20·0.*
> *D S. 2stündlich 1 Esslöffel der gut umgeschüttelten*
> *Mixtur.*

Anthelmintica. Wurmtödtende Mittel. Vor Anwendung des eigentlichen Wurmmittels ist es zu zweckmässig, den Patienten einen halben Tag fasten und am Abend

Kochsalz, am besten in Form eines stark gesalzenen Härings nehmen zu lassen.

Rp. 566.

> Decoct. cort. Pun. Granat.
>   e 30·0—50·0 : 200·0,
> Syr. Zingiber. 30·0.
> D. S. In 2 Port. innerhalb
>   1 Stunde zu nehmen.

Rp. 567.

> Extr. Filic. mar. aether.
>   recenter parat. 6·0.
> Div. in dos. aeq. No. 6.
>   Da in capsul. gelatin.
> D. S. ¹/₄-stündlich eine
>   Dose.

Rp. 568.

> Kamal. 10·0 — 15·0,
> Pulv. Tamarind. q. s.
>   ut f. electuar.
> D. S. Auf 2 Portionen
>   innerhalb ¹/₂—1 St.
>   zu nehmen.

Gegen Taenia wirken:

Rp. 569.

> Flor. Kousso 15·0—20·0,
> Inf. c. Aqu. ferv. 300·0.
> Adde Succ. Citr. rec. 3·0.
> D. S. Auf 2 Portionen
>   innerhalb 1 Stunde
>   wohlumgeschüttelt zu
>   nehmen.

(Alle Bandwurmmittel auf nüchternem Magen zu nehmen, einige Stunden nach der Einnahme ein leichtes Abführmittel) Bei Brechreiz Eispillen.

Gegen Ascaris lumbricoides:

Rp. 570.

> Santonin. pur. 0·06—0·3,
> Ol. Cin. aether. gtts 3—4,
> Ol. Ricini (od. Amygdal.
>   dulc.) 30·0.
> S. Kaffeelöffelweise in
>   2 Tagen zu verbrauchen.

Besser vertragen wird:

Rp. 571.

> Santonin. pur. 0·2,
> Ol. Ricin. 20·0,
> Ol. Cin. aether. gtts. 4,
> Sacch. alb. q. s. ut f. pasta moll.
> D. S. In 2 Tagen zu verbrauchen.

Antidypsica. Durstwidrige Mittel. Bei Diabetes mellitus wird als durstverminderndes Mittel vielfach gegeben:

Rp. 572.
 Opii pur. 0·3,
 Natr. bicarbon. 3·0.
 M. f. pulv. Div. in dos. aequ. No. 10.
 D. S. 2—3mal täglich 1 Pulver.

Oder in Verbindung mit Belladonna:

Rp. 573.
 Extr. Opii aquos.,
 Extr. Belladonn. āā *0·1,*
 Sacch. alb. 3·0.
 M. f. pulv. Div. in dos.
 aequ. No. 10.
 D. S. Wie das Vorige.

Ebenso bei Diabetes insipidus. Versuchsweise auch:

Rp. 574.
 Codein. 0·1,
 Sacch. alb. 3·0.
 M. f. pulv. Div. in dos.
 aequ. No. 10.
 D. S. 2—3mal tägl. 1 Pulv.

Antidyspnoëtica. Athemnoth vermindernde Mittel.

Behandlung der ursächlichen Krankheit. Bei anfallsweise auftretender Dyspnoë, insbesondere beim Asthma bronchiale:

Rp. 575.
 Pyridin. gtts. 5—20,
 Aqu. dest. 40·0.
 S. Zur Inhalation.

Bei demselben Leiden auch:

Rp. 576.
 Natr. iodat. 2·0,
 Aqu. dest. 80·0,
 Syr. cort. Aurant. 20·0.
 D. S. Tagsüber zu verbrauchen.

Bei Asthma in Folge von Herzfehler, Stenocardie, Uraemie etc. oft ein an der vorderen Thoraxfläche applicirter Sinapismus von gutem Erfolg. Bei stenocardischen Anfällen oft sehr gut die Anwendung von Nitroglycerin (vide „Cardiaca" S. 134 ff.).

Antiemetica. Erbrechen oder Brechreiz vermindernde Mittel. Eispillen, in Eis gekühltes Sodawasser; bei durch Einnahme von Brechmitteln entstandener Hyperemesis oder beim Erbrechen im Alkoholrausch schwarzer Kaffee. In vielen Fällen Application eines Sinapismus oder Cantharidenpflasters im Epigastrium von Erfolg. Gegen Erbrechen in Folge schwerer Magenaffectionen, sowie gegen „sympathisches", bei Erkrankungen entfernter Organe erfolgendes Erbrechen etc. Morphin.

Rp. 577.
> *Morph. muriat. 0·1,*
> *Aqu. dest. 10·0.*
> *S. 10 Tropfen auf einmal, eventuell mehrmals im Tag zu wiederholen.*

Gegen uraemisches Erbrechen:
Rp. 578.
> *Menthol 0·1,*
> *Spirit. vin. concentrat. 100·0.*
> *D. S. 4—5mal täglich einen Kinderlöffel voll in einem Glase Wasser zu nehmen.*

Bei Hyperemesis gravidarum oder bei „sympathisch-nervösem" Erbrechen gelegentlich von Erfolg:

Rp. 579.
> *Tinct. iodin. 0·5,*
> *Aqu. dest. 150·0.*
> *S. 2stündl. 1 Esslöffel.*

Gegen den bei Lungen- oder Kehlkopftubercu-

lose öfters auftretenden, heftigen Brechreiz:

Rp. 580.
> *Kal. bromat. 10·0—20·0,*
> *Aqu. dest. 20·0.*
> *S. Zum Bepinseln der Rachenschleimhaut.*

Rp. 581.

Natr. bromat. 10·0—50 0.
Div. in dos. aequ. No. 10.
Da in chart. cerat.
S. 2—3mal täglich 1 Pulver in Wasser aufgelöst
  zu nehmen.

(Man beginnt mit den kleineren Dosen, 2—3 Gr. pro die, und steigt allmälich [nach jedem neuerlichen Anfalle um 1 Gr. pro die] bis auf 10 Gr. pro die.)

Wenn die durch Monate fortgesetzte Behandlung mit Bromnatrium keinen Effect erzielt, so ist eines der folgenden Mittel zu versuchen:

Rp. 582.

Atropin. sulfuric. 0·01,
Aqu. dest. 10·0.
S. Tägl. ¹/₂—1 Pravaz'sche Spritze zu injiciren.

Rp. 583.

Zinc. oxydat. 0·3—1·0,
Extr. Belladonn. 0·1,
Pul. rad. Valerian.,
Sacch. alb. $\overline{aa}$ 5·0.
M. f. pulv. Div. in dos. aequ. No. 10.
D. S. 3mal täglich 1 Pulver.

Rp. 584.

Inf. rad. Artemis. e 15·0:150·0,
Syr. rub. Idaei 20·0.
D. S. 2stündlich 1 Esslöffel.

Antihidrotica. Schweissbeschränkende Mittel.

Gegen die Nachtschweisse der Phthisiker abendliche Abwaschungen mit verdünntem Essig oder mit Wasser, dem etwas Citronensaft zugesetzt ist, oder mit Franzbranntwein; Trinken von Milch mit Cognac. Von Medicamenten:

Rp. 585.

Atropin. sulfuric. 0·01,
Pulv. et extr. Liquir. q. s. ut f. pill. No. 20.
D. S. Am Abend 1—2 Pillen.

Rp. 586.
Agaricin. 0·03,
Sacch. alb. 3·0.
M. f. pulv. Div. in `dos.
aequ. No. 10.
D. S. Abds. 1—2 Pulv.

Rp. 587.
Acid. camphorici 5·0.
Div. in dos. aequ. No.
10.
D. S. Abends 1—2 Pul-
ver.

Manchmal hilft das von N e u s s er empfohlene Natrium
telluric. (in Dosen von 00·2 — 00·3 pro die). Doch riechen
die Kranken nachher noch Tage lang nach Knoblauch.

Antipyretica. Fiebermittel. Antipyretische Behandlung, namentlich die durch Medicamente, im Allgemeinen
nur bei sehr hohem oder sehr lange andauerndem Fieber
angezeigt. Die Temperaturherabsetzung wird bewirkt:
a) d u r c h W ä r m e e n t z i e h u n g m i t t e l s t W a s s e r s:
Bei Kindern E i n w i c k l u n g in nasse Leintücher, bei
Erwachsenen B ä d e r von 16—18° R., wenn die Kranken
sehr schwach sind, Bäder von 22—26° R., die man durch
Zuschütten von kaltem Wasser allmählich·abkühlen kann.
Bei T y p h u s a b d o m i n a l i s gewöhnlich täglich ein
etwa $^1/_4$ stündiges Bad von 22° R. mit kalten Uebergiessungen im Nacken. Der Kranke im Bade zu frottiren.
Um dem Collaps vorzubeugen, vor dem Bade Wein zu
geben, ebenso in demselben; nach dem Bade, wenn der
Puls schwach wird, ebenfalls Wein, schwarzer Kaffee,
Cognac u. s. w. Wo die Bäder wegen äusserer Verhältnisse nicht durchführbar, kalte Einwicklungen und Waschungen. In manchen Fällen w a r m e B ä d e r von
25—26° R. wirksamer als kalte, namentlich in der dritten und vierten Woche des·A b d o m i n a l t y p h u s neben
Chinin angezeigt.

b) A n t i p y r e s e d u r c h M e d i c a m e n t e: Das häu-
figst gebrauchte Antipyreticum ist C h i n i n. Man gibt
(z. B. bei T y p h u s a b d o m i n a l i s), wenn, wie gewöhnlich, die stärkste Remission am Morgen eintritt:

Rp. 588.

Chinin. sulfuric. (od. mu-
riat.),
Sacch. alb. $\overline{aa}$ *1·5.*
M. f. pulv. Div. in dos.
aequ. No. 3.
D. S. Abends um 7 od
8 Uhr 1—2—3 Pulver
in ¹/₄stündl. Pausen.

Wenn flüssige Medica-
mente vom Kranken leichter
genommen werden:

Rp. 589.

Chin. bisulfur. 1·0—2·0,
Aqu dest. 60·0,
Syr. rub. Idaei 30·0.
D. S. In ¹/₂—1 Stunde
zu verbrauchen.

Gewöhnlich gibt man zwei Abende hinter einander
Chinin und setzt am dritten Abend aus.

Bei Pneumonia crouposa, wenn die Temperatur
am vierten oder fünften Tage 40⁰ übersteigt, ebenfalls
grosse Dosen Chinin, 1·5—2·0 Gr., in manchen Fällen
selbst 3—4 Gr. Aehnliche Verfahren bei anderen fieberhaften Erkrankungen.

Ein anderes Antipyreticum ist Natrium salicylic.:

Rp. 590.

Natr. salicylic. 3·0—5·0,
Aqu. dest. 150·0,
Succ. Liquir. 30·0.
S. Innerhalb ¹/₂ Stunde zu nehmen.

In den letzten Jahren sind mehrere neue Substanzen
dargestellt worden, die alle die Fiebertemperatur in den
meisten Fällen rasch und sicher herabsetzen. Hieher ge-
hören namentlich die folgenden:

Rp. 591.

Antipyrin 3·0,
Div. in dos. aequ. No. 5.
D. S. 2—3 Pulver in einstündigen Pausen.

Rp. 592. *Antifebrin.* 0·5—1·0,
 Sacch. *alb.* 2·0.
 M. f. pulv. Div. in dos. aequ. No. 5.
 D. S. 1—2 Pulver

Ferner das zuerst von v. Jacksch angewendete Thallin:

Rp. 593. *Thallin. sulfuric.* 1·0—1·25,
 Sacch. alb. 2 0.
 M. f. pulv. Div. in dos. aequ. No. 5.
 D. S. 1—2 Pulver.

Dasselbe jedoch wegen der Collapsgefahr jetzt weniger verwendet.

Antirheumatica. Rheumatismus heilende Mittel.

Gegen die Polyarthritis rheumatica acuta ist die Salicylsäure von geradezu specifischer Wirkung.

Rp. 594.
 Natr. salicyl. 10·0.
 Div. in dos. aequ. No. 20.
 D. S. Stündl. 1 Pulver
 in Oblaten.

Nach dem Zurückgehen der Schmerzen und Schwellung noch durch etwa acht Tage:

Rp. 595.
 Natr. salicylic. 3·0,
 Aqu. dest. 150·0,
 Syr. rub. Idaei 20·0.
 S. 2stündlich 1 Esslöffel.

Wenn das salicylsaure Natron nicht vertragen wird oder, was in ganz seltenen Fällen vorkommt, nicht wirkt zu versuchen:

Rp. 596.
 Natr. benzoic. 20·0,
 Sacch. alb. 10·0.
 M. f. pulv. Div. in dos. aequ. No. 30.
 D. S. Stündl. 1 Pulver.

In neuerer Zeit mit sehr gutem Erfolg nach der Empfehlung von Sahli:

Rp. 597.
 Salol.,
 Sacch. alb. $\overline{aa}$ 10·0.
 M. f. pulv. Div. in dos. aequ. No. 20.
 D. S. Stündl. 1 Pulver

Statt Natr. salicyl. wird auch Antipyrin mit gutem **Erfolge gegeben.**

9*

Rp. 598.
Antipyrini 6·0.
Div. in dos. aequ. No. 12.
D. S. 2stündl. 1 Pulver.

Eventuell können auch locale Dampfbäder an dem erkrankten Gelenke mit dem Gartner'schen Apparate angewendet werden.

Bei chronischem Gelenkrheumatismus die
obigen. Mittel zu versuchen, aber viel weniger wirksam.
Warme Bäder oder Gebrauch von indifferenten Thermen,
Schwefelbäder, Soolbädern etc. Innerlich noch zu versuchen Arsen oder:

Rp. 599.
Natr. iodat. 1·0—4·0,
Aqu. font. 150·0,
Syr. Moror. 20·0.
S. 2stündlich 1 Esslöffel.

Ferner Localbehandlung mit Kälte, Massage, Faradisation des Gelenks, Bepinselung der Haut mit Jodtinctur,
schmerzlindernde Einreibungen (s. Rp. 552—554); hie
und da auch wirksam:

Rp. 600.
Ichthyol.,
Vaselin $\overline{aa}$ *20·0.*
S. Einreibung; darüber Watta-Verband.

Auch bei acutem Gelenkrheumatismus anzuwenden.

Antiseptica. Desinficientia. Fäulnisswidrige Mittel.

Bei putriden Processen im Respirationsapparat (Bronchitis
putrida, Bronchiektasie, Gangraena pulmo-
num) neben entsprechender sonstiger Behandlung (namentlich bei Lungenbrand reichliche Zufuhr von Alkohol) Desodorisation der Sputa durch Inhalation von:

Rp. 601.
Ol. Terebinthin. 0·5—2·0,
Aqu. dest. 100·0.
S. Mittels Inhalations-
apparates mehrmals täg-
lich zu inhaliren.

Ebenso auch:
Rp. 602.
Aqu. Picis 5·0 – 50·0,
Aqu. dest. 100·0.
S. Zur Inhalation.

Ferner:
Rp. 603.
Acid. carbolic. 0·5—1·0,
Aqu. dest. 100·0,
(Aqu. Menth. pip. 20·0).
S. Zur Inhalation.

Ferner bei diesen Pro-
cessen innerlich:
Rp. 604.
Myrtol. 0·15.
Da in capsul. gelatinos.
Dent. tal. dos. No. 20.
D. S. Täglich 3 Pillen.

Bei Dilatatio ven-
triculi gegen die abnormen
Gährungsvorgänge und die
Anhäufung von Zersetzungs-
producten im Magen Aus-
spülung desselben mit antiseptischen Flüssigkeiten:

Rp. 605.
Kal. hypermanganic.
2·5—5·0,
Aqu. dest. 1000·0.
S. Mit der erwärmten
Flüssigkeit der Magen
jeden Abend auszuspülen.

Oder:
Rp 606.
Acid. thymic. 0·5—1·0,
Aqu. dest. 1000·0.
S. Wie das Vorige.

Ebenso auch $^{1}/_{4}$—$^{1}/_{2}$%ige
Lösungen von Carbolsäure.

Unter den Antisepticis ist wohl auch das Creosot in
seiner in letzter Zeit eingeführten Anwendung bei beginnender Tuberculosis pulmonum zu erwähnen. Man gibt:

Rp. 607.
Creosot. 1·0,
Sacch. lact. 5 0.
M. f. pulv. Div. in dos. aequ. No. 20.
Da in capsulis.
S. 3 Kapseln täglich.

Oder: Rp. 608.

> *Creosoti 0·1,*
> *Ol. jecor. Asell. 0·2.*
> *Da in capsul. gelatinos.*
> *Dent. tal. capsul. No. 50.*
> *D. S. 5 Kapseln täglich (nach dem Essen zu nehmen).*
> *Allmählich auf 10 Kapseln zu steigen.*

Wenn das Mittel den Appetit herabsetzt, ist es auszusetzen.

Antitypica. Gegen durch Malaria-Intoxication bedingte, typische Fieberanfälle, sowie gegen typische Neuralgieen, Congestionen etc. (Intermittens larvata):

Rp. 609.

> *Chinin. sulfuric. (oder muriat.) 2·0,*
> *Sacch. alb. 3·0.*
> *M. f. pulv. Div. in dos. aequ. No. 4.*
> *D. S. 12—6 Stunden vor dem Anfall 1—2 Pulver.*

(Bei sehr schweren Fieberanfällen grössere Dosen, bis zu 5 Gr. im Tag.) Nach Aufhören der Anfälle noch durch einige Tage:

Rp. 610.

> *Chinin. mur. 1·5,*
> *Sacch. alb. 3·0.*
> *M. f. pulv. Div. in dos. aequ. No. 5.*
> *D. S. Tägl. 1—2 Pulver.*

Wenn Chinin allein ausgebrochen wird, oder bei sehr schwerer Erkrankung:

Rp. 611.

> *Chinin. mur. 2·0,*
> *Opii. pur. 0·2,*
> *Sacch. alb. 3·0.*
> *M. f. pul. Div. in dos. aequ. No. 4.*
> *D. S. 12—6 Stunden vor dem Anfall 1 Pulver.*

Wenn Chinin in frischen Fällen nicht wirkt, oder bei inveterirten Wechselfiebern:

Rp. 612.

> *Sol. arsenic. Fowleri 5·0,*
> *Aqu. dest. 10·0.*
> *S. 2—3mal täglich nach dem Essen 5 Tropfen, allmählich bis auf's Doppelte zu steigen.*

Bei Ortsveränderung hören die Fieberanfälle öfters von selbst auf.

Astringentia. Zusammenziehende Mittel. Bei A n-
gina catarrhalis mässigen Grades neben Application
von Kälte meist von guter Wirkung:

Rp. 613.
 Aqu. Calc. 50·0,
 Aqu. font. 150·0.
 S. Gurgelwasser.
 Bei subacuter und chro-
nischer P h a r y n g i t i s auch :

Rp. 614.
 Alum. crud. 5·0,
 Aqu. dest. (od. Inf. fol.
  Salviae) 200·0,
 Tinct. Myrrh. 2·0.
 S. Gurgelwasser.

Bei **ganz** frischer Pharyngitis oder Angina Touchiren
mit Lapisstift öfter von abortiver Wirkung; statt des
Stiftes auch concentrirte Lösungen, wie:

Rp. 615.
 Argent. nitric. 0·5—2·0,
 Aqu. dest. 10·0.
 S. Zum Bepinseln.

Bei S t o m a t i t i s Ausspülung des Mundes mit:

Rp. 616.
 Tinct. Ratanh.,
 Tinct. Gallar. $\overline{aa}$ 15·0.
 D. S. 5—10 Tropfen in ein Weinglas voll
  Wasser zum Mundausspülen.

(Ueber astringirende Inhalationen bei Bronchoblen-
norrhöe s. „Expectorantia".)

Cardiaca. Herzstärkende Mittel. Bei Zeichen von
H e r z m u s k e l - I n s u f f i c i e n z in Folge von C o r adi-
posum, Vitium cordis etc., ferner bei acuter P e r i-
carditis:

Rp. 617.
 Inf. fol. Digitalis purp. e 0·2 — 0·5 — 1·0 : 180·0,
 Syr. rub. Idaei 20·0.
 S. 2stündlich 1 Esslöffel.

Oder: Rp. 618.

> *Pulv. fol. Digit. purp. 0·3—0·5,*
> *(Chin. mur. 0·3),*
> *Sacch. alb. 3·0.*
> *M. f. pulv. Div. in dos. aequ. No. 10.*
> *D. S. 3stündl. 1 Pulver.*

Die Digitalis stets nur durch einige — bis höchstens acht — Tage fortzugeben; wenn längerer Gebrauch des Mittels nothwendig, immer nach einigen Tagen eine mehrtägige Pause. Sowie die günstige Wirkung deutlich hervorgetreten, oder wenn der Puls verlangsamt oder arythmisch geworden, das Mittel auszusetzen.

Bei **Vitium cordis** wird gewöhnlich die Digitalis in der Weise verwendet, dass man am ersten Tag 0·2 pr. die gibt, dann um 0·1 jeden Tag steigt bis 0·5, darauf wieder absinkt und ganz aussetzt.

Statt Digitalis, wenn dieselbe nicht mehr vertragen wird, aber noch ein Herztonicum nothwendig ist, am besten:

Rp. 619.

> *Tinct. Strophant. 15·0.*
> *S. 3mal täglich 10—20 Tropfen.*

Ein anderes Ersatzmittel der Digitalis ist:

Rp. 620.

> *Pulv. herb. Adon. vern. 2·0,*
> *Sacch. alb. 3·0.*
> *M. f. pulv. Div. in dos. aequ. No. 10.*
> *D. S. 2stündl. 1 Pulver.*

Oefters auch als wirksam befunden:

Rp. 621

> *Spartein. sulfuric. 0·01,*
> *Sacch. alb. 3·0.*
> *M. f. pulv. Div. in dos. aequ. No. 10.*
> *D. S. 1—4 Pulv. im Tag.*

Bei allgemeinem Hydrops in Folge von Herzkrankheiten auch:

Rp. 622.

> *Coffein natrosalicyl. (od. citric.) 1·0—2·0,*
> *Sacch. alb. 3·0.*
> *M. f. pulv. Div. in dos. aequ. No. 10.*
> *D. S. 4—5 Pulver tägl.*

Vorzüglich wirkt bei allgemeinem Hydrops oft Diuretin (Knoll).

> Rp. 623.
> *Diuretini 5·0,*
> *Aqu. destill.,*
> *Aqu. Menth. pip. $\overline{aa}$ 100·0.*
> *D. S. Im Laufe eines Tages zu verbrauchen.*

Versagen sämmtliche Herzmittel und sind die Oedeme sehr bedeutend, so sind an beiden Beinen tiefe Incisionen mit nachfolgendem, antiseptischem (Holzwolle-Jodoform) Verband indicirt.

Bei Angina pectoris, sowie bei pseudo-stenokardischen Anfällen in Folge von Vitium cordis oder Endarteriitis chronica:

> Rp. 624.
> *Nitroglycerin. 0·01,*
> *Pulv. et extr. Liquir. q. s. ut f. pill. No. 20.*
> *D. S. Tägl. 1 Pille, dann allmählich zu steigen*
> *bis auf 3—5 Pillen.*

In derselben Weise zu verwenden die in der Wiener Hof-Apotheke erhältlichen Nitroglycerin-Tabletten. Ferner:

> Rp. 625.
> *Natr. nitros. 0·5,*
> *Sacch. alb. 3·0.*
> *M. f. pulv. Div. in dos. aequ. No. 10.*
> *Da in nebul.*
> *S. Täglich 1—2 Pulver.*

Cathartica. Abführmittel. Wenn es sich nur darum handelt, durch einen oder mehrere Tage ausgiebige Stuhlentleerungen zu erzielen, also bei temporärer Stuhlverstopfung, ferner behufs Ableitung bei Urämie, bei Congestionszuständen oder Entzündungen anderer Organe etc., je nach Bedürfniss leichtere oder stärkere Abführmittel, wie:

Rp. 626.

Ol. Ricin. 30·0.

S. ¹/₂—2 Esslöffel in Suppe oder Kaffee zu nehmen.

Rp. 627.

Extr. Cascar. Sagrad. fluid., Syr. cort. Aurant. āā 25·0.

S. Am Morgen 1—2 Kaffeelöffel.

Rp. 628.

Calomelan. 1·0, Sacch. alb. 2·0.

M. f. pulv. Div. in dos. aequ. No. 5.

D. S. 2stündl. 1 Pulver bis zu ausgiebig. Wirkung.

(Wenn Calomel nicht wirkt, muss bald ein anderes Abführmittel nachgegeben werden, um das längere Verweilen des Calomels im Darm und dadurch leicht entstehende Sublimatvergiftung zu verhindern.)

Rp. 629.

Calomelan. laev., Pulv. rad. Jalap. āā 0·6, Sacch. alb. 2·0.

M. f. pulv. Div. in dos. aequ. No. 3.

D. S. 2 - 3 Pulver in 2stündigen Pausen.

(NB. Darf, ebenso wie die folgenden Mittel, bei entzündeter Darmschleimhaut nicht gegeben werden.)

Milde Abführmittel, die z. B. bei acut fieberhaften Krankheiten verwendet werden können, sind auch die Mittelsalze, Natr. sulfuric., Magnes. sulfuric., oder die dieselben enthaltenden Mineralwässer, wie die glaubersalzhältigen Marienbader Brunnen oder die Bitterwässer von Ofen, Püllna, Saidschütz, Friedrichsball.

Von kräftigerer Wirkung sind:

Rp. 630.

Inf. folior. Sennae e 5·0—15·0:150·0, Syr. mannat. 20·0.

D. S. Die Hälfte auf einmal, eventuell nach einer Stunde den Rest.

Ferner Klystiere mit eiskaltem Wasser. Bei Ileus, wenn diese Klystiere nicht nützen, hohe Eingiessungen mit Wasser, mit eiskaltem Syphon, Klystiere mit 8- bis 10%iger Kochsalzlösung.

Bei sehr hochgradiger Stuhlverstopfung durch ange-häufte Kothmassen, bei mechanischer Darmstenose als energischst wirkendes Mittel:

Rp. 631.

> *Ol. Croton. gtt. 1,*
> *Ol. Ricin. 30·0.*
> *S. Der 4. Theil bis zur ganzen Dosis in Kaffee oder Suppe zu nehmen.*

Bei habitueller Obstipation neben entsprechender Diät fleissige Bewegung, Zimmergymnastik, Massage des Unterleibes, Faradisation der Bauchmuskeln durch starke Ströme; Gebrauch von salinischen Abführmitteln, am besten in Form der Mineralwässer von Marienbad, Karls-bad, Tarasp; bei blassen Individuen mit schlaffer Mus-culatur besser Franzensbad oder Elster.

Bei Ulcus ventriculi zur Anregung der Peristaltik behufs Entfernung des sauren Speisebreies aus dem Magen Gebrauch des künstlichen Karlsbader Salzes:

Rp. 632.

> *Sal. Carolinens. factit.*
> *100·0.*
> *(i. e. Natr. sulfuric. 44·0,*
> *Kal. sulfuric. 2·0,*
> *Natr. chlorat. 14·0,*
> *Natr. bicarb. 36·0).*
> *D. S. 1—2 Theelöffel auf ¹/₂ Liter warmen Wassers am Morgen zu nehmen.*

Bei chronischer Obstipa-tion auch manche pflanzliche Abführmittel gebraucht, z. B. als mildwirkendes Purgans das Pulvis Liquiritiae compositus der deutschen Pharmacopöe:

Rp. 633.

> *Fol. Senn,*
> *Rad. Liquirit. āā 10·0,*
> *Fruct. Foenic.,*
> *Sulf. depurat. āā 5·0,*
> *Sacch. alb. 30·0.*
> *D. S. Am Morgen 1 Kaffee-löffel.*

Stärker wirkt:

Rp. 634.

> *Extr. Aloës,*
> *Extr. Rhei,*
> *Pulv. rad. Rhei āā 2·0,*
> *Extr. Colocynth. 0·3.*
> *M. f. pill. No. 60.*
> *D. S. Jeden Abend 3—4 Stück.*

Ro. 635.
Extr. Aloës. 1·5,
Podophyllin.,
Extr. Belladonn. āā 0·5,
Extr. Taraxac. q. s. ut
f. pill. No. 30.
D. S. Tägl. 1—2 Pillen.

Zu versuchen wäre bei
Atonie der Darmmusculatur:
Rp. 636.
Extr. Fab. Calabar. 0·05,
Sacch. alb. 3·0.
M. f. pulv. Div. in dos.
aequ. No. 10.
D. S. 1—2 Pulv. im Tag.

Diaphoretica. Schweisstreibende Mittel. Zur Erzielung von Diaphorese bei leichten, acuten Erkältungs-
krankheiten Trinken von heissem Lindenblüthen- oder
Hollunder-Thee, wobei jedoch nur das heisse Wasser die
vermehrte Schweisssecretion hervorruft.

Behufs energischer diaphoretischer Wirkung bei
a c u t e r N e p h r i t i s mit stark verminderter Harnsecretion,
bei c h r o n i s c h e r p a r e n c h y m a t ö s e r N e p h r i t i s mit
starkem Hydrops w a r m e B ä d e r (34⁰ und darüber),
deren Temperatur noch durch Hinzugiessen von warmem
Wasser allmälich gesteigert werden kann; nach dem Bad
Einhüllung in warme Decken. Statt der Bäder auch Einwicklung in Leintücher, die in warmes Wasser getaucht
worden, und darüber mehrere Decken. Wenn Bäder
nicht anwendbar, P i l o c a r p i n, dasselbe jedoch bei Herzschwäche oder drohendem Lungenödem contraindicirt.

Rp. 637.
Pilocarp. mur. 0·1—0·2,
Aqu. dest. 10·0,
S. 1. Pravaz'sche Spritze zu injiciren.

Eventuell könnten auch locale Dampfbäder mit dem
G a r t n e r'schen Apparate zur Anwendung gelangen.

Diuretica. Harntreibende Mittel. Bei Hydrops in Folge
von Herzkrankheiten oder von Emphysema pulmonum;
bei a c u t e r N e p h r i t i s, wenn die Entzündungserscheinungen geschwunden und die Urinmenge spärlich ist,

bei chronischer Nephritis, wenn Erscheinungen chronischer Urämie auftreten etc., anzuwenden.

Rp. 638.
Inf. rad. Onon. spinos. e 10·0:200·0,
Liqu. Kal. acetic.,
Oxymell. Scill. āā 15·0.
S. 3stündlich 1 Esslöffel.

Durch Erhöhung des arteriellen Blutdrucks wirkt auch Digitalis diuretisch, ist also bei Hydrops in Folge von Herzschwäche (Vitium cordis, Emphysema pulmonum etc.) zu gebrauchen.

Rp. 639.
Inf. fol. Dig. purp. e 0·5—1·0 : 200·0,
Kal. nitric. 3·0,
Syr. rub. Idaei 20·0.
D. S. 2stündlich 1 Esslöffel.

(Ueber Anwendungsweise der Digitalis s. „Cardiaca" S. 135.)

In ähnlicher Weise wirkt auch Coffeïn.

Rp. 640.
Coffein. natrosalicylic. 2·0,
Sacch. alb. 3·0.
M. f. pulv. Div. in dos. aequ. No. 10.
D. S. 3stündl. 1 Pulver.

In neuerer Zeit wird bei Herzkrankheiten und bei Ascites in Folge von Leberkrankheiten wieder Calomel mit gutem Erfolg gegen den Hydrops gegeben:

Rp. 641.
Calomelan. 2·0,
Sacch. alb. 3·0.
M. f. pulv. Div. in dos. aequ. No. 10
D. S. Durch 2—3 Tage je 3—4 Pulver, eventuell nach einer Pause von einigen Tagen ein zweiter Cyclus.

Wenn starke Diarrhöe eintritt, etwas Opium.

Ueber die Anwendung von Diuretin und Incisionen vide „Cardiaca" S. 136).

Emetica. Brechmittel. Eines der beliebtesten Brechmittel ist:

Rp. 642.
>Pulv. rad. Ipecac. 3·0,
>Tartar. emetic. 0·15.
>M f. pulv. Div. in dos.
>aequ. No. 3.
>D. S. 1 Pulver, event.
>nach ¼ Stunde ein
>zweites.

Zweckmässiger ist in den
meisten Fällen:

Rp. 643.
>Apomorphin. mur. 0·1,
>Aqu. dest. 10·0.
>D. S. ½—1 Pravaz'sche
>Spritze zu injiciren.

Bei Vergiftungen mit Narcoticis oder mit Phosphor
auch:

Rp. 644.
>Cupr. sulfuric. 0·8,
>Aqu. dest. 40·0,
>Syr. rub. Idaei 10·0.
>S. Die Hälfte auf einmal; wenn nöthig, nach
>¼ Stunde den Rest.

Expectorantia. Hustenmittel. Zur Milderung des
Hustenreizes:

Rp. 645.
>Morph. mur. 0·05,
>Sacch. alb. 3·0.
>M. f. pulv. Div. in dos.
>aequ. No. 10.
>D. S. 3—4mal tägl.1 Pulv.
>Oder:

Rp. 646.
>Morph. mur. 0·02,
>Aqu. dest. 180·0,
>Syr. capill. Veneris 20·0.
>D. S. 2stündl. 1 Esslöffel.

Bei chronischen Affec-
tionen, namentlich bei Tuberculosis pulmonum mit dem
Morphin abwechselnd zu gebrauchen:

Rp. 647.
>Extr. Belladonn. 0·1,
>Sacch. alb. 3·0.
>M. f. pulv. Div. in dos.
>aequ. No. 10.
>D. S. 3mal tägl. 1 Pulver.

Oder: Rp. 648. Codein. 0·2,
>Sacch. alb. 5·0.
>Div. in dos. aqu. No. 10.
>D. S. 3—4mal täglich 1 Pulver.

Zur Verflüssigung des Secrets: Bei chronischen Katarrhen Gebrauch von alkalischen oder alkalisch-muriatischen Mineralquellen (Vichy, Salzbrunn, Giesshübl, Bilin, Ems, Selters, Gleichenberg.)

Bei chronischen Katarrhen und beginnender Phthise auch Kochsalzwässer (Kissingen, Homburg, Soden, Wiesbaden). Inhalation von Natr. chlorat. oder Ammon. chlorat. in $1/2$—1%igen Lösungen. Bei acutem, fieberhaftem Bronchialkatarrh, wenn nur spärliches zähes Secret besteht, kann man eventuell anwenden:

> Rp. 649.
> *Tartar. stibiat. 0·1,*
> *Aqu. dest. 150·0,*
> *Syr. rub. Idaei 20·0.*
> *S. 2stündlich 1 Esslöffel.*

Bei einfachem fieberlosem Katarrh oder wenn die Fiebererscheinungen bereits geschwunden, ebenso bei Pneumonie im Stadium der Lösung, wenn die Expectoration erschwert ist:

> Rp. 650.
> *Ammon. mur. 5·0—10·0,*
> *Aqu. dest. 150·0,*
> *Succ. Liquir. 30·0.*
> *S. 2stündlich 1 Esslöffel.*
>
> Oder:
> Rp. 651.
> *Ammon. mur.,*
> *Elaeos. Foenic. $\overline{aa}$ 5·0.*
> *M. f. pulv. Div. in doses*
> *aequ. No. 10.*
> *D. S. 3stündl. 1 Pulver.*

Zur Beschränkung der Secretion bei Bronchoblennorrhoe etc.:

> Rp. 652.
> *Alum. crud. 0·2—1·0,*
> *Aqu. dest. 100·0.*
> *S. Zur Inhalation.*

Weniger wirksam, aber auch den Magen weniger angreifend ist:

> Rp. 653.
> *Acid. tannic. 1·0—2·0,*
> *Aqu. dest. 100·0.*
> *S. Zur Inhalation.*

Auch Creosot, intern gegeben, von Erfolg. (vide Rp. 607 f.)

Weiterhin Einathmung desodorisirender Mittel (s. „Antiseptica").

Zur Erleichterung der Expectoration, wenn nur spärliches Secret vorhanden:

Rp. 654.
>*Inf. rad. Ipecac.*
>   *e 0·5 : 150·0,*
>*Syr. cort. Aurant. 20·0.*
>*S. 2stündl. 1 Esslöffel.*

Oder:

Rp. 655.
>*Apomorphin. mur. 0·05,*
>*Acid. mur. dil. gtts. 5,*
>*Aqu. destillat. 200·0.*
>*D. S. 2stündl. 1 Esslöffel.*

(Ein Zusatz von Syrup zersetzt das Apomorphin.)

Wenn die Bronchien mit Secret überfüllt sind, aber die Expectoration durch Kräftemangel erschwert ist:

Rp. 656.
>*Decoct. rad. Polygal.*
>   *Seneg. e 10·0 : 180·0,*
>*Liqu. Ammonii anisat.*
>   *1·0—4·0,*
>*Syr. cort. Aurant. 20·0.*
>*S. 2stündlich 1 Esslöffel.*

Rp. 657.
>*Acid. benzoic. 2·0,*
>*Sacch. alb. 3·0.*
>*M. f. pulv. Div. in dos.*
>   *aequ. No. 10.*
>*D. S. 2stündl. 1 Pulver.*

Bei drohendem Lungenödem:

Rp. 658.
>*Acid. benzoic. 2·0,*
>*Camphor. trit. 0·3 — 0·5,*
>*Sacch. alb. 3·0.*
>*M. f. pulv. Div. in dos. aequ. No. 10.*
>*D. S. 2stündlich 1 Pulver.*

Bei im Verlauf einer Pneumonie, einer chronischen Nephritis etc. sich entwickelndem Lungenödem neben Gebrauch von Excitantien (Champagner, schwarzer Kaffee mit Coguac, Kampher-Injection) Applicationen eines grossen, über die ganze vordere Brustfläche sich ausbreitenden Vesicans oder Sinapismus, sowie innerlich:

Rp. 659.
>*Plumb. acetic. 0·5,*
>*Sacch. alb. 3·0.*
>*M. f. pulv. Div. in dos. aequ. No. 10.*
>*D. S. 4—5 Pulver in ¼—½stündigen Zwischen-*
>   *räumen.*

Hypnotica. Schlafmachende Mittel. Das am meisten verwendete Hypnoticum ist Chloral.

Rp. 660.

Chloral. hydrat. 0·5—3·0,
Mucilag. Salep. 50·0,
Syr. rub. Idaei 20·0.
D. S. An 1—2 Abenden
zu verbrauchen.

Oder:

Rp. 661.

Chloral. hydrat. 2·0—5·0,
Aqu. font. 200·0.
S. Klysma.

Von gutem Erfolg öfters das von v. Jacksch zuerst verwendete Urethan.

Rp. 662.

Urethan. 2·5—5·0,
Sacch. alb. 5·0·
M. f. pulv. Div. in dos.
aequ. No. 10.
D. P. 2—3 Pulver im
Laufe des Abends zu
nehmen.

Weniger zuverlässig ist:

Rp. 663.

Paraldehyd. 2 0—4.0,
Aqu. dest. 50·0,
Syr. cort. Aurant. 20·0.
S. Die Hälfte oder die
ganze Dosis am Abend
zu geben.

Neuere Hypnotica sind ferner:

Rp. 664.

Amylenhydrat. 2·0—3 0,
Vin. malacens. 30·0.
S. Die Hälfte; wenn diese nicht wirkt, die ganze
Portion.

Besser ist Sulfonal, das nach dem Chloralhydrat wohl das .wirksamste Hypnoticum bildet:

Rp. 665. *Sulfonal. 10·0.*
Div. in dos. aequ. No. 10.
D. S. 1—2 Pulver am Abend.

Dasselbe ist in heisser Milch oder Suppe gelöst zu nehmen. Vor anhaltendem Gebrauch ist zu warnen.

(Morphin ist zwar ein vorzügliches Hypnoticum, eignet sich aber zum fortgesetzten Gebrauch nicht wegen der Gefahr des chronischen Morphinismus und wird mehr in solchen Fällen gegeben, wo der Schlaf durch die Schmerzen, welche die Grundkrankheit verursacht, gestört ist.)

Neurotica. Nervenmittel. Zur Herabsetzung der Erregbarkeit bei verschiedenen nervösen Zuständen eignet sich:

Rp. 666.

Natr. bromat. 5·0,
Aqu. dest. 100·0,
Syr. cort Aurant. 20·0.
S. 3 —6 Esslöffel täglich.

Oder auch:

Rp. 667.

Natr. bromat. 10·0,
Extr. Cannab. Indic. 0·1.
M. f. pulv. Div. in dos. aequ. No. 10.
D. S. 3mal tägl. 1 Pulver in Wasser.

Oft ist die Behandlung mit lauwarmen Bädern (26° und allmäliches Absinken der Temperatur)oder Abreibungen von gutem Erfolge begleitet. In anderen Fällen (bei Delirium tremens, Psychosen) Chloralhydrat, Morphin. Bei C h o r e a leistet neben leichter hydriatischer Behandlung und Galvanisation des Gehirns und Halsmarks mit schwachen Strömen meist gute Dienste:

Rp. 668.

Sol. arsenic. Fowleri 5·0,
Aqu. dest. 15·0.
S. Bei Kindern mit 4, bei Erwachsenen mit 6 Tropfen
3mal täglich nach der Mahlzeit zu beginnen, nach
je 5 Tagen um 1 Tropfen pr. dos. zu steigen bis
zu 12 Tropfen, dann wieder abzufallen.

Ebenso auch:

Rp. 669.

Acid. arsen. 0·001-0·005,
Aqu. font. 120·0,
Syr. Moror. 20·0,
S. 2—10 Esslöff. im Tag.

Gegen den T r e m o r bei multipler inselförmiger Sclerose, Paralysis agitans und anderen Nervenleiden nach E u l e n b u r g:

Rp. 670.

Sol. arsen. Fowler. 2·0,
Aqu. dest. 10·0.
S. Täglich 1 Pravaz'sche
Spritze zu injiciren,
allmälich bis auf 2
Spritzen zu steigen.

Gegen den Tremor bei Paralysis agitans ist Hyoscin in Gaben von 0·00005 anzuwenden (nicht dauernd, da Angewöhnung eintritt); 0.0001 rufen schon manchmal Intoxicationserscheinungen hervor.

Bei T a b e s d o r s a l i s kann man neben entsprechenden diätetischen Maassnahmen (nur mässige Bewegung, Zurückhaltung in sexueller Beziehung) sowie neben fortgesetzter hydriatischer Behandlung (Halbbäder, Abreibungen mit in Wasser von 18—20⁰ R. getauchten Tüchern) und Elektricität (Galvanisation des Rückenmarks mit schwachen, absteigenden Strömen durch 2—5 Minuten, zum Schluss einige Stromwendungen, Faradisation der Extremitäten) zeitweilig durch einige Wochen gebrauchen lassen:

Rp. 671.
Argent. nitr. 0·2,
Argill. q. s. ut f. pill. No. 20.
D. S. Täglich 2 Pillen.

Bei manchen Neuralgieen, namentlich bei I s c h i a s, öfters von Nutzen:

Rp. 672.
Ol. Terebinth. rectif. 5·0,
Pulv. et extr. Acori $\overline{aa}$ q. s. ut f. pill. Nr. 50.
D. S. Früh und Abends je 5 Pillen.

Bei nervösen Anfällen, wenn das Gesicht dabei blass ist, namentlich bei gewissen Formen der M i g r a i n e (Hemicrania sympathico-tonica) und bei A n g i n a p e ct o r i s vasomotoria:

Rp. 673.
Amylaether. nitros. 10·0.
S. 1—3 Tropf. auf ein Tuch gegossen einzuathmen.

Bei H y s t e r i e und N e u r a s t e n i e das wichtigste Moment die psychische Behandlung; daneben Hydrotherapie (Halbbäder von 22—26⁰ R. mit Uebergiessungen von 18—22⁰ R., Abreibungen, Einpackungen etc.), ferner viel verwendet die a l l g e m e i n e F a r a d i s a t i o n

nach Beard und Rockwell (die Füsse in einem Fussbad, in
welchem die eine Elektrode liegt, während mit der anderen
die Extremitäten, sowie namentlich die als schmerzhaft
bezeichneten Stellen faradisirt werden, besonders wirksam
dabei Application des faradischen Pinsels), sowie allgemeine Massage etc.

Mitunter ist eine Mastkur nach Weir-Mitchell
von gutem Erfolge begleitet. Dieselbe besteht darin, dass
man bei absoluter geistiger Ruhe und bei Ausschluss fast
aller activen körperlichen Bewegung die Nahrungsaufnahme enorm steigert, während hiebei die Assimilation
der zugeführten Speisen von Seite des Verdauungstractes
und die weitere Ausnützung der assimilirten Stoffe zum
Aufbau und zur Kräftigung der verschiedenen Gewebe
durch ausgiebige Massage und Faradisation der Körper-
musculatur unterstützt und ermöglicht werden soll. Die
Entfernung des Patienten aus seiner gewohnten Umgebung und Ueberführung in eine ihm fremde Wohnung
ist für das Gelingen der Cur fast unumgänglich nothwendig.

Bei Kranken, welche in ihrer Ernährung sehr herabgekommen sind und gewohnt waren, nur minimale Mengen von Nahrung zu sich zu nehmen, ist es am besten, im
Beginne der Cur eine ausschliessliche Milchdiät zu verordnen. Man lässt anfangs alle 2—3 Stunden 90—120
cm^3 Milch verabreichen und steigert die Dosis successive
derart, dass nach 3—4 Tagen innerhalb 24 Stunden
$1\frac{1}{2}$—2—3 Liter genossen werden. Es soll darauf
geachtet werden, dass die Kranken anfangs die Milch
nur schluckweise zu sich nehmen, so dass zum Trinken
eines $\frac{1}{2}$ Liters $\frac{1}{2}$—$\frac{3}{4}$ Stunde Zeit zur Verwendung
kommt. Nachdem die Verdauungsorgane durch diese
mehrtägige Milchdiät vorbereitet sind, lässt man auch andere Speisen verabreichen und geht zur Steigerung der
Nahrungszufuhr über, welche am 15. Tage bereits eine
exorbitante Höhe erreichen kann.

Am 3. oder 5. Curtage beginnt man zugleich mit
der Massage (steigend bis zu 2 Mal täglich durch $1\frac{1}{2}$

Stunden geübt), welche alle Weichtheile der Extremitäten, des Rückgrates, der Brust und des Bauches umfassen und die Muskelarbeit ersetzen soll.

Mitunter tritt während dieser Mastdiät besonders anfangs Erbrechen ein und die Kranken weigern sich, die verordneten Mahlzeiten zu sich zu nehmen. So lange die Zunge feucht bleibt, keine dauernde Uebelkeit besteht, so lange die Magengegend nicht besonders empfindlich auf Druck ist und überhaupt keine ausgesprochenen Zeichen eines intensiven Magenkatarrhs vorhanden sind, ist die gesteigerte Nahrungszufuhr fortzusetzen. Nur wenn sich die Zeichen eines heftigen Magen-Darmkatarrhes einstellen, ist für einige Tage die Zufuhr aller Speisen mit Ausnahme der Milch zu sistiren. Unter dem Einfluss der Milch gehen die Verdauungsstörungen innerhalb einiger Tage vorüber.

Um die Details und den Gang der Mastcur besser ersichtlich zu machen, diene folgender von B u r k a r t veröffentlichter Speisezettel einer Patientin, bei welcher es wegen des guten Zustandes der Verdauungsorgane nicht nöthig war, eine vorbereitende Milchdiät zu verordnen:

Am 18. Februar, dem Tage des Curbeginnes, bot der Speisezettel folgendes:

7$^{1}/_{2}$ Uhr Morg.: $^{1}/_{2}$ Liter Milch (30 – 45 Minuten Zeit bis zum vollständigen Verbrauch dieser Portion) 10 Uhr Morg. $^{1}/_{3}$ Liter Milch; 12$^{1}/_{2}$ Uhr Mittags 1 Suppe mit Ei, 50 *gr* gebratenes Fleisch, Kartoffelpurée; 3$^{1}/_{2}$ Uhr Nm. $^{1}/_{3}$ Liter Milch; 5$^{1}/_{2}$ Uhr Nm. $^{1}/_{2}$ Liter Milch; 8 Uhr Abends $^{1}/_{2}$ Liter Milch, 50 *gr* kaltes Fleisch, Weissbrot, Butter.

Am 19. Februar: Derselbe Speisezettel nur um 5 Zwieback mehr.

Am 22. Februar: Beginn der Massage und mit derselben eine besondere Steigerung der Nahrungszufuhr:

7$^{1}/_{2}$ Uhr Morg. $^{1}/_{2}$ Liter Milch und 2 Zwieback; 8$^{1}/_{2}$ Uhr Morg. Kaffee mit Sahne, Weissbrot, Butter;

10 Uhr Vrm. $^1/_2$ Liter Milch, 2 Zwieback; 12 Uhr Mittags $^1/_2$ Liter Milch; 1 Uhr Nachm. Suppe mit Ei, 100 *gr* Fleisch, Kartoffelbrei, 75 *gr* Pflaumencompott; 3 $^1/_2$ Uhr Nachm. $^1/_2$ Liter Milch; 5 $^1/_2$ Uhr Nachm. $^1/_2$ Liter Milch, 2 Zwieback; 8 Uhr Abends $^1/_2$ Liter Milch, 60 *gr* Fleisch, Weissbrot, Butter; 9 $^1/_2$ Uhr Abends $^1/_2$ Liter Milch, 2 Zwieback.

Am 24. Februar: Als Zulage um 8 $^1/_2$ Uhr Morg. 80 *gr* Fleisch.

Am 25. Februar: Abgesehen von der übrigen Diätverordnung werden zu Mittag um 1 Uhr im Ganzen 150 *gr* Fleisch und 125 *gr* Pflaumencompott verabreicht.

Am 26. Februar erhielt Patientin Mittags 1 Uhr 200 *gr* Fleisch und Abends 8 Uhr 80 *gr* Fleisch.

Am 29. Februar lautete der Speisezettel der verzehrten Nahrungsmittel wie folgt:

7 $^1/_2$ Uhr Morg. $^1/_2$ Liter Milch, 2 Zwieback; 8 $^1/_2$ Uhr Morg. Kaffee mit Sahne, 80 *gr* Fleisch, Weissbrot, Butter, geröstete Kartoffel; 10 Uhr $^1/_4$ Liter Milch, 3 Zwieback; 12 Uhr Mittag $^1/_2$ Liter Milch; 1 Uhr Nachm. Suppe mit Ei, 200 *gr* Fleisch, Kartoffel, Gemüse, 125 *gr* Pflaumencompott, süsse Mehlspeise; 3 $^1/_2$ Uhr Nachm. $^1/_2$ Liter Milch; 5 $^1/_2$ Uhr Nachm. $^1/_2$ Liter Milch; 8 $^1/_2$ Uhr Abends 80 *gr* Fleisch und $^1/_2$ Liter Milch; 9 $^1/_2$ Uhr Abends $^1/_2$ Liter Milch, 2 Zwieback. Dieser Diätzettel blieb bis zum 31. März in Kraft.

Während dieser Zeit, also innerhalb 43 Tagen, hatte die Kranke 13 *kg* an Gewicht zugenommen.

Bei Spinal-Irritation neben entsprechendem diätetischem Regime Eisbeutel oder Chapman'scher Schlauch durch mehrere Stunden des Tages am Rücken zu tragen, ferner eventuell Brom, Sulfonal, Antipyrin etc.

Obstruentia. Stopfmittel. Das beste Stopfmittel ist Opium, namentlich bei einfachem acutem Darmkatarrh anzuwenden (wenn derselbe nicht durch noch im Darmcanal befindliche, schädliche Ingesta unterhalten wird, in welchem Falle für rasche Entfernung derselben Sorge zu tragen ist). Man gibt als Stopfmittel beim acuten Darmkatarrh am besten:

Rp. 674.
> *Tinct. Opii simpl. 5·0.*
> *S. 5—10 Tropfen auf Zucker; eventuell nach 6 — 8 Stunden die Dosis zu wiederholen.*

Oder auch Klystiere mit Stärkemehl-Aufkochung.

Opium wirkt aber auch sehr gut bei mehr chronisch verlaufenden Durchfällen, beim c h r o n i s c h e n D a r m - k a t a r r h, bei D a r m - U l c e r a t i o n e n verschiedener Art (bei tuberculösen Geschwüren jedoch erst in vorgeschrit- tenen Stadien der Phthise zu geben), bei der D y s e n - t e r i e etc. Man verordnet es da meist in Verbindung mit anderen unterstützenden Mitteln, z. B.:

Rp. 675.
> *Pulv. Doveri 1·0,*
> *Sacch. alb. 2·0.*
> *M. f. pulv. Div. in dos. aequ. No. 10.*
> *D. S. Je nach Umständen 3—6 Pulv. im Tag.*

Rp. 676.
> *Opii pur. 0·1—0·2,*
> *Alum. crud.*
> *Pulv. gummos. āā 2·0.*
> *M. f. pulv. Div. in dos. aequ. No. 10.*
> *D. S. 3mal tägl. 1 Pulver.*

Bei D y s e n t e r i e auch Opium-Klystiere:

Rp. 677.
> *Extr. Opii aquos. 0·2,*
> *Mucilag. Salep.,*
> *Aqu. dest. āā 100·0.*
> *S. Zu 2 Klystieren.*

Bei Diarrhöen im Verlauf acuter Infectionskrankheiten zweckmässig ein aromatisches Vehikel:

Rp. 678.
Inf. herb. Meliss. e 10·0 : 200·0,
Tinct. Opii simpl. gtta. 5—25.
S. 2stündlich 1 Esslöffel.

Bei Darm-Ulcerationen, namentlich bei katarrhalischen, folliculären, sowie bei dysenterischen neben entsprechender Diät (Schleimsuppe, Tapiocca, Arrowroot, Bouillon mit etwas Eisweiss oder Eigelb, Cacao, Chocolade, Leube-Rosenthal'sche Fleischsolution, Pepton, Burgunder Wein) und Gebrauch warmer Bäder, sowie über die Nacht um den Leib zu tragender warmer Ueberschläge, intern:

Rp. 679.
Bismuth. subnitric. 10·0.
Div. in dos. aequ. No. 10.
D. S. Jede 2. Stunde ein Pulver.

Bei starken Durchfällen damit abwechselnd:

Rp. 680.
Bismuth. subnitric. 10·0,
Extr. Opii aquos. 0·1.
M. f. pulv. Div. in dos. aequ. No. 10.
D. S. Jede 2. Stunde 1 Pulver.

Bei verschiedenen Arten von Diarrhöe, namentlich bei veraltetem chronischem Darmkatarrh, kann man nach Empfehlung Rossbach's anwenden:

Rp. 681.
Naphthalin. 5·0.
Div. in dos. aequ. No. 10.
Da in capsul. amylac.
S. 3 – 10 Kapseln im Tag.

Refrigerantia. Kühlende Mittel. Bei Fieber als durstlöschendes und kühlendes Getränk Sodawasser, Limonade oder:

Rp. 682.
Succ. Citr. 30·0,
Syr. simpl. 10·0.
S. Zum Getränk.

Ebenso:
Rp. 683.
Acid. phosphoric. 5·0,
Syr. simpl. 50·0.
S. Zusatz zum Getränk.

Resorbentia. Resorptionsbefördernde Mittel. Um die Aufsaugung von Exsudaten, z. B. nach Pericar ditis oder Peritonitis zu befördern, Hautreize, z. B.:

Rp. 684.
Tinct. iodin.,
Tinct. Gallar. $\overline{aa}$ *25·0.*
S. Die Haut über den erkrankten Theilen damit einzupinseln.

Ebenso:
Rp 685.
Sapon. virid. 50·0,
Ol. Lavandul. 1·0.
S. Tägl. 1-2mal mandel- bis walnussgr. Stücke einzureiben.

Bei Pericarditis auch Auflegen von Emplastr. Cantharidum. Nach Peritonitis Umschläge mit warmem Salzwasser (vorher immer die Haut mit Vaselin einzureiben) oder einer erwärmten Borsäure-Lösung; ferner Gebrauch von Soolbädern oder von indifferenten protrahirten lauen Bädern. Bei pleuritischen Exsudaten wirkt oft Natr. salicyl. gut.:

Rp. 686.
Natr. salicyl 10·0
Div. in dos. aeq. No. 20.
D. S. Stündl. ein Pulver.

Roborantia. Tonica. Kräftigende Mittel. Bei verschiedenen anämischen Zuständen, nach acuten Krankheiten, nach erschöpfenden chronischen Diarrhöen etc., nach starken Blutverlusten (wenn dieselben nicht durch sogenannte active Blutungen hervorgerufen wurden), insbesondere aber bei Chlorose neben kräftiger Nahrung, Landaufenthalt, fleissiger Bewegung im Freien, Gebrauch von Eisen durch längere Zeit fortzusetzen, man beginnt mit den am leichtesten verdaulichen Präparaten:

Rp. 687.
Tinct. Ferr. pomat.,
Tinct. Absynth. $\overline{aa}$ *20·0.*
D. S. 3mal täglich 20
Tropfen nach d. Mahl-
zeit.

Rp. 688.
Ferr. lactic. 1·0,
Pulv. et extr. Liquir. $\overline{aa}$
q. s. ut f. pill. No. 50.
D. S. 3mal tägl. je 5 Pil-
len nach der Mahlzeit.

Rp. 689.
Ferr. carbon. saccharat. 1·0,
Elaeosacch. Calam. 2·0.
M. f. pulv. Div. in dos. aequ. No. 10.
D. S. 3mal täglich 1 Pulver.

Rp. 690.
Tinct. Ferr. albuminat. 100·0.
D. S. 2mal täglich 1 Kaffeelöffel nach der
Mahlzeit.

Eisenwässer werden gewöhnlich gut vertragen, man verordnet die Wässer von Schwalbach, Spaa, Szliács in Ungarn, Srebrenica in Bosnien (Guberquelle); im Beginn der Eisenbehaudlung besser kohlensäurehältige Wässer, wie Pyrmont, Driburg, Cudowa. Eventuell auch Seebäder.

Bei gleichzeitiger Stuhlverstopfung Franzensbad, Marienbad, Elster, Tarasp; oder wenn man Eisen in medicamentöser Form gibt, dasselbe zweckmässig mit Rheum zu verbinden, z. B.:

Rp. 691.
Ferr. Hydrog. reduct. 1·0,
Extr. Rhei aquos. 3·0,
Pulv. rad. Rhei q. s. ut
f. pill. No. 50.
D. S. 3mal. tägl. je 5 Pill.

Bei Malaria-Kachexie zweckmässig Eisen m. Chinin:

Rp. 692.
Ferr. carb. sacchar. 1·0,
Chinin. muriat. 2·0,
Sacch. alb. 3·0.
M. f. pulv. Div. in dos.
aequ. No. 10.
D. S. 3mal tägl. 1 Pul-
ver nach der Mahlzeit.

Zu den Tonicis kann man auch den Phosphor rechnen, insoferne derselbe bei Osteomalacie und Rhachitis das Festwerden der Knochen entschieden zu befördern scheint. Man kann bei Erwachsenen geben:

Rp. 693.
Phosphor. 0·02,
Mucil. gumm. Arab.,
Pulv. Tragacanth. $\overline{aa}$ q. s. ut f. pill. No. 20.
D. S. Tägl. 1—2 Pillen.

Stomachica. Verdauungsbefördernde Mittel.

Bei dyspeptischen Zuständen, namentlich von anämischen Individuen oder von fiebernden Kranken, sowie in späteren Stadien des chronischen Magenkatarrhs:

Rp. 694.
Acid. mur. dil. pur. 20·0.
D. S. Vor der Mahlzeit 5 Tropfen in einem Weinglas voll Wasser zu nehmen.

Damit kann man verbinden:
Rp. 695.
Vin. Pepsin. 50·0.
S. Nach der Mahlzeit 1 Kaffeelöffel.

Bei atonischer Verdauungsschwäche, gegen die Appetitlosigkeit von Chlorotischen oder Potatoren (nicht aber bei einem organischen Magenleiden) reine oder aromatische Bittermittel, am besten in Form von Tincturen, da der Alkohol selbst die Verdauung anregt. Sehr beliebt ist:

Rp. 696.
Tinct. Rhei vinos. (Darell.),
Tinct. aromatic. $\overline{aa}$ 25·0.
D. S. 3mal täglich 1 Theelöffel
$\frac{1}{2}$ Stunde vor der Mahlzeit.

Ein sehr gutes Stomachicum, selbst gegen die das Carcinoma ventriculi begleitenden dyspeptischen Erscheinungen oft wirksam, ist Cortex Condurango.

Rp. 697.
>Cort. Condurang. 15·0,
>Aqu. dest. 300·0.
>Macera per horas 12,
>Dein coque ad col. 150·0.
>Adde Syr. Cinnam. 20·0.
>S. 2—3mal täglich 1 Esslöffel.

Oder noch besser:

Rp. 698.
>Vin. Condurang. 200·0.
>S. Täglich 2—3 Esslöffel.

Oder:

Rp. 699.
>Vini Condurango 20·0,
>Tinct. Rhei vin Dareli 80·0
>D. S. 2—3mal tägl. 1 Essl.

Styptica. Blutstillende Mittel.

Bei Haemoptoë absolute Ruhe im Bett bei einer Zimmertemperatur von 14—15° R.; der Kranke darf nur kalte Flüssigkeiten geniessen, am besten nur eiskalte Milch; jede Aufregung und Anstrengung, selbst vieles Sprechen zu vermeiden. Ein Eisbeutel auf die Herzgegend. Verschlucken eines Esslöffels voll Kochsalz manchmal von coupirender Wirkung. Im Uebrigen von Medicamenten am besten:

Rp. 700.
>Plumb. acet. 0·5,
>Morph. mur. 0·05,
>Sacch. alb. 3·0.
>M. f. pulv. Div. in dos. aequ. No. 10.
>D. S. 2stündl., bei profusen Blutungen selbst stündlich 1 Pulver.

Eventuell subcutane Ergotin-Injectionen:

Rp. 701.
>Ergotin. pur. 5·0,
>Aqu. dest. 15·0,
>Acid. carbolic. 0·1,
>Morph. mur. 0·2.
>S. ¹/₂—1 Pravaz'sche Spritze voll zu injicir., eventuell nach einer Stunde eine 2. Dosis.

Oder: Rp. 702.

Morph. mur. 0·2,
Atropini sulf. 0·01,
Aqu. dest. 10·0.
D. S. Injection. Zu Handen des Arztes.
¹/₂—1 Pravaz'sche Spritze voll.

Aehnlich ist das Verfahren bei anderen Blutungen aus inneren Organen, z. B. bei Haematemesis; der Kranke soll da in den ersten 24 Stunden gar nichts geniessen, am zweiten und dritten Tage nur abgekochte, eiskalte Milch, esslöffelweise, dann noch durch 8—10 Tage nur flüssige Nahrung. So lange die Blutung andauert, Schlucken von Eispillen, ein Eisbeutel auf den Magen; von Medicamenten nur Morphium (innerlich) oder Opium von Nutzen Bei allen innerlichen Blutungen mitunter das Abbinden der Extremitäten von glänzendem Erfolge: Man umschnürt die Oberarme und Oberschenkel in der Weise, dass die Venen an den peripher gelegenen Theilen strotzend gefüllt sind, aber der Arterienpuls in den peripheren Theilen noch deutlich zu fühlen ist. Die Binden können ¹/₂ bis mehrere Stunden liegen bleiben, müssen aber dann sehr vorsichtig und allmählich gelöst werden, sonst recidivirt die Blutung.

Wenn Collaps eingetreten, Excitantia, Einwicklung der Extremitäten mit einer Flanellbinde oder Esmarch'schen Binde, eventuell eine Kochsalz-Infusion (s. S. 120).

Therapie der Nasen- und Hals-Krankheiten
an
Professor Dr. Leopold von Schrötter's
Klinik und Ambulatorium.

———

Rhinitis, Coryza. Nasenkatarrh. Schnupfen. In acuten
Fällen genügt entsprechendes diätetisches Verhalten.

Bei R h i n i t i s c h r o n i c a Ermittelung der Ursache.
Ist dieselbe in V e r b i e g u n g e n d e s S e p t u m s und
dadurch bewirkter Stauung des Secrets in einem Nasenloch gegeben, Erweiterung des verengten Nasengangs
durch L a m i n a r i a - S t i f t e; Zerstörung der prominirenden
Partieen mit Galvanocauter. Genaues Nachsuchen nach
einem etwa vorhandenen n e k r o t i s c h e n K n o c h e n und
Entfernung desselben. Bei einfachem chronischen Nasenkatarrh:

Rp. 703.

> *Mercur. sublim. corrosiv. 0·015,*
> *Aqu. font. 120·0,*
> *Tinct. Opii crocat.,*
> *Aqu. Lauroceras. $\overline{aa}$ gtts. 6.*
> *S. Mehrere Male des Tags aufzuschnupfen, dabei*
> *der Kopf nach verschiedenen Seiten zu neigen.*

A u s s p r i t z e n der Nase mittelst einer Hartgummispritze, an deren Ansatz ein kleines Drainagerohr steckt,
das in den unteren Nasengang eingeführt wird, worauf
der Patient das entsprechende Nasenloch von Aussen
comprimirt, den Mund öffnet und den Kopf etwas senkt,
um so die Flüssigkeit durch den Nasenrachenraum herausfliessen zu lassen. Als Ausspritzungs-Flüssigkeiten

verwendet man $^1/_4$—$^1/_2$ %ige Lösungen von Natr. chlorat. oder Natr. bicarbonic.

In subacuten Fällen, wenn es noch nicht zu Hypertrophie der Schleimhaut gekommen, Ausspritzung mit Astringentien (Alaun, Tannin), oder besser Bougies nasales:

Rp. 704.

    Acid. tannic. 0·06—0·12,
    Gelatin. q. s. ut f. bacill.
    nasal. No. 6.

S. *Allabendlich in beide Nasenlöcher oder (wenn dies nicht vertragen wird) nur in eines ein Stück einzuführen.*

(Den Bougies ist etwas Watte nachzuschieben, um das Ausfliessen der schmelzenden Gelatine zu verhindern.) In ebensolcher Weise verwendet man:

Rp. 705.

    Cupr. sulfuric. 0·1—0·2,
    Gelatin. q. s. ut f. bacill.
    nasal. No. 10.

S. *Nasenbougies.*

Bei hypertrophischer Rhinitis Zerstörung der verdickten Schleimhautpartieen, am besten durch Galvanokaustik, eventuell auch durch Chromsäure oder Lapis in Substanz. In neuerer Zeit wurde in diesen Fällen öfters versucht:

Rp. 706.

    Acid. lactic.,
    Aqu. dest. $\overline{aa}$ 30·0.
    S. *Aeusserlich.*

(Die Application der Milchsäure geschieht mittelst Pinsels oder durch Einführung von in Milchsäure getränkten Watta-Tampons. Man steigt von den 50percentigen Lösungen allmälig zu stärkeren Concentrationen bis zur reinen Milchsäure auf.) Bei empfindlichen Individuen vor Anwendung der Milchsäure:

Rp. 707.

    Cocain. muriat. 0·5,
    Aqu. dest. 10·0.
    S. *Zur Bepinselung der Nasenschleimhaut.*

Bei **Rhinitis sicca** mit Borkenbildung Bepinselung der Nasenrachenhöhle mit Jodglycerin.

Rp. 708.

> *Jod. pur. 0·2,*
> *Kal. iodat. 0·3,*
> *Glycerin. 30·0.*
> *S. Zum Bepinseln.*

In neuerer Zeit statt des Jodglycerins auch:

Rp. 709.

> *Alumin. aceto-tartaric. 1·0,*
> *Aqu. dest. 10·0.*
> *S. 1—2mal tägl. einzupinseln (vorher*
> *immer die Nasenhöhle mit Salzwasser*
> *auszuspritzen.)*

Ozaena. Stinknase. Bei Syphilis und Scrophulose Allgemeinbehandlung neben der localen. Bei Caries entsprechendes chirurgisches Verfahren. Das Wichtigste ist die Desodorisation des Secretes durch fleissiges Ausspritzen der Nase:

Rp. 710.

> *Kal. hypermanganic. 5·0,*
> *Aqu. dest. 100·0.*
> *S. Zu ¹/₂ Liter warmen Wassers 1 Kaffeelöffel*
> *zuzusetzen und damit die Nase auszuspritzen.*

Ebenso:

Rp. 711.

> *Acid. carbolic. 1·0—2·0,*
> *Glycerin. 5·0,*
> *Aqu. font. 200·0.*
> *S. Zum Ausspritzen der*
> *Nase.*

Zu demselben Zweck auch:

Rp. 712.

> *Jodoform. pulv. 0·06,*
> *Gelatin. q. s. ut f. bacill.*
> *nasal. No. 6.*
> *D. S. In ein od. beide Na-*
> *senlöcher einzuführen.*

Bei Syphilis und Scrophulose Bepinseln der Nasenschleimhaut mit:

Rp. 713.
Kal. iodat. 0·5,
Jod. pur. 0·3,
Glycerin. 50·0.
S. Zur Einpinselung.
Auch Ausspritzung mit:

Rp. ·714·
Jod. pur. 0·2,
Kal. iodat. 1·0,
Glycerin. 10·0,
Aqu. font. 200·0.
S. Ausspritzung.

Angina catarrhalis. Pharyngitis acuta. Acuter Rachenkatarrh. Dunstumschläge um den Hals, Eispillen, Gebrauch von schleimigen Gurgelwässern, wie:

Rp. 715.
Decoct. folior. Malv.
     e 20·0 : 200·0,
Tinct. Opii simpl. 1·0.
S. Gurgelwasser, erwärmt
   zu gebrauchen.

Ebenso:

Rp. 716.
Decoct. Althaeae 200·0,
Tinct. Opii simpl. gtts. 15.
Syr. Diacodii 20·0.
S. Wie das Vorige.

Im Allgemeinen bei Rachenaffectionen:

Rp. 717.
Kal. hypermangan. cryst. 0·03,
Aqu. destillat. 300·0.
S. Gurgelwasser.

Angina phlegmonosa. Angina tonsillaris. Eitrige Mandelentzündung. Kalte Umschläge, Eispillen, Gurgeln mit hypermangansaurem Kali. Bei starken Schlingbeschwerden oder heftigen Schmerzen:

Rp. 718.
Cocain. mur. 1·0,
Aqu. dest. 10·0.
S. Zum Bepinseln der
   Rachenschleimhaut.

Lindernd und in manchen Fällen geradezu abortiv wirkt Scarification der entzündeten Theile mit (bis gegen die Spitze gedecktem) Messer.

Gebotenen Falls Eröffnung des Tonsillarabscesses. Bei häufiger Wiederkehr der Affection Entfernung der Tonsillen durch Tonsillotomie, nur wenn dieselben gerade nicht entzündet sind, auszuführen.

Pharyngitis chronica. Chronischer Rachenkatarrh.

Starkes Rauchen, namentlich von Cigarretten, rauchige und staubige Locale, schwere Alcoholica und stark gewürzte Speisen zu meiden.

Rp. 719.
Acid. tannic. 2·0,
Aqu. font. 200·0,
Spir. Frument.,
Syr. Diacod. $\overline{aa}$ 10·0.
S. Gurgelwasser.

Ebenso:

Rp. 720.
Alum. crud. 3·0,
Aqu. font. 200·0,
Syr. Moror. 20·0.
S. Gurgelwasser.

Rp. 721.
Spir. vin. Gallic.,
Aqu. font. $\overline{aa}$ 100·0.
S. Gurgelwasser.

Rp. 722.
Alum. crud. (oder Acid.
tann.) 5·0,
Aqu. font. 200·0,
Syr. Diacodii,
Spir. Frument. $\overline{aa}$ 10·0,
Tinct. Opii simpl. 3·0.
S. Gurgelwasser.

In hartnäckigen und namentlich in auf constitutioneller Grundlage beruhenden Fällen:

Rp. 723.
Argent. nitric. 2·0—24·0,
Aqu. dest. 100·0.
S. Zum Bepinseln.

Bei Pharyngitis granulosa Aetzungen mit Lapis oder Chromsäure in Substanz oder Galvonakaustik. In neuerer Zeit auch concentrirte Milchsäure versucht.

Angina crouposa et diphtheritica. Croup und Diphtheritis des Rachens.

Entsprechende Allgemeinbehandlung. Antipyrese. Kälte, Eispillen, Gurgeln mit Kal. hypermanganic.

Rp. 724.
Aqu. Calcis,
Aqu. dest. $\overline{aa}$ 500·0.
S. Mittelst Siegle'schen Inhalations-Apparates fort-
während in der Nähe des Kranken zu zerstäuben.

11*

Rp. 725.

Chloral. hydrat. 3·0.

Glycerin. 30·0.

S. 4—5mal täglich mittelst Charpiepinsels
aufzutragen.

Versuchsweise wohl auch Pinselungen mit Milchsäure.

Syphilis pharyngis. Rachensyphilis. Bei syphiliti-
schen Plaques, dem papulösen Syphilid, wenn die
Affection frisch ist, Bepinselung mit Jod-Tinctur, ältere
Plaques mit Lapis zu touchiren.

Gegen Ulcera syphilitica des Pharynx: Bepinselung mit Jod-Tinctur oder der Lugol'schen Lösung:

Rp. 726.

Jod. pur. 1·0.

Kal. iodat. 2·0.

Glycerin. (vel. Aqu. dest.) 30·0.

S. Einzupinseln.

Laryngitis acuta. Acuter Kehlkopfkatarrh. Einathmung von Wasserdämpfen oder:

Rp 727.

Inf. flor. Sambuci e 10·0 : 200·0,

Aqu. Laurocer. 2·0

S. Erwärmt einzuathmen.

Diese Einathmungen finden aus einem einfachen
Wassergefäss statt, indem dieses und der Kopf des Patienten zusammen mit einem Tuch bedeckt werden.

Bei starkem Husten-
reiz:

Rp. 728.

Morph. muriat. 0·05,

Natr. bicarbonic. 4·0.

M. f. pulv. Div. in dos.
aequ. No. 10.

S. 3 Pulver täglich.

Bei gleichzeitiger Nei-
gung zu Stuhlverstopfung:

Rp. 729·

Morph. muriat. 0·05,

Extr. Aloës aquos. 0·3,

Sacch. alb. 4·0.

M. f. pulv. Div. in dos.
aequ. No. 12.

S. 2—4mal tägl. 1 Pulver.

Laryngitis chronica. Entsprechende diätetische Vorschriften, namentlich Verbot des Rauchens. Die Localtherapie mit Inhalationen zu beginnen, während der Dauer der Inhalationskur häufige laryngoskopische Untersuchung, um die Patienten an diese zu gewöhnen und dadurch auch für eventuelle energischere Localbehandlung geeigneter zu machen. Zur Inhalation wird am häufigsten verwendet, namentlich auch bei Complication mit Tracheal- und Bronchialkatarrh:

Rp. 730.
Ol. Juniper.,
Ol. Terebinth. rectif. $\overline{aa}$ 15 0.
S. Zur Einathmung.

(In ein Gefäss mit siedendem Wasser werden Morgens und Abends Anfangs 3 Tropfen, jeden 2. Tag um einen bis zwei Tropfen mehr, bis zu 30 Tropfen hineingegossen und die Dämpfe dieser Mischung direct aus dem Gefäss bei darüber gehaltenem Kopf eingeathmet.)

In anderen Fällen:

Rp. 731.
Alum. crud. 1·0—2·0,
Aqu. destillat. 100·0.
S. Zur Inhalation.

Rp. 732.
Acid. tannic. 0·5—1·0,
Spir. vin. Gallic. 5·0,
Aqu. dest. 50·0.
S. Zur Inhalation.

Diese 2 letzteren Inhalationen werden mittelst des Schrötter'schen Zerstäubungsapparates 2—4mal täglich ausgeführt. Bei häufigem Hustenreiz setzt man der Inhalationsflüssigkeit vor jedesmaligem Gebrauch 10—20 Tropfen Opiumtinctur zu.

Wenn die Inhalationen nicht in kurzer Zeit zum Ziele führen, Einblasungen mittelst Insufflationsrohres auszuführen.

Rp. 733.
Alum. crud. pulveris.,
Pulv. gummos. $\overline{aa}$ 10 0.
S. Zur Einblasung.

Oder:

Rp. 734.

Alum. crud. pulv. (oder
   Acid. tannic.),
Sacch. alb. $\overline{aa}$ *5·0,*
Morph. mur. 0·5.
S. Zum Einblasen.

Wenn die Einblasungen nicht genügenden Erfolg haben, Bepinselungen mit:

Rp. 735.

Argent. nitric. 1·0—12·0,
Aqu. dest. 50·0.
M. Da in vitro nigro.
S. Zum Bepinseln.

Die stärkeren Lösungen verwendet man bei starker Verdickung der Stimmbänder. Wenn nach den Einpinselungen Glottiskrampf auftritt, lässt man tiefe Inspirationen machen oder einen Schluck kalten Wassers trinken.

Oedema glottidis. Glottisödem. Eispillen, kalte Umschläge um den Hals oder Einreibung des Halses mit Jodglycerin (s. Rp. 726), die eingeriebenen Stellen mit Guttaperchapapier zu bedecken. Eventuell ein Brechmittel. Scarification der den Kehlkopfeingang verlegenden Wülste.

Laryngitis crouposa et diphtheritica. Häutige und brandige Bräune. Anwendung von Kälte innerlich und in Form von Umschlägen, Gurgeln mit hypermangansaurem Kali. Einathmung von Wasserdämpfen oder:

Rp. 736.

Kal. hypermangan. 0·2,
Aqu. dest. 100·0.
S. Stündlich mittelst Schrötter'schen Zerstäubungsapparates zu inhaliren.

Ebenso Einathmungen von Aqua Calcis oder von:

Rp. 737.

Acid. carbolic. 0·5,
Aqu. dest. 100·0.
S. Zur Inhalation.

Im weiteren Verlauf bei starker Dyspnoë und noch kräftigem Puls eventuell ein Brechmittel, am besten Injection von 1 Centigramm Apomorphin. Bei sehr hohem Fieber Chinin, Antipyrin. Bei Collaps Excitantia. Bei drohender Erstickungsgefahr Tracheotomie.

Perichondritis laryngea. Im Beginne antiphlogistisches Verfahren; Einreibung von J o d g l y c e r i n a m H a l s e, V e r schlucken von E i s t ü c k c h e n, I n h a l a t i o n von (mittelst des S c h r ö t t e r'schen Apparates) zerstäubten warmen Flüssigkeiten (Wasser mit etwas Opiumtinctur, Lösungen von Kal. hypermanganic., Carbolsäure etc.). Bei Perichondritis syphilitica geringeren Grades B e p i n s e l u n g des Kehlkopfinneren mit J o d g l y c e r i n (Rp. 708). Bei Oedem der Weichtheile um den Aditus laryngis S c a r i f i c a t i o n derselben. Bei acuter Steigerung der Erscheinungen von Larynx-Stenose rechtzeitig, vor dem Eintreten der Kohlensäure-Ueberladung, T r a c h e o t o m i e, danach weiter locale Behandlung. Wenn die Entzündungserscheinungen abgelaufen sind und eine n a r b i g e L a r y n x - S t e n o s e zurückbleibt, m e c h a n i s c h e D i l a t a t i o n derselben mittelst der von Prof. v. S c h r ö t t e r angegebenen Hartgummi-Bougies oder Zinnbolzen mit dreieckigem Querschnitt.

Tuberculosis laryngis. Kehlkopfschwindsucht. a) Bei der i n f i l t r i r t e n F o r m gegen die Anschwellungen Einpinselung von Milchsäure. Man beginnt mit:

> Rp. 738.
> *Acid. lactic. 5·0,*
> *Aqu. dest. 10·0.*
> *S. Zum Bepinseln.*

Allmälich steigt man mit der Concentration bis zur reinen Milchsäure. Die Einpinselungen werden gewöhnlich täglich, wenn ein Schorf sich entwickelt, aber erst bei beginnender Abstossung desselben wiederholt. Bei P e r i c h o n d r i t i s t u b e r c u l o s a, wenn äusserlich Schwellung des Schildknorpels nachweisbar ist, Einreibungen mit Jodglycerin. Bei Bildung von Abscessen baldige Eröffnung derselben. (S. ferner unter „Perichondritis" S. 167). Wenn hochgradige Schlingbeschwerden bestehen:

> R. 739.
>> *Morph. muriat. 0·5,*
>> *Sacch. alb. 5·0.*
>> *S. Mittelst Insufflationsrohrs einzublasen.*

In neuerer Zeit statt dessen besser:

> Rp. 740.
>> *Cocain. muriat. 1·0,*
>> *Aqu. dest. 8·0,*
>> *Spir. vin. rectificat. 2 0.*
>> *S. Einzupinseln.*

b) Bei der u l c e r ö s e n F o r m ebenfalls in erster Linie directe Behandlung der Geschwüre durch Bepinselung mit Milchsäure, wobei mit 25%iger Lösung zu beginnen. Die ersten Einpinselungen sehr vorsichtig auszuführen. Bei empfindlichen Individuen vorher cocainisiren.

Bei ausgedehnten Ulcerationen und grosser Schwäche des Patienten (Complication mit vorgeschrittener Lungen- oder Darmtuberculose), wo die Milchsäurebehandlung eventuell gefährliche Reaction hervorrufen könnte, Gebrauch von J o d o f o r m ; 1—2mal täglich Einblasung von reinem Jodoform oder von:

Rp. 741.

Jodoform.,
Amyl. pur. āā 10·0.
S. Einzublasen.

Oder Bepinselung mit:
Rp. 742.
> *Jodoform. 4·0,*
> *Aether. sulfuric. 20·0.*
> *S. 2mal tägl. einzupinseln.*

Auch:

> Rp. 743. *Menthol. 5·0,*
>> *Ol. Olivar. 25·0.*
>> *S. Einige Tropfen mittelst Kehlkopf-*
>> *spritze zu injiciren.*

In neuerer Zeit werden Pinselungen mit Resorcin
mit anscheinend gutem Erfolge versucht:

Rp. 744. *Resorcini,*
       Aqu. dest. $\overline{aa}$ 30·0.
     D. S. Zum Pinseln.

Bei grosser Schmerzhaftigkeit der Geschwüre und bei
Schlingbeschwerden:

  Rp. 745.
      Morph. muriat. 1·0,
      Jodoform.,
      Amyl. $\overline{aa}$ 5·0.
     S. Zum Einblasen.

Bei hochgradigen Schlingbeschwerden Einpinselung
mit 10%iger Cocainlösung.

Bei starker Schwellung Inhalationen mit:

  Rp. 746.
      Natr. boracic. 1·0,
      Aqu. font. 150·0,
      Aqu. Lauroceras. 5·0.
     S. Täglich mehrmals mittelst Schrötter'schen Zer-
       stäubungs-Apparates zu inhaliren.

Nach Bedarf der Inhalationsflüssigkeit vor dem Gebrauch 10—20 Tropfen Opium-Tinctur zuzusetzen.

Syphilis laryngis. Kehlkopfsyphilis. Einreibungscur
oder Jod:

Rp. 747.

Kal. iodat. 5·0,
Pulv. et extr. Liquir. $\overline{aa}$ q. s.
  ut f. pill. No. 30.
S. 2mal täglich je 3 Pil-
  len.

Oder:

Rp. 748.
  Natr. iodat. 20·0.
  Div. in dos. aequ. No. 20.
  D. S. Täglich 2—3 Pulver
    in Wasser.

In schweren Fällen auch Combination von Mercur-
Einreibungen und innerlichem Gebrauch von Jodsalzen.
Local Einpinselung der Haut des Halses mit Jodtinctur
oder mit:

Rp. 749.
Kal. iodat. 2·0,
Jod. pur. 0·2,
Glycerin. 20·0.
S. Einzupinseln.

Eventuell auch Bepinselung der Kehlkopfschleimhaut mit Jodglycerin. Bei Ulcerationen Aetzung der Geschwüre mit Argentum nitricum in starker Lösung oder selbst in Substanz (mittelst Aetzmittelträgers).

Paresis musculorum laryngis. Lähmung von Kehlkopfmuskeln. Behandlung der ursächlichen Erkrankung (Katarrh, Syphilis, Hysterie etc.). Die durch Katarrh entstandenen Lähmungen einzelner Muskeln schwinden oft durch die blosse Behandlung des ersteren. Im Uebrigen Faradisation, entweder die Elektroden zu beiden Seiten des Kehlkopfs zu appliciren, oder endolaryngeale Faradisation (eine Elektrode aussen am Kehlkopf, die andere im Sinus pyriformis aufzusetzen).

Corpora aliena in larynge. Fremdkörper im Kehlkopf. Extraction mittelst Kehlkopfpincette oder Kehlkopfzange. Zur Erleichterung des Verfahrens, wenn nöthig, Anästhesirung der Pharynx- und Larynxschleimhaut durch Einpinselungen mit 10%iger Cocainlösung.

Ist der Fremdkörper auf laryngoskopischem Wege nicht zu entfernen, Laryngotomie.

Tracheitis. Luftröhrenkatarrh. Bei acutem Katarrh Inhalationen von:

Rp. 750.
Spir. vin. rectificat. 100·0,
Aqu. Laurocerasi 0·5.
S. Ein halber Kaffeelöffel in einen Topf siedenden Wassers, zur Inhalation.

Bei starkem Hustenreiz Einathmung von:

Rp. 751.
Tinct. Opii simpl. 5·0,
Aqu. Laurocer. 60·0.
S. 1 Kaffeelöffel in das nicht ganz mit Wasser
gefüllte Inhalationsglas, zur Inhalation.

In neuerer Zeit:

Rp. 752.
Cocain muriat. 0·5 — 1·0,
Aqu. destillat. 50·0.
S. Mittelst Zerstäubungsapparates zu inhaliren.

Bei chronischem Katarrh Einathmung von Ol.
Terebinth. oder von stark verdünntem Alkohol.

Aus

weil. Hofrath Prof. Dr. Theodor Meynert's
Klinik für Psychiatrie.

A. Ueber die Ausstellung von Parere's behufs Aufnahme auf die psychiatrische Klinik.

Wenn die Ueberbringung eines Geisteskranken auf die psychiatrische Klinik angezeigt erscheint, so ist demselben ein Parere mitzugeben, durch welches der pathologische Geisteszustand des Patienten, sowie die Nothwendigkeit, den Kranken der Pflege und Ueberwachung der Klinik zu übergeben, dargethan wird. Dieses Parere ist von einem Polizeibezirksarzt des Bezirkes auszustellen, in welchem der Patient wohnt, oder in welchem er wegen störender oder gemeingefährlicher Handlungen polizeilich angehalten wurde; in dringenden Fällen kann auch der den Patienten behandelnde Arzt das Parere abfassen; das aber dann vom Polizeiarzt vidirt werden soll. Das Parere muss nicht etwa die Diagnose der Geisteskrankheit enthalten, an welcher der Patient leidet, noch weniger soll es nur aus dieser Diagnose bestehen oder gar aus einer ganz laienhaften Benennung der Krankheit, wie z. B. „Pat. N. N. leidet an religiösem Wahnsinn" oder „ . . . leidet an Liebeswahn" etc.; vielmehr soll dasselbe eine kurze Schilderung der Handlungen oder Aeusserungen des Patienten liefern, vermöge welcher derselbe geisteskrank erscheint, sowie darlegen, wodurch die Uebergabe des Patienten an die psychiatrische Klinik nothwendig geworden. In letzterer Beziehung kömmt hauptsächlich in Betracht, dass der Kranke durch Aeusserungen oder Handlungen störend oder gemeingefährlich ist, oder dass bei der Natur seiner Krankheit solche Zustände zu befürchten sind, in denen der Patient störend wird oder sich oder Andere beschädigen kann; ferner dass der Patient keine oder eine ungenügende häusliche Pflege und Ueberwachung zur Verfügung hat. Am besten wird das Parere nach folgendem, vom Herrn Hofr. Meynert entworfenem Fragebogen abgefasst:

1. Vor- und Zuname.
2. Alter, Stand, Religion.
3. Charakter oder Beschäftigung.
4. Geburtsort, Vaterland.
5. Zuständigkeit.
6. Letzter Wohnort.
7. Wegen welcher Anlässe oder Conflicte erschien der Aufzunehmende anormal?
8. Welche Krankheitszeichen beobachtete oder erfuhr der Aussteller des Parere's?
9 Wie lange dauert die Krankheit, ist sie periodisch oder recidive?
10. Welche etwaigen Ursachen der Erkrankung sind bekannt?
11. Erscheint der Kranke störend oder gemeingefährlich?
12. Anmerkung.
   Datum.   Unterschrift.

Es ist natürlich nicht in allen Fällen dem Aussteller des Parere's möglich, alle oben genannten Rubriken auszufüllen; unter allen Umständen aber sollen die Punkte Nr. 7, 8 und 11 durch Thatsachen und nicht durch allgemein gehaltene Redewendungen ausgeführt werden, da hiedurch nicht nur die Motivirung für die Ueberbringung des Patienten in die Klinik gegeben, sondern auch den Aerzten der Klinik, sowie der Anstalt, in welche der Kranke eventuell von dort aus gebracht wird, die wichtigste Grundlage

für die Untersuchung und oft auch für therapeutische Maassnahmen, sowie andererseits auch für die Beurtheilung, ob
ein Kranker wieder der häuslichen Pflege übergeben werden
kann, geliefert wird. Punkt Nr. 5 ist insoferne wichtig,
als die Kranken, sobald ihre Zuständigkeit nachgewiesen
ist, in die betr. Landes-Irrenanstalt transportirt werden,
wesshalb auch, wenn möglich, dem Parere der Heimats-
schein des Patienten beigelegt werden soll.

B. Therapie von Geisteskrankheiten.

Melancholie, Kleinheitswahn, Selbstanklagewahn.
Leichte Fälle können unter guten Verhältnissen in häuslicher Behandlung bleiben. Die Indicationen für Abgabe
in eine Anstalt sind: Selbstmordversuch, Nahrungsverweigerung, Armuth. Kräftige Ernährung durch proteïn-
reiche, aber reizlose Kost. Bei N a h r u n g s v e r w e i -
g e r u n g zunächst die Speisen weiter dem Kranken hin-
zustellen, der sie oft, wenn er sich unbemerkt glaubt,
doch zu sich nimmt; wenn dies nicht der Fall, flüssige
Nahrung durch eine Schnabeltasse einzugiessen; wenn
dies nicht zum Ziele führt und die Nahrungsverweigerung
mehrere Tage anhält, k ü n s t l i c h e F ü t t e r u n g mittelst
Magenschlauches, welcher durch die Nase eingeführt wird
und an dessen oberem Ende ein Trichter sich befindet,
um die Nahrung mit eventuell beigegebenen Medicamenten
bequem eingiessen zu können. Die Fütterung 1—2mal
täglich vorzunehmen; die Nährflüssigkeit warm und gut
durchgeseiht, am besten Milch mit Eidottern (1—2 Liter
Milch und 12 Eidotter pro die), mit einer entsprechenden
Menge Kochsalz, eventuell auch Wein.
Wenn die Einführung des Schlauches durch Zurück-
würgen desselben in die Mundhöhle unmöglich ist:
Chloralklysma. (2 bis 4 Gr. Chloralhydrat auf ein Klysma).
Unter der Einwirkung des Chlorals nehmen dann die Patienten mitunter Nahrung spontan. Auch leichte Chloro-
formnarcose ermöglicht die Einführung des Magen-

schlauches. Bei der künstlichen Fütterung ist die Möglichkeit des Eindringens des Magenschlauches in den Kehlkopf oder unter Umständen des Eindringens von Speisetheilen durch die Eustachische Trompete in das Mittelohr im Auge zu behalten. In den meisten Fällen Bettruhe angezeigt.

Roborirende Medicamente, Chinin, Eisen, Arsen:

Rp. 753.
> *Ferr. oxydat. dialysat. 10·0,*
> *Chinin sulfuric. 5·0,*
> *(Extr. Aloës 1·0),*
> *Pulv. et extr. Liquirit. q. s. ut f. pil. Nr. 100.*
> *D. S. 3mal täglich je 4 Pillen.*

Rp. 754.
> *Ferr. sulfuric.,*
> *Kali. carbonic. $\overline{aa}$ 15·0,*
> *Gumm. Tragacanth. q. s. ut f. pil. Nr. 96.*
> *D. S. 3mal täylich 2—3 Pillen.*

Rp. 755.
> *Ferr. carbonic,*
> *Natr. bicarbonic.,*
> *Pulv. rad. Rhei. $\overline{aa}$ 5·0,*
> *Sacch. alb. 10·0.*
> *M. f. pulv. Da ad scat.*
> *D. S. 3mal täglich 1 Messerspitze voll.*

Rp. 756.
> *Ferr. oxydat. dialysat. 5·0,*
> *Aquae font. 150·0,*
> *Aquae Cinnamom. 50·0.*
> *S. Tagsüber zu verbrauchen.*

Ferner die Solut. Pearsonii:

Rp. 757.
> *Natr. arsenicos. 0·05,*
> *Aquae destill. 100·00.*
> *S. 3mal des Tages 1 Kaffeelöffel nach den Mahlzeiten.*

Oder Aqua Roncegno oder Aqua Levico dreimal ein Esslöffel voll nach den Mahlzeiten.

Gegen Obtsipation besser Drastica: Rheum, Aloë, Podophyllin als die in grösseren Mengen einzuführenden Mineralwässer.

Bei menstrualen Blutverlusten zunächst Bromnatrium, dann:

Rp. 758.

Ergotini dialysati 2·0,
Glycerini 8·0.
D. S. 2mal des Tages
10—20 Tropfen wäh-
rend der Menses.

Rp. 759.

Ergotin. bis depur. 6·0,
Gumm. Tragacanth. q. s.
ut fiant pil. Nr. 60.
D. S. 3—6 Pillen tägl.

Rp. 760.

Ergotin. bis depur. 2·0,
Glycerini,
Aquae destill. $\overline{aa}$ 4·0.
S. Tägl. ¹/₂—1 Pravaz'sche Spritze zu injiciren.

Oder man injicirt Ergotin de Bombellon, täglich ¹/₂ Pravaz'sche Spritze.

Mildere Formen von Melancholie können in Kurorten mit Eisenwässern und mässig auflösenden Wässern (z. B. Marienbader Ferdinandsbrunnen) behandelt werden.

Bei Lymphdrüsenerkrankung:

Rp. 761. *Natr. jodati 6·0,*
Aqu. destill. 180·0.
D. S. Vormittags ein Esslöffel voll.

Oder Trinkkur in Lubatschowitz, Hall.

Herabsetzung des erhöhten arteriellen Druckes anzu-streben durch prolongirte laue Bäder von 27—28⁰ R., Inhalation von Amylnitrit, innerlichen Gebrauch von Chinin, Natr. salicylicum, Antipyrin, Antifebrin, Phena-cetin, Salol.

Als Reizmittel wirken: Regen-Douche auf den Kopf, Alcoholica, Spiritus vini Gallicus, Cognac theelöffelweise mehrmals im Tage; kleine Dosen Morphin zu 0·01.

Als Sedativum, in der höheren Dosis als Schlafmittel Bromnatrium:

Rp. 762.
> *Natr. bromat. 6·0.*
> *Div. in dos aequ. Nr. 3.*
> *D. S. 1—2 Pulver in 1 Glas Wasser aufgelöst.*

Bei Schlaflosigkeit:

Rp. 763.
> *Sulfonal. 10·0.*
> *Div. in dos. aequ. No. 10.*
> *D. S. Abend 1—2 Pulver in heisser Suppe oder Milch.*

Der anhaltende Gebrauch des Sulfonal bedenklich. Ein neueres gutes Schlafmittel ist Somnal.

Rp. 764.
> *Somnal. 10·0,*
> *Aquae destill. 45·0,*
> *Sol. succi Liquiritae oder Syr. rub. Idaei 20·0.*
> *D. S. Ein Esslöffel voll mit Milch oder Himbeersaft.*

Manie, Tollheit. Behandlung selten ausserhalb einer Anstalt möglich.

Kräftige, reizlose Ernährung, roborirende Mittel: Eisen und Arsen wie bei Melancholie. Protrahirte laue Bäder. Zu meiden Kopf-Douchen und Alcoholica.

Gegen den erniedrigten Gefässdruck nicht nur beim weiblichen Geschlechte Secale cornutum.

Rp. 765.
> *Ergotin. bis depur. 0·3,*
> *Aqu. font. 180·0,*
> *Syr. rub. Idaei 20·0.*
> *D. S. In einem Tag zu verbrauchen.*

Als Sedativa Opiate und Natr. bromatum. Gegen Schlaflosigkeit dieselben Mittel wie bei Melancholie.

Circuläre Geistesstörung. Mehrjährige, fortlaufende Behandlung nothwendig; sie ist im melancholischen und im manischen Stadium wie bei der einfachen Melancholie und Manie, die lichten Zwischenstadien nach der Manie sind wie latente Melancholie, die nach der Melancholie wie latente Manie zu behandeln. Es ist daher nach einigen Wochen exspectativen Verhaltens der drohenden Melancholie durch laue Bäder, Chinin, der Wiederkehr der Manie durch kühle Behandlung, Anwendung von Secale cornutum entgegen zu wirken.

Rp. 766.
Pulv. Secal. cornut. 5·0.
Div. in dos. aequ. No. 10.
D. S. Täglich 2—3 Pulver in Wasser zu nehmen.

Roborirende, möglichst nahrhafte Diät in keinem Stadium ausser Acht zu lassen.

Amentia, Verwirrtheit. („Acuter Wahnsinn, allgemeiner Wahnsinn, Manie, Tobsucht, Melancholie mit Aufregung, Melancholie mit Stumpfsinn" der Autoren.) Meist Behandlung in einer Anstalt nothwendig, da in einer solchen Selbstmord und Gewaltthat am wahrscheinlichsten vermieden, die Ernährung energisch durchgeführt werden kann. Doch ist der Aufenthalt daselbst möglichst zu kürzen, da verständige häusliche Pflege in gewohnter, unveränderter Umgebung das Wiederklarwerden begünstigt.

Möglichste Hebung des Ernährungszustandes. Protrahirte laue Bäder von 27—28° R. Bei Reizzuständen möglichst anhaltende Bettruhe, Eisumschläge oder Eiskappe auf den Kopf. Bei Congestionen:

Rp. 767. *Pulv. Sec. corn. rec. 4·0,*
Pulv. fol. Digit. 1·0,
Extract. Liquiritiae q. s.
ut fiant pil. No. 50.
S. 2mal täglich 3 Pillen.

Rp. 768.
Ergotin. bis depur. 2·0,
Glycerini 10·0,
Aqu. destill. 20·0.
S. Eine Pravaz'sche Spritze zu injiciren.

Bei andauernder hochgradiger Erregung: Isolirzelle, Morphininjection 0·03—0·05! auf einmal oder 0·02 mehrmals im Tage. Bei kräftigem und regelmässigem Puls Bromnatrium bis 15·00! pro die in dünner Lösung oder in Suppe. Oder man gibt Chloralhydrat:

Rp. 769.
Chloral. hydrat. 6·0.
Div. in dos. aequ. No. 3.
D. S. Chloralhydrat.

Man gibt Abends 1 Pulver in einem Glas Wasser aufgelöst; bei Wirkungslosigkeit deisersten nach 2 Stunden die beiden anderen auf einmal. Ist das Medicament intern dem tobenden Kranken nicht beizubringen, so gibt man 2—3 Pulver in einem Klysma.

Nach erreichter Schlafwirkung kann man die Betäubung fortsetzen durch Weiterreichen von:

Rp. 770.
Chloral. hydrat. 10·0,
Aqu. destill. 150·0,
Syrup. rub. Idaei 50·0.
D. S. Stündlich ein Esslöffel voll.

Bei gestörtem Schlaf: Sulfonal oder Somnal. Rp. 763, 764). Bei Angstzuständen auch Chloral mit Brom combinirt oder Opium in grossen Dosen:

Rp. 771.
Chloral. hydrat. 3·0,
Natr. bromat. 5·0,
Aquae font. 120·0,
Syr. simpl. 50·0.
S. Den dritten Theil auf einmal; wenn dies
*   nicht wirkt, nach 1—2 Stunden den Rest.*

Rp. 772.
Extr. Opii aquos. 0·5,
Sacch. alb. 5·0.
M. f. pulv. Div. in dos. aequ. No. 10
D. S. 3—6 Pulver täglich.

Bei Congestionen ist häufig ein Senfteig in den Nacken ein gutes Schlafmittel. Bei längerer Anwendung ist mit den Schlafmitteln zu wechseln und man wird auch zu den minder sicher wirkenden, wie Paraldehyd und Amylenhydrat greifen:

Rp. 773.
Paraldehyd. 3·0 — 5·0,
Syrup. cort. Aurant. 25·0.
S. Am Abend zu nehmen.

Rp. 774.
Amylen. hydrat. 2·0--4·0,
Succ. Liquirit. 10·0,
Aquae destill. 100·0.
S. Am Abend die Hälfte oder die ganze
Portion zu nehmen.

Bei Stupor Kopfdouche aus mässiger Höhe und mit nicht zu tiefer Temperatur, mit Vorsicht kann allgemeine Galvanisation, auch Faradisation angewendet werden; häufige Lageveränderung zur Vermeidung von Decubitus.

Bei tiefer Regungslosigkeit, bei anämischen und jüngeren Leuten Amylnitrit-Inhalation. Kampherwein (3—5 Löffel pro die), Pepsinwein, Cognac.

Rp. 775.
Spir. vin. Gallic. 20·0.
S. 3stündlich ein Kaffeelöffel.

Rp. 776.
Camphor. monobromat. 1·0,
Sacch. alb. 2·0.
M. f. pulv. Div. in dos. aequ. No. 10.
D. S. 3—4 Pulver täglich.

Bei bulbären Reizsymptomen (Hyperästhesie der Sinne, Neuralgien besonders des Quintus, Angst, Röthung des Gesichtes etc.) consequente Opiumbehandlung. Chinin, Natrium salicyl., Antifebrin, Phenacetin, Salol, Antipyrin sind zu versuchen. Bei Betheiligung der weiblichen Sexualorgane Secale und Bromnatrium.

Gegen die Recidiven von Puerperalpsychosen bei nachfolgenden Geburten empfiehlt sich, den Geburtsact in der Narcose und wo möglich beschleunigt zu vollziehen und schon vorher die Mutter mit dieser tröstlichen Aussicht zu beruhigen.

Bei Amentia in Folge Intoxication durch Blei od. Alkaloide symptomatische Behandlung und möglichst rasche Entfernung der toxischen Substanzen aus dem Körper. Bei im Verlaufe der chronischen Alkoholintoxication auftretendem **Delirium tremens,** alkoholischer Verwirrtheit in der Anstalt exspectatives Verhalten, meist Isolirung geboten, Alkohol wird vollständig entzogen; nur bei Collaps Wein, Cognac, starker Kaffee. Bei Herzschwäche auch Digitalis (mit Vorsicht) oder:

Rp. 777.
Coffein. natrobenzoic. 1·0,
Aquae font. 150·0,
Syr. rub. Idaei 25·0.
D. S. 3 mal täglich 1 Esslöffel.

Schlaf ist nur bei häuslicher Behandlung zu erzwingen durch Chloralhydrat, Sulfonal, Somnal.

Gegen Angstzustände:

Rp. 778.
Extr. Opii aquos. 0·5—1·0,
Sacch. alb. 3·0.
M. f. pulv. Div. in dos. aequ No. 10.
D. S. 3stündlich 1 Pulver.

Oder:

Rp. 779.
Tinct. Opii simpl. 10·0.
D. S. 10—20 Tropfen im Tag.

Oder:

Rp. 780. *Extr. Opii aquos.* 0·5,
  Glycerin.,
  Aqu. destill. $\overline{aa}$ 5·0.
  D. S. Täglich 1 Pravaz'sche Spritze zu injiciren.

Bei Lyssa Chloralhydrat bis 10·0 p. die als Klysma.

Paranoia, Wahnsinn. („Primäre Verrücktheit. Chronischer, partieller Wahnsinn. Verfolgungswahn und Grössen-
wahn" der Autoren.) Je nach Beschaffenheit der Wahnideen Behandlung im Hause, Wechsel des Aufenthaltes
oder Anstaltspflege, wo dem Kranken Gelegenheit zur
Arbeit geboten ist. Die Angstgefühle durch allgemeines
Regimen, welches Blutbildung und Kräftigung anstrebt,
zu bekämpfen. Gebrauch von Eisen (Rp. 753—756) oder:

Rp. 781. *Sol. arsenic. Fowleri,*
  Aqu. destill. $\overline{aa}$ 5·0.
  D. S. Täglich 3mal 5 Tropfen, allmälich steigend
  bis auf 50 Tropfen im Tag.

Oder die Solutio Pearsonii (Rp. 757) oder Roncegno-
Wasser. Gegen peinliche Unruhe, neuralgische Empfin-
dungen, Schlaflosigkeit Bromnatrium, Sulfonal, Somnal,
Natrium salicylicum, Chinin und die anderen den Gefäss
druck beeinflussenden Mittel.

Bei hypochondrischen Klagen über Beschwerden des
Verdauungstractes: Salzsäure, Eccoprotica, Carminativa,
hydrotherapeutische Reize.

Bei Reizzuständen im Gebiete der Beckenorgane Bromnatrium, Secale cornutum, bei chronischer Entkräftung
durch Blutverluste:

Rp. 782.
  Extract. fluid. Gossyp. herbac. 30·0.
  D. S. Täglich 2—3 Kaffeelöffel.

Rp. 783.
  Extr. fluid. Hydrast. canad. 30·0.
  D. S. 2—4mal täglich 20 Tropfen.

Bei Klagen über Impotenz sowie bei reizbarer Schwäche grosse Dosen Chinin, Bromnatrium, Lupulin, Ergotin, auch Herabsetzung der Reflexerregbarkeit durch kühlende hydrotherapeutische Behandlung, Kühlsonde in der Harnröhre, spinal angewendete Elektricität.

Bei Erkrankung des Gehörapparates Behandlung dieser Affection.

Paralysis progressiva. Paralytische Geistesstörung. Prophylaktisch, wenn, namentlich bei einem 35—50jährigen Mann, Symptome beobachtet werden, wie sie gewöhnlich die Prodromalerscheinungen der Paralyse darstellen (Gedächtnissabnahme, Zerstreutheit, Veränderung des Charakters, indem der früher arbeitsame, solide, verständige Mann nunmehr faul, nachlässig, verschwenderisch, trunk- und weibersüchtig wird; dazu häufiger Kopfschmerz, Schwindel, Congestionen, Schlaflosigkeit, verschiedene Neuralgieen, apoplektiforme Anfälle): vor Allem Aufgeben jeder anstrengenden Berufsarbeit, Vermeidung jeder körperlichen und geistigen Anstrengung; reichliche, aber reizlose Nahrung, Sorge für tägliche Stuhlentleerung, bei habitueller Stuhlverstopfung Marienbader Kreuz- oder Ferdinandsbrunnen, Massage etc.; Aufenthalt auf dem Lande empfehlenswerth, grössere Reisen jedoch, namentlich ohne entsprechende Begleitung, geradezu schädlich. Gebrauch von Eisen, Arsen; bei congestiven Zuständen Ergotin (s. Rp. 765, 766); bei gleichzeitigen Herzpalpitationen mit Digitalis zu combiniren, etwa:

Rp. 784.
Ergotin. bis depur. 6·0,
Pulv. fol. Digital. 1·2,
Pulv. et extr. Liquir. $\overline{aa}$ q. s. ut f. pill. No. 50.
S. 3mal täglich je 2—3 Pillen.

Bei Schlaflosigkeit Bromnatrium (4·0—6·0 Gramm,) Chloralhydrat, auch Combination beider (siehe Rp. 770), Sulfonal, Somnal (Rp. 763, 764).

Ist die Schlaflosigkeit durch neuralgische Beschwerden bedingt:

Rp. 785.
Chloral. hydrat. 10·0,
Morph. mur. 0·05,
Aqu. dest. 100·0,
Syr. cort. Aur. 20·0.
S 3 Esslöffel bei Tag, bei Nacht ebensoviel oder etwas mehr.

Beruhigend wirken auch oft warme Bäder, dagegen die energischen Proceduren der üblichen Kaltwasserbehandlung schädlich.

Bei luetischer Grundlage der Krankheit Schmierkur oder sonstige energische

Mercurialbehandlung, danach noch Gebrauch von Jod:

Rp. 786.
Kal. iodat. 10·0,
Aqu. font. 100·0,
Syr. cort. Aur. 20·0.
S. 3mal täglich 1 Kaffeelöffel, allmälich steigend bis zu 3 Esslöffeln pro die.

Wenn Jodismus eintritt, besser:

Rp. 787.
Natr. iodat. 10·0,
Natr. bromat. 20·0,
Aqu. font. 300·0,
Syr. cort. Aur. 30·0.
S. 3mal tägl. 1 Esslöffel.

Bei gleichzeitiger Anämie statt Jodkalium oder Jodnatrium:

Rp. 788.
Ferr. iodat. sacch. 2·0,
Aqu. font. 100·0,
Aqu. Menth. pip. 20·0.
S. Tagsüber zu verbrauchen.

Auf der Höhe der Krankheit meist Unterbringung in einer Irrenanstalt, zeitweise selbst Isolirung nöthig. Im Uebrigen diätetische und medicamentöse Behandlung wie im Prodromalstadium. Bei vorübergehendem Kothschmieren sonst ruhiger Kranker hochgehende Klysmen. Achtung auf etwa sich entwickelnde Blasenparese und Cystitis und entsprechende Behandlung derselben.

Bei paralytischen Anfällen Kälte auf den Kopf, leichte Reizmittel (Riechmittel, Frottiren etc.), bei Verstopfung Klysmen; wenn Zeichen von Herzschwäche eintreten, Wein, Digitalis.

In den nicht selten auftretenden, mehr oder weniger lange dauernden Pausen mit anscheinend fast völliger Wiederherstellung der Gesundheit: Entlassung aus der Anstalt, passende, ruhige, von allen Aufregungen und Anstrengungen freie Lebensweise unter häuslicher Pflege.

Im Stadium decrementi sorgfältige Ueberwachung, genaue Achtung auf Reinlichkeit; die Nahrung dem Patienten in nicht zu grossen Bissen darzureichen, oft auch künstliche Fütterung nöthig. Bekämpfung der Entwicklung von Decubitus und von Pneumonie.

Secundäre Geistesstörung. Die Ausgangszustände nicht geheilter Psychosen mit rudimentären Krankheitserscheinungen oder Verblödung ermöglichen in vielen Fällen den Aufenthalt zu Hause oder in Arbeitscolonien der Irrenhäuser; oft erfordern die Nahrungsaufnahme und die übrigen körperlichen Functionen gewissenhafte Ueberwachung.

Erworbener Blödsinn. Sorge für Nahrungsaufnahme, Stuhl- und Harnentleerung, bei Schlaflosigkeit Schlafmittel. Bei senilem Blödsinn mit Atherose der Arterien speciell Regulirung der Herzthätigkeit, eventuell Gebrauch von Digitalis, Coffein etc., in anderen Fällen Anregung der Circulation durch Alcoholica. Bei Aufregungszuständen in Folge senilen Blödsinns auch Opium:

Rp. 789.
Extr. Opii aquos. 0·3—0·5,
Sacch. alb. 3·0.
M. f. pulv. Div. in dos. aequ. No. 10.
D. S. 3—5 Pulver im Tag.

Angeborener Blödsinn, Idiotismus, Imbecillität.
Sorgfältige körperliche Pflege. Eine specifische Pädago-
gik erzielt je nach dem Grade der Geistesschwäche
günstige Erfolge (Biedermannsdorf bei Wien). Der en-
demische Idiotismus ist durch hygienische Massregeln zu
bekämpfen (Anstalt in Hallstatt).

Geistesstörungen bei Epileptikern. Behandlung der
Epilepsie durch Bromsalze:

 Rp. 790.
  Natr. bromat. 50·0.
  Div. in dos. aequ. No. 50.
  D. S. Zu Beginn täglich 3 Pulver in Wasser
  aufgelöst; nach jedem Anfall um 1 Pulver
  pro die zu steigen.

Dabei blande Diät, namentlich Alcoholica zu meiden.
Wenn Bromacne auftritt, das Brompräparat nicht auszu-
setzen, sondern daneben Arsen gebrauchen zu lassen,
Roncegno-Wasser oder:

 Rp. 791.
  Sol. arsenic. Fowler. 5·0,
  Aquae destill. 10·0.
  S. Anfangs täglich 15 Tropfen, allmählich bis
  zu 30 Tropfen im Tag zu steigen.

  Ebenso auch:
 Rp. 792.
  Acid. arsenicos. 0·3,
  Kal. carbonic. 0·5,
  Brom. pur. 0·4,
  Aquae destill. 20·0.
  S. 2—4 Tropfen im Tag.

Ist man genöthigt, mit dem Bromnatrium bis auf
10 *gr.* pro die zu steigen, neben diesem noch zu geben:

 Rp. 793.
  Extr. Belladonnae,
  Zinc. oxydat. $\overline{aa}$ 1·0,
  Pulv. et extr. Liquir. q. s. ut f. pil. No. 30.
  D. S. 1—2 Pillen im Tag.

Die Behandlung bis zum Auftreten leichter Intoxicationserscheinungen (weite Pupillen, Trockenheit und Kratzen im Halse) fortzusetzen. Bei gehäuften epileptischen Anfällen Chloralhydrat, am besten in Klysmen, 3—6 *gr.* pro dos.

Wenn vor dem Anfall, während der Aura, auffallende Blässe des Gesichts eintritt:

Rp. 794.
  Amylaether. nitros. 5·0.
  S. 2—4 Tropfen, auf Baumwolle geträufelt,
    einathmen zu lassen

Während des Anfalls der Patient nach Möglichkeit vor Verletzungen zu schützen.

Geistesstörungen durch Intoxicationen. Wo möglich Entfernung der toxischen Substanzen aus dem Körper. Über Behandlung der A m e n t i a auf Grundlage von Intoxicationen siehe S. 182. Paranoia, Paralysis progressiva, Dementia durch Alkohol, Blei etc. bedingt, werden nach den bei den einzelnen Psychosen angegebenen Regeln behandelt.

Prof. Rich. Freih. v. Krafft-Ebing's

Klinik für Psychiatrie.

---

1. Prophylaxis.

Belastete Kinder sollen nicht künstlich aufgefüttert, nicht von der neuropathischen Mutter, sondern von gesunder Amme gesäugt werden. Heisse Zimmer und zu warme Kleider zu meiden. Kühle Bäder von 26°, später 23° R.; Abhärtung durch kalte Waschungen. Kräftige, reizlose Kost, Vermeidung von Kaffee, Thee, Alkohol. Man suche Leidenschaftlichkeit und Empfindlichkeit hintanzuhalten, Beginn des Schulunterrichtes möglichst spät. Sind die Eltern verschroben, hypochondrisch, hysterisch, dann ist das Kind nicht im elterlichen Hause, sondern im Hause eines geeigneten Pädagogen zu erziehen. Die sexuelle Frühreife möglichst hintanzuhalten, zur Pubertätszeit auftretende Erkrankungen (Chlorose etc.) energisch zu behandeln. Das Lesen von Romanen, schwärmerische Religiosität ist gefährlich. Auch bei Erwachsenen die Lebensweise mässig, Missbrauch von Genussmitteln zu meiden. Wahl eines bürgerlichen oder technischen Berufes, welcher an die geistigen Leistungen weniger Anforderungen stellt und der nicht aufregenden Wechselfällen unterliegt. Verehelichung ist weiblichen Individuen erst nach erreichter körperlicher Reife zu gestatten. Das Stillen der Kinder, wenn überhaupt zulässig, höchstens drei Monate.

2. Behandlung im Beginne des Irreseins.

Der Beginn der Geisteskrankheiten, von Unerfahrenen als Verstimmung, Liebeskummer, Chlorose, Hysterie, Nervosität aufgefasst, gestattet in vielen Fällen erfolgreiche Behandlung. Aus widrigen Dienst- oder Familienverhältnissen, aus den Anstrengungen des Berufes bringe man den Kranken in einen freundlichen Landaufenthalt zu Bekannten, lasse ihn eventuell in Begleitung eine kleine Reise machen. Grössere Reisen, Besuch von grossen Städten und Kurorten zu meiden. Kaltwasseranstalten mit grösster Vorsicht zu benützen. Die Kost sei kräftig, reizlos, Tabak und Alkohol möglichst wenig zu geniessen. Sorge für Schlaf durch laue Bäder, Priessnitz'sche Einpackungen, Durchleiten des galvanischen Stromes durch den Kopf, Sulfonal, Paraldehyd, Amylenhydrat.

Rp. 795.
Sulfonal. 10·0—15·0.
Div. in dos. aequ. No. 10.
S. Abends 1 Pulver in
Suppe oder Milch.

Rp. 796.
Paraldehyd.
Cognac. aā 5·0.
S. Abends in 1 Glase
Zuckerw. zu nehmen.

Rp. 797.
Amylenhydrat. 4·0,
Succ. Liquir. 1·0,
Aqu. destill. 50·0.
S. Abends zu nehmen.
Oder:

Rp. 798.
Amylenhydrat. 4·0.
S. Abends in Bier zu
nehmen.

Opiate allein oder in Verbindung mit Chinin, Digitalis mit Aq. Amygdalarum, Bromkali. Bei gesunkenem Tonus der Gefässe des Gehirns: kalte Umschläge, Leiter's Kühlapparat, Senfteige im Nacken, Fussbäder. Sorge für Stuhlentleerung durch Aloë, Rheum, Podophyllin, salinische oder diätetische Mittel (Weintrauben, Molken etc.) Der Arzt soll das Vertrauen des Kranken zu gewinnen, ihn abzulenken und zu erheitern suchen, die Umgebung darf nicht moralisiren und kritisiren, durch logische Bekämpfung der Wahnideen erbittern und reizen, ebenso ist Eingehen auf dieselben zu meiden.

Bei melancholischen Zuständen, psychischer Hyperästhesie, Präcordialangst: Opium (s. R. 803, 804).

In allen Fällen zu meiden: Entzichungskuren mit
blander Diät, Blutentziehungen, Purgantien, Derivantien,
rücksichtslose Kaltwasserkuren, „Erschütterungskuren" mit
Tart. emeticus oder psychische Shoks.

3. Irrenanstalt.

Nothwendig ist Abgabe in eine Anstalt bei ungün-
stigen häuslichen Verhältnissen, ungeeigneter psychischer
Behandlung zu Hause, Armuth, bei Gefährlichkeit des
Kranken gegen sich und die Umgebung, bei Unfügsamkeit
des Patienten gegen Pflege und ärztliche Behandlung, bei
Nahrungsverweigerung. Häusliche Pflege unter sonst guten
Verhältnissen ist vorzuziehen bei Hypochondrie, Hysterie,
bei raisonnirendem Irresein, bei ruhigen secundären psychischen Schwächezuständen.

4. Behandlung der ausgebildeten Krankheit.

Blutzufuhr zum Gehirn behindernde Mittel.
Blutentziehungen als schwächende Eingriffe werden gemieden;
nur im Anfange bei Delirium acutum, bei Suppressio men-
sium, bei gewissen klimakterischen Psychosen mögen Blutegel, am Processus mastoid. oder an der Nasenscheidewand
angesetzt, oder Schröpfköpfe im Nacken von Nutzen sein.

Die Herzthätigkeit wird herabgesetzt durch kalte
Compressen auf die Herzgegend, kalte Leibbinden, kühle
Halbbäder von 24—21 ⁰ R., Digitalis (Vorsicht wegen cumu-
lativ. Wirkung; contraindicirt bei acuten Magenaffectionen
und sexuellen Erregungszuständen).

Rp. 799.
Infus. fol. Digital. e 0·5 — 1·0 : 150·0—200·0.
D. S 2stündlich ein Esslöffel.

Rp. 800.
Tinct. Strophanti 20·0.
D. S. 10—15 Tropfen 3mal täglich.

Natr. nitricum, Morphium unterstützen die Wirkung.

Rp. 801.

> *Natr. nitr. 10·0.*
> *Div. in dos. aequ. No. 10.*
> *S. Tägl. 1—2 Pulver in Wasser gelöst zu nehmen.*

Erweiterung der peripheren Gefässbahnen zu erzielen durch laue Vollbäder, Abreibungen mit feuchten Leintüchern, Einpackungen, Wadenbinden. Ableitung auf die Darmgefässe durch Mittelsalze, glaubersalzhältige Mineralwässer, Karlsbader Salz, Aloë, Rheum.

Verengerung der Gefässe des Gehirns erreichen wir durch kalte Compressen oder Eisbeutel auf den Kopf oder längs der Halsgefässe, durch den Leiter'schen Apparat, Sinapismen, Senffussbäder (250 — 500 *gr.* frisches Senfmehl auf ein Bad), grosse Hautflächen bedeckende Senfteige. Gefässverengend wirken auch: Chinin, Coffein, Nicotin, Nux vomica, Belladonna, Opium und Morphium in kleinen Dosen, Secale cornutum. Man gibt Extract. Secal. cornut. 0·3—1·0 pr. die; um raschere Wirkung zu erzielen: Ergotin Bonjean $^1/_2$ — 1 Pravaz'sche Spritze.

Blutzufuhr zum Gehirne befördernde Mittel.

Die Herzthätigkeit steigern die Analeptica, alter Wein, Bier, warme alkoholische Getränke (Grog, Punsch etc.) Bei schwacher Herzthätigkeit: Thee, Kaffee, Aether, Aethylalkohol, Tinct. Strophanti (Rp. 800).

Bei Collaps: subcutane Injection von Aether sulf., Kampher 0·1—0·2 innerlich oder um rasch zu wirken:

Rp. 802.

> *Camphor. trit. 1·0,*
> *Ol. Olivarum 10·0.*
> *D. S. Eine Pravaz'sche Spritze zu injiciren.*

Warme Umschläge, mit warmem Wasser gefüllte Kappen auf den Kopf, kalte kurze Abreibungen, kühle Halbbäder mit kräftigen Übergiessungen.

Gefässerweiternd wirkt Aether, Chloroform, Opium und Morphium in grossen Dosen, Amylnitrit 2—6 Tropfen auf Baumwolle in das Nasenloch. (Über 12 Tropfen pro die nicht zu gebrauchen.)

Die gesteigerte Erregung und Erregbarkeit herabsetzende Mittel. Opium und Morphium wirken in kleinen Dosen gefässverengend, in grossen gefässerweiternd. Opium wirkt ausserdem trophisch, daher anzuwenden bei Patienten mit gesunkener Ernährung, bei Melancholie mit psychischer Hyperästhesie mit oder ohne Angstzustände, bei weiblichen, anämischen Individuen mit Puerperalpsychosen, bei reizbarer Manie, bei acuten Alcoholpsychosen; Opium schadet bei Melancholia passiva und Melancholia cum stupore.

Morphium und Opium wird intern und subcutan gegeben:

Rp. 803. *Extr. Opii aquosi 1·0,*
Extr. Rhei 2·0,
Extr. et pulv. Liq. q. s. ut f. pil. Nr. 50.
D. S. Morgens und Abends 2 bis 10 Pillen steigend zu nehmen.

Rp. 804. *Extr. Opii aquos. 0·6,*
Extr. Aloës 0·4,
Vini Malacens. 120·0,
Tinct. Aurant. comp.,
Syrup. Aurant. āā 15·0.
S. Kaffeelöffelw. n. Bericht zu nehmen.

Mittel langsam steigend etwa in folgender:

Kaffeel. Morgens, 3 Kaffeel. Abends.

"	3½ "	"
"	4 "	
"	4½ "	
"	5 "	
"	5 "	

Die anfangs auftretende Constipation schwindet nach 8—10 Tagen, da sich der Darm an das Mittel gewöhnt.

Rp. 805.
Morph. mur. 1·0,
Aqu. destill. 17·0,
Glycerin. 3·0.
D. S. 1 Pravaz'sche Spritze zu injiciren.

Rp. 806.
Extr. Opii aquos. 1·0,
Glycerin 2·0,
Aqu. destill. 18·0.
D. S. 2—4 Spritzen im Tage zu injiciren.

Tritt nach der Injection Erbrechen ein: Ruhelage, schwarzer Kaffee, Zusatz von geringer Menge Atropin (0·25—0·5 Milligr. pro dosi) zur Injectionsflüssigkeit.

Tritt unmittelbar nach einer Morphium-Injection Collaps ein: künstliche Athmung, Faradisation der Phrenici. Contraindicirt ist Morphium bei Anämie, Abstinenz, Marasmus, Neigung zu Collaps, nicht compensirten Klappenfehlern, Fettherz, auf der Höhe der Manie mit expansivem Charakter.

Bei furibunden Zuständen werthvoll, aber bei Fettherz, Arteriosclerose, Fieber, bei marastischen Personen zu meiden ist:

Rp. 807.
Hyoscin. muriatic. 0·01,
Aquae destill. 10·0.
D. S. 1—2 Pravaz'sche Spritzen zu injiciren.

Intern kann es bis zur doppelten Höhe gegeben werden, vor anhaltendem Gebrauche ist zu warnen.

Besser:

Rp. 808.
Duboisin. sulfur. 0·01,
Aqu. destill. 10·0.
M. D. S. 1 Pravaz'sche-Spritze.

Intern bis zu 0·002 (auch als gutes Schlafmittel).

Zur Herabsetzung der Reflexerregbarkeit, z. B. bei hysterischen Krämpfen:

Rp. 809.
Extr. Conii maculat. 3·0,
Extr. et. pulv. Liq. q. s. ut f. pill. Nr. 60.
D. S. Von 4 Pillen langsam auf 10 Pillen pro
die zu steigen.

Rp. 810.
Camphor. monobrom.,
Extr. Valerian. āā 3·0.
M. f. pill. No. 30.
Obduc. fol. argent.
D. S. 3 mal täglich 1 Pille.

Bei Reflexpsychosen, Psychosen mit Betheiligung der sexuellen Sphäre kommen die die Reflexcentra beruhigenden Bromsalze zur Anwendung, man gibt 6—10—15 gr. pro die. Schlafmachende Wirkung ist bei Männern mit 6·0, bei Weibern mit 4·0 zu erzielen.

Die Wirkung der Bromsalze ist durch ihren Bromgehalt bedingt. Es enthält:

Bromkali 62%, Brom
„ natrium 67%, Brom
„ ammonium 75% „
„ magnesium 83% „

Bei Bromismus mit Mattigkeit, Gedächtnisschwäche, darniederliegender Herzthätigkeit ist Strychnin Antidot.

Rp. 811.
Strychnin. nitr. 0·02,
Aqu. dest. 10·0.
D. S. ½—1 Spritze zu injiciren (1—2 mal
täglich).

Diätetische Beruhigungsmittel: Bettruhe, zeitweise Isolirung, Abhaltung greller Sinnesreize, laue Bäder von 25—27° R. ½ bis 1 Stunde, bei gleichzeitiger Fluxion kalte Compressen auf den Kopf; prolongirte Bäder von 28° R. durch 10—14 Stunden und Berieselung des

Kopfes mit Wasser von 15° R. Priessnitz'sche Einpackungen von ein- bis mehrstündiger Dauer. (Contraindicirt sind Bäder bei Anämien, Erschöpfungszuständen).

Schlafmittel. Bettruhe, reichliche Abendmahlzeit mit
Alcohol, kräftigem Bier, altem Wein, Glühwein, Wein-
punsch. Bei Fluxionen zum Gehirn: laue Bäder, Senfbäder, Senffussbäder, Extr. Secal. cornut., Brom-
präparate. Bei Angst, Zwangsvorstellungen, Hallucinationen: Opium, Morphium, Sulfonal, Paraldehyd, Amylenhydrat.

Bei hysterischer und neurasthenischer Schlaflosigkeit:
Priessnitz'sche Einpackung, Priessnitzgürtel, Valeriana,
Aqua Laurocerasi, Sulfonal, Monobromkampher (0·50 pro
dosi) in Suppositorien, Brom, Piscidia.

Bei Anwendung narkotischer Mittel häufiger Wechsel
nöthig. Bei sexueller Reizung: Kühle Sitzbäder, Brom-
präparate, Monobromkampher.

Chloralhydrat 2·0—3·0 intern oder in Klysma; ist
zu meiden bei alten Leuten, bei Fettherz, Arteriosclerose,
Klappenfehlern.

Amylenhydrat (bei Anämie des Gehirns) nicht unter
3·0, nicht über 6·0 mit der doppelten Menge Cognac. Paraldehyd unter 4·0 keine Wirkung, bis 8·0 mit der doppelten Menge Tinct. fruct. Aurant. (der Geruch des Mittels
sehr unangenehm) oder:

Rp. 812.
 Paraldehyd. 12·0,
 Tinct. Aurant.,
 Cognac. $\overline{aa}$ *10·0.*
 D. S. Die Hälfte Abends in Zuckerwasser zu nehmen.

Durchleitung des galvanischen Stromes ($\frac{1}{2}$—1 Milliampère) in der Längsaxe des Kopfes durch 2—3 Minuten.

Rp. 813.
 Extr. fluid. Piscid. 100·0.
 D. S. 2—3 Kaffeelöffel in Wasser mit Syrup. Menthae.

Rp. 814.
Hypnon (Acetophenon) 20·0.
D. S. 15—20 Tropfen mit Rum oder Syrup. cort
Aurant.

Besonders wirksam bei Alkoholikern:
Rp. 815.
Methylal. 1·0,
Aquae destill. 9·0.
D. S. 1—3 Pravaz'sche Spritzen in 24 Stunden zu injic.

Antaphrodisiaca. Geringen Wert haben Kampher, Belladonna. Lupulin mindestens 1·0 pro dosi zu versuchen. Brom-
präparate nicht unter 6·0. Antipyrin 2·0 zu versuchen,
auch Natrium nitricum 3·0 pro die.

Behandlung etwaiger Ursachen als Oxyuris, Vaginismus, Leukorrhoe, Pruritus. Cocainbepinselung, Cocain-
suppositorien, kalte Waschungen, Sitzbäder, Ermüdung
durch körperliche Arbeit, Vermeidung gewürzter Speisen,
alkoholischer Getränke, Cauterisation der Clitoris; mit
günstigem Erfolge wurde Clitoridectomie ausgeführt.

Bei häufigen Pollutionen:
Rp. 816.
Extr. Secal. cornut. 5·0,
Camphor. monobrom. 2·0,
Lupulin. 3·0,
Pulv. et extr. Liq. q. s. ut f. pil. No. 50.
D. S. 3—4 Pillen täglich.

Rp. 817.
Camphor. monobrom. 0·7,
Extr. Opii aquos. 0·05,
Liquefactis leni calori adde
Butyri Cacao et Ol. Olivarum q. s. ut f.
supposit.
Dent. tal. supposit. No. 6.
D. S. Abends 1 Stück einzuführen.

Tonica. Nebst kräftiger Ernährung und guter Luft hydrotherapeutische Behandlung in Form von Regenbädern,
kühlen Halbbädern von 24—20⁰ R. mit kräftiger Uebergiessung und Frottirung, Abwaschungen mit Wasser von
20—12⁰ R. und folgendem starken Frottiren, Abreibungen
mit dem nassen Leintuch von 23—16⁰ R. Allgemeine
Faradisation oder elektrische Massage. Chinin- und Eisenpräparate, Ergotin, Nux vomica.

Rp. 818.
    Extr. Secal. corn.,
    Chinini ferro-citr. $\overline{aa}$ *5·0.*
    F. pill. No. 50.
    D. S. Tägl. 3—5 Pillen.

Rp 819.
    Chinini ferro-citr. 1·0,
    (Extr. Nuc. vom. 0·20.)
    Extr. Liquir. qu. s.
    ut. f. pill. No. 20.
    S. 2mal täglich 1 Pille.

Somatische Diätetik. Roborirende Diät, frische Luft,
Reinlichkeit. Bettruhe wirkt beruhigend und ist indicirt
bei darniederliegendem Ernährungszustande, Marasmus,
bei Zeichen von Hirnanämie und Nahrungsverweigerung.

Die Reinlichkeit erfordert individuelle Behandlung:
Auf der Höhe von Aufregungszuständen kann der
Patient nur in einer eigenen Abtheilung mit guter Ventilation und Heizvorrichtung, cementirten Wänden, undurch-
lässigem Boden und passend construirten Betten gehalten
werden; bei ruhigen unreinen Kranken ist für regelmässige Darmentleerung durch Klysmen zu sorgen, bei
ungenügendem Sphincterschluss mitunter Nux vomica
von Nutzen, bei Hyperästhesie der Rectalschleimhaut
Belladonna.

Rp. 820. *Extr. Nuc. vom. 0·20,*
    Extr. et pulv. Liquir. qu. s.
    ut f. pill. Nr. 20.
    D. S. 3mal täglich 1 Pille.

Rp. 821.
Extr. Belladonnae 0·1—0·2,
(Extr. Opii aqu. 0·1—0·2),
Butyri Cacao qu. s. ut f. supposit. No. 10.
D. S. Stuhlzäpfchen.

Kranken, welche sich der Kleider entledigen, dieselben zerreissen, gibt man solche in einem Stück aus schwer zerreissbarem Stoff mit für den Kranken unzugänglichem Verschluss, Lederhandschuhe mit Schlossschnallen, Schuhe mit Sperrvorrichtung. Reicht man damit nicht aus: warme Zelle mit Rosshaar oder Seegras.

Mechanische Beschränkung (Zwangs- oder Schutzjacke) nur bei chirurgischen Verletzungen, schweren Augenaffec-tionen, wenn die Kranken sonst den Verband zerreissen oder sonst sich beschädigen würden. Ueberwachung der Harn- und Stuhlentleerung, einfache Klysmen, hohe Irrigation, Mineralwässer. Genügen diese nicht: Senna, Rheum, Rhamnus frangula, Ricinus; Calomel (0·5 pr. dosi) leicht in Milch beizubringen.

Wichtige Einzelsymptome.

Nahrungsverweigerung. Pat. bleibe im Bette, Rein-haltung des Mundes durch Ausspritzungen mit Kali chlo-ricum oder Kali hypermang. etc. Bei Bettruhe, gutem Ernährungszustande, wenn der Mund gut ausgespült wird und der Kranke wenigstens Wasser zu sich nimmt, kann die künstliche Fütterung bis zu 6—8 Tagen verschoben werden.

Präcordialangst. Ueberwachung wegen Möglichkeit eines Selbstmordversuches und Gefahr für die Umgebung. In leichten Fällen: laue Bäder, Sinapismen in die Magen-grube, Aq. Amygd. amar., Extr. Belladonnae, Bettruhe. In schwereren Fällen: Opiate, bei schwachem Puls in Verbindung mit Aether aceticus, bei stürmischer Herz-action mit Digital. (10 Tropf. Tinct. Digital. 1—3mal tägl.)

Am wirksamsten Opium subcutan, bei Neuralgien mit Angstzuständen Injection am Orte des Schmerzes. Bei Präcordialangst der Neurastheniker, Onanisten auch Chloralhydrat wirksam.

Hallucinationen. Bei Gehörshallucinationen mit sensorischer Hyperästhesie constanter Strom, eventuell Morphiumbehandlung. Auf ein Ohr oder Auge localisirte Hallucinationen erfordern Behandlung des betreffenden Organes.

Aus

Hofrath Prof. Dr. Hermann Widerhofer's

Klinik und Ambulatorium für Kinderkrankheiten.

A. Diätetik des gesunden Kindes.

Zimmer und Bett des Säuglings.

Zimmertemperatur in den ersten 3—4 Tagen 17—18° R., dann 16° R.; das Zimmer zweimal täglich zu lüften, in den ersten 6 Tagen etwas zu verdunkeln. Das Bett feststehend, nicht Wiege oder Schaukelbettchen; Matratzen und Kopfpolster mit Seegras oder Rosshaar gefüllt, nicht mit Federn. Bedeckung nur in einer leichten Decke bestehend. Die Kinder sollen im Bettchen einschlafen, sind nicht auf dem Arm zu wiegen, jedoch einige Stunden im Tag herumzutragen.

Die Ernährung im Säuglingsalter.

I. Die Ernährung durch die Brust.

Jedenfalls die beste Art der Ernährung, besonders

a) die durch die eigene Mutter.

Wo es irgend angeht, soll die Mutter säugen. Contra-indicationen dagegen: Puerperale Erkrankungen, vorge-schrittene Mastitis, acute (durch hochgradigen Blutverlust bei der Geburt entstandene) oder chronische Anämie, An-lage zur Lungenphthise oder bereits bestehende Tuberculose, Prolapsus uteri, starker Fluor albus, Epilepsie, Hysterie. (Ueber Ernährung bei Syphilis der Mutter s. unter „Lues hereditaria".) Das Säugen durch die Mutter ferner zu unterlassen bei sehr **mangelhafter Milchsecretion** (bei geringeren Graden von Milcharmuth ist natürliche und künstliche Ernährung zu combiniren), bei **Hohlwarzen** (dieselben sind schon während der Schwangerschaft täglich mit lauwarmem Wasser zu waschen und durch ein Saugglas hervorzuziehen), Excoriationen der Warzen, wenn sie bei Fortsetzung des Säugens nicht zur Heilung gebracht werden können.

Behandlung der **Excoriationes papillarum.** Prophylaktisch schon während der Schwangerschaft Einreibung der Warze mit Alcoholicis und gerbsäurehältigen Mitteln, also etwa:

Rp. 822.
Tinct. Gallar. 2·0,
Spir. vin. Gallic. 20·0.
S. Zur Einreibung.

Bei bereits bestehenden Schrunden täglich einmal unmittelbar nach dem Säugen Touchiren mit **Lapis**, danach sorgfältige Reinigung der Warze.

Oder:

Rp. 823.
Ol. cadin. 1·0,
Ungu. emollient.,
Glycerin. pur. $\overline{aa}$ 10·0.
D. S. Früh und Abends einzupinseln, vor dem Säugen gründl. Reinigung.

Bei Galaktostase, besonders wenn Schmerzhaftigkeit der Brustdrüse auftritt:

Rp. 824. *Extr. Belladonn. 0·2—0·4,*
Ungu. emollient. 20·0.
D. S. Früh und Abends einzureiben, aber nicht in der Nähe der Warze.

NB. Bei Gebrauch dieser Salbe gründliche Reinigung der Mamma vor jedem Säugen.

b) Ernährung durch eine Amme.

Bei der Ammenwahl auf folgende Momente zu achten: Alter der Amme (20—30 Jahre), des Ammenkindes (6—8 Wochen), die Amme am besten zweitgebärend, am Körper der Amme Untersuchung der Haut (Syphilis, Scrophulose, Scabies), der Lymphdrüsen (Syphilis, Tuberculose), der Genitalien (Lues, Puerperalerkrankungen), der Analfalte, der Zähne (Caries), des Herzens, der Lunge, endlich Untersuchung der Mammae. Dieselben seien mässig gross, fettarm, aber · reich an Drüsenparenchym, die Haut von reichlichen Venennetzen durchzogen, die Warze lang, leicht fassbar; bei concentrischem Druck auf die Brust soll die Milch in 6—8 Bogen spritzen, nicht spontan träufeln. Das Kind der Amme stets auch zu untersuchen.

Die Ernährung der Amme möglichst gleich ihrer gewohnten Nahrung, nur eventuell reichlicher; starke Flüssigkeitsaufnahme angezeigt. Bier (am besten Pilsener Bier) in mässiger Menge, aber auch nur bei daran gewöhnten Personen nothwendig. Scharfgewürzte Speisen zu meiden.

Einmaliger Eintritt der Menstruation (wenn nicht schon vor dem vierten Monat erfolgend) nöthigt nicht zum Wechsel der Amme; nur wenn die durch die Menstruation der Amme hervorgerufenen dyspeptischen Erscheinungen beim Säugling noch nach dem Aufhören der Menses andauern oder diese sich wiederholen, ist eine andere Amme zu wählen, oder bei 6—7monatlichen Kindern die Ablactation vorzunehmen. Vorübergehende fieberhafte Erkrankung der Amme (meist acuter Magenkatarrh) erfordert zeitweiliges Absetzen des Kindes, nach Aufhören des Fiebers die erste Milch auszupumpen, dann erst nach einigen Stunden das Kind wieder anzulegen. Bei heftigen Gemüthsbewegungen der Amme das Säugen ebenfalls zu unterbrechen.

c) Eintheilung der Mahlzeiten bei Brustkindern.

In den ersten 12—16 Stunden kann das Kind ganz gut fasten, da die Mütter da gewöhnlich noch keine oder wenig Milch haben. (Kamillenthee oder Zuckerwasser schadet nicht.) Vom zweiten Tag angefangen das Kind anzulegen, so oft es schreit, erfolglose Saugversuche dürfen nicht abschrecken, das Kind wieder anzulegen; saugt es in den ersten Tagen schlecht, so kann man etwas Biedert's'sches Rahmgemenge ohne Milchzusatz geben (s. „künstliche Ernährung", S. 206). Vom vierzehnten Tage an Regelmässigkeit in der Zahl der Mahlzeiten durchzuführen, nie öfter trinken lassen, als alle zwei Stunden, und nie länger als eine halbe Stunde. Von der dritten bis sechsten Woche lasse man sechsmal bei Tag trinken und zweimal Nachts (gegen Mitternacht und gegen Morgen), von der sechsten Woche bis zum Alter von drei Monaten fünfmal am Tag, zweimal in der Nacht, dann bis zur Entwöhnung fünfmal bei Tag und einmal in der Nacht. Bei sehr schwächlichen Kindern, namentlich bei frühgeborenen, sind diese Zeiten nicht einzuhalten; hier oft Ernährung mit dem Löffel nothwendig.

d) Entwöhnung.

Zeit derselben am besten zwischen siebentem und zehntem Lebensmonat, d. h. wenn das Kind vier Zähne hat; womöglich nicht im März oder April, wo die Kuhmilch schlecht ist und nicht im Juli oder August, wo die Kinder am meisten zu Krankheiten der Verdauungsorgane disponiren. Rasche Entwöhnung nur bei heftigen, acut fieberhaften Erkrankungen der Mutter oder Amme nothwendig, wenn nicht gleich eine andere Amme zu haben ist, sonst allmäliche Entwöhnung: Vom fünften Monat an einmal im Tag statt der Brust Kuhmilch, mit dem dritten Theil Wasser verdünnt, zusammen $1/6$ Liter, nach 14 Tagen zweimal, nach weiteren 14 Tagen dreimal im Tag Kuhmilch (vorausgesetzt, dass das Kind dabei gedeiht). Um die Mittagszeit etwas gesalzene Rindssuppe, besonders bei Kindern, die Neigung zu Rhachitis haben. Nach weiteren 6 – 8 Wochen vollständige Entwöhnung.

II. Die künstliche Ernährung.

Gemischt künstliche Ernährung (bei ungenügender Milchsecretion der Mutter) oft sehr zu empfehlen, rein künstliche Ernährung stets schlechter, als die durch die Brust. Die gewöhnliche Nahrung ist a) **Kuhmilch** (Stutenmilch wäre wegen des geringeren Caseïngehaltes besser). Die Kuhmilch soll von m e h r e r e n Kühen genommen werden, die mit trockenem Futter zu ernähren, nicht auf die Weide zu führen sind. Milch von Höhenkühen (Schweizer oder Mürzthalkühen) besser als von Niederungskühen (der Holländer Race). Die Milch in sorgfältigst gereinigten Geschirren aufzufangen und a b g e k o c h t aufzubewahren, die für jede Mahlzeit entsprechende Menge zu erwärmen und mittelst Löffels oder Saugflasche zu geben. Am besten ist es, die Milch zu s t e r i l i s i r e n nach dem Verfahren von S o x h l e t; dasselbe in Privathäusern am einfachsten in der Weise durchzuführen, dass man sich Fläschchen mit luftdicht schliessenden durchbohrten Kautschukstöpseln bereiten lässt, in die Oeffnung der letzteren passt wieder luftdicht ein Glasstöpsel. Die Milch, resp. entsprechende Mischung von Milch und Wasser (s. unten) wird nun in einem solchen Fläschchen, das mit dem Kautschukstöpsel verschlossen ist, durch etwa 20 Minuten im Wasserbade aufgekocht, dann der Kautschukpfropf noch durch den Glasstöpsel geschlossen und die Milch noch durch weitere 20 Minuten gekocht. Zum Gebrauch wird der Kautschukstöpsel durch ein reines Saughütchen ersetzt.

Im Säuglingsalter ist die Kuhmilch, ob sterilisirt oder nicht, stets verdünnt zu geben und zwar nach folgendem Schema: die ersten beiden Lebenswochen gibt man einen Theil Milch auf drei Theile Wasser, dann bis zur vierten Woche auf zwei Theile Wasser, hierauf bis zum Alter von drei Monaten die Milch mit der gleichen Menge Wasser, danach mit der Hälfte oder in späteren Monaten mit dem Drittel Wasser verdünnt. Die tägliche Menge der Milch bis zur sechsten Woche $^{1}/_{8}$ Liter, dann bis zum vierten Monat $^2/_3$ Liter, weiterhin mindestens 1 Liter. Zahl der Mahlzeiten wie bei Ernährung durch die Brust, womöglich die Pause zwischen den einzelnen Mahlzeiten noch etwas grösser. Jedenfalls sehr genaue Eintheilung. Vom dritten bis vierten Monat an einmal im Tag gut gesalzene Fleischbrühe ohne aromatische Kräuter; nach Durchbruch der vier ersten Schneidezähne halbgebratenes Rindfleisch, Saft von Beefsteak, gehacktes Fleisch. Wird die Kuhmilch nicht gut vertragen, so ist sie statt mit Wasser mit K a l b s b r ü h e zu verdünnen: $^1/_2$ Kilogr. Kalbfleisch mit 1 Liter Wasser und bis auf einen halben Liter eingekocht.

In Städten, wo gute, unverfälschte Kuhmilch oft nicht zu beschaffen, verwendet man statt derselben Surrogate, am besten:

b) **Liebig's sche Suppe.** 20 Gr. gekeimte Malzgerste (in jedem Brauhaus oder in der Apotheke erhältlich), 40 Gr. Wasser, 16 Tropfen Liquor Kali carbonic. lässt·man bei Zimmertemperatur $^1/_2$ Stunde stehen und setzt dann die Mischung langsam zu einem aus 20 Gr. Weizenmundmehl und 200 Gr. nicht abgerahmter Kuhmilch auf dem Herde bereiteten, aber nicht aufgekochten Brei unter beständigem Umrühren zu, lässt die Mischung $^1/_4$ Stunde in einem Wasserbad von 90° R. stehen, dann einmal aufkochen, zuletzt wird das Ganze abgekühlt und durch ein Tuch geseiht. In den ersten Monaten die Milch nicht rein, sondern mit der gleichen Menge Wasser verdünnt anzuwenden. Zu bequemerem Gebrauch besteht ein Präparat aus H e l l's Fabrik, wovon zur Bereitung der L i e b i g'schen Suppe 1—2 Kaffeelöffel zu einem halben Liter Milch zugesetzt, die Mischung aufgekocht und dann nach dem Alter des Kindes, ebenso wie Milch, verdünnt wird.

c) **Biedert's Rahmgemenge** eignet sich als Surrogat der Muttermilch für die ersten Tage, wenn die Kinder noch nicht gut saugen können. Man gibt einen Löffel auf 13 Löffel Wasser erwärmt; später muss im entsprechenden Verhältniss Milch zugesetzt werden.

d) **Condensirte Milch, Schweizermilch,** eignet sich besonders zur Ernährung auf Reisen: man gibt sie mit der 16—20fachen Menge Wassers verdünnt. Die Dose soll nach dem erstmaligen Gebrauch offen bleiben.

Weitere Surrogate der Kuhmilch sind:

Löfflund's Malzextract (ein Kaffeelöffel auf einen halben Liter entsprechend verdünnter Milch), Nestle's Kindermehl (Geheimmittel, erst vom sechsten oder siebenten Monat an zu gebrauchen), Domme's Gemenge (namentlich bei Cholera infantum gerühmt, das Eiweiss von zwei Eiern in $\frac{1}{2}$ Liter Wasser kalt verrührt, hierauf 2 Löffel Milchzucker und ein Löffel Cognac zugesetzt).

Die normale Dentition.

Reihenfolge der Zähne nach der Zeit des Durchbruchs.	Zeit des Durchbruchs.
1. und 2. unterer Schneidezahn	6. bis 9. Monat
1. und 2. oberer Schneidezahn 3. und 4. oberer Schneidezahn	8. bis 10. Monat
1. und 2. oberer Backenzahn 3. und 4. unterer Schneidezahn 1. und 2. unterer Backenzahn	12. bis 15. Monat
1. und 2. oberer Eckzahn 1. und 2. unterer Eckzahn	18. bis 24. Monat
3. und 4. oberer Backenzahn 3. und 4. unterer Backenzahn	30. bis 36. Monat

(Die Reihenfolge ist nicht immer genau, wie oben angegeben, indem manchmal die oberen, manchmal die unteren Zähne derselben Kategorie zuerst durchbrechen.)

Beginn der zweiten Dentition (Durchbruch des dritten Backenzahns) Ende des fünften oder Anfang des sechsten

Jahres, im siebenten Jahre Ausfallen der erstgebildeten und Entwicklung der bleibenden Schneidezähne.

Pflege des Mundes bei gesunden Kindern

In den ersten sechs Wochen vor, und wenn das Kind beim Saugen nicht einschläft, auch nach jedem Trinken Reinigung des Mundes mit einem in Wasser getauchten reinen (nicht öfter als zweimal zu verwendenden), weichen Leinwandläppchen; bei Kindern von 3 - 4 Monaten nur Früh und Abends diese Reinigung nothwendig. Während der Dentition häufiges Waschen des Mundes mit kaltem Wasser. So lange die Kinder nur Milch und Suppe bekommen, die Zähne nur mit einem Leinwandlappen und Wasser zu reinigen, später, bei consistenterer Nahrung, feine weiche Zahnbürstchen zu verwenden, als Zahnpulver fein vertheilte Lindenkohle oder:

Rp. 825.
Pulv. ossis Sepiae,
Magnes. carbonic, $\overline{aa}$ *10·0,*
Pulv. rad. Ireos florentin. 2·0,
Ol. Menth. pip. gtts. 3.
D S. Zahnpulver.

Nach dem Zähneputzen durch reichliches Ausspülen die Reste des Zahnpulvers aus dem Munde zu entfernen.

B. Therapie der Krankheiten des Kindesalters.

Lebensschwäche. Das Kind in Watte einzuwickeln oder in einen mit warmem Sand gefüllten Korb zu legen. Noch besser die in neuerer Zeit aus Paris bezogenen Heisswasserwiegen. Das Kind oft von einer Seite auf die andere zu legen; zur Anregung der Respiration öfters leichter Druck auf den Thorax auszuüben und die Arme des Kindes zu heben. Bäder von 28—29° R. mit Kleienabkochung. Die Ernährung mittelst Löffels, wenn nöthig, durch die Nase. Bei vorhandenen Oedemen leichte Massage.

Meningitis purulenta. Eitrige Gehirnhautentzün-dung. Bei sehr kräftigen, über 10 Jahre alten Kindern 1—2 Blutegel hinter das Ohr. Im Beginne bei grösseren Kindern, wenn Verstopfung besteht:

Rp. 826.
Magnes. citric. efferve-scent. anglic. 50·0.
S. 1 Kaffeelöffel in ei-nem Glas Wasser auf-gelöst, davon esslöffel-weise.

Oder:
Rp. 827.
Natr. phosphoric. 5·0,
Aqu. destillat. 70·0,
Syr. rub. Idaei 20·0.
S. In 2—3 Portionen zu verbrauchen.

Wenn die Kinder Medicamente zu nehmen verweigern, erweichende Klystiere.

Als Antiphlogisticum viertelstündlich zu wechselnde Eisumschläge auf den Kopf oder Leiter'scher Kühlappa-rat. Absolute Ruhe in verfinstertem Zimmer. Nahrung flüssig und abgekühlt; Suppe, Milch. Bei Erbrechen Eispillen, Fruchteis, in Eis gekühltes Sodawasser. Bei Fieber:

Rp. 828.
Chinin. sulfuric. 1·0—2·0,
Sacch. alb. 3·0.
M. f. pulv. Div. in dos. aequal. No. 10.
D. S. 2stündlich 1 Pulver.

Bei kräftiger und regelmässiger, aber sehr frequenter Herzaction kann daneben gegeben werden:

Rp. 829.
Inf. fol. Digital. purp. e 0·15 : 70·0,
Liqu. Kal. acetic. gtts. 10—30,
Syr. simpl. 10·0.
M. D. S. 2stündlich 1 Kinderlöffel.

Meningitis tuberculosa. Tuberculöse Gehirnhaut-entzündung. *a)* Prophylaxis bei Kindern tubercu-löser Eltern oder bei Geschwistern von an Meningitis verstorbenen Kindern möglich: Ernährung durch eine gesunde Amme, dabei Behandlung der geringsten Verdauungsstörungen. Nach der Ablactation kräftige Nahrung, Fleisch, Milch, Fleischsuppe. Fleissiger Aufenthalt im Freien, bei grösseren Kindern mässige Bewegung, rationelle Abhärtung durch kalte Waschungen. Impfung vor dem 3. Lebensmonat vorzunehmen. Wenn die Kinder beginnen blass zu werden, strengste Regelung der Ernährung: wenn möglich, Luftveränderung, im Sommer Gebirgsgegend; im Winter ein südlicher Kurort (Meran, Arco, Nizza, Mentone). Während des Sommeraufenthalts Gebrauch von Pyrmonter oder Spaaer Wasser oder (auch während des Winters):

Rp. 830.
Chinin. sulfuric. 0·3,
Ferr. carbon. sacchar. 0·5,
Sacch. alb. 3·0.
M. f. pulv. Div. in dos.
aequ. No. 10.
D. S. 3mal tägl. 1 Pulv.

Oder:
Rp. 831.
Chinin. ferrocitric. 1·0,
Sacch. alb. 3·0.
M. f. pulv. Div. in dos.
aequ. No. 10.
D. S. 3mal tägl. 1 Pulv.

Bei Drüsenanschwellungen Einreibungen mit:

Rp. 832.
Jod. pur. 0·05,
Kal. iodat. 0·5,
Ungu. emollient. 30·0.
S. Salbe.

b) Bei bereits ausgebrochener Erkrankung exspectatives Verhalten. Ruhe, Aufenthalt in verfinstertem, aber öfters zu lüftendem Zimmer. Wenn Nahrung genommen wird, leicht verdauliche, flüssige Nahrungsmittel in geringen Quantitäten auf einmal, aber oft im Tag. Bei Stuhlverstopfung Klystier mit reinem Wasser oder mit einem Zusatz von:

Rp. 833.
  Ol. Ricini 20·0 – 30·0.
  S. Zusatz zum Klystier.
Bei Blasenlähmung öfteres
Katheterisiren.

  Im Uebrigen im Beginn
am besten:
Rp. 834.
  Chinin. sulfur. 0·2 – 0·6,
  Acid. sulfur. q. s. ad sol.,
  Aqu. dest. 80·0,
  Syr. cort. Aurant. 10·0.
  M. D. S. 2stündlich
  1 Kaffeelöffel.
Daneben kalte Umschläge
auf den Kopf. Ohne nach-
weisbaren Nutzen, aber ge-
wöhnlich verwendet ist:

Rp. 835.
  Kal. iodat. 0·5 – 1·0,
  Aqu. dest. 70·0,
  Syr. simpl. 10·0.
  M. D. S. 2stündlich
  1 Kaffeelöffel.

  Ebenso:

Rp. 836.
  Liqu. Kal. acetic. gtts. 20,
  Aqu. destillat. 70·0,
  Syr. simpl. 10·0.
  M. D. S. 2stündlich
  1 Kaffeelöffel.

Meningitis cerebrospinalis epidemica. Epidemische Genickstarre.
Absolute Ruhe; im Beginn Eiskappe oder Leiter'scher Apparat auf den Kopf.

  Salinische Abführmittel
oder:

Rp. 837.
  Calomelan. 0·2 – 0·3,
  Sacch. alb. 1·0.
  M. f. pulv. Div in dos.
  aequ. No. 10.
  S. 2stündlich 1 Pulver,
  bis ausgiebige Stühle
  erfolgen.

  Einreibung des Kopfes
und Nackens mit Unguent.
ciner.

  Ferner Jodkali in entsprechender Dosis.

Rp. 838.
  Kal. iodat. 0·5,
  Aqu. font. 70·0,
  Syr. cort. Aurant. 20·0.
  S. 2stündlich 1 Kinderl.

  Bei Convulsionen:

Rp. 839.
  Chloral. hydrat. 0·5 – 1·5,
  Decoct. Salep 100·0.
  M. D. S. Die Hälfte da-
  von zu einem Abends
  zu gebenden Klystier.

14*

Coryza. Schnupfen. Nasenkatarrh. Bei Säuglingen
eine ernste Erkrankung, weil durch dieselbe das Saugen
behindert wird. Deshalb fleissiges Entfernen des ver-
trockneten Secrets durch Einspritzen von lauem Wasser
mittelst kleiner Spritze in nicht zu starkem Strahl, oder
durch gründliches Auswischen der Nasenlöcher mittelst
eines feinen, in Wasser getauchten Malerpinsels. Ausserdem zweimal täglich Einspritzung einer leicht astringirenden Flüssigkeit wie:

Rp. 840.
Zinc. sulfuric. 0·2,
Aqu. dest. 150·0.
S. Einspritzung.

  Oder:

Rp. 841.
Alum. crud. 0·3,
Aqu. destillat. 150·0.
S. Aeusserlich.

Rp. 842.
Acid. tannic. 0·2,
Aqu. dest. 200·0.
S. Aeusserlich.

(Diese Einspritzungen
sind stets vom Arzte selbst
vorzunehmen.)

Das Kind stets nur nach gründlicher Reinigung der
Nase an die Brust zu legen. Kann das Kind trotzdem
nicht saugen, so ist die Milch mit dem Löffel einzuflössen.

Ozaena scrophulosa. Scrophulöse Stinknase. Behandlung der Scrophulose überhaupt. Fleissige Reinigung
der Nase; Ausspritzung derselben mit Haller Jodwasser
oder mit:

Rp. 843.
Kal. iodat. 2·0,
Aqu. font. 300·0.
S. Zum Ausspritzen.

Die Schleimhaut mehrmals täglich einzuschmieren mit:

Rp. 844.
Merc. praec. rubr. 0·05,
Ungu. emollient. 10·0,
(Ol. Rosar. gtts. 3).
S. Nasensalbe.

Ekzematöse Stellen an der äusseren Haut mit auf Leinwand aufgestrichener Salbe zu bedecken, wie:

Rp. 845.
    Ungu. Diachylon Hebra 20·0.
    S. Salbe.

Diphtheritis narium. Primärer Nasencroup, Nasendiphtheritis.

Mehrere Male im Tag Einspritzungen von Eiswasser oder von:

Rp. 846.
    Kal. chloric. 2·0,
    Aqu. dest. 150·0.
    S. Einspritzung.

Rp. 847.
    Acid. carbolic. gtts. 6,
    Aqu. dest. 150·0.
    S. Einspritzung.

Ferner auch:

Rp. 848.
    Liqu. Ferr. sesquichlorat.
            gtts. 8—10,
    Aqu. dest. 150·0.
    S. Aeusserlich.

In neuerer Zeit auch Bepinselungen mit Milchsäure versucht.

Rp. 849.
    Acid. lactic. 5·0,
    Aqu. dest. 10·0.
    S. Zum Einpinseln.

Gegen das Fieber Chinin, Antipyrin; Waschungen mit kaltem Wasser oder mit zur Hälfte mit Wasser verdünntem Essig. Um der Anämie vorzubeugen, vom Beginne an:

Rp. 850.
    Tinct. nervino-tonic.
        Bestuscheffii gtts. 10,
    Aqu. dest. 70·0,
    Syr. simpl. 10·0.
    M. D. S. 2stündlich
        1 Kaffeelöffel.

Wenn Verfall der Kräfte eintritt, schwarzer Kaffee mit Rum, russischer Thee mit Rum, oder Cognac, oder:

Rp. 851.
    Aether. sulfur. gtts. 10,
    Mixtur. gummos. 70·0,
    Syr. simpl. 10·0.
    M. D. S. 1—3stündlich
        1 Kaffeelöffel.

Stomatitis catarrhalis. Katarrh der Mundschleimhaut.

Fleissige Reinigung des Mundes mit kaltem Wasser oder mit:

Rp. 852.
Kal. chloric. 0·5—1·0,
Aqu. dest. 100·0.
S. Mundwasser.

Bei Säuglingen statt dessen:

Rp. 853.
Borac. venet. 1·0,
Aqu. dest. 100·0.
S. Zum Reinigen des Mundes.

Stomatitis aphthosa. Aphthen.
Kalte Getränke, Eiswasser, in Eis gekühltes Sodawasser, Eispillen, Fruchteis. Bei Fieber entsprechend eingeschränkte Diät. Die Nahrungsmittel gut flüssig und ausgekühlt.

Rp. 854.
Kal. chloric. 1·0,
Aqu. dest. 70·0,
Syr. simpl. 10·0.
D. S. 2stündl. 1 Kaffeel.

Daneben als Mundwasser:

Rp. 855.
Kal. chloric. 2·0,
Aqu. dest. 150·0.
S. Mundwasser.

Grössere Aphthen-Geschwüre mit Lapis zu touchiren.

Bei Säuglingen:

Rp. 866.
Borac. ven. 2·0,
Aqu. dest. 100·0.
S. Mundwasser.

Stomacace. Mundfäule.
Reinhalten des Mundes durch zweistündlich zu wiederholendes Ausspülen mit reinem, kaltem Brunnenwasser; einmal täglich die erkrankte Stelle vom Arzt selbst mit Salicyl-Watte abzuwischen. Ferner ein Mundwasser von Kal. chloric. (s. Rp. 855).

Bei stark gelockerter, nicht blutender Schleimhaut Touchirung mit 1%iger Lapislösung. Schiefstehende Zahnwurzeln zu entfernen. Nach der Genesung noch sorgfältige Pflege und Reinigung des Mundes fortzusetzen.

Soor. Mehlhund. Energische, jedoch ohne Verletzung des Kindes vorzunehmende Reinigung des Mundes vor und nach jedem Saugen mit einem in ein geeignetes Mundwasser getauchten Leinwandfleck; man verwendet hiezu:

Rp. 857.
Borac. venet. 1·0,
Aqu. font. 100·0.
D. S. Mundwasser.

Oder:
Rp. 858.
Natr. bicarbonic. 0·5,
Aqu. dest. 150·0.
S. Mundwasser.

Jeder zuckerhältige Zusatz zu diesen Mundwässern zu vermeiden.

Die Reinigung des Mundes noch lange nach der Genesung fleissig fortzusetzen.

Noma. Wangenbrand. Behufs der Prophylaxis bei allen schweren Infectionskrankheiten tägliche Inspection und Reinigung des Mundes. Bei bereits ausgebrochener Erkrankung roborirende Allgemeinbehandlung; kräftige Fleischbrühe, Milch, Wein etc.

Rp. 859.
Decoct. cort. Chin. reg.
e 1·0 : 100·0,
Syr. cort. Aurant. 10·0.
M. D. S. 2stündlich
1 Kinderlöffel.

Oder:
Rp. 860.
Tinct. Chin. compos.,
Tinct. Rhei Dar. āā 20·0.
D. S. 2stündlich 10—15
Tropfen auf Zucker.

Nach Bildung einer Demarcation Entfernung des gangränösen Stückes, Aetzung der Ränder mit rauchender Salpetersäure oder concentrirter Carbolsäure, ebenso beim ersten Auftreten der Krankheit energische Auskratzung mit dem scharfen Löffel und danach Aetzung mit rauchender Salpetersäure oder mit Ferrum candens.

Anchyloglosson. Angeborene Verkürzung des Zungenbändchens. „Angewachsene Zunge.“ Operative Behandlung nur dann nothwendig, wenn die

Zungenspitze den Kieferrand nicht ~~erreichen kann, wird~~ aber von den Eltern auch bei geringeren Graden gefordert. Bei der Operation das Kind, dessen Extremitäten gut in eine Decke eingewickelt, horizontal auf dem Arm zu halten; der Arzt schiebt das mit einem Einschnitt versehene Spatelende unter die Zunge, so dass das gespannte Zungenbändchen in den Einschnitt hineinreicht; dieses wird nun, soweit es weiss ist, mit einem **Schlag der** Hohlscheere durchtrennt. Blutstillung dadurch, dass man das Kind saugen lässt; dasselbe noch durch 1—2 Stunden in Beobachtung zu halten.

Angina. Halsentzündung. Amygdalitis. Angina tonsillaris. Mandelentzündung. Prophylaktisch, d. h. zur Vermeidung von Recidiven zweckmässige Abhärtung durch Kälte. Bei Kindern unter 2 Jahren Bäder, Anfangs von 27° R., dann jeden Tag um einen Grad sinken bis auf 23—22° R. Bei über 2 Jahre alten Kindern kalteWaschungen, zuerst mit gestandenem Wasser von Zimmertemperatur, allmälich mit kälterem Wasser, bis zu frischem Brunnenwasser, diese Waschungen am besten Abends mit gut ausgedrücktem Schwamme vorzunehmen. Grössere Kinder sollen im Sommer kalt baden, schwimmen.

Bei bestehender Krankheit Vermeidung von Staub, Aufenthalt in gut gelüftetem Zimmer bei gleichmässiger Temperatur. Bei stärkerem Fieber Bettruhe, säuerliche Getränke, eventuell ein leichtes Laxans, wie:

Rp. 861.
Tinct. Rhei aquos. 5·0,
Aqu. destillat. 70·0,
Syr. simpl. 10·0.
S. 2stündlich 1 Kaffeelöffel.

Local kalte, fleissig zu wechselnde Umschläge um den Hals, Eispillen oder Fruchteis, Eiswasser zum Getränk. Bei Kindern, die schon gurgeln können, ein leichtes Gurgelwasser, wie:

Rp. 862.
Kal. chloric. 6·0,
Aqu. destillat. 300·0.
D. S. Gurgelwasser.

Oder:

Rp. 863.
Borac. venet. 10·0,
Aqu. dest. 300·0.
D. S. Gurgelwasser.

Bei Entzündung der Mandeln Touchirung mit Lapis, namentlich an den grubigen Einziehungen und Geschwürchen; Tonsillarabscesse mittelst mit Heftpflaster bis zur Spitze gedeckten Spitzbistourris zu eröffnen. Nach Ablauf der acuten Entzündung bei zurückbleibender Hypertrophie der Mandeln Tonsillotomie.

Diphtheritis faucium. Rachendiphtheritis, Rachenbräune. *a)* Localbehandlung: Das Wichtigste ist Kälte: Umschläge mit vorher auf Eis gelegten Compressen, Tag und Nacht alle 5 Minuten zu wechseln, oder besser Eiscravatte, bei hochgradigen Collapserscheinungen auszusetzen. Innerlich Eispillen, gezuckert, oder Fruchteis, wenn sich die Kinder dagegen weigern, fleissiges Trinken kleiner Portionen Eiswasser. Grössere Kinder lässt man auch mit einem entsprechenden Mundwasser gurgeln. Man verwendet eine der folgenden Lösungen:

Rp. 864.
Kal. chloric. 4·0,
Aqu. dest. 300·0.
D. S. Gurgelwasser.

Oder:
Rp. 865.
Alum. crud. 2·0,
Aqu. dest. 300·0.
D. S. Gurgelwasser.

Rp. 866.
Acid. carbolic. gtts. 20,
Aqu. dest. 300·0.
D. S. Gurgelwasser.

Oder:
Rp. 867.
Aqu. Calc.,
Aqu. dest. $\overline{aa}$ 150·0.
D. S. Gurgelwasser.

Rp. 868.
Acid. salicylic. 2·0,
Spir. vin. q. s. ad sol.,
Aqu. dest. 300·0.
D. S. Gurgelwasser.

Oder:
Rp. 869.
Kal. hypermangan. 0·15,
Aqu. dest. 300·0.
D. S. Gurgelwasser.

Bei localisirten, streng begrenzten diphtheritischen Geschwüren Aetzung mit:
Rp. 870.
Acid. lact. conc. pur. 20·0.
D. S. Täglich einmal mittelst Wattepinsels aufzutragen.

Bei gangränösem Zerfall einmalige Bepinselung mit:

Rp. 871.

> *Acid. carbolic. 2·0,*
> *Spir. vin. rectificat. 20·0.*
> *D. S. Zum Bepinseln.*

b) **Allgemeinbehandlung**: Diät trotz des Fiebers möglichst nahrhaft, Bouillon mit Ei, kalte Milch, rohes gehacktes Fleisch etc. Gegen Stuhlverstopfung Klystiere.

Gegen das Fieber:

Rp. 872.

> *Chinin. sulfuric. 1·0,*
> *Sacch. alb. 2·0.*
> *M. f. pulv. Div. in dos.*
> *aequ. No. 6.*
> *D. S. 3stündl. 1 Pulver.*

Oder:

Rp. 873.

> *Antipyrin. 2·5—5·0.*
> *Div. in dos. aequ. No. 10.*
> *D. S. Stündl. 1 Pulver*
> *bis zu starkem Tem-*
> *peraturabfall.*

Rp. 874.

> *Antifebrin. 0·5—1·0,*
> *Sacch. alb. 2·0.*
> *M. f. pulv. Div. in dos.*
> *aequ. No. 5.*
> *D. S. 1 Pulver, eventuell*
> *nach 1 Stunde ein*
> *zweites.*

Bei erschwertem Schlingen Chinin in Lösung, also:

Rp. 875.

> *Chinin. sulfuric. 0·5,*
> *Acid. sulfuric. dil. q. s.,*
> *Syr. simpl. 40·0.*
> *D. S. Früh und Abends*
> *die Hälfte.*

. (Die stärkeren Fiebermittel, namentlich Antipyrin und Antifebrin, nur bei genauer Controle der Temperatur mittelst des Thermometers zu reichen, die Temperatur stündlich zu messen und bei starkem Abfall derselben das Antipyreticum auszusetzen.)

Ferner kann man innerlich Kal. chloric. geben, dasselbe jedoch bei Albuminurie contraindicirt. Man verschreibt für kleinere Kinder:

Rp. 876.

> *Kal. chloric. 0·5—0·8,*
> *Aqu. dest. 70·0,*
> *Syr. rub. Idaei 10·0.*
> *M D. S. Stündl. 1 Kaffeel.*

Bei grösseren Kindern:
Rp. 877.
Kal. chloric. 1·0—1·5,
Aqu. dest. 70·0,
Syr. simpl. 10·0.
M. D.S. Stündl. 1 Kaffee-
löffel.

Oder:
Rp. 878.
Liqu. ferr. sesquichlor.
gtts. 6,
Aqu. dest. 70·0,
Syr. cort. Aurant. 10·0.
D. S. 2stündl. 1 Kaffeel.

Bei Eintritt von Collaps heisser russischer Thee mit Rum, schwarzer Kaffee mit Cognac, erwärmter rother Wein. Die Extremitäten in warme Leintücher zu hüllen. Warme Essigwaschungen.

Rp. 879.
Camphor. ras. 0·2—0·5,
Spir. vin. q. s. ad sol.,
Mixtur. gummos. 70·0,
Syr. simpl. 10·0.
D S. 2—3stündlich 1
Kaffeelöffel.

Oder:
Rp. 880.
Mosch. oriental. 0·3—0·5,
Sacch. alb. 3·0.
M. f. pulv. Div. in dos.
aequ. Nr. 10.
D. S. 2stündlich 1 Pulv.

Zur Nachbehandlung kräftige Fleischnahrung, Eisen oder Gebrauch von eisenhaltigen Mineralwässern, wie Spaa, Pyrmont, Franzensbad.

c) Behandlung der diphtheritischen Lähmungen. Neben kräftiger Nahrung Gebrauch eines **Eisenpräparates,** wie:

Rp. 881.
Ferr. carbonic. saccha-
rat. 1·0,
Chinin. sulfuric. 0·5,
Sacch. alb. 3·0.
M. f. pulv. Div. in dos.
aequ. No. 10.
D. S. 3mal tägl. 1 Pulv.

Faradisirung der gelähmten Muskeln. In hart-näckigen Fällen und insbesondere bei Lähmung der Respirationsmuskeln neuerlich empfohlen:

Rp. 882.
Strychnin. nitric.
0·01—0·03,
Aqu. dest. 10·0.
S. Täglich 1 Pravaz'sche
Spritze zu injiciren.

**Laryngitis catarrhalis. Acuter Kehlkopfkatarrh,
Pseudocroup.** Prophylaktisch bei zu Katarrhen disponirten Kindern entsprechende Abhärtung durch kühle und kalte Waschungen (s. Angina S. 216). Im Sommer Aufenthalt in Gebirgsgegend mit Soolen (Ischl, Reichenhall, Hallein, Aussee) und Gebrauch von Kochsalzinhalationen daselbst.

Bei einem Anfall von Pseudocroup das Kind wach zu erhalten, demselben alle 2—3 Minuten löffelweise warme Flüssigkeit zu geben, wie warmes Zuckerwasser, warme Limonade, Eibischthee, Lindenblüthenthee. Fleissig zu wechselnde Umschläge um den Hals von warmem Wasser oder Oel, oder mit Haarlinsen oder Leinsamen. Die Luft des Zimmers durch auf dem Ofen oder über einer Spirituslampe verdampfendes Wasser feucht zu erhalten. Bei reichlichem Secret, starkem Rasseln und Pfeifen bei der Athmung ein Brechmittel zu geben: zunächst Anregung des Erbrechens durch reichliche Zufuhr warmen Getränkes und durch Kitzeln des Gaumens mit einer Feder. Wenn dies nicht wirkt:

Rp. 883.
> *Tartar. emetic. 0·05 — 0·1,*
> *Linct. gummos. 50·0.*
> *D. S. Alle 10 Minuten 1*
> *Kaffeelöffel, im Ganzen*
> *2—3.*

Rp. 884.
> *Inf. rad. Ipecacuanh.*
> *e 1·0: 70·0,*
> *Syr. simpl. 10·0.*
> *D. S. Alle 10 Minuten*
> *ein Esslöffel bis zur*
> *Wirkung.*

Nach Aufhören des Anfalls Behandlung des eigentlichen Katarrhs. Aufenthalt in gleichmässig temperirter Zimmerluft (16° R.).

Innerlicher Gebrauch von:

Rp. 885.
> *Inf. rad. Ipecacuanh. e 0·1: 70·0,*
> *Natr. bicarbonic. 0·4,*
> *Syr. capillor. Vener. 10·0.*
> *M. D. S. 2stündl. 1 Kaffeelöffel.*

Rp. 886.
Sal. ammoniac. dep. 1·0,
Aqu. dest. 70·0,
Syr. rub. Idaei 20·0.
M. D. S. 2stündl. 1 Kaffee-
löffel.

Bei starkem Hustenreiz
leichte Narcotica, wie:

Rp. 888.
Inf. rad. Ipec. e 0·15—0·2 : 70·0,
Extr. Hyoscyami 0·1,
Syr. rub. Idaei 10·0.
D. S. 2—3stündlich 1 Kaffeelöffel.

Rp. 887.
Sal. ammoniac. dep. 0·5,
Extr. Cannab. Indic.
0·05—0·1,
Elaeosacch. Foenicul. 2·0.
M. f. pulv. Div. in dos.
aequ. No. 6.
D. S. 2—3stündl. 1 Pulv.

Für die nächste Nacht nach einem Anfall von Pseudocroup die nöthigen Verhaltungsmaassregeln zu geben;
fleissig warmes Getränk zu reichen; sowie sich bellender
Husten einstellt, das Kind durch 1—2 Stunden wach
zu erhalten.

Laryngitis crouposa. Croup. Das Krankenzimmer
fleissig zu lüften, eventuell die Fenster offen zu lassen,
und wenn schon Erstickungsanfälle auftreten, das Kind
an das offene Fenster zu setzen. Die Luft des Zimmers
durch Wasserdämpfe feucht zu erhalten. Leicht verdauliche Nahrung: Milch, weiche Eier, geschabtes Fleisch,
Thee mit Milch oder Rum, Chaudeau; bei Verfall der
Kräfte starker schwarzer Kaffee mit Cognac, Weinsuppe,
erwärmter Rothwein etc. Gegen das Fieber:

Rp. 889.
Chin. sulfuric. 0·5—1·0,
Sacch. alb. 2·0.
M. f. pulv. Div. in dos.
aequ. No. 5.
D. S. Abends 2—3 Pul-
ver in 1stünd. Pausen:

Ebenso:

Rp. 890.
Antipyrin.,
Sacch. alb. $\overline{aa}$ 1·0.
M. f. pulv. Div. in dos.
aequ. No. 4.
D. S. Abends 2 Pulver
in 1stündiger Pause.

Oft nehmen die Kinder die Medicamente besser in Lösung:

Rp. 891.
  Chinin. sulfuric. 1·0,
  Acid. sulfuric. q. s. ad sol.,
  Mixtur. gummos.,
  Syr. simpl. āā 30·0.
  D. S. Abends 1—2 Esslöffel.

Weigert sich das Kind, das Medicament zu nehmen, dasselbe in Klysmenform zu geben, nach vorausgegangenem Reinigungsklystier.

Rp. 892.
  Chinin. sulfuric. 1·0,
  Acid. sulfuric. q. s.,
  Aqu. font. 50·0.
  D. S. Auf 2 Klystiere.

Local im Stadium der Exsudation Eis: alle 5 Minuten zu wechselnde Eisumschläge, innerlich Eispillen, Fruchteis. Daneben Inhalationen mittelst des Richardson'schen oder des Siegle'schen Inhalationsapparates. Zur Inhalation verwendet man Wasserdämpfe oder 1—2percentige Lösungen von Kali chloric., Natrium chloratum, Natrium bicarbonic., Ammon. chlorat., Alaun, ebenso auch Aqua Calcis zu gleichen Theilen mit Wasser oder:

Rp. 893.
  Acid. lactic. gtts. 25,
  Aqu. dest. 100·0.
  S. Zur Inhalation.

Wenn die Membranen beginnen sich zu lösen und zu lockern, Expectorantia in Verbindung mit stimulirenden Mitteln, wie:

Rp. 894.
  Inf. rad. Polygal. Seneg.
    e 5·0—8·0 : 70·0,
  Liqu. Ammon. anisat.
    gtts. 20,
  Syr. simpl. 10·0.
  M. D. S. 1—2stündlich 1 Kaffeelöffel.

Rp. 895.
  Inf. rad. Ipecacuanh.
    e 0·15 : 70·0,
  Aether. sulfuric.
    gtts. 10 - 20,
  Syr. capill. Veneris 20·0.
  M. D. S. 1—2stündlich 1 Kaffeelöffel.

Bei reichlichem Secret in den Luftwegen, wenn das Flottiren von Membranen zu hören ist, kann man bei muskelkräftigen Kindern einmal ein Emeticum geben. Man lässt das Kind reichlich warme Flüssigkeiten zu sich nehmen, hierauf reicht man:

Rp. 896.
Tart. emetic. 0·05 — 0·1,
Linct. gummos. 30·0.
D. S. Die Hälfte auf einmal, dann alle 10 Minuten 1 Kaffeelöffel bis zur Wirkung.

Rp. 897.
Pulv. rad. Ipecac. 1·0,
Infunde cum Aqu. ferv. q. s. ad col. 40·0,
Syr. Ipecacuanh. 5·0.
M. D. S. Wie das Vorige.

Rp. 898.
Apomorphin. mur. 0·02,
Aqu. dest. 10·0.
M. D. S. ½—1 Pravazsche Spritze zu injicir.

In neuerer Zeit wurden versucht und oft mit sehr gutem Erfolge: Quecksilbereinreibungen als Abortivkur:

Rp. 899.
Ungu. ciner.,
Ungu. simpl. $\overline{aa}$ 6·0.
M. f. ungu. Div. in dos. aequ. No. 6.
D. S. Stündlich 1 Dose einzureiben, je nach dem Alter des Kindes im Ganzen 3—6 Dosen.

Daneben:

Rp. 900.
Merc. subl. corr. 0·01,
Vitell. ovi unius,
Aqu. dest. 70·0,
Syr. simpl. 10·0.
M. D. S. 2stündl. 1 Kaffeelöffel.

Oder:
Rp. 901.
Calomelan. laevigat. 0·6,
Sacch. alb. 3·0.
M. f. pulv. Div. in dos. aequal. No. 10.
D. S. Stündl. 1 Pulv., im Ganzen 3—6 Pulv.

Wenn das Stadium asphycticum begonnen, oder noch früher, wenn der letzte Erstickungsanfall so stark war, dass man fürchten muss, das Kind werde den folgenden nicht mehr überstehen, namentlich aber wenn bleibende

Cyanose eingetreten, unverzüglich Tracheotomie,
oder Tubage nach O'Dwyer (wenn der Croup localisirt,
das Kind über 3 Jahre alt ist und keine Complication
vorliegt).

Die Wunde nach der Tracheotomie mit passend
zugeschnittener Jodoformgaze u. darüber Billroth-Battist
zu verbinden. Der Verband täglich 1—2 mal zu wechseln, dabei die Wunde mit in 2%ige Carbollösung getauchten Wattebäuschchen zu reinigen. In der Trachea
oder der Canüle sich anstauendes Secret durch Einführen
eines reinen Federbartes herauszubefördern. Die innere
Canüle oft herauszunehmen und zu reinigen. Behufs
Verflüssigung und leichter Herausbeförderung des Schlei-
mes die Luft durch Wasserdämpfe stets feucht zu erhalten, am besten mittelst Spray's oder Siegle'schen
Apparates den Kranken ununterbrochen inhaliren zu
lassen, indem man den Dampfstrahl auf die Canülen-
öffnung richtet. Man verwendet:

	Oder:
Rp. 902.	Rp. 903.
Aqu. Calc.,	*Natr. salicyic. 10·0,*
Aqua dest. aa *300·0.*	*Aqu. dest. 500·0.*
S. Inhalation.	*S. Inhalation.*

Ferner innerlich Expectorantia (s. Rp. 894, 895) oder:

Rp. 904. *Apomorphin. mur. 0·01,*
   Liqu. Ammon. anisat. gtts. 20,
   Aqu. dest. 80·0.
   Syr. simpl. 20·0.
   S. 2stündlich 1 Kaffeelöffel.

Im Uebrigen entsprechende Behandlung fortbestehenden
Fiebers oder etwa eintretenden Collapses.

Die äussere Canüle erst in 3--4 Tagen behufs Reinigung zu entfernen. Definitive Entfernung der Canüle
nicht vor dem zehnten Tage, im Allgemeinen nicht, so
lange sich noch Membranen im Kehlkopf abstossen, auch
muss man immer vor der Entfernung der Canüle versuchen, ob das Kind bei mit dem Finger oder einem
Stöpsel verschlossener Canüle genug Luft hat.

Laryngospasmus. Stimmritzenkrampf. Im Anfall ein nasses Handtuch auf die Brust zu legen, Wasser ins Gesicht zu spritzen. Ist der Arzt bei dem Anfall zugegen, so öffne er mit dem Finger den Mund des Kindes und ziehe die Zunge nach vorne. Nach dem Anfall Bromkali in gehäufter Dosis.

Rp. 905.

Kal. bromat. 3·0 — 6·0.
Div. in dos. aequ. No. 6.
D. S. Früh und Abends
  1 Pulver in Milch.

Oder:

Rp. 906.

Chloral. hydrat. 0·1 — 0·5,
Aqu. font.,
Syr. rub. Idaei āā 20·0.
M. D. S. 3 — 4mal täg-
  lich 1 Kaffeelöffel.

Auch Chloroform intern:

Rp. 907.

Chloroformi gtts. 5 — 10,
Aqu. dest. 25·0,
Glycerin. 5·0.
M. D. S. 1 Kaffeelöffel halbstündlich; dann nach
  Beruhigung 1 — 2stündlich.

Bei kleinen Kindern antirhachitische Behandlung, Ammenmilch, Leberthran.

Bronchitis. Lungenkatarrh. In leichten, acuten Fällen, beim sogenannten B r o n c h o k a t a r r h leichte Expectorantia, z. B. bei kleinen Kindern:

Rp. 908. *Mixtur. gummos. 100·0,*
  Syr. Ipecac. 10·0.
  S. 2stündlich 1 Kaffeelöffel.

Bei grösseren Kindern:

Rp. 909.

Inf. rad. Ipecac.
  e 0·15 : 70·0,
Natr. bicarbon. 0·3,
Syr. capillor. Vener. 10·0.
M. D. S. 2stündl. 1 Kaffeel.

Rp. 910.

Inf. rad. Ipecacuanh.
  e 0·15 : 70·0,
Sal. ammon. dep. 0·3 — 0·6,
Syr. Althaeae 10·0.
M. D. S. 2stündlich
  1 Kaffeelöffel.

Mässiger Hustenreiz ist nicht zu bekämpfen, nur wenn derselbe sehr stark und quälend ist, gibt man leichte Narcotica; Opium und Morphium nur in schweren Fällen bei unerträglichem Hustenreiz, wenn die anderen, vorher zu versuchenden Mittel nicht wirken.

Rp. 911.
Mixtur. oleos. 70·0,
Aqu. Laurocer. gtts. 10—20,
Syr. simpl. 10·0.
M. D. S. 2stündlich 1 Kaffeelöffel.

Inhalationen von Wasserdämpfen oder von Terpentinöl bei grösseren Kindern angezeigt. Wenn der Katarrh droht chronisch zu werden, Regelung der Diät, leichte Eisenpräparate, Leberthran, Steinsalzbäder. Zur Verhütung von Recidiven Abhärtung gegen Witterungseinflüsse, im Sommer Aufenthalt in wasserreichen Gebirgsgegenden oder am Meere.

Bei der fieberhaften, heftigen Bronchitis Anfangs expectatives Verhalten, Milderung des Hustenreizes durch Rp. 911 oder:

Rp. 912.
Extr. Hyoscyam. 0·02,
Sacch. alb. 2·0.
M. f. pulv. Div. in dos. aequ. No. 10.
D. S. 2stündlich 1 Pulver.

Bei hohem Fieber Chinin. Kleine Kinder fleissig herumzutragen, ihre Lage oft zu wechseln. Nach Auftreten von Rasselgeräuschen Priessnitz'sche Umschläge um den Thorax, sowie die oben genannten Expectorantia, eventuell bei sehr reichlicher Secretion und hochgradiger Dyspnoë eine Apomorphin-Injection, (Rp. 898) oder:

Rp. 913.
Tart. emetic. 0·05,
Linct. gummos. 30·0.
M. D. S. In 2 Portionen zu nehmen.

In hochgradigen Fällen von Bronchitis, namentlich wenn die feinsten Bronchien mit ergriffen sind (Bronchitis capillaris) die Expectorantia mit excitirenden Mitteln zu verbinden.

Rp. 914.

Inf. rad. Ipecacuanh.
    e 0·15 : 70·0,
Liqu. Ammon. anisat.
    gtts. 20,
Syr. cort. Aurant. 20·0.
D. S 2stündl. 1 Kaffee-
 löffel.

Rp. 915.

Inf. rad. Polygal. Seneg.
    e 2·0—5·0 : 70·0,
Liqu. Ammon. anisat.
    gtts. 20,
Syr. Senegae 20·0.
D. S. 2stündl. 1 Kaffee-
 löffel.

Bei Bestand von Darmaffectionen Senega zu vermeiden und nur die Ammonium-Präparate zu geben, also:

Rp. 916.

Liqu. Ammon. anisat.
    gtts. 15—20,
Aqu. Foenicul.,
Aqu. dest. āā 40·0.
D. S. 2stündl. 1 Kaffee-
 löffel.

Rp. 917.

Ammon. carbonic. sicc.
      0·2,
Sacch. alb. 2·0.
M. f. pulv. Div. in dos.
 aequ. No. 6.
D. S. 2—3stündlich 1
 Pulver.

Sehr zweckmässig auch Inhalationen von Terpentinöl: Bei kleineren Kindern lässt man einfach einen Topf heissen Wassers mit 5—10 Tropfen Terpentin vor ihnen verdampfen, grössere Kinder sollen den Kopf über den Topf halten und über das Gefäss und den Kopf des Kindes ein Tuch gebreitet werden. Zur Nachbehandlung der Krankheit kräftige Fleischkost, Aufenthalt auf dem Lande, Eisen.

Bei der chronischen Bronchitis, bei der es meist auch zur Vergrösserung der Bronchialdrüsen kömmt, gute Nahrung, Leberthran, bei kleinen Kindern antirhachitische Behandlung. Behufs Verminderung der Drüsenschwellung:

Rp. 918.

Kal. iodat. 0·2—0·3,
Aqu. dest. 70·0,
Syr. cort. Aurant. 10·0.
M. D. S. 2stündlich
1 Kaffeelöffel.

Rp. 919.

Syr. Ferr. iod. 2·0—4·0,
Aqu. dest.,
Syr. simpl. āā 20·0.
D. S. 3mal tägl. 1 Kaffee-
löffel.

Bei reichlichem Secret in den Bronchien entsprechende Expectorantia, eventuell in dringenden Fällen ein Emeticum.

Pertussis. Tussis convulsiva. Keuchhusten. Wenn möglich Vertauschung des städtischen Wohnortes mit Landaufenthalt. Bei gutem Wetter fleissiger Aufenthalt im Freien, bei schlechtem und im Winter verbleibe das Kind im gut gelüfteten Zimmer. Nahrung kräftig, besonders aus ·Fleisch, Milch und Suppe bestehend, oft zu geben, am besten immer gleich nach einem Anfall. In medicamentöser Beziehung Gebrauch von:

Rp. 920.

Pulv. rad. Bellad. 0·1,
Natr. bicarbon. 0·4,
Sacch. alb. 2·0.
M. f. pulv. Div. in dos.
aequ. No. 10.
D. S. 3stündlich 1 Pulver.

Rp. 921.

Tinct. Belladonn.
        gtts. 2—10,
Aqu. dest. 70·0,
Syr. rub. Idaei 10·0.
D. S. 2stündl. 1 Kaffee-
löffel.

In sehr schweren Fällen:

Rp. 922.

Atrop. sulf. 0·001—0·002,
Aqu. dest. 70·0.
D. S. 3—4mal tägl. 1—2
Tropfen auf Zucker.

(Alle diese Recepte bei den ersten Zeichen von Atropin-Intoxication auszusetzen.)

Statt Belladonna auch andere Narcotica gebraucht (Morphin jedoch zu vermeiden), am meisten Bromsalze:

Rp. 923.

Natr. bromat. 1·0,
Aqu. dest. 70·0,
Syr. rub. Idaei 10·0,
D. S. 2stündl. 1 Kaffeel.

Rp. 924.

Ammon. brom. 1·0—3·0,
Sacch. alb. 3·0.
M. f. pulv. Div. in dos.
aequ. No. 10.
D. S. 5mal tägl. 1 Pulver
in Wasser aufgelöst.

In neuerer Zeit mit gutem Erfolg gebraucht: Chinin, und zwar Bepinselungen des Kehlkopfs mit 1 percentigen Lösungen, sowie intern:

Rp. 925.
> Chinin. muriat. 1·0,
> (Extr. Belladonn. 0·05),
> Natr. bicarbon.,
> Sacch. alb. $\overline{aa}$ 2·0.
> M. f. pulv. Div. in dos. aequ. No. 10.
> D. S. 4—5mal täglich 1 Pulver.

Ebenso hat sich sehr gut bewährt:

Rp. 926.
> Antipyrin. 1·0—5·0,
> Sacch. alb. 3·0.
> M. f. pulv. Div. in dos. aequ. No. 10.
> S. 2—3mal täglich 1 Pulver.

Rp. 927.
> Resorcini 0·1—0·5,
> Inf. Chamomill. 70·0,
> Syr. simpl. 10·0.
> M. D. S. 2stündlich 1 Kaffeelöffel.

Ferner auch:

Rp. 930.
> Resorcin. pur. 0·3,
> Aqu. dest. 30·0.
> D. S. Zum Bepinseln des Kehlkopfs.

Oder:

Rp. 928.
> Bromoform. 0 1—0·5,
> Spir. vini rectif. 4·0,
> Aqu. dest. 70·0,
> Syr. simpl. 10·0.
> M. D. S. 2stündlich 1 Kaffeelöffel.

Von grossem Werth sind Inhalationen von Ol. Tere-binthin. rectificat. oder Benzin (zweimal des Tags einige Tropfen auf ein Gefäss warmen Wassers), sowie von 1% iger Carbollösung oder von Naphtalin (2mal täglich 20 Gramm in einer Porcellanschale über einer Spiritusflamme verdampfen zu lassen.)

In neuerer Zeit auch als wirksam befunden Bepinselungen des Kehlkopfs mit 5% iger Cocainlösung, sowie Inhalation von:

Rp. 929.
> Cocain. muriatic. 2·0,
> Aqu. dest. 100·0.
> S. Inhalation.

Im katarrhalischen Stadium Behandlung wie bei Bronchitis. Als Nachkur Aufenthalt in nicht zu rauher Gebirgsgegend, im Winter eventuell auch im Süden.

Atelectasia pulmonum. Luftleere der Lungen.
Bronchitis suffocativa. Ernährung durch die Brust; oder
wenn das Kind schlecht saugt, die Milch abzumelken und
mit dem Löffel, am besten durch die Nase, zu geben. Jede
halbe bis ganze Stunde Nahrung zu reichen. Zur Anregung
der Respiration am besten Faradisation mittelst schwacher
Ströme, sobald die Athmung weniger tief wird, zu wiederholen; der eine Pol an den Proc. xiphoides, der andere an
die Wirbelsäule anzusetzen. Dauer der Sitzung Anfangs
einige Secunden, allmälich länger. Senfbäder: Eine
Hand voll Senfmehl in ein Tuch gegeben, mit demselben
in das Badewasser von 24—25° R. zu halten, bis zur
Entwicklung eines stechenden Geruchs; das Kind im
Bade zu lassen, bis die Haut lebhaft roth wird, etwa 2—3
Minuten. Innerlich Expectorantia und Excitantia.

Rp. 931. *Liqu. Ammon. anisat. 1·0,*
  Aqu. dest. 40·0.
  D. S. 2stündlich 1 Kaffeelöffel.
Daneben starker russischer Thee mit Cognac oder Rum.

Pneumonia. Lungenentzündung. Säuglinge fleissig
auf dem Arme zu tragen mit häufiger Veränderung der
Lage; die Brust oder die künstliche Nahrung öfter zu
reichen, als bei gesunden Kindern. Bei grösseren Kindern
Bettruhe, aber häufiger Lagewechsel; Nahrung bis zum
Abfall des Fiebers aus Milch und Suppe bestehend, gegen
den Durst am besten frisches Wasser; bei beginnendem
Collaps Wein, Thee mit Rum. Priessnitz'sche Ein-
wicklungen des Thorax sehr wirksam. Gegen das Fieber
Chinin, bei starker Pulsbeschleunigung auch:

Rp. 932.
Inf. fol. Digital. purp.
  e 0·1—0·2 : 70·0,
Liqu. Kal. acetic. gtts. 20,
Syr. rub. Idaei 10·0.
D. S. 2stündl. 1 Kaffee-
  bis Kinderlöffel.

Gegen den Hustenreiz,
bei Säuglingen:
Rp. 933.
  Mixtur. oleos. 70·0,
  Aqu. Lauroc. gtts. 10—15,
  Syr. Althaeae 20·0.
  D. S. 2stündl. 1 Kaffeel.

Bei grösseren Kindern:

Rp. 934.

Mixtur. oleos. 70·0,
Tinct. Opii simpl. gtts. 4—5,
Syr. rub. Idaei 10·0.
D. S. 2stündl. 1 Kaffeelöffel.

Nach Eintritt der Lösung
Expectorantia (s. Bronchitis
S. 225 ff.):

Rp. 935.

Inf. rad. Inpecacuanh.
  e 0·15 : 70·0,
Tinct. Chin. simpl. gtts. 15,
Syr. capillor. Vener. 20·0.
D. S. 2stündl. 1 Kaffeel.

Rp. 936.

Inf. rad. Polygal. Seneg.
  e 5·0 : 70·0,
Tinct. Ferr pomat.
  gtts. 15,
Syr. Althaeae 20·0.
D. S. 2stündl. 1 Kaffee-
  löffel.

Nach gänzlicher Ausheilung der Krankheit zur Vermeidung von Recidiven vorsichtige Abhärtung gegen Witterungseinflüsse. Schwimmunterricht. Gebirgsluft.

Tuberculosis pulmonum. Lungenschwindsucht. Im Winter Aufenthalt in Nizza, Cannes, Meran, Mentone etc., im Sommer in gesunder Gebirgsgegend. Im Sommer auch Gebrauch von Emser, Gleichenberger, Giesshübler Wasser angezeigt; Molken-, Kumys-, Kefir-Kuren. Im Winter Gebrauch von Leberthran, 2—4 Kaffeelöffel pro die. In neuerer Zeit bei beginnender Phthisis Gebrauch von Creosot:

Rp. 937.

Creosot. gtts. 3—5,
Spir. Aether. gtts. 10,
Cognac. 2·0—3·0,
Aqu. dest. 100·0.
S. 3—4mal täglich ein Kaffeelöffel vor
  den Mahlzeiten.

(Bei Appetitlosigkeit auszusetzen.)

Kräftige Nahrung, namentlich viel gebratenes Fleisch.
Bei Fieber längerer Gebrauch von mässigen Dosen Chinin.

Rp. 938.
> Chinin. sulfuric. 1·0,
> Acid. sulfur. q. s. ad sol.,
> Aqu. font.,
> Syr. rub. Idaei $\overline{aa}$ 40·0.
> M. D. S. 3mal täglich 1 Kaffeelöffel.

Nach Ablauf des Fiebers fortgesetzter Gebrauch von Eisen.

Rp. 939.
> Ferr. lactic. 0·5,
> Chinin. sulfuric. 0·3,
> Sacch. alb. 3·0.
> M. f. pulv. Div. in dos. aequ. No. 10.
> D. S. 3mal tägl. 1 Pulver.

Gegen den Katarrh Expectorantia, sowie Inhalationen
von Terpentin (3—8 Tropfen auf einen Topf warmen
Wassers) oder von Kochsalzlösung (1%).

Pleuritis. Rippenfellentzündung. In den ersten Wochen
exspectative Behandlung. Bettruhe bei gleichmässiger
Zimmertemperatur, Fieberdiät, nicht allzu reichliches
Trinken, zur Stillung des Durstgefühles der Mund öfters
mit frischem Wasser auszuspülen. Gegen die Schmerzen
leichte, nicht beengende Priessnitz'sche Einwicklung des Thorax. Bei hohem Fieber Chinin, bei
starker Pulsbeschleunigung ohne sonstige Circulationsstörungen:

Rp. 940.
> Inf. fol. Digital. purp. e 0·2 : 70·0,
> Aqu. Laurocer. gtts. 10,
> Syr. rub. Idaei 10·0.
> D. S. 2stündl. 1 Kaffeelöffel.

Wenn das Exsudat stationär bleibt, das Fieber nachgelassen, noch durch einige Zeit leicht verdauliche Nahrung; bei gesunder Niere leichte Diuretica.

Rp. 941.
  Decoct. Ononid. spinos.
      e 3·0:100·0,
  Liqu. Kal. acetic.
      gtts. 10—15,
  Roob. Juniperi 20·0.
  D. S. 2stündl. 1 Kinderl.
  Oder:
Rp. 942.
  Dec. Equiset. e 2·0:100·0,
  Oxymell. Scill. 10·0,
  D. S. 2stündl. 1 Kinderl.

Rp. 943.
  Diuretin. 3·0.
  Div. in dos. aequ. No. 6.
  S. 3—4 Pulver täglich.

Rp. 944.
  Natr. salicyl. 2·0,
  Aqu. dest. 70·0,
  Syr. simpl. 10·0.
  M. D. S. 2stündl. 1 Kaffee-
      löffel.

Wenn das Exsudat jedoch eitrig ist und unter andauerndem Fieber langsam zunimmt, roborirende Behandlung: Milchdiät, kräftige Fleischbrühe, gebratenes oder rohes, fein zertheiltes Fleisch. Mässig kalte Abreibungen. Landaufenthalt, sobald das Kind transportabel ist; später Aufenthalt im Süden:

Rp. 945.
  Chinin. sulfuric. 0·2,
  Ferr. carbon. sacch. 0·15,
  Sacch. alb. 2·0.
  M. f. pulv. Div. in dos.
      aequ. No. 6.
  D. S. 3mal tägl. 1 Pulver.

Rp. 946.
  Chinin. sulfuric. 0·4,
  Acid. sulf. dil. q. s. ad sol.,
  Aqu. destill.,
  Syr. cort. Aur. $\overline{aa}$ 40·0,
  Tinct. nervino-tonic.
  Bestuscheff. gtts. 10—20.
  D. S. 3stündl. 1 Kaffeel.

(Bei Eintritt einer Darmaffection die Eisenpräparate auszusetzen.)

Bei rascher Zunahme des Exsudats, sowie bei eitrigem Exsudat überhaupt Thoracocentese.

Endocarditis. Entzündung des Endocardiums. Vitium cordis. Herzfehler. Prophylaktisch bei zu Rheumatismen geneigten Kindern vorsichtige Abhärtung, Kaltwasserkuren. Bei acuter Endocarditis absolute Ruhe; kalte Umschläge *oder* Leiter'scher Kühlapparat in der

Herzgegend. Bei beschleunigtem oder arythmischem Puls
Digitalis.

Rp. 947.

Inf. fol. Digital. purp.
e 0·1—0·2 : 70·0,
Liqu. Kal. acetic. gtts. 20,
Syr. rub. Idaei 20·0.
M. D. S. 2stündlich
1 Kaffeelöffel.

Rp. 948.

Pulv. fol. Dig. purp. 0·3,
Chinin. sulfuric. 0·8,
Sacch. alb. 3·0.
M. f. pulv. Div. in dos.
aequ. No. 10.
D. S. 3stündl. 1 Pulver.

Sowie Verlangsamung der Herzcontractionen eintritt,
die Digitalis auszusetzen und ein indifferentes Mittel zu
geben, wie:

Rp. 949.

Acid. tartaric. 0·5,
Aqu. dest. 70·0,
Syr. simpl. 10·0.
D. S. 2stündlich 1 Kaffeelöffel.

Kinder mit H e r z f e h l e r n sind vor jeder körperlichen
Anstrengung (Schwimmen, Bergsteigen, Tanzen), sowie
vor jeder geistigen Aufregung zu bewahren. Jedoch mässige
Bewegung im Freien angezeigt. Diät leicht verdaulich,
Fleisch, Milch, Eier; dagegen blähende Gemüse, schwere
Mehlspeisen zu meiden, ebenso Kaffee und Thee. Leichte
Alcoholica in geringen Quantitäten gestattet. Bei starker
Anämie vorsichtiger Eisengebrauch, bei eintretenden Com-
pensationsstörungen Ruhe, Digitalis, (Rp. 947) oder:

Rp. 950.

Tinct. Strophant. hisp. 15·0.
S. 2mal täglich 5—10 Tropfen.

Dyspepsie. Ermittelung und Beseitigung der U r s a c h e n :
bei Brustkindern Ueberfütterung (sehr häufige Ursache),
zu alte Amme oder sonst schlechte Ammenmilch; bei
künstlich genährten Kindern schlechte Milch oder un-
zweckmässige Nahrung. Dementsprechend Regelung der

Diät, eventuell Wechsel der Amme, für künstlich genährte Kinder sterilisirte Kuhmilch oder Biedert'sches Rahmgemenge, Liebig'sche Suppe (siehe unter „künstliche Ernährung", S. 206), womöglich Ammenbrust. Bei mangelhafter Secretion von Seite des Magens, namentlich bei frühgeborenen Kindern:

Rp. 951.
> Pepsin. Germanic. 0·5 — 1·0,
> Sacch. lact. 3·0.
> M. f. pulv. Div. in dos. aequ. No. 10.
> D. S. 4mal täglich 1 Pulver vor dem Trinken.

Sehr gut ist das Pepsin lactated, 2—3mal täglich 1 Messerspitze vor dem Trinken.

Damit verbunden:

Rp. 952.
> Acid. muriat. dil. gtts. 10,
> Aqu. dest. 100·0,
> Syr. simpl. 10·0.
> S. Nach der Einnahme des obigen Medicam. 1 Kaffeelöffel.

Oder bei Diarrhöe und Kolik:

Rp. 953.
> Acid. muriat. dil. gtts. 6,
> Tinct. Opii simpl. gtt. 1,
> Aqu. dest. 70·0,
> Syr. simpl. 10·0.
> S. 3mal täglich 1 Kaffeelöffel nach dem Trinken.

Bei übermässiger Säurebildung:

Rp. 954.
> Natr. bicarbonic. 0·3,
> Aqu. dest. 70·0,
> Sacch. lact. 10·0.
> M. D. S. 2stündlich 1 Kaffeelöffel vor dem Trinken.

Oder:

Rp. 955.
> Aqu. Calc.,
> Aqu. dest. $\overline{aa}$ 50·0.
> D. S. Vor jedem Trinken 1 Kaffeelöffel.

Rp. 956.
> Bismuth. subnitric. 0·5,
> Sacch. lact. 1·0.
> M. f. pulv. Div. in dos. aequ. No. 10.
> D. S. 3mal tägl. 1 Pulv.

Bei Dyspepsie ohne Erscheinungen von Seite des
Darms auch von Wirkung Auswaschen des Magens mit
$1/3$ %iger Lösung von Natr. bicarbon. oder benzoic.

Ferner:

Rp. 957.

Argent. nitric. 0·01—0·02,
Aqu. dest. 100·0.
Da in vitr. caerul.
S 2stündlich 1 Kaffee-
löffel (mit Glaslöffel zu
geben).

Wenn dyspeptische Diar-
rhöen vorhanden sind:

Rp. 958.

Tinct. Cascarill.,
Tinct. Ratanh. ā̄ā gtts. 20,
Elaeosacch. Foenicul.,
Pulv. lapid. Cancror.
ā̄ā 5·0.
Da ad scatul. S. Vor
jedem Trinken eine
Messerspitze voll.

Bei häufigem Auftreten
von Koliken:

Rp. 959.

Tinct. Rhei Darell. 5·0,
Tinct. Nuc. vom. gtts. 5,
Aqu. dest. 70·0,
Syr. simpl. 10·0.
D. S. 4mal tägl. 1 Kaffeel.

Bei angehaltenem Stuhl
leichte Abführmittel, wie:

Rp. 960.

Mannit. crystall. 5·0,
Aqu. font. 150·0.
S. Kaffeelöffelweise.

Rp. 961.

Hydromell. infant. 20·0.
D. S. 1—2 Kaffeelöffel.

Rp. 962.

Syr. mannat. 30·0,
Tinct. Rhei aquos. 10·0.
D. S. 2stündl. 1 Kinderl.

Catarrhus ventriculi. Magenkatarrh (grösserer Kinder). In acuten Fällen restringirte Diät. Fleisch-brühe, russischer Thee mit Milch und etwas Rum. Bei Fieber Chinin in kleinen Dosen.

Rp. 963.

Chinin. sulfuric. 0·2—0·3,
Acid. sulfuric. dil. gtts. 3,
Aqu. dest.,
Syr. cort. Aur. ā̄ā 40·0.
D. S. 2stündlich 1 Kaffee-
löffel.

Bei Stuhlverstopfung:

Rp. 964.

Aqu. laxat. Vienn. 50·0,
Aqu. Cerasor. nigror.,
Syr. rub. Idaei ā̄ā 15·0.
D. S. 2stündl. 1 Kinder-
löffel, bis Stuhl erfolgt.

Nach Aufhören des Fiebers Fleischnahrung, am besten halbgebratenes Rindfleisch, Rothwein, Eisen und Chinin, bei Appetitmangel ein Amarum, z. B.:

Rp. 965.
Tinct. Cascarill. gtts. 20,
Tinct. nervino-tonic. Bestuscheffii gtts. 15,
Aqu. dest. 70·0,
Syr. rub. Idaei 15·0.
M. D. S. 3stündlich 1 Kinderlöffel.

Bei chronischem Magenkatarrh strenge Regelung der Diät. Vom Fett befreites und durchgesiebtes rohes oder leicht abgebratenes Fleisch, Fleischbrühe, leichter russischer Thee mit Milch.

Rp. 966.
Tinct. Rhei Darell. 25·0.
S. 2mal täglich 1 Kaffeelöffel.

Ferner Mineralwässer: Karlsbader Mühlbrunnen oder Schlossbrunnen (Morgens $^1/_2$—1 Bordeaux-Glas voll), Giesshübler, Rohitscher Wasser; bei starker Anämie Eisenwässer (Spaa, Franzensbad, Pyrawart), Anfangs 1—2 Esslöffel voll, allmälich mit der Dosis zu steigen.

Enterocatarrhus. Katarrh des Dünndarms. Vor Allem Berücksichtigung und Entfernung der Ursache. Für künstlich genährte Kinder eine Amme; wenn dies nicht möglich, strenge Regelung der Ernährung, Milch mit Kalbsbrühe oder sterilisirte Milch, Liebig'sche Suppe. Bei Brustkindern nur, wenn es dringend nöthig, Wechsel der Amme.

Gegen den Durst in Eis gekühltes Sodawasser, kaffeelöffelweise, und häufiges Auswaschen des Mundes. Bei grösseren Kindern die Nahrung zu restringiren; im Anfang oft nur Suppe oder Schleimsuppe, später rohes oder halbgebratenes Fleisch; kein Fett, keine Butter, kein Gemüse, als Getränk gutes Quellwasser; wo dies nicht zu haben, russischer Thee; daneben in chronischen Fällen leichter Rothwein, in besonders schweren Fällen auch Portwein oder Malaga. Hauptmedicament Opium', aber bei kleinen Kindern mit grosser Vorsicht.

Rp. 967.
Tinct. Cascarill. (od. Tinct. Ratanhiae) gtts. 20,
Aqu. dest. 70·0,
Tinct. Opii simpl. gtts. 1 - 2,
Syr. simpl. 10·0.
D. S. 2stündl. 1 Kaffeel.

Rp. 968.
Pulv. Paullin. sorbil. 1·0,
Pulv. Dover. 0·1—0·2,
Sacch. alb. 2·0.
M. f. pulv. Div. in dos. aequ. No. 10.
D. S. 2—3stündl. 1 Pulv.

Rp. 969.
Tinct. Cascar. (od. Ratanh.) gtts. 20,
Tinct. Opii spl. gtt. 1,
Sacch. lact. 10·0.
Stent usque ad perfect. evaporat. spir. vin.
D. S. 2stündl. 1 Messerspitze voll.

Rp. 970.
Chinin. tannic. 0·3,
Pulv. Dover. 0·2,
Sacch. alb. 2·0.
M. f. pulv. Div. in dos. aequ. No. 10.
D. S. 2stündl. 1 Pulver.

Rp. 971.
Acid. tannic. 0·3,
Sacch. alb. 1·0.
M. f. pulv. Div. in dos. aequ. No. 6.
D. S. 3—4 Pulver tägl.

Rp. 972.
Plumb. acet. 0·3—0·5,
Elaeosacch. Foenic. 1·5.
M. f. pulv. Div. in dos. aequ. No. 10.
D. S. 3 Pulver täglich.

Bei längerer Dauer des Katarrhs und dadurch entstandener Anämie:

Rp. 973.
Pulv. Dover. 0·1—0·2,
Ferr. carb. saccharat. 0·2,
Elaeos. Foenicul. 2·0.
M. f. pulv. Div. in dos. aequ. No. 10.
D. S. 3stündl. 1 Pulver.

Bei grösseren Kindern kann man auch geben:

Rp. 974.
Decoct. rad. Colombo e 5·0 : 80·0,
Tinct. Opii simpl. gtts. 2—4,
Syr. cort. Aurant. 10·0.
S. 2stündlich 1 Kinderlöffel.

Rp. 975.
   Decoct. lign. Campechian.
       e 10·0 : 100·0,
Natr. salicylic 1·0,
Tinct. Opii simpl. gtts. 4—6,
Syr. rub. Idaei 15·0.
M. D. S. 2stündlich
  1 Kinderlöffel.

Rp. 976.
   Bismuth. subnitric. 1·0,
   Pulv. Dover. 0·1—0·3,
   Sacch. alb. 2·0. .
M. f. pulv. Div. in dos.
   aequal. No. 10.
D. S. 3stündl. 1 Pulver.

Bei Collaps russischen Thee mit Rum, Rothwein, Cognac etc.

Rp. 977.
   Aether. acetic.,
   Liqu. Ammon. anisat. $\overline{aa}$ *10·0.*
  S. ¹/₄—¹/₂stündlich 5 Tropfen in etwas Zucker-
     wasser.

Bei Kolik siehe unter „Colica flatulenta.“

Bei sehr chronischem Verlauf des Dünndarmkatarrhs grösserer Kinder Karlsbader Mühlbrunn, 1—2 Weingläser am Morgen warm zu trinken.

Enteralgia. Colica flatulenta. Windkolik. Kommt man zu dem Anfall selbst, Einführung eines Klystier-rohres per anum. Hierauf, nachdem Winde und Stuhl abgegangen, Frictionen des Bauches, dann neuerliche Einführungen des Klystierrohres. Zu den Frictionen kann man auch benützen:

Rp. 978.
Ungu. aromatic. 50·0.
S. Salbe.

Recht gut wirken auch Bä-der, denen man Kamillen zu-setzen kann und in denen man das Kind abreibt. Danach noch warme Umschläge auf das Abdomen.

Innerlich :

Rp. 979.
  ·*Ol. Chamomill. (od. Foeni-*
      culi) gtts. 1—2,
Tinct. Opii spl. gtt. 1,
Sacch. lact. 10·0.
M. f. pulv. Div. in dos.
  aequ. No. 10.
D. S. 2stündl. 1 Pulv.

Die weitere Behandlung richtet sich nach dem Grund-
moment: bei Coprostase Abführmittel, bei Ulcerationen
Opiate, bei Würmern Anthelmintica. Bei hysterischer
Kolik Excitantia oder:

> Rp. 980.
>   *Extr. Belladonn. 0·1,*
>   *Aqu. Cerasor. nigror. 5·0—10·0.*
>   *D. S. 4stündlich 10 - 20 Tropfen.*

**Cholera nostras. Cholera infantum. Brechdurch-
fall der Kinder.** Prophylaktische Maassnahmen: das
Kind nicht im Hochsommer zu entwöhnen, während der
heissen Jahreszeit täglich 1—2 kühle Bäder oder Waschungen.

Bei bereits ausgebrochener Cholera bei Brustkindern
regelmässige Fortsetzung der Ernährung, event. Ammenwechsel; bei eben in der Ablactation befindlichen Kindern
Rückkehr zur Ernährung durch die Brust. Künstlich genährte Kinder an die Brust zu bringen; wenn dies aus
äusseren Gründen nicht möglich, in den ersten 12 Stunden
keine Nahrung, höchstens etwas excitirende Mittel, russischen Thee (abgekühlt) oder Cognac mit Wasser (Cognac
5·0—10·0 : 50·0—100·0 Wasser), hierauf gibt man fettlose
Rindsuppe, Biedert'sches Rahmgemenge, Liebig'sche
Milch-Malzsuppe; Kuhmilch nur, wenn sehr gute zur
Verfügung steht, womöglich sterilisirt; dieselbe mit der
gleichen Menge Wassers zu verdünnen. Sehr gut auch
Demme's Gemenge (s. S. 207).

Im Uebrigen ist die Therapie *a)* antimykotisch,
b) antidiarrhöisch, *c)* excitirend.

ad *a)* die Trousseau'sche Behandlung mit Calomel
oft von guter Wirkung.

Rp. 981.   *Calomelan. laevigat. 0·1,*
>   *Sacch. alb. 2·0.*
>   *M. f. pulv. Div. in dos. aequ. No. 10.*
>   *D. S. 2—3stündlich 1 Pulver, bis (nach
>   1—2 Tagen) gelbe Entleerungen eintreten.*

Oder man gibt:

Rp. 982.

> Natr. benzoic. 3·0,
> Aqu. font. 70·0,
> Syr. simpl. 10·0.
> S. 2stündlich 1 Kaffeelöffel.

ad *b*) Opium nur bei sehr rasch hintereinander folgenden Stühlen, oder wenn nach der Calomelbehandlung noch Diarrhöe, einem Katarrh entsprechend, zurückbleibt. Also dem vorigen Recept (982) 1—2 Tropfen Tinct. Opii zuzusetzen oder eines der folgenden Adstringentia mit Opium zu verbinden. Das Opium auszusetzen, sobald das Kind schläfrig wird oder bei Eintritt von Collapserscheinungen. Im Uebrigen gegen die Diarrhöe Astringentia, hauptsächlich in der Reconvalescenz anzuwenden.

Rp. 983.	Rp. 984.
Bismuth. subnitric. 1·0,	Chinin. tannic. 0 3,
(Opii pur. 0·03),	(Pulv. Dover. 0·2—0·3),
Sacch. alb. 2·0.	Sacch. alb. 2·0.
M. f. pulv. Div. in dos.	M. f. pulv. Div. in dos.
aequ. No. 10.	aequ. No. 10.
D. S. 2stündl. 1 Pulver.	D. S. 2stündl. 1 Pulver.

ad *c*) Die Darreichung von Stimulantien oft das Wichtigste in der Behandlung der Cholera infantum. Russischer Thee, Cognac, schwere Weine löffelweise, in Eis gekühlter Champagner. Senfbäder, alle 2—4 Stunden, bis die Collapserscheinungen zurückgehen. (Ueber Senfbäder siehe unter „Atelectasia pulmonum" S. 230.)

Innerlich als Medicament:

Rp. 985.

> Aether. sulf. gtts. 6—10,
> Mixtur. gummos. 70·0,
> Syr. rub. Idaei 20·0.
> M. D. S. 2stündlich 1 Kaffeelöffel.

Rp. 986.

Camphor. ras. 0·05—0·1,
Solve c. paux. spir. vin.
rect. ad :
Mixtur. gummos. 70·0,
Syr. cort. Aurant. 20·0.
M. D. S. 2stündlich
1 Kaffeelöffel.

Rp. 987.

Liqu. Ammonii anisat.
2·0,
Aqu. Cinnamom.,
Aqu. dest. āā 10·0.
M. D. S. 2stündlich
20 Tropfen auf Zucker.

Rp. 988.

Mosch. oriental. 0·1—0·3,
Sacch. alb. 2 0.
M. f. pulv. Div. in dos. aequ. No. 10.
D. S. 2stündl. 1 Pulver.

Enteritis follicularis. Dickdarmkatarrh. Behandlung gewöhnlich wegen spärlicher, blutiger Stühle und starkem Tenesmus mit Anregung der Peristaltik zu beginnen; zu diesem Behufe hohe Irrigationen mit warmem Wasser oder:

Rp. 989.

Acid. salicylic. 12·0,
Natr. bicarbon. 10·0.
M. f. pulv. Div. in dos.
aequ. No. 4.
S. 1 Pulver auf 1 Liter
warmen Wassers zu
einer Irrigation.

Weiter gegen den Tenesmus auch Klystiere von:

Rp. 990.

Decoct. Salep. 150·0,
Tinct. Opii spl. gtts. 5.
S. Zu 2 Klystieren.

(Den Klystieren event. auch Amylum zuzusetzen.)

Statt der Irrigationen, wo selbe nicht durchzuführen. Abführmittel:

Rp. 991.

Pulv. rad. Rhei,
Magnes. carbonic.,
Sacch. alb. āā 1·0.
M. f. pulv. Div. in dos.
aequ No. 3.
D. S. 2stündl. 1 Pulv., bis
ausgiebige Stühle erfolg.

Bei grösseren Kindern:

Rp. 992.

Pulv rad. Rhei,
Magnes. carbon,
Sacch. alb. āā 10·0.
M. f. pulv. Da ad scatul.
S. 2stündlich ¹/₂ Kaffee-
löffel.

Nach Eintreten der Abführrwirkung Hauptsache Regelung der Ernährung: Bei 3—5monatlichen Kindern gute Ammenmilch, daneben bei bisher künstlich genährten Kindern gut gesalzene Rindsuppe oder Kalbsbrühe. Bei Kindern über 8 Monate, die bisher künstlich genährt wurden, Liebig'sche Suppe, Löfflund'scher Malzextract, Cacao (½—1 Kaffeelöffel vom Pulver der Bohne auf ⅓ Liter Milch), bei rhachitischen Kindern eventuell auch Eichelkaffee. Wenn Milchpräparate nicht gut vertragen werden, Fleischpepton (ein bohnengrosses Stück auf eine Kaffeetasse voll Wasser) oder Beef-tea (¼ Kilo entfettetes Rindfleisch in kleine Stücke geschnitten auf eine Tasse Wasser mit etwas Salz in einer kleinen Flasche im Wasserbad einige Stunden gekocht). Zum Getränk, namentlich bei grösseren Kindern, auch Rothwein (Vöslauer, Ofener, Bordeaux) etwas erwärmt, oder Malaga (bei Säuglingen 1—5—10 Tropfen pro die, bei grösseren Kindern 20 Tropfen bis ½ Kaffeelöffel.) — Bei Ablactationsdiarrhöen die Kinder wieder an die Brust zu geben

In medicamentöser Beziehung gegen die Diarrhöe Astringentia mit Opium (s. „Enterocatarrhus" S. 237 f.).

Rp. 993.
Chinin. tannic. 0·3,
Extr. Opii aquos. 0·03,
Sacch. alb. 3·0.
M. f. pulv. Div. in dos. aequ. No. 10.
D. S. 2stündl. 1 Pulver.

Rp. 994.
Chinin. tannic. 1·0—1·5,
Tinct. Opii spl. gtt. 1—2,
Aqu. dest.,
Syr. rub. Idaei āā 40·0.
M. D. S. 2stündlich 1 Kaffeelöffel gut umgeschüttelt.

Rp. 995.
Pulv. Paullin. sorbil. 0·6,
Pulv. Dover. 0·06,
Sacch. alb. 3·0.
M. f. pulv. Div. in dos. aequ. No. 6.
D. S. 2stündl. 1 Pulver.

Rp. 996.
Decoct. rad. Colomb.
   e 5·0—10·0 : 100·0,
Tinct. Opii simpl.
   gtts. 1—4,
Syr. cort. Aurant. 20·0.
M. D. S. 2stündlich 1 Kaffee- bis Kinderl.

Bei blutigen Stühlen:

Rp. 997.

> *Liqu. Ferr. sesquichlorat. gtts. 10—12,*
> *Tinct. Opii simpl. gtts. 1—4,*
> *Aqu. Cinnamom.,*
> *Aqu. dest. āā 40·0,*
> *Syr. simpl. 20·0.*
> *M. D. S. 2stündlich 1 Kaffeelöffel.*

Bei starken Diarrhöen und besonders bei hochgradigem Tenesmus Klystiere von Eiswasser oder von:

Rp. 998.

> *Decoct. Salep. 150·0,*
> *Argent. nitric. 0·06,*
> *(Tinct. Opii simpl. gtts. 6—10).*
> *M. D. S. Zu 2 Klystieren.*

Wenn nach Ablauf der Enteritis Obstipation fortbesteht:

Rp. 999.

> *Tinct. Rhei Darell. 20·0.*
> *S. Früh u. Abds. 1 Kaffeel.*

Ferner nach Ablauf der Krankheit Landaufenthalt, leichte Kaltwasserkur, Priessnitz'sche Einwickelungen.

Taenia. Bandwurm. Sehr zweckmässig ist folgendes Verfahren: Am Tage vor der Kur weniger Nahrung und meist salzige Speisen: Häringe, Schinken, Sardellenbutter. Abends ein stärkeres Abführmittel, z. B. Aqu. laxat.

Am anderen Morgen:

Rp. 1000.

> *Extr. Filic. mar. aeth.*
> *15·0.*
> *S. 1—3 Kaffeelöffel in*
> *1stündigen Pausen.*

Darnach Pfeffermünzzeltchen essen zu lassen.

Oder auch:

Rp. 1001.

> *Kamalae 15·0,*
> *Extr. Filic. mar. aeth. 8·0.*
> *Fiat cum syr. cort. Au-*
> *rant. et pulv. gummos.*
> *l. a. electuarium.*
> *D. S. Nach Bericht.*

Hievon die erste Hälfte sehr zeitig am Morgen, hierauf das Kind noch einige Stunden schlafen zu lassen, dann den Rest des Mittels in 1—2 Stunden. Eine Stunde nachher ein Abführmittel.

Ein anderes beliebtes Bandwurmmittel ist:
Rp. 1002.
 Cort. Punic. Granat. rec. 40·0,
 Macera cum Aqu. font. 400·0 per horas 24, dein
  coque ad rem. 200·0.
 S. Am Morgen in 3 Portionen in $^1/_2$ *stündigen Pausen*
 zu nehmen.

Oxyuris vermicularis. Madenwurm.
 Rp. 1003.
  Asae foetidae 10·0,
  Vitell. ovi unius,
  Decoct. Salep 100·0.
  D. S. Für 2 Klysmen.

Ascaris lumbricoides. Spulwurm.
Rp. 1004.
  Santonin. 0·2,
  Ol. Ricin. 70·0.
  D. S. 2stündl. 1 Kaffeel. bis mehrere Stühle erfolgen.
 Oder:
Je $^1/_2$ Kaffeelöffel voll verzuckerten Wurmsamens durch 6 Tage, am 7. Tage ein Abführmittel.

Peritonitis. Bauchfellentzündung.
Bei acuter Erkrankung (selten) feuchtwarme Umschläge oder Leiter'scher Kühlapparat auf das Abdomen. Innerlich:
  Rp. 1005.
   Mixtur. gummos. 70·0,
   Tinct. Opii simpl. gtts. 1—5,
   Syr. simpl. 10·0.
   D. S. 2stündlich 1 Kaffeelöffel.

Oder: Rp. 1006.

> *Extr. Opii aquos. 0·05—0·1,*
> *Sacch. alb. 2·0.*
> *M. f. pulv. Div. in dos. aequ. No. 10.*
> *D. S. 2—3mal tägl. 1 Pulv.*

Gegen das Fieber mässige Dosen Chinin. Bei Collaps Excitantia: Thee mit Rum; tropfenweise zu gebende starke Weine (Portwein, Malaga); Liqu. Ammonii aminatus.

Bei chronischer, tuberculöser Peritonitis sorgfältige Ernährung, besonders mit rohem Fleisch. Milch, wenn Abführen besteht, zu vermeiden. Eisen, Chinin. Bei Stuhlverstopfung:

Rp. 1007.

> *Pulv. rad. Rhei,*
> *Magnes. ust.,*
> *Sacch. lact. $\overline{aa}$ 20·0.*
> *M. f. pulv. Da ad scatul.*
> *S. Früh und Abends 1 Messerspitze voll in einem*
> *Glas Wasser zu nehmen.*

Bei Diarrhöe:

Rp. 1008.

> *Chinin. tannic. 0·5—1·0,*
> *Pulv. Doveri 0·3 - 0·5,*
> *Sacch alb. 3·0.*
> *M. f. pulv. Div. in dos. aequ. No. 10.*
> *D. S. 3mal tägl. 1 Pulver.*

Icterus catarrhalis. Gelbsucht, Katarrh der Gallenwege. Strenge Regelung der Diät. Nahrung hauptsächlich in Fleisch und Eiern bestehend (Milch zu vermeiden). Karlsbader Mühlbrunnen oder:

Rp. 1009.

> *Tinct. Rhei aquos. 2·0,*
> *Aqu. dest. 70·0,*
> *Syr. simpl. 10·0.*
> *D. S. 2stündl. 1 Kinderlöffel.*

Oder: Rp. 1010.

> *Pulv. rad. Rhei chin. 2·0,*
> *Magnes. carbon. 4·0,*
> *Sacch. alb. 8·0.*
> *M. f. pulv. Da ad scatul.*
> *S. 2stündl. 1 Messerspitze.*

Wenn der Icterus geringer wird, Gebrauch von Biliner, Giesshübler, Preblauer Wasser. Wenn Stuhlverstopfung weiter besteht, 1—2 Weingläser voll Bitterwasser.

Blennorrhoea umbilici. Nabelfluss. Fleissige Reinigung des Nabels vom Secret; Umschläge mit Aqu. Goulardi oder mit:

> Rp. 1011.
> *Zinc. sulfuric. 1·0,*
> *Aqu. font. 100·0.*
> *S. Aeusserlich.*

Sarcomphalus. Nabelschwamm. Leichte Lapistouchirungen; bei grösseren Excrescenzen besser Abbindung des Stiels mit einem starken Seidenfaden.

Omphalitis. Nabelentzündung. Gangraena umbilici. Nabelbrand. Roborirende Behandlung. Ernährung durch eine Amme mit milchreicher Brust und langer, leicht fassbarer Warze. Der Nabel rein zu halten, die Krusten abzulösen, Auflegen von:

Rp. 1012.
Acid. carbolic. 2·0,
Ol. Lini 100·0.
M. D. S. Aeusserlich.

Oder von:
Rp. 1013.
Alumin. crud. 2·0,
Aqu. dest. 100·0.
S. Zu Umschlägen.

Innerlich:
Rp. 1014.
Chin. sulfur. 0·1—0·15,
Acid. sulfuric. q. s. ad solut.,
Aqu. dest. 70·0,
Syr. simpl. 10·0.
D. S. 2stündl. 1 Kaffeelöffel.

Bei Collaps tropfenweise schwarzer Kaffee oder Malaga-
wein zu geben.

Wenn sich Gangrän entwickelt hat, Fortsetzung der
bisherigen Therapie, bis sich die Gangrän begrenzt hat;
hierauf Entfernung des Brandigen. Auf die rückbleibende
Wunde Jodoformgaze oder:

Rp. 1015.
Acid. carbolic. 3·0,
Ol. Lini 100·0.
D. S. Aeusserlich.

Oder:

Rp. 1016.
Camphor. trit. 2·0,
Spir. vin. q. s. ad sol.,
Mucilag. gumm. Arabic. 150·0.
S. In diese Flüssigkeit getauchte Charpieballen
2stündl. auf die Wunde geben.

Nephritis acuta. Acute Nierenentzündung. Nahrung
hauptsächlich aus Milch bestehend. Warme Bäder von
28—29° R. durch 10 Minuten, hierauf Einwickelung in
wollene Decken.

Innerlich:

Rp. 1017. Acid. tannic. 0·5,
Sacch. alb. 2·0.
M. f. pulv. Div. in dos. aequ. No. 10.
D. S. 3mal täglich 1 Pulver.

Bei blutigem Urin: Oder:

Rp. 1018.   **Rp. 1019.**
Ergotin. Bombellon   Liqu. Ferr. sesquichlorat.
            gtts. 10,   gtts. 5—10,
Aqu. font. 80·0,   Aqu. Cinnamom. 70·0,
Syr. cort. Aur. 15·0.   Syr. rub. Idaei 20·0.
S. Stündlich 1 Kaffeelöffel.   S. 2stündl. 1 Kaffeelöffel.

Wenn die Krankheit chronisch zu werden droht, leichte Diuretica.

Rp. 1020.
 Liqu. Kal. acetic.
 1·0—2 0,
 Aqu. font. 100·0,
 Syr. rub. Idaei 20·0.
 M. D. S. 2stündl. 1 Kin-
 derlöffel.

Rp. 1021.
 Decoct. Ononidis spinos.
 (Equiset.) e 2·0 : 100·0,
 Cremor. Tartari 10·0,
 Syr. Juniperi 15·0.
 M. D. S. 2stündl. 1 Kin-
 derlöffel.

Bei urämischen An-
fällen : So lange die Kinder

nicht schlucken können, Chloralhydrat in Klysmen :
Rp. 1022.
 Chloral. hydrat. 1·0,
 Mucil. gumm. Arab. 20·0,
 Aqu. dest. 80·0.
 S. Zu 2 Klystieren.

Später, wenn das Kind schlucken kann, ein kräftiges Abführmittel :
Rp. 1023.
 Aqu. laxativ. Viennens.
 50·0,
 Aqu. Cerasor. nigror.,
 Syr. rub. Idaei āā 30·0.
 M. D. S. Auf 2 Hälften
 zu nehmen.

Daneben Klystiere. Weiterhin exspectatives Verfahren, sehr verdünnte Milch, Limonade, Selterswasser. Bei arythmischem Puls :

Rp. 1024.
 Inf. fol. Digital. e. 0·15 — 0·2 : 100·0,
 Syr. rub. Idaei 20·0.
 M. D. S. 2stündl. 1 Kaffeelöffel.

Ferner weitere Anwendung der (S. 248) beschriebenen Bäder.

Nephritis chronica. Morbus Brightii chronicus. Chronische Nierenentzündung. Bright'sche Nierenkrankheit.

Leicht verdauliche, reizlose Fleisch- und Milchkost. Vermeidung von Erkältungen. Gebrauch von Karlsbader Mühl- oder Schlossbrunn, 1—2 Esslöffel im Tage. Protrahirte laue Bäder (26⁰ R.).

Spasmus vesicae. Blasenkrampf. Sorgfältige Rein-
haltung der äusseren Genitalien. Feuchtwarme Umschläge
auf die Blasengegend.

Rp. 1025.
Tinct. Opii spl. gtts 1—4,
Aqu. dest. 100·0,
Syr. simpl. 10·0.
D. S. 2stündl. 1 Kaffee-
löffel.

Oder:

Rp. 1026.
Tinct. Opii spl. gtts. 1—2,
Aqu. dest. 100·0.
S. 3—4 Esslöffel auf ein
Klysma.

Enuresis nocturna. Bettnässen. Abends nicht zu spät
Nahrungsaufnahme, nicht viel Wasser trinken. Die Kinder
sollen nicht auf dem Rücken liegen; sind nach 2—3 Stunden
Schlaf zur Harnentleerung aufzuwecken. Kalte Waschungen
am ganzen Körper. Faradisation der Blase.

Rp. 1027.
Extr. Bellad. 0·05—0·1,
Sacch. alb. 2·0.
M. f. pulv. Div. in dos. aequ. No. 10.
D. S. 3—4mal tägl. 1 Pulv.

Oder:

Rp. 1028.
Atropin. sulf. 0·01,
Aqu. dest. 10·0.
2 Mal tägl. doppelt so viel Tropfen als das
Kind Jahre zählt.

In manchen Fällen wirksam:

Rp. 1029.
Ergotin. bis dep. 1·0,
Aqu. dest. 70·0.
Syr. rub. Iduei 20·0.
S. 2stündl. 1 Kaffeelöffel.

Blenorrhoea vulvae. Weisser Fluss. Behandlung etwaiger ursächlicher Erkrankungen (Eczema, Traumen),
insbesondere Untersuchung auf Vorhandensein von Oxyu-

ris; Inquiriren auf Masturbation. Gegen ursächliche Anämie oder Scrophulose entsprechende Allgemein-behandlung und zwar im ersteren Fall bei grösseren Kindern:

> Rp. 1030.
> *Ferr. sulf. cryst.,*
> *Kal. carb. e Tart. $\overline{aa}$ 10·0,*
> *Extr. Gent. qu s.*
> *Forment. c. Balsam. de Tolu pill. No. 200.*
> *S. 2—3 Pillen tägl.*

Kalte Waschungen. Sitzbäder in Abkochungen von Eichenrinde. Sorgfältige, fleissige Reinigung der Genitalien. Ausspritzungen mit leichten Astringentien und Einlegen von Watte-Tampons.

Rp. 1031.
Alum. crud. 10·0,
Aqu. font. 300·0.
S. Zur Ausspritzung.

Rp. 1032.
Acid. thymic. 0·5,
Aqu. font. 500·0.
S. Zur Ausspritzung.

> Rp. 1033.
> *Creolin. gtts. 10,*
> *Aqu. font. 500·0.*
> *S. Zur Ausspritzung.*

Oder 2%ige Lösungen von Zinc. sulfuric. oder sulfo-carbolic., Acid. carbolic. etc.

Chorea minor. Veitstanz. Behandlung der etwaigen Anämie durch kräftige Nahrung, Eisen und Chinin. Gegen die Krankheit selbst Injectionen von Solut. Fowleri in die vorher gereinigte und mit einer 1%oigen Thymol-Lösung desinficirte Haut.

> Rp. 1034.
> *Solut. arsenical. Fowleri,*
> *Aqu. dest. $\overline{aa}$ 10·0.*
> *S. Injection.*

Oder: Rp. 1035.

Sol. arsenic. Fowleri 10·0,
Glycerin.,
Aqu. dest. āā 5·0,
S. Injection.

(Von dieser stets vor dem Gebrauch 2—3mal zu fil-
trirenden Lösung am ersten Tage 1 Theilstrich einer
Pravaz'schen Spritze zu injiciren, dann jeden Tag um
einen Theilstrich steigend bis zu einer ganzen Spritze,
dann wieder allmäliches Zurückgehen bis auf 2 Tropfen.)

Werden die Injectionen nicht vertragen, so empfiehlt
sich innerliche Darreichung des erwähnten Medicamentes:

Rp. 1036.

Solut. arsenic. Fowleri,
Tinct. Absynthii (oder
amar.) āā 10·0.
D. S. Von 5 Tropfen bis
auf 15 Tropfen im Tag
zu steigen, dann wieder
zurückzugehen.

Bei Anämie besser:

Rp. 1037.

Solut. arsenic. Fowleri,
Tinct. Ferr. pomat.,
Tinct. Abs. comp. āā 10·0.
D. S. Wie das Vorige.

In leichten Fällen auch:

Rp. 1038.

Zinc. valerianic. 0·2—0·5,
Sach. alb. 3·0.
M. f. pulv. Div. in dos.
aequ. No. 10.
D. S. 2—3mal tägl. 1 Pulv.

Oder:

Rp. 1039.

Kal. bromat. 3·0,
Aqu. dest. 70·0,
Syr. cort. Aurant. 20·0.
S. 2stündl. 1 Kinderlöffel.

Manchmal von Wirkung:

Rp. 1040. *Kali iodat. 1·0—2·0,*
Aqu. dest. 70·0,
Syr. simpl. 10·0.
D. S. 2 stündl. 1 Kaffeelöffel.

Auch Galvanisation des Sympathicus mit mässig starkem
Strom öfters von Nutzen. In sehr schweren Fällen Chloralhydrat, je nach dem Alter, bis zum Eintritt von Schläfrig-
keit. Kühle Einpackungen.

**Poliomyelitis anterior acuta. Spinale Kinder-
lähmung.** Im Beginn Application von Kälte, milde
Abführmittel; weiterhin Galvanisation des Rückenmarks,
später auch Faradisation der gelähmten Extremitäten.
Daneben gute Ernährung, kalte Abreibungen.

**Tetanus (Trismus) neonatorum. Starrkrampf der
Neugeborenen.** Kühle gleichmässige Zimmertemperatur.
Nahrung in den Pausen zwischen den Anfällen (etwa alle
2 Stunden) mittelst Löffels durch die Nase einzuflössen,
ebenso die Medicamente in Milch darzureichen.

Rp. 1041.
Chloral. hydrat. 0·25,
Sacch. alb. 1·0.
M. f. pulv. Div. in dos.
aequ. No. 5.
D. S. 2stündl. 1 Pulver
in Milch, bis Schlaf
eintritt.
Oder Rp. 1022.

In neuerer Zeit auch:

Rp. 1042.
Extr. fab. Calabar. 0·1,
Sacch. alb. 1·0.
M. f. pulv. Div. in dos.
aequ. No. 5.
D. S. 4stündl. 1 Pulver
in Milch.

Convulsiones. Krämpfe, Fraisen. Ermittelung und
womöglich Beseitigung der Ursache. Bei der eigentlichen
Eclampsia neonatorum Eis- oder Essigwasser-Umschläge
auf den Kopf, alle 2—3 Minuten zu wechseln. Entfernung
beengender Kleidungsstücke. Bei aufgetriebenem Bauch
leichte Massage desselben. Vorsichtige, nur durch wenige
Minuten andauernde Compression der Karotis. Fleissige
Lüftung des Zimmers.

Bei Convulsionen im Beginne acuter Krankheiten ebenfalls Eisumschläge; eventuell kalte Begiessungen des
Kopfes.

Rp. 1043.
Chloral. hydrat. 0·5 — 1·5,
Mucil. gumm. Arab. 20·0,
Aqu. dest. 80·0.
S. Zu 2 Klystieren.

Bei Stuhlverstopfung:

Rp. 1044.

Calomelan. laevigat. 0·1,
Sacch. alb. 2·0.
M. f. pulv. Div. in dos.
aequ. No. 10.
D. S. 3mal tägl. 1 Pulver.

In schweren Fällen selbst vorsichtige Einleitung von Chloroform - Inhalationen, (einige Tropfen Chlorof. auf ein Taschentuch gegossen).

Bei Rhachitis; Hydrocephalus, neben der antirhachitischen Behandlung:

Rp. 1045.

Kal. bromat. 3·0 – 5·0.
Div. in dos. aequ. No. 10.
D. S. Früh und Abends
1 Pulv. in Zuckerwasser.

Dasselbe bei E p i l e p s i e im Säuglingsalter. Bei grösseren Kindern entsprechend grössere Dosen von Bromsalzen.

Chorea maior. Hysteria. Der grosse Veitstanz.

Hauptsache psychische Behandlung. Zweckmässige Beschäftigung mit leichten Arbeiten. (Schulbesuch nicht angezeigt.) Mässige Bewegung im Freien, Zimmergymnastik. Protrahirte laue Bäder (24 - 26° R., 1—2 Stunden Dauer) mit nachfolgender mehrstündiger Ruhe. Dabei kräftige Ernährung; geistige Getränke gestattet. Bei anämischen Kindern zu versuchen:

Rp. 1046.

Tinct. Ferr. pomat. 2·0,
Solut. arsenic. Fowleri
gtts. 3—6,
Aqu. Cinnamom. 30·0.
D. S. Früh und Abends
1 Kaffeelöffel.

Um die Anfälle hinauszuschieben, manchmal nützlich:

Rp. 1047.

Chinin. sulfuric. 2·0,
Sacch. alb. 3·0.
M. f. pulv. Div. in dos.
aequ. No. 10.
D. S. 2—3mal tägl. 1 Pulv.

Oder: Rp. 1048.

Zinc. valerian. 0·1—0·2,
Sacch. alb. 2·0,
M. f. pulv. Div. in dos. aequ. No. 10.
S. 3 Pulver täglich.

Ebenso Bromkali oder Bromnatron in allmälich steigenden Dosen bis zu 1 Gr. pro die.

Bei starker Unruhe für grössere Kinder auch anwendbar:

Rp. 1049.
> *Chloral. hydrat. 2·0—3·0,*
> *Morph. muriat. 0·01,*
> *Aqu. font.,*
> *Syr. rub. Idaei $\overline{aa}$ 30·0.*
> *M. D. S. 2stündl. 1 Kaffeelöffel.*

Während der Anfälle das Kind vor Verletzungen zu schützen und wenn die Bewegungen weniger heftig werden, in liegende Stellung zu bringen.

Seborrhoea. Gneis. Täglich der Kopf mit Olivenöl fest einzuölen, dann im Bad mit Seife abzuwaschen.

Eczema. Nässende Flechte. Bei a c u t e m Ekzem mit heftigen Entzündungserscheinungen kalte Umschläge, später **Amylum.** Bei mehr c h r o n i s c h verlaufendem **Ekzem** des G e s i c h t s die Krusten mit Oel und lauem Wasser abzuwaschen, hierauf eine Salbe aufzulegen, bei mässigem Jucken einfach dick aufzuschmieren, wenn dasselbe stark, das Kind unruhig, Gesichtsmasken aus Leinwand darüber zu binden. Man verwendet als Salbe:

Rp. 1050.
> *Zinc. oxydat. 0·2,*
> *Ungu. Ceruss.,*
> *Ungu. emollient. $\overline{aa}$ 5·0.*
> *D. S. Salbe.*

Bei stärkerem Jucken am besten:

Rp. 1051.
> *Ungu. Diachylon*
> *alb. 10·0.*
> *S. Salbe.*

In neuerer Zeit ange·wendet und sehr zweckmässig ist:

Rp. 1052.
> *Zinc. oxydat. 0·5,*
> *Lanolin. 20·0.*
> *S. Salbe.*

Rp. 1053.
Bismuth. subnitric. 0·1,
Lanolin. 20·0.
S. Salbe.

Ebenso statt der Dia-
chylon-Salbe in neuerer Zeit:
Rp. 1054.
Empl. Plumb. simpl. 10·0,
Ol. Olivar.,
Lanolin. āā 5·0.
S. Salbe.

Oder:
Rp. 1055.
Acid. salicyl. 1·0,
Empl. saponat.,
Vaselin. āā 50·0.
D. S. Auf Leinwand auf-
zustreichen.

Rp. 1056
Acid. salicyl. 1·0,
Lanolin. anhydr. 90·0,
Cetacei 10·0.
D. S. Salbe.

Bei Eczema inter-
trigo am besten Auflegen
von:
Rp. 1057.
Aqu. Calc.,
Ol. Olivar. āā 50·0.
S. Leinwandläppchen,
damit getränkt, auf-
zulegen.

In neuerer Zeit mit
sehr gutem Erfolg Ichthyol:

Rp. 1058.
Ammon. sulfoichthyol. 1·0,
Ungu. simpl. 100·0.
S. Salbe. Dick einzu-
schmieren, darüber
Poudre.

Oder:
Rp. 1059.
Ammon. sulfoichthyol. 1·0,
Zinci. oxydat. 10·0,
Empl. Diachyl. comp.,
Lanolin. puri āā 50·0.
D. S. Pflaster.

Wenn nur **Röthung** der
Haut ohne Serum-Absonde-
rung besteht, Streupulver:
Rp. 1060.
Zinc. oxydat. 2·0,
Pulv. semin. Lycop. 20·0.
S. Streupulver.
Rp. 1061.
Acid. salicylic. 0·2,
Amyl. Oryz. 20·0.
S. Streupulver.

Bei chronischen **Ekzemen**
der Extremitäten mit Haut-
verdickung Umschläge mit
Liquor Burowi oder mit:
Rp. 1062.
Plumb. acet. 1·0,
Aqu. dest. 100·0.
S. Zu Ueberschlägen.

Ebenso Waschung mit
einer Mischung von 1 **Theil**
Alkohol auf 10 Theile Wasser.

Bei schuppenden Ekzemen grösserer Kinder
Rp. 1063.
>   Ol. cadin. 2·0,
>   Sapon virid.,
>   Ungu. emollient. $\overline{aa}$ 50·0.
>   S. Salbe; mit Borsten-
>   pinsel dünn einzureiben.

Scabies. Krätze.

Rp. 1064.
>   Balsam. peruvian.,
>   Ungu. emollient. $\overline{aa}$ 30·0.
>   M. f. ungu.
>   D. S. Salbe.

(Nachdem die Haut mit Seife gut abgewaschen wurde,
Abends einzureiben, am Morgen ein Bad. Dies durch
3—4 Tage zu wiederholen.)

Ebenso auch:
Rp. 1065.
>   Styrac. liquid. 20·0,
>   Spir. vin. rectif. 10·0,
>   Ungu. emollient. 50·0.
>   D S. Mehrere Tage hintereinander täglich eine
>   Einreibung, nach der letzten ein Bad.

In neuerer Zeit:
Rp. 1066.
>   β Naphtol. 15·0,
>   Sapon. virid. 50·0,
>   Ungu. simpl. 100·0.
>   D. S. Wie das Vorige.

Morbilli. Masern.

Morbilli. Masern. Exspectative Behandlung. Zimmer genügend zu lüften, wegen der Conjunctivitis etwas zu verdunkeln.
Priessnitz'sche Umschläge um den Hals. Etwaige Complicationen entsprechend zu behandeln. Nach Verschwinden
der katarrhalischen Erscheinungen lauwarme Bäder.

Scarlatina. Scharlach. So lange das Fieber andauert, nur wenig Nahrung, Rindsuppe, etwas Milch. Fleisch erst nach vollendeter Desquamation. Der Harn täglich auf Albumin zu untersuchen. Bei starkem Fieber Chinin oder Antipyrin. Eisumschläge auf den Kopf, kalte Waschungen. Bei Stuhlverstopfung Klystiere oder leichte Abführmittel, wie Aqu. laxativ. Viennens., oder:

Rp. 1067.
Inf. rad. Rhei
        e 5·0 : 70·0,
Syr. mannat. 30·0.
D. S. 2stündl. 1 Kinder-
löffel, bis Stuhl erfolgt.

Im Uebrigen:
Rp. 1068.
Decoct. cort. Chin. reg.
        e 5·0 : 70·0,
Syr. simpl. 10·0.
S. 2stündlich 1 Kaffeel.

Bei Convulsionen im Beginn der Erkrankung Eisumschläge auf den Kopf, Compression einer Karotis durch 2—3 Minuten.

Rp. 1069.
Decoct. Salep. 80·0,
Chloral. hydrat. 1·0.
S. Zu 2 Klysmen.

Bei begleitender Angina mit stärkerem Belag der Tonsillen nach Heubner 2mal täglich Injection von je $\frac{1}{2}$ Pravaz'schen Spritze einer 2—5%igen Carbollösung in jede Tonsille mittelst der von Traube angegebenen Canüle.

Nach Aufhören des Fiebers bei beginnender Abschuppung fleissiger Gebrauch lauwarmer Bäder.

Ueber Complicationen s. unter Angina diphtheritica, Nephritis acuta etc.

Variola. Blattern. Varicella. Windpocken, Schafblattern. Behandlung rein exspectativ, gegen Fieber Chinin, bei Kräfteverfall Wein. Fleissige Reinigung des Mundes.

Gegen Variola das beste Prophylacticum:

Vaccinatio. Schutzimpfung. Am besten Impfung von Arm zu Arm. Eine 8 Tage alte Pustel des Stammimpflings mit der Impfnadel zu eröffnen (dabei darf kein Blut fliessen), wenn sich ein Tropfen klarer Lymphe angesammelt hat, die Spitze der Impfnadel einzutauchen und in eine emporgehobene Hautfalte am Arm des zu impfenden Kindes einzustechen, oder die Haut mit dem Impfschnäpper zu incidiren und über die Wunden nach Abwischen des Blutes der Impfstoff zu streichen. Die Instrumente natürlich stets vollkommen rein zu halten, nach jeder Impfung zu reinigen. Während der Entwicklung der Impfpusteln bis zur Eintrocknung derselben die Kinder nicht zu baden. Der Stammimpfling soll mindestens 3 Monate alt und vollkommen gesund sein, kein Zeichen von Luës, Rhachitis, Ekzemen, Scrophulose, Darmkatarrh darbieten. Die Impfung am besten im Alter von 6 Wochen vorzunehmen; bei Ekzem und Luës nicht impfen, ehe die Efflorescenzen geschwunden sind, ausser wenn das Kind direct der Blatterngefahr ausgesetzt ist, ebenso während einer acut fieberhaften Krankheit nicht impfen. Wenn die Mutter während der Entbindung an Variola leidet, Impfung des Kindes gleich nach der Geburt vorzunehmen. Geschwister von an Meningitis tuberculosa verstorbenen Kindern jedenfalls vor dem dritten Lebensmonat zu vacciniren.

Erysipelas. Rothlauf. Bei Säuglingen Ernährung durch Mutter oder Amme, die aber von der Ansteckungsgefahr in Kenntniss gesetzt werden muss. Daneben tropfenweise Rothwein, Malaga, russischer Thee mit Rum. Bei grösseren Kindern Ernährung entsprechend dem Fieber, fleissige Darreichung von Stimulantien. Wahrend der Dauer der Krankheit nicht baden. Bei Säuglingen gegen das Fieber:

Rp. 1070. *Chinin. sulfuric.* 0·25,
    Acid. sulfuric. q. s. ad sol.,
    Aqu. dest.,
    Syr. simpl. $\overline{aa}$ 40·0.
    D. S. 2stündl. 1 Kaffeelöffel.

Bei grösseren Kindern entsprechend grössere Dosen von Chinin.

Local Umschläge von:

Rp. 1071. *Plub. acetic. bas. sol. gtts. 10,*
       Aqu. font. 200·0.
       S. Zu Umschlägen.

Oder Umschläge von Aqu. Calcis mit Ol. Lini $\overline{aa}$, die Umschläge 2stündlich zu wechseln.

Typhus abdominalis. Bauchtyphus.
Sorge für Erhaltung der Kräfte. Während des Fiebers nur flüssige Nahrung: Milch, leichter russischer Thee mit Milch, Schleimsuppen, gut gesalzene Rindsuppe. Zum Getränk frisches gutes Wasser: wo dies nicht zu beschaffen, in Eis gekühltes Sodawasser. Stündlich Reinigung des Mundes. Rechtzeitige Anwendung von Excitantien. Gegen das Fieber Kälte. Kalte Waschungen namentlich Abends, so oft die Haut heiss wird. Kalte Einpackungen; bei sehr hohem Fieber am besten Bäder von 22—24° R durch 10—12 Minuten; zu wiederholen, sobald die Temperatur wieder auf 39·5—40° steigt. Bei Sopor oder Delirien Eisumschläge auf den Kopf, in schweren Fällen auch kalte Begiessungen des Kopfes (mit Wasser von 17—18° R.) Neben der Kaltwasserbehandlung auch Chinin zu geben.

Rp. 1072.
       Chinin. sulfuric. 0·3—0·6,
       Sacch. alb. 1·0.
       M. f. pulv. Div. in dos. aequ. No. 3.
       D. S. Einige Stunden vor dem Ansteigen des
         Fiebers (also gewöhnlich etwa um 3 Uhr Nachm.)
         2—3 Pulver in halbstündl. Pausen.

Bei starker Diarrhöe statt dessen:

Rp. 1073.
       Chinin. tannic. 0·6—1·2,
       Aqu. dest.,
       Syr. rub. Idaei $\overline{aa}$ 30·0.
       M. D. S. Am Nachmittag innerhalb 1 Stunde zu
         verbrauchen; vor dem Einnehmen gut umzuschütteln.

Statt Chinin auch Antipyrin oder Antifebrin (s. Rp 873, 874).

Daneben gegen die Diarrhöe Magister. Bismuthi, Colombo, Cascarilla etc., aber kein Opium.

Bei Stuhlverstopfung Klystier mit Wasser, dem man eventuell 6—8 Gr. Ol. Ricini zusetzt.

In der Reconvalescenz vorsichtiger Uebergang zu fester Nahrung.

Intermittens. Wechselfieber. Drei Stunden vor dem Anfall Chinin in entsprechender Dosis, bei Säuglingen:

Rp. 1074.
Chinin. sulfuric. 0·3,
Acid. sulf. dil. q. s. ad sol.,
Syr. simpl. 20·0.
S. In 1stündigen Inter-
vallen auf 2 Portionen.

Wenn die säugende Mutter ebenfalls an Inter‹ mittens erkrankt ist, das Kind an eine gesunde Amme zu legen. Bei grösseren Kindern:

Rp. 1075.
Chinin. sulfuric. 0·5—1·0,
Sacch. alb. 1·0.
M. f. pulv. Div. in dos.
aequ. No. 3.
D. S. Jede Stunde 1 Pulv.

Nach Aufhören der Krankheit Eisen, oder wenn Kachexie besteht, Arsen mit oder ohne Eisen.

Rp. 1076.
Tinct. Fer. pomat.,
Tinct. amar. āā 10·0,
Sol. arsenic. Fowleri 5·0.
D. S. Früh und Abends nach dem Essen je
5 Tropfen, allmälich steigend bis zu 30 Tropfen
im Tag.

Womöglich Verlassen der Wechselfiebergegend.

Lues hereditaria. Angeborene Syphilis. Nur bei Ernährung durch die Brust Genesung zu erwarten. Wenn die Mutter (allem Anscheine nach) gesund, Ernährung durch die Mutter; wenn die Mutter ebenfalls Erscheinungen von Syphilis darbietet, Ernährung durch eine

Amme, die aber von der Gefahr, der sie sich aussetzt, in Kenntnis zu setzen ist. Dabei natürlich sorgfältige Beobachtung des Kindes, namentlich des Mundes; bei Rhagaden an den Mundwinkeln und bei Plaques muqueuses der Mundschleimhaut das Saugen auszusetzen. Neben der Brust bald entsprechend verdünnte Kuhmilch zu geben, vom fünften bis sechsten Monat an auch gut gesalzene Rindsuppe. Die Nase des Kindes vor dem Trinken stets mittelst feiner Wattetampons gut zu reinigen.

Medicamente bei kleinen Kindern am besten intern:

Rp. 1077.
Calomelan. laevigat. 0·05,
Ferr. carbon. saccharat.
0·1—0·2,
Sacch. alb. 2·0.
M. f. pulv. Div. in dos.
aequ. No. 10.
D. S. 2mal tägl. 1 Pulver.
nach 6 Tagen einige
Tage pausiren.

Bei Diarrhöe ist das Calomel auszusetzen.

In neuerer Zeit:

Rp. 1078.
Hydrargyr. tannic. oxydulat. 0·2,
Sacch. alb. 2·0.
M. f. pulv. Div. in dos.
aequ. No. 10.
D. S. 2mal tägl. 1 Pulv.

Bei verlässlichem Wartepersonal Sublimat-Bäder sehr zu empfehlen:

Rp. 1079. *Merc. sublim. corrosiv. 0·5,*
Aqu. font. 100·0,
Sal. ammoniac. dep. 1·0.
S. Zusatz zu einem Bad.

Gewöhnlich jeden zweiten Tag ein Bad. Dabei Acht zu geben, dass das Kind nichts vom Badwasser verschluckt.

Bei grösseren Kindern von über ½ Jahr auch Einreibungskur.

Rp. 1080.
Ungu. ciner. 0·5,
Ungu. emollient. 1·0.
Dent. tal. doses No. 6.
Da in charta cerat.
S. Durch 6 Tage Einreibung an verschiedenen Stellen
des Körpers, nach der sechsten Einreibung ein Bad.

Auch Injectionen des Bamberger'schen Quecksilber-Peptons oft gut.

Rp. 1081.

Hydrargyr. peptonat. solut. 5·0,
Aqu. dest. 10·0.
D. S. Tägl. ¹/₂ Pravaz'sche Spritze zu injiciren.

Bei Rediciven, sowie bei Drüsen- und Knochensyphilis Jod.

Rp. 1082.

Syr. Ferr. iodat. gtts. 10,
Aqu. dest.,
Syr. simpl. $\overline{aa}$ 20·0.
S. Früh und Abends 1 Kaffeelöffel.

Zur localen Behandlung Sublimatbepinselungen:

Rp. 1083.

Merc. bichlor. corros. 0·1,
Glycerin. 50·0.
D. S. Zum Bepinseln (von Rhagaden oder Condylomen.)

Bei Condylomen auch Betupfen mit Chlorina liquida und nachfolgendes Bestreuen mit Calomel (Labaraque).

Bei Ozaena syphilitica Salben, wie:

Rp. 1084.

Mercur. praecip. rubr. 0·1,
Ungu. emollient. 20·0.
S. Salbe.

Oder:

Rp. 1085.

Hydrargyr. oxydat. flav. 0·2—0·3,
Ungu. emollient. 20·0.
S. Salbe.

Diese Salben mittelst feinen Malerpinsels oder eines Wattetampons möglichst hoch hinauf in die Nase zu bringen.

Nach Schwinden der Syphilis-Erscheinungen noch lange Zeit sorgfältige Ernährung, Gebrauch von Leberthran, Eisen, Jod, Haller Jodwasser.

Scorbutus. Scharbock. Sorge für trockene Wohnung. Zur Nahrung Milch, bei grösseren Kindern Fleisch, Suppe, grüne Gemüse aller Art, Salat, Sauerkraut. Der Mund mehrere Male täglich mit Essigwasser auszuwaschen, das Zahnfleisch alle 2—3 Tage mit Lapis zu touchiren. Innerlich Chinin mit Eisen, in leichten Fällen auch nur eine Säure, wie:

Rp. 1086.
Acid. tartaric. 0·5,
Aqu. dest. 70·0,
Syr. simpl. 20·0.
S. 2stündlich 1 Kinder-
löffel.

Oder:
Rp. 1087.
Succ. Citr. rec. press. 20·0,
Syr. simpl. 40·0.
S. 2stündlich 1 Kinder-
löffel.

Viel gebraucht wird auch:
    Rp. 1088.
      Decoct. Malt. cum turionibus Pini e 2·5 : 100·0,
      Syr. acetos. **Citri** 20·0.
      S. 2stündlich 1 Kinderlöffel.

Bei Darmblutung Ruhe, leichte Diät:
    Rp. 1089.
      Liqu. Ferr. sesquichlorat. gtts. 10—15,
      Tinct. Opii simpl. gtts. 1—5,
      Aqu. dest. 70·0,
      Syr. cort. Aurant. 20·0.
      D. S. 2stündlich ein Kaffeelöffel.

   Rp. 1090.
      Ergotin. de Bombellon gtts. 20,
      Aqu. dest. 70·0,
      (Tinct. Opii simpl. gtts. 1—3),
      Syr. simpl. 20·0.
      S. 2stündlich 1 Kaffeelöffel.

Oder subcutane Injection von Ergotin de Bombellon ($\frac{1}{2}$—1 Pravaz'sche Spritze).
    Rp. 1091.
      Extr. Hydrast. canadens.,
      Vin. malacens. $\overline{aa}$ 10·0.
      S. 2mal täglich 10—12 *Tropfen.*

Melaena neonatorum. Das Kind warm einzuhüllen, tropfenweise warmen Rothwein oder russischen Thee mit Rum. Auf den Unterleib kalte Umschläge oder Eisbeutel.

Rp. 1092.

   Liqu. Ferr. sesquichlor.

           gtts. 10,

   Aqu. dest. 70·0,

   Syr. Cinnamom. 20·0.

   S. Stündl. 1 Kaffeelöffel.

Oder:

Rp. 1093.

   Extr. Sec. cornut. 0·5,

   Aqu. dest. 70·0,

   Syr. cort. Aur. 20·0.

   S. Stündl. 1 Kaffeelöffel.

Scrophulosis. Scrophelsucht.

Sorgfältige Ernährung. Säuglingen mit beginnenden Drüsenschwellungen neben der Brust gut gesalzene Rindsuppe zu geben. Bei grösseren Kindern Fleisch, Milch, Rothwein, bei Neigung zu Diarrhöen Cacao, Eichelkaffee; Amylacea möglichst zu meiden. Aufenthalt in frischer Luft, an der See (Grado) oder in Hall. Ein altbewährtes Mittel ist Leberthran, nur bei gutem Appetit und während der kühleren Jahreszeit zu geben; von $1/_2$ Kaffeelöffel steigend bis zu einem Kinderlöffel, täglich am Vormittag, danach etwas Bewegung im Freien. Wenn Leberthran nicht gegeben werden kann, Eisen mit Chinin oder:

Rp. 1094.

   Syr. Ferr. iodat.

           gtts. 10—12,

   Syr. simpl. 30·0.

   D. S. Früh und Abends

      1 Kaffeelöffel.

Noch besser Gebrauch von Haller oder Darkauer Jodwasser, 1—2 Deciliter täglich. Local gegen die Drüsenschwellungen Umschläge mit Haller Jodwasser oder Einreibung von:

Rp. 1095.

   Jod. pur. 0·3,

   Kal. iodat. 2·0,

   Glycerin. 30·0.

   D. S. Aeusserlich.

Rhachitis. Doppelte Glieder. Englische Krankheit.

Sehr wichtig die diätetische Behandlung. Aufenthalt im Freien, die Wohnung trocken und gesund. Gute Nahrung, vom fünften bis sechsten Monat an neben der Brust mehrere Mal im Tage gut gesalzene Rindsuppe, bei Neigung zu Diarrhöe Milch mit Cacao (2 : 1); vom sechsten bis achten Monate an rohes Fleisch, feingehackt

und in einem Tüllsäckchen durch etwa eine Minute in
kochende Suppe getancht (zur Verhütung von Erkrankung
an Taenia). Zweimal wöchentl. lane (26° R.) Steinsalzbäder,
250—300 Gr. Steinsalz oder Halleiner Mutterlaugensalz
auf ein Bad, bei starker Anämie statt dessen 1—3 Esslöffel
Franzensbader Eisenmoorsalz oder 3—6 Stück Globuli
martiales minores auf ein Bad. Die Bäder nicht des
Abends zu geben.

Innerlich Gebrauch von Leberthran, bei Säuglingen
Anfangs in einer Mixtur:

Rp. 1096.
 Ol. iecor. Aselli 5·0—10·0,
 Mucilag. gummi Arab.,
 Aqu. dest. $\overline{aa}$ q. s. ut f. emulsio col. 50·0—100·0,
 Syr. simpl. 10·0.
 S. Tagsüber die Flasche zu verbrauchen.

(Die Leberthranmixtur muss täglich frisch bereitet
werden.)

Allmälich kann man zu
reinem Leberthran übergehen,
allenfalls m. Eisen vermischt,
z. B.:
Rp. 1097.
 Ol. iecor. Asell. 100·0,
 Tinct. nervino-tonic. Be-
 stuscheff. gtts. 20,
 Syr. simpl. 20·0.
 S. Tagsüber zu verbrau-
 chen.

Wenn Leberthran nicht
vertragen wird, bei Appetitlosigkeit oder Diarrhöe, sowie im Hochsommer statt
dessen Eisenpräparate:
Rp. 1098.
 Ferr. carbon. sacch. 0·5,
 Sacch. alb. 2·0.
 M. f. pulv. Div. in dos.
 aequ. No. 10.
 D. S. 3mal tägl. 1 Pulver.

Eventuell auch:

Rp. 1099.
 Calc. phosphoric.,
 Ferr. carbonic. saccharat. $\overline{aa}$ 3·0,
 Sacch. lact. 4·0.
 S. 2mal täglich 1 Messerspitze voll.

In neuerer Zeit wird nach Angabe von K a s s o w i t z versucht:

Rp. 1100.
Phosphori 0·01,
Ol. Amygdalar. dulc. 30·0,
Pulv. gumm. Arabic.,
Sacch. alb. $\overline{aa}$ 15·0,
Aqu. dest. 40·0.
D. S. 1—2 Kaffeelöffel im Tag.

Bessere Wirkung hat wohl:
Rp. 1001.
Phosphor. 0·01,
Ol. iecor. Asell. 100·0.
D. S. Täglich 1—2 Kaffeelöffel.

Professor Dr. Alois Monti's

Poliklinik für Kinderkrankheiten.

(Revidirt von dem Assistenten Herrn Dr. J. Brunner.)

A. Diätetisches.

Ernährung des Säuglings. Wo es irgend durchführbar, ist das Kind durch die Brust von Mutter oder Amme zu ernähren.

Die Diät der Stillenden möglichst ähnlich der gewohnten Nahrung, nur reichlicher (im Minimum 5 Mahlzeiten täglich), sowie reichliches Getränk. Die Nahrung aus Milch, Fleisch, Gemüse, Mehlspeisen bestehend; Fleisch nicht öfter als zweimal im Tage. Saure oder zu fette Speisen, schwere Käsesorten, übermässiger Genuss von Obst zu meiden. Bier nur bei daran gewöhnten Personen, am besten Abzug- oder böhmisches Bier. An Wein gewöhnten Frauen stark tanninhältiger, aber nicht saurer Rothwein zu geben. Kohlensaure Wässer nicht angezeigt. Die Amme muss Bewegung machen, arbeiten, öfters baden.

Eintheilung der Mahlzeiten: Bei Neugeborenen alle $1\frac{1}{2}$ Stunden, von der dritten Woche an alle 2 Stunden, von der fünften Woche an alle 3 Stunden zu säugen.

Entwöhnung. Vorzunehmen, wenn das Kind zwei untere und zwei obere Schneidezähne hat, also ungefähr im neunten Monat. Successive Entwöhnung, indem man erst einmal, dann allmälich öfter im Tag statt der Brust Kuhmilch gibt.

Künstliche Ernährung im Säuglingsalter. Die Milch für künstliche Ernährung: 1. Die Kuh soll vor etwa 3 Monaten geworfen haben. 2. Sie soll nur mit trockenem Futter gefüttert werden. 3. Grösste Reinlichkeit beim Melken, die Gefässe, in welche die Milch kommt, sorgfältigst zu reinigen. Am besten die Milch zu sterilisiren mittelst des Apparates von Soxhlet. 4. Die Milch nur abgekocht zu nehmen und verdünnt, und zwar bei einem specifischen Gewicht der Milch von 1·030—1·036: bis zum Alter von 6 Wochen 2 Theile Wasser, 1 Theil Milch, von 6 Wochen bis zu 3 Monaten 1 Theil Wasser, 1 Theil Milch,

„ 3 Monaten „ „ 7 „ 1 „ „ 2 Theile „
„ 7 „ „ „ 9 (12) „ 1 „ „ 3 „ „

Man gibt dann zu jeder Mahlzeit:

in der ersten Woche . . . . 2—4 Esslöffel
„ „ zweiten „ . . . . . . 3—4 „
„ „ dritten „ . . . . . 4—5 „
„ „ vierten „ . . . . . 5—6 „
im zweiten Monat . . . . 7—9 „
„ dritten „ (und den folgenden) 12 „

(Bei Dyspepsie nimmt man immer die niedrigere Zahl.) Eine stärkere Verdünnung ist vorzunehmen, wenn der Stuhl schlechte Verdauung verräth. Die Milch erwärmt man, indem man die Saugflasche in warmes Wasser stellt, ihre Temperatur sei 26° C.

Um das Sauerwerden nichtsterilisirter Milch zu verhindern, kann derselben etwas Aqu. Calcis oder ein Esslöffel einer 1%igen Lösung von Natr. bicarbon. zugesetzt werden.

Statt der Kuhmilch gibt man auch sehr zweckmässig eine Rahmmischung in folgender Weise: $\frac{1}{4}$ Liter Rahm, $\frac{3}{8}$ Liter Wasser, 15 Gr. Milchzucker. Diese Mischung wird so lange gegeben, bis das Kind bei Gebrauch derselben nicht mehr an Gewicht zunimmt, dann gibt man die Mischung mit Zusatz von $\frac{1}{16}$ Liter Kuhmilch, den man allmälich bis auf $\frac{1}{4}$—$\frac{3}{8}$ Liter steigern kann. Diese Rahmmischung nur bei sehr gutem Materiale anzuwenden.

Von gutem Erfolg ist auch Biedert's künstliches Rahmgemenge. Man gibt 1 Esslöffel desselben auf 13 Esslöffel Wasser. Nimmt das Gewicht des Kindes dabei nicht mehr zu, so setzt man dem Gemenge 1 Esslöffel Kuhmilch zu und steigt damit allmälich bis auf 13 Esslöffel.

. Liebig'sche Suppe, nach Prof. Monti in folgender Weise zu bereiten:

Rp. 1102. *Kal. carbonic. 2·0,*
Aqu. font. dest. 200·0.
D. S. Kalilösung, zur Bereitung der Liebig-
schen Suppe.

I Der vierte Theil dieser Kalilösung mit einem Esslöffel voll Malzmehl vermischt durch eine Stunde stehen zu lassen.

II. Zehn Loth Milch mit einem Esslöffel voll Weizenmehl kalt gemischt und dann erwärmt. Hierauf werden I und II gemischt und unter Erwärmen umgerührt.

Diese Suppe verwendbar bei Säuglingen im Alter von 6 Monaten und darüber, ferner als diätetisches Mittel bei Darmerkrankungen für Kinder von 1—2 Jahren. Bei Neugeborenen muss die Suppe verdünnt werden, und zwar: bis zum zweiten Monat

2 Theile **Wasser,** 1 Theil Liebig'sche Suppe, vom zweiten bis vierten Monat

1 Theil **Wasser,** 1 Theil Liebig'sche Suppe, vom vierten bis fünften Monat

1 Theil **Wasser,** 2 Theile Liebig'sche Suppe, vom sechsten Monat an die Suppe unverdünnt.

Bei Dyspepsie und Enterokatarrh des Säuglingsalters kann auch entsprechend verdünnter Kefir (Nr. 1 und 2) verwendet werden.

Mit geradezu grossartigem Erfolge bei schweren Dyspepsien wurde Löflund's peptonisirte Milch angewendet. Man beginnt mit 1 Löffel auf 12 Löffel Wasser und steigt bis 1 Löffel auf 6 Löffel Wasser je nach dem Alter des Kindes.

Peptonisirte Milch kann man nach folgendem Recepte herstellen:

Rp. 1103. *Pancreatin.,*
Natr. bicarbonic. $\overline{aa}$ *1·0.*
M. f. pulv. Div. in dos. aequ. Nr. 10.
D. S. 1 Pulver als Zusatz zu jeder Milchportion.

Ernährung nach der Entwöhnung und bei **älteren Säuglingen.** Nach der Entwöhnung soll das Kind durch 2 Monate noch hauptsächlich Kuhmilch bekommen. Weitere Nahrungsmittel sind: 1. Suppe; hauptsächlich bei anämischen Kindern mit Ekzemen oder mit Neigung zu Rhachitis, sowie bei fettleibigen Kindern. Die Suppe im Allgemeinen nie vor dem fünften Monat, bei gesunden Kindern erst im neunten Monat zu geben. Man gibt zunächst Kalbsbrühe, später pure Rindsuppe, der man vom neunten oder zehnten Monat an etwas Tapioca oder Maizena (s. unten) zusetzen kann. Nach der Entwöhnung zweimal täglich Suppe.

2. Amylacea, vor der Entwöhnung nicht angezeigt, nur bei abgemagerten Kindern vom vierten Monat angefangen einmal täglich in flüssiger Form. Nach der Entwöhnung 1—3mal täglich Amylacea als Zusatz zur Milch oder Suppe. Am zweckmässigsten Kindermehle, die jedoch nie als ausschliessliche Nahrung zu geben sind. Arrowroot kann vom neunten Monat bis zum vollendeten zweiten Lebensjahr als Zusatz zur Milch gegeben werden. Ebenso die Proteïnnährstoffe von Klencke. Maizena, 1 Kaffeelöffel auf $\frac{1}{8}$—$\frac{1}{4}$ Liter Milch, wird auch von Säuglingen sehr gut vertragen. Oppel's Kinderzwieback, 1—2mal täglich der Milch zuzusetzen, so dass ein flüssiger Brei entsteht. Tapioca besonders als Zusatz zur Suppe u. s. w.

3. Fleisch, nicht vor dem achten oder neunten Monate zu geben, bei gesunden Kindern erst im zwölften Monat nothwendig. Man gibt es roh oder gebraten in Purée-Form; rohes Fleisch wird besser vertragen, mit etwas Kochsalz in Form eines Breies in lauer Suppe zu nehmen; Anfangs 1 Kinderlöffel, und wenn dies vertragen wird, allmälich steigend bis zu 2 Esslöffeln. Auch rohes Fleisch mit Chokolade zweckmässig. Nach vollendetem erstem Lebensjahr im Minimum 1—2mal täglich Fleisch, und zwar schon abgebraten oder gedünstet, auf jede Mahlzeit 1—2 Esslöffel.

4. Eier werden von Säuglingen nicht vertragen, im zweiten Lebensjahr ein Eidotter als Zusatz zur Suppe ganz *zweckmässig.*

5. **Getränke.** Alcoholica in den ersten zwei Jahren bei gesunden Kindern nicht nothwendig, dagegen bei Krankheiten, die leicht zu Collaps führen, sehr indicirt, und zwar für Säuglinge Rum oder Cognac in Milch, ½ Kaffeelöffel pro dosi bis zu 3 Esslöffeln pro die; bei grösseren Kindern süsser Wein kinderlöffelweise zu geben. Bier nur bei abgemagerten Kindern zu verwenden. Bei Rhachitis, Scrophulose etc. Wein und Bier ebenfalls angezeigt. Cacao als Pulver, oder als Fruchtschalen. Das Pulver in Wasser abzukochen und dann mit Milch zu mischen, ist gut bei älteren Säuglingen, die zu Diarrhöe neigen, 1—2mal täglich. Die Schalen nur vorübergehend bei Diarrhöen als Zusatz zur Milch zu verwenden. Von Kindern unter 3 Monaten wird Cacao nicht vertragen. Eichelkaffee statt Cacao bei älteren Säuglingen und bei grösseren Kindern recht gut. (Gerstenkaffee und Reiskaffee ohne Bedeutung.)

Russischer Thee zur Verdünnung der Milch nur bei Enterokatarrh, sonst ebenso wie Kaffee mit Milch erst vom zweiten Lebensjahre an zulässig.

Resumé: Diät des gesunden Kindes nach der Entwöhnung: 1. Milch, im Minimum 3 Mahlzeiten, bis zu vollendetem zweiten Lebensjahr. 2. Amylacea in kleinen Dosen zur Milch und Suppe. 3. Gekochtes Obst, im fünfzehnten Monate probeweise etwas grünes Gemüse. 4. Fleisch 1—2mal täglich. 5. Eidotter, 1—2mal täglich der Suppe zuzusetzen. Die meisten Mahlzeiten flüssig oder halbflüssig. Zwischen den einzelnen Mahlzeiten Pausen von mindestens 3 Stunden.

Hautpflege bei Säuglingen. Täglich ein Bad, in den ersten 8 Tagen von 29° R., dann von 28—26° R.; während des Bades die Haut nicht oft zu reiben. Keine Badeschwämme, sondern am besten Bruns'sche Watte. Nach dem Bad die Hautfalten mit Reismehl einzustauben.

Mundpflege im Kindesalter. Bei Säuglingen der Mund mit in kaltes Wasser getauchten reinen Leinwandläppchen fleissig auszuwaschen. Während der ersten Dentition statt des Wassers auch antiseptische Lösungen wie:

Rp. 1104.
Acid. boric.
(od. Natr. salicylic.) 3·0,
Aqu. font. dest. 200·0,
Tinct. Myrrh. 2·0.
S. Mundwasser.

Nach erfolgtem Durchbruch der Milchzähne dieselben täglich mittelst weichen Zahnbürstchens zu reinigen, entweder mit dem hier angeführten Mundwasser oder mit einem Zahnpulver. Bei kleinen Kindern:

Ro. 1105.
Magnes. carbonic. 5·0,
Cret. alb.,
Natr. salicylic. āā 15·0,
Ol. Menth. pip. gtts. 6.
M. f. pulv. subtilissim.
S. Zahnpulver.

Bei grösseren Kindern:

Bp. 1106.
Magnes. carbonic.,
Sapon. medic. āā 10·0,
Pulv. oss. Sepiae 80·0,
Ol. Menth. pip. gtts. 6.
D. S. Zahnpulver.

B. Therapie bei Kinderkrankheiten.

Laryngitis acuta. Acuter Kehlkopfkatarrh. Aufenthalt im Zimmer bei einer Temperatur von 14—15° R. Vermeidung jeden Temperaturwechsels; wenn das Krankenzimmer gelüftet wird, der Patient in ein Nebenzimmer mit gleicher Temperatur zu bringen. Die Zimmerluft durch Aufstellung von Gefässen mit bereits siedendem oder auf dem Ofen verdampfendem Wasser feucht zu erhalten. Wenn die Respiration des Patienten im Schlafe trocken und rauh wird, derselbe aufzuwecken, durch Stunden wach zu erhalten. Warme, 3—4stündlich zu wechselnde Priessnitz'sche Einwicklungen des Halses oder Kataplasmen aus Leinsamenmehl. Reichliche Zufuhr von warmen Getränken, wie warmes Zuckerwasser, Lindenblüthen-, Eibischthee etc. Inhalation von Wasserdämpfen: Der Kopf des Kindes über einem Gefäss mit siedendem Wasser durch 5—10 Minuten zu halten, Anfangs alle Stunden bis selbst alle halbe Stunden, im Stadium der Lösung seltener. Bei hochgradiger Larynxstenose:

Rp. 1107.
Alum. crud. 2·0,
Aqu. font. dest. 200·0.
D. S. Zur Inhalation.

Bei Trockenheit der Schleimhaut zur Anregung der Secretion statt der Wasserdämpfe auch Inhalationen 1percentiger Lösungen von Kali chloric., Natr. bicarbonic., Acid. boric. Ebenso:

Rp. 1108.
Natr. benzoic. 6·0,
Aqu. font. dest. 200·0.
D. S. Zum Inhaliren.
    Oder:
Rp. 1109.
Glycerin. pur. 20·0,
Aqu. font. dest. 200·0.
D. S. Zum Inhaliren.

In neuerer Zeit auch:
Rp. 1110.
Acid. carbolic. 2·0,
Aqu. font. dest. 200·0.
D. S. Wie das Vorige.
    Oder:
Rp. 1111.
Merc. sublim. corros. 0·01,
Aqu. font. dest. 100·0.
D. S. Zum Einathmen.

Emetica nur bei hochgradigster Larynxstenose, wenn die Erscheinungen derselben schon mehrere Stunden gedauert haben und wahrscheinlich durch Schleimansammlung bedingt sind. Eine Viertelstunde vor Darreichung des Emeticums grosse Mengen lauwarmen Getränks zu reichen. Am besten:

18*

Rp. 1112.

Tartar. emetic. 0·1,
Linct. gummos. 50·0.
D. S. 1 Esslöffel, nach
¹/₄ Stunde, wenn kein
Erbrechen erfolgt ist,
ein zweiter zu geben.

Bei kräftigen ~~Kindern~~
über 2 Jahren:

Rp. 1113.

Tartar. emetic. 0·2,
Linct. gummos. 50·0.
D. S. Wie das Vorige.

Bei starkem Hustenreiz im Beginn der Erkrankung und bei nicht wesentlich erschwerter Respiration:

Rp. 1114.

Pulv. Doveri 0·1—0·5,
(je nach dem Alter),
Sacch. alb. 3·0.
M. f. pulv. Div. in dos.
aequ. No. 10.
D. S. 2stündl. 1 Pulver.

Ebenso:

Rp. 1115.

Pulv. Doveri 0·1—0·5,
Sulf. aurat. Antimon. 0·2,
Sacch. alb. 3·0.
M. f. pulv. Div. in dos.
aequ. No. 10.
D. S. 2stündl. 1 Pulver.

Bei mässigem Hustenreiz auch:

Rp. 1116.

Codein. 0·03—0·1,
Sacch. alb. 3·0.
M. f. pulv. Div. in dos. aequ. No. 10.
D. S. Täglich 3—4 Pulver.

Bei trockenem Husten, zur Anregung der Secretion und Erleichterung der Expectoration Alkalien:

Rp. 1117.

Natri bicarb. 1·0,
Aqu. font. 90·0,
Syr. Capill. Veneris 10·0.
D. S. 2stündl. 1 Kinderl.

In neuerer Zeit sehr gut bewährt:

Rp. 1118.

Kal. iodat. 1·0—2·0,
Aqu. font. dest. 90·0,
Syr. Senegae 10·0.
D. S. 2stündl. 1 Kinder-
löffel.

Bei langer Verzögerung der Lösung:

Rp. 1119.

Sal.ammon.dep.0·3 — 0·4,
Aqu. font. 90·0,
Syr. simpl. 10·0.
D. S. 2stündlich 1 Kinder-
    löffel.

Nach Eintritt der Lösung bei reichlicher Secretion:

Rp. 1120.

Inf. rad. Ipecac.
    e 0·12—0·2:90·0,
Liqu. Amm. anis. gtts. 10,
Syr. simpl. 10·0.
D. S. 2stündl. 1 Kinderl.

Prophylaxis zur Verhütung von Recidiven: Bei Anämie, Scrophulose, schlechter Ernährung, Hebung der Kräfte durch gute Nahrung; bei wohlhabenden Leuten Winteraufenthalt im Süden (Meran, Arco, Mentone etc.), im Sommer nicht Gebirgsluft, sondern Aufenthalt in Orten mit geschützter Lage, wie Gleichenberg, Baden bei Wien, Vöslau. Zur Hebung der Ernährung Milchkuren, Tonica, Soolen- und Seebäder etc., im Winter Leberthran. Bei gesunden, aber verzärtelten Kindern systematische Abhärtung durch kalte Waschungen; jedoch nur im Frühjahr oder Sommer damit zu beginnen: Entweder Waschen der Wirbelsäule, des Rückens, des Halses und Brustkorbes mit einem Schwamm, oder das ganze Kind in ein in Wasser getauchtes und ausgewundenes Leintuch einzuschlagen, durch 5 Minuten abzureiben, dann abzutrocknen. Beide Proceduren unmittelbar nach dem Aufstehen in mässig temperirtem Zimmer vorzunehmen; das Wasser Anfangs 24° R., dann allmälig immer um 1° kälter bis zu frischem Brunnenwasser. Chronischer Pharynxkatarrh als ursächliches Moment immer sorgfältig zu behandeln. Bei hypertrophischen Mandeln Tonsillotomie.

Laryngitis fibrinosa seu crouposa. Häutige Bräune.

Zunächst Bekämpfung der Entzündungserscheinungen durch Kälte, und zwar innerlich alle 5—10 Minuten einige Eispillen, bei Kindern in den ersten Lebensjahren einige Kaffeelöffel voll Eiswasser; um den Hals eiskalte, alle 5 Minuten zu wechselnde Compressen, Eisbeutel oder Leiter'scher Apparat in Form einer ~~Cravatte~~ Wasser von 5° R. gefüllt. Erst bei Beginn der ~~Asphyxie~~ die Kälte auszusetzen.

Zur Verhinderung des Exsudation versuchsweise Sublimat:

Rp. 1121.
Merc. sublim. corrosiv.
0·01—0·05,
Aqu. font. dest. 90·0,
Syr. rub. Idaei 10·0.
M. D. S. 2stündll. 1 Kinderlöffel.

Oder:
Rp. 1122.
Merc. sublim. corrosiv. 0·1,
Aqu. font. dest. 10·0,
Natr. chlorat. 0·3.
D. S. 2—4mal täglich
¹/₂ Spritze zu injiciren.

Zu demselben Zwecke auch Alkali-Salze, am besten:
Rp. 1123.
Kal. iodat. 2·0,
Aqu. font. dest. 90·0,
Syr. rub. Idaei 10·0.
D. S. 2stündll. 1 Kinderl.

Bei hohem **Fieber** Wärmeentziehung durch Bäder oder Stammumschläge; in Verbindung damit Chinin:

Rp. 1124.
Chinin. sulfuric.
1·0—2·0,
Sacch. alb. 3·0.
M. f. pulv. Div. in dos.
aequ. No. 10.
D. S. 2stündlich 1 Pulver.

Zur Lösung der gesetzten Exsudate Priessnitz'sche Einwickelungen des Halses und Thorax oder der Leiter'sche Apparat, mit Wasser von 28—32°R. gefüllt, um den Hals.

Sehr erspriesslich Inhalationen mittelst des Siegle'schen Apparates, wenigstens stündlich zu wiederholen. Zur Inhalation verwendet man:

Rp. 1125.
Alumin. crud. 6·0,
Aqu. font. dest. 200·0.
D. S. Zu Inhalationen.

(Im Anfang, wenn die Stenose noch nicht hochgradig, besser Insufflationen von Alaunpulver mittelst Katheters in den Kehlkopf.)

Sehr zweckmässig auch:
Rp. 1126.
   Aqu. Calcis 150·0,
   Aqu. font. dest. 50·0,
   Liquor. Natrii caustic.
         gtts. 10—15.
   M. D. S. Zur Inhalation.

Rp. 1127.
   Alum. crud. 1·0,
   Plumb. acetic. 5·0,
   Aqu. font. dest. 100·0.
   Misce et filtra.
   S. Zum Inhaliren.

Am besten ist:
Rp. 1128.
   Acid. lactic. gtts. 50—80,
   Aqu. font. dest. 200·0.
   S. Zu Inhalationen.

(Sobald die Lösung eingetreten, der Husten locker geworden u. Rasselgeräusche vorhanden sind, Tubage des Kehlkopfes od. ein Emeticum.)

In neuerer Zeit mit Erfolg versucht:
Rp. 1129.
   Merc. sublim. corros. 0·05,
   Aqu. font. dest. 200·0.
   S. Zu Inhalationen.

Recht wirksam auch Einblasungen von:
Rp. 1130.
   Jodoform. 2·0,
   Sacch. alb. 12·0·
   D. S. 3mal täglich mittelst Pulverbläsers in den Kehlkopf einzublasen.

Wenn deutliche Erscheinungen der Lösung vorhanden sind, ein Brechmittel angezeigt (s. Rp. 1112, 1113). Zur Beförderung der Expectoration auch:

   Rp. 1131.
      Rad. Polygal. Seneg. 15·0,
      Coque cum Aqu. font. dest. 250·0
      usque ad remanent. colatur. 125·0,
      Syr. simpl. 10·0.
      D. S. 2stündl. 1 Kinderlöffel.

In neuerer Zeit auch Pilocarpin als Injection von $^1/_4$—$^1/_2$ Spritze einer 1%-igen Lösung versucht.

Wenn schon Suffocationsanfälle aufgetreten sind und bei drohender Asphyxie unverzüglich die O'Dwyer'sche Tubage oder Tracheotomie.

Die Tracheotomiewunde wird nach den allgemeinen Grundsätzen der Chirurgie behandelt.

Die definitive Entfernung der Canüle nach der Tracheotomie so früh als möglich vorzunehmen; vorher versuchsweise die Canüle zeitweilig mit dem Finger zu verstopfen oder mit einem Stöpsel zu schliessen. Wird das Athmen ohne Canüle durch in die Trachea hineinragende Wundgranulationen gehindert, die Wundränder energisch zu touchiren, erst nach Schrumpfung der Granulationen die Canüle zu entfernen.

Allgemeinbehandlung nach der Tracheotomie: Das Kind befinde sich in gleichmässiger Temperatur (etwa 16° R.), stets gleichmässig feuchte Luft, beständig mit warmem Wasser gefüllte Gefässe im Zimmer, fleissige Lüftung. Nahrung nach der Operation: Wein, Suppe, Kaffee etc.; weiterhin, wenn kein Fieber vorhanden, Milch, Kaffee, Fleischsuppe, hauptsächlich aber Fleisch und Wein, bei Fieber nur Milch und Suppe, von ersterer ½—1 Liter pro die. Zur Verhinderung neuer Fieberanfälle:

Rp. 1132.
Chinin. tannic. 2·0—3·0,
Sacch. alb. 3·0.
M. f. pulv. Div. in dos. aequ. No. 10.
D. S. In 24 Stunden zu verbrauchen; das Pulver behufs Einnehmens in Milch oder Himbeersaft aufzulösen.

Bei sehr anämischen Kindern statt des Chininum tannicum:
Rp. 1133.
Chinin. ferrocitric.
2·0—3·0,
Sacch. alb. 3·0.
M. f. pulv. Div. in dos. aequ. No. 10.
D. S. 3—4 Pulver tägl.

Bei Complication mit Bronchitis catarrhalis Inhalation von Terpentindämpfen, wenigstens 4mal täglich. Bei complicirender Bronchitis crouposa Inhalation von 1%iger Carbolsäure oder 0·01% Sublimat; intern zur Beförderung der Expectoration:

Rp. 1134.
Ammon. carbon. sicc. 0·6,
Aqu. font. destill. 90·0,
Syr. Capill. Veneris 10·0.
D. S. 2stündlich 1 Kinderlöffel.

Oder bei hochgradiger Dyspnoe:

Rp. 1135. *Infus. rad. Polyg. Senegae e 8·0—12·0 : 90·0,*
Liq. Ammon. anis. 1·0,
Syr. simpl. 10·0.
D. S. 2stündlich 1 Kinderlöffel.

Bei anämischen Kindern:

Rp. 1136. *Infus. rad. Polyg. Senegae e 8·0—12·0 : 90·0,*
Tinct. nervino-tonic. Bestucheffii 0·5—1·0,
Syr. simpl. 10·0.
D. S. 2stündlich 1 Kinderlöffel.

Laryngospasmus. Stimmritzenkrampf. Im Anfall
das Kind zu entkleiden, aufzusetzen, die Fenster zu öffnen;
wenn dies nicht genügt, Hautreize, kalte Begiessungen,
Douchen, Abreibungen. Bei drohender oder bereits eingetretener Asphyxie die Zunge vorzuziehen. Endlich künstliche Respiration durch Einführung eines elastischen Katheters bis in die Trachea und langsames Einblasen von Luft
mit nachfolgender Compression des Thorax; Faradisation
der Phrenici, eine Elektrode an den Sternocleidomasto-
ideus, die andere in die Magengrube. Die Belebungs-
versuche nicht zu früh einzustellen, sondern, wenn nöthig,
bis zu $^3/_4$—1 Stunde fortzusetzen.

Ausserhalb des Anfalls Therapie je nach der zu Grunde
liegenden Krankheit. In allen Fällen Vermeidung jeder
Aufregung; häufiges Lüften des Krankenzimmers, dabei
aber Schutz vor Erkältung. Leichte, aber nahrhafte Kost;
in den ersten Tagen nur flüssige Nahrung. Entleerung
des Darmes durch Irrigationen. Bei Rhachitis gute
Ernährung, Salz- oder Soolenbäder, Leberthran.

Rp. 1137.
Ol. jec. Aselli 10·0,
Pulv. gum. Arab.,
Aqu. destill. qu. s. ut f. mixtur. colat. 90·0,
Syr. simpl. 10·0.
D. S. 3—4 Esslöffel tägl.

Bei **Hydrocephalus**
Jod, Brom, Chloralhydrat.

Rp. 1138.
*Natr. bromat. 2·0—4·0,
(bei 1jährigen Kin-
dern 2·0),
Aqu. font. dest. 90·0,
Syr. simpl. 10·0.
D. S. 2stündl. 1 Kinder-
löffel.*

Oder:

Rp. 1139.
*Natr. iodat. 2·0—4·0,
Aqu. font. dest. 90·0,
Tinct. Valerian. gtts. 20,
Syr. simpl. 10·0.
D. S. 2stündl. 1 Esslöffel.*

Bei **Gehirnreizung:**
Rp. 1140.
*Chloral. hydrat. 1·0 – 3·0,
Mixtur. gummos. 90·0,
Syr. rub. Iduei 10·0.
S. 2stündlich 1 Kinder-
löffel.*

Choralhydrat auch in
Klysmen in 3—5%iger Lö-
sung. Zu versuchen auch:

Rp. 1141.
*Mixtur. oleos. 90·0,
Tinct. Belladonnae
gtts. 2—6—8,
Syr. simpl. 10·0.
D. S. 2stündl. 1 Kinder-
löffel.*

Bei **Tracheobron-
chitis** als **Ursache, Inhala-**
tionen von **Wasserdämpfen,**
Terpentin oder von:
Rp. 1142.
*Acid. tannic. 4·0,
Aqu. font. dest. 200·0,
Aqu. Laurocer. 10·0.
D. S. 3—4mal täglich
zu inhaliren.*

Ferner ein Expectorans
allein oder mit Chloral, z. B.:
Rp. 1143.
*Inf. rad. Polygal. Se-
negae e 10·0 : 90·0,
Chloral. hydrat. 2·0—3·0,
Syr. simpl. 10·0.
D. S. 2stündl. 1 Kinderl.*

Bei **Schwellung der
Bronchialdrüsen:**
Rp. 1144.
*Ferr. iodat. sacch. 1·0,
Sacch. alb. 2·0.
M. f. pulv. Div. in dos.
aequ. Nó. 10.
D. S. 3—4 Pulv. im Tag.*

Bei gleichzeitig vor-
handener Rhachitis Leber-
thran pur oder mit Jodeisen:
Rp. 1145.
*Ol. iecor. Asell. flav.100·0,
Ferr. iodat. sacch. 10·0.
Stent per hor. 48, deinde
decanta.
S. Täglich 2 Esslöffel.*

Bei Säuglingen statt dessen:
Rp. 1146.
 Ol. iecor. Asell. flav. 10·0,
 Pulv. gumm. Arab.,
 Aqu. font. dest. āā q. s. ut f. mixt. col. 90·0,
 Syr. Ferr. iodat. 10·0.
 D. S. 3—4Essl. des Tages.

Bronchitis. Lungenkatarrh.

In leichten Fällen, bei Tracheobronchitis, dem Katarrh der grösseren Bronchien, Alkalien und leichte Expectorantia :

Rp. 1147.
 Inf. rad. Polygal. Se-
  negae e 6·0 : 90·0,
 Kal. iodat. 1·0,
 Syr. capillor. Vener. 10·0.
 D. S. 2stündl. 1 Kinderl.

Oder:
Rp. 1148.
 Natr. bicarbon. 1·0—2·0,
 Aqu. font. dest. 90·0,
 Syr. Senegae 10·0.
 D. S. 2stündl. 1 Kinderl.

Bei acuter Bronchitis feinerer Bronchien im Anfang, so lange Fieber besteht, antipyretische Behandlung, bei Säuglingen:

Rp. 1149.
 Natrii salicyl. 1·0—2·0,
 Aqu. font. dest. 90·0,
 Syr. rub. Idaei 10·0.
 D. S. 2stündl. 1 Kinderl.

Bei grösseren Kindern:
Rp. 1150.
 Chinin. sulfuric. 0·8,
 Acid. muriatic. dil. 1·0,
 Syr. simpl. 50·0.
 S. Auf 4 Dosen im Tag.

Bei mässigem Hustenreiz keine Narcotica, bei sehr starkem Tinct. Opii, z. B.:

Rp. 1151.
 Inf. rad. Ipecacuanh.
  e 0·2 : 90·0,
 Tinct. Opii simpl.
  gtts. 1—2—3,
 Syr. simpl. 10·0.
 D. S. 2stündl. 1 Kinderl.

Wenn einmal reichliche Secretion vorhanden:
Rp. 1152.
 Inf. rad. Polygal. Se-
  negae e 5·0 : 90·0,
 Syr. simpl. 10·0.
 D. S. 2stündl. 1 Kinderl.

Bei Bronchitis capillaris der Säuglinge Bekämpfung des Fiebers durch:

Rp. 1153.
Chinin. tannic. 1·0,
Sacch. alb, 2·0.
M. f. pulv. Div. in dos. aequ. No. 10.
D. S. 2stündl. 1 Pulver.

Ausserdem bei hohem Fieber über 39⁰ auch **Wärme-** **entziehung durch Wasser**; **Stammumschläge** von der Axilla bis abwärts mit in Wasser von 15—18⁰ getauchten Tüchern, nach einer Viertelstunde zu wechseln; 4 solche Umschläge nach einander, dann einige Stunden auszusetzen; im Tag 3—4 solche Cyklen. Bei sehr hohem Fieber auch Bäder von 18—24⁰ R. in der Dauer von einigen Minuten. Zur **Verhinderung der Secret-** **stauung** das Kind fleissig herumzutragen, öfters ihm mit dem Finger in den Rachen zu fahren; innerlich Expectorantia (am besten Seneg.) combinirt mit Excitantien (Kampher, Liqu. Ammon. anis.), ferner Wein, Cognac, Thee mit Rum (Recepte s. unter „Bronchitis crouposa", S. 280 f.).

Pertussis. Keuchhusten.

Isolirung des Kranken. Luftveränderung. Inhalationen von:

Rp. 1154.
Acid. carbolic. 1·0,
Aqu. font. dest. 100·0.
D. S. Mittelst Siegle'schen
Apparates 3 – 4mal im
Tag zu inhaliren.

Intern:
Rp. 1155.
Natr. benzoic. 2·0,
Aqu. font. dest. 90·0,
Syr. simpl. 10·0.
D. S. 2stündl. 1 Kinder-
bis 1 Esslöffel.

Sehr gut bewährt sich oft der Gebrauch von Chinin.
Rp. 1156.
Chinini sulf. (od tannic.)
1·0—2·0,
Sacch. alb. 9·0.
M.f.p. Div. in dos. aequ.
No. 10.
D. S. 4 Pulver täglich.

(Nach 3tägiger Anwendung das Chinin durch 3 Tage auszusetzen und statt desselben ein mehr indifferentes Mittel, z. B. Rp. 1155, dann wieder durch 3 Tage Chinin etc., im Ganzen 3 solche Cyklen.)

In schweren Fällen zur Linderung der Anfälle und Besserung der Nachtruhe auch Atropin:

Rp. 1157.

Pulv. rad. Belladonn. 0·1,
Natr. bicarbon.,
Sacch. alb. $\overline{aa}$ 1·0.
M. f. pulv. Div. in dos.
  aequ. No. 10.
D. S. Bei kleineren Kindern 1—2 Pulver im Tag, bei grösseren 2—5, bei grossen selbst bis 10 Pulver im Tag.

Bei Säuglingen besser:

Rp. 1158.

Mixtur. oleos. 90·0,
Tinct. Belladonn.
  gtt. 1—6,
Syr. simpl. 10·0.
D. S. 3 Löffel des Tags, bei grösseren Kindern die ganze Portion im Tag.

In sehr schweren Fällen am Abend Chloralhydrat bei Säuglingen in 2%iger, bei grösseren Kindern in 3—4%iger Lösung, also:

Rp. 1159.

Choral. hydr. 2·0—4·0,
Mixtur. gummos. 90·0,
Syr. simpl. 10·0.
D. S. Vor dem Schlafengehen 1 Esslöffel; wenn das Kind nicht schläft, nach 2 Stunden einen zweiten.

Rp. 1160.

Sulfonal. 2·5.
Div. in dos. aequ. No. 5.
D. S. Abends 1 Pulver in warmer Milch.

In neuester Zeit wird auch Oxymel Scillae oft mit Erfolg gegeben u. zw. in der Zeit von 4—6 Uhr Nachmittags jede halbe Stunde ein Kaffeelöffel voll.

Bei Pertussis in flammatoria mit Fieber und Bronchitis Inhalation von 1—2%iger Carbollösung, 2%iger Lösung von Natrium benzoicum, oder Terpentin-Einathmungen. Zur Herabsetzung des Fiebers Chinin, also z. B.:

Rp. 1161.

Chinin. muriatic. (Bei Säuglingen Chinin. tannic.) 1·0,
Flor. Benzoës 0·4,
Sacch. alb. 2·0.
M. f. pulv. Div. in dos. aequ. No. 10.
D. S. 2stündlich 1 Pulver.

Bei sehr hoher Temperatur hydropathische Stammumschläge (s. „Bronchitis capillaris“, S. 284). Zur Nahrung Suppe, kalte Milch, bei schwachen Kindern Milch
mit Cognac, Thee mit Rum, auch etwas Wein.

Emphysema pulmonum. Lungendampf. Aufenthalt

in Gebirgsgegenden, im Winter im Süden. Bei Neigung
zu asthmatischen Anfällen Terpentin-Inhalationen;
über Nacht nasse Umschläge um die Brust. Gegen die
chronische Bronchitis leichte Expectorantia, wie:

Rp. 1162.

Roob Juniperi,
Syr. capillor. Veneris (bei Stuhlverstopfung Syr.
    mannat.)
Aqu. font. dest. āā 30·0.
M. D. S. 2stündlich 1 Esslöffel.

Bei starken asthmatischen Anfällen:

Rp. 1163.

Natr. iodat. 2·0,
Aqu. font. dest. 90·0,
Syr. Seneg. 10·0.
S. 2stündlich 1 Kinderlöffel.

Danach, wenn keine Anfälle mehr auftreten, durch
längere Zeit:

Rp. 1164.

Sol. ars. Fowler.,
Aqu font. dest. āā 10·0.
D. S. 2—3mal täglich je 5 Tropfen.

Pneumonia. Lungenentzündung. Gegen das Fieber

Stammumschläge, Bäder, innerlich Chinin. tannic. oder:

Rp. 1165.
   Natr. salicylic. 1·0 — 2·0,
   Aqu. font. dest. 90·0,
   Syr. simpl. 10·0.
   D. S. 2stündl. 1 Kinderl.

Bei sehr frequentem Puls:

Rp. 1166.
   Inf. fol. Digital.
     e 0·15 — 0·20: 90·0,
   Syr. rub. Idaei 10·0.
   D. S. 2stündl. 1 Kinderl.

Im Stadium der Lösung ein Expectorans:

Rp. 1167.
   Inf. rad. Polygal. Se-
   negae e 10·0 : 90·0,
   Liqu. Ammon. anisat. 1·0,
   Syr. cort. Aurant. 10·0.
   D. S. 2stündl. 1 Kinder-
   löffel.

Wenn in diesem Stadium noch das Fieber andauert:

Rp. 1168.
   Inf. rad. Polygal. Se-
   negae e 8·0 - 10·0 : 90·0,
   Natr. salicylic. 2·0,
   Syr. simpl. 10·0.
   D. S. 2stündl. 1 Kinderl.

Bei Eintritt von Athmungs-Insufficienz und Herzschwäche Thee mit Rum, Wein, Waschungen mit warmem Essig u. Wasser, ferner:

Rp. 1169.
   Camphor. ras. 0·2,
   Spir. vin. rectificatissim.,
   Pulv. gumm. Arabic. $\overline{aa}$
   q. s. ut solvatur ad:
   Inf. rad. Polygal. Se-
   negae e 10·0 : 90·0,
   Syr. simpl. 10·0.
   D. S. ½—1stündlich
   1 Kinderlöffel.

Tuberculosis pulmonum. Lungenschwindsucht.

Aufenthalt in gesunder Luft, im Winter südliches Klima, im Sommer Gebirgsaufenthalt. Gebrauch von alkalisch-muriatischen Wässern, Molken und Kefir. Innerlich gegen das Fieber und als Tonicum:

Rp. 1170.
   Solut. arsenic. Fowleri,
   Aqu. font. dest. $\overline{aa}$ 10·0.
   D. S. 10 Tropfen im Tag.

Rp. 1161.

Chinin. muriatic. (Bei Säuglingen Chinin. tannic.) 1·0,
Flor. Benzoës 0·4,
Sacch. alb. 2·0.
M. f. pulv. Div. in dos. aequ. No. 10.
D. S. 2stündlich 1 Pulver.

Bei sehr hoher Temperatur hydropathische Stammumschläge (s. „Bronchitis capillaris", S. 284). Zur Nahrung Suppe, kalte Milch, bei schwachen Kindern Milch
mit Cognac, Thee mit Rum, auch etwas Wein.

Emphysema pulmonum. Lungendampf. Aufenthalt
in Gebirgsgegenden, im Winter im Süden. Bei Neigung
zu asthmatischen Anfällen Terpentin-Inhalationen;
über Nacht nasse Umschläge um die Brust. Gegen die
chronische Bronchitis leichte Expectorantia, wie:

Rp. 1162.

Roob Juniperi,
Syr. capillar. Veneris (bei Stuhlverstopfung Syr.
mannat.)
Aqu. font. dest. ā ā 30·0.
M. D. S. 2stündlich 1 Esslöffel.

Bei starken asthmatischen Anfällen:

Rp. 1163.

Natr. iodat. 2·0,
Aqu. font. dest. 90·0,
Syr. Seneg. 10·0,
S. 2stündlich 1 Kindel

Danach, wenn keine Anfäl
längere Zeit:

Rp. 1164.

Sal. ars. Fowler.,
Aqu. font. dest. āā
D. S. 2—3mal täg

Oder:

Rp. 1171.
Ferr. arsenicos. cum Am-
monio citrico 0·2,
Sacch. alb. 2·0.
M. f. pulv. Div. in dos.
aequ. No. 10.
D. S. 2mal tägl. 1 Pulv.

Gegen das Fieberpunk
Chinin oder Antipyrin:

Rp. 1172.
Antipyrin. 1·0,
Sacch. alb. 2·0.
M. f. pulv. Div. in dos.
aequ. No. 5.
D. S. 2—3 Pulver in
1stündig. Intervallen.

Die Hustenerscheinungen nach den unter Bronchitis angegebenen Methoden zu bekämpfen.

Gebrauch von Leberthran. In neuerer Zeit statt desselben empfohlen Morrhuol in Kapseln von Chapoteaut, 2—4 Kapseln im Tag.

Bei beginnender Lungenschwindsucht neuestens versucht Creosot, dasselbe jedoch bei Appetitlosigkeit auszusetzen.

Rp. 1173.
Creosot. 1·0,
Aqu. Cinnamom.,
Syr. Cinnamom. āā 15·0.
D. S. 3mal täglich 10—15 Tropfen.

Oder:

Rp. 1174.
Creosot. 1·5,
Spir. vin. rectif. 25·0,
Aqu. Cinnamon. 100·0,
Syr. Cinnamom. 30·0.
S. 3mal täglich 1 Kaffeelöffel.

Rp. 1175.
Creosot. gtts. 5—15,
Spir. Aether. gtts. 5—10,
Aqu. font. dest. 50·0,
Sacch. alb. 10·0.
S. 2stündlich 1 Theelöffel.

(Soltmann).

Pleuritis. Rippenfellentzündung. Gegen die Schmerzen Kälte, gegen das Fieber Chinin und Stammumschläge; bei starker Pulsbeschleunigung Digitalis. Nach Ablauf des Fiebers zur **Resorption des Exsudates** leichte Diuretica, wie:

Rp. 1176.
 Decoct. rad. Ononid. spi-
  nos. e 3·0 : 90·0,
 Oxymell. Scillae 10·0.
 D. S. 2stündl. 1 Kinder-
  löffel.

In neuerer Zeit auch:
Rp. 1177.
 Natr. chlorat. 2·0,
 Aqu. font. dest. 90·0,
 Succ. Liquirit. 10·0.
 D. S. Die Hälfte in einem
  Tag zu nehmen.

Bei **eitrigem Exsudat** kräftige Nahrung, Chinin, Eisen, Punction des Thorax, eventuell Rippen-Resection.

Endocarditis. Entzündung des Endocardiums. Bettruhe, kalte Umschläge, bei sehr stürmischer Herzaction Eisbeutel oder besser **Leiter**'scher Kühlapparat auf die Herzgegend.

Rp. 1178.
 Inf. folior. Digitalis
  e 0·2—0·5 : 90·0,
 Natr. salicylic. 2·0,
 Syr. rub. Idaei 10·0.
 D. S. 2stündlich 1 Kin-
  derlöffel.

Bei starkem Oppressions-
gefühl:

Rp. 1179.
 Inf. folior. Digitalis
  e 0·2—0 4 : 90·0,
 Aqu. Laurocer. 2·0—3·0,
 Syr. simpl. 10·0.
 D. S. 2stündl. 1 Kinder-
  löffel.

Bei Stuhlverstopfung:
Rp. 1180.
 Calomelan. laevigat,
 Pulv. folior. Digitalis
  āā 0·1,
 Sacch. alb. 3·0.
 M. f. pulv. Div. in dos.
  aequ. No. 10.
 D. S. 4 Pulver täglich.

Bei Fieber:
Rp. 1181.
 Acid. tartaric. 2·0,
 Aqu. font. dest. 90·0,
 Aqu. Laurocer. 2·0,
 Syr. rub. Idaei 10 0.
 D. S. 2stündl. 1 Kinder-
  löffel.

Kein Antipyreticum, nur Zusatz von Natr. salicylic. zum Digitalis-Infus.

Bei Anämie:

Rp. 1182.
Inf. fol. Digital. e 0·2—0·4: 90·0,
Tinct. nervino-tonic. Bestuscheffii 2·0,
Syr. cort. Aurant. 10·0.
D. S. 2stündl. 1 Kinderlöffel.

Bei Eintritt von Collaps Aussetzen der Digitalis, Wein, Cognac, Rp. 1217, 1252.

Coryza. Schnupfen. Nasenkatarrh. Zur Beseitigung des Secrets Auswischen der Nasenlöcher mit nassen Wicken von Bruns'scher Watta; wenn dies nichts nützt, die Nase mittelst einer kleinen Spritze auszuspritzen (s. „Diphtheritis narium"). Bei Trockenheit und starker Schwellung der Schleimhaut Einführung von Wicken mit:

Rp. 1183.
Merc. praecip. rubr. 0·2,
Ungu. emollient. 10·0.
D. S. Salbe.

Dieselbe Therapie neben entsprechender Allgemein-behandlung auch bei der scrophulösen Ozaena.

Diphtheritis narium. Nasendiphtheritis. Prophylaxis und Allgemeinbehandlung s. unter „Angina diphtheritica", S. 294, 296 ff. Local gründliche Reinigung der Nasen-schleimhaut durch fleissiges Ausspritzen mittelst einer Spritze mit olivenförmigem Ansatzrohr oder eines Irri-gationsapparates. Die eingespritzte Flüssigkeit soll durch das zweite Nasenloch und den Mund herausfliessen, Patient während des Ausspritzens den Mund offen halten. Diese Injectionen 2—6mal im Tag vorzunehmen. In leichten Fällen einfach ausgiebige Wasserinjectionen; die Nasen-höhlen verstopfende Pseudomembranen vorher mittelst

Kornzange oder Sonde zu entfernen, die Schleimhaut mit Lapis, Carbolsäure oder Sublimat zu cauterisiren. In schweren Fällen statt Wasserinjectionen:

Rp. 1184.
Jod. tribrom. gtt. 20,
Aqu. destill. 200·0.
D. S. Zum Ausspritzen.

Rp. 1185.
Acid. boric. 2·0,
Aqu. destill. 200·0.
D. S. Zum Ausspritzen.

Rp. 1186.
Aqu. Calcis,
Aqu. font. dest. $\overline{aa}$ 100·0,
Spir. vin. 2·0.
D. S. Zum Ausspritzen.

Ebenso:

Rp. 1187.
Acid. tannic. 5·0,
(od. Alum. crud. 3·0),
Aqu. font. dest. 100·0,
Spir. vini 2·0.
D. S. Zum Ausspritzen.

Rp. 1188.
Merc. sublim. corrosiv.
0·03 — 0·05,
Aqu. font. dest. 200·0.
D. S. 4mal täglich die Nase auszuspritzen.

Empfohlen sind auch Einblasungen von Tannin, Alaun, Natr. benzoic. als Pulver. Besser ist:

Rp. 1189.
Jodoform.,
Magnes. carbon. $\overline{aa}$ 10·0.
D. S. 3mal täglich davon in die Nase einzublasen.

Auch auf Watte-Wicken gestreut oder in Salbenform (1 : 20 Fett) ist das Jodoform zu verwenden.

Ebenso auch:

Rp. 1190.
Merc. praecip. alb. (oder rubr.) 1·0,
Natr. bicarbonic. 10·0.
D. S. Zum Einblasen.

Auch Bougies zweckmässig, wie:

Rp. 1191.
Bougies nasal. Jodoform. (Merc. praec. alb. oder rubr.) 0·1 No. 10.
D. S. 2mal täglich in die Nase einzuführen.

In schweren Fällen Combination all dieser Behandlungsmethoden, daneben Inhalationen von Carbolsäure, Terpentin, Sublimat oder Jod. tribromat., 3 mal täglich durch 5 Minuten. Wenn Bronchitis oder sonstige Complication von Seite der Lungen besteht, dürfen Inhalationen mit letzterem Mittel nicht vorgenommen werden.

19*

Stomatitis aphthosa. Aphthen. Jede mechanische Beleidigung der Mundschleimhaut (Quetschen, Reiben) zu vermeiden. Im Beginn der Krankheit Kälte, Eisstückchen schlucken lassen, Eiswasser, bei Säuglingen der Mund 3—4mal täglich mittelst Spritze mit frischem Brunnen- oder mit Eiswasser auszuspritzen. Ferner:

Rp. 1192.
Kal. chloric. 4·0,
Aqu. font. dest. 200·0,
Tinct. Myrrh. 3·0.
S. Zum Ausspritzen des
Mundes.

Auch intern:

Rp. 1193.
Kal. chloric. 1·0,
Aqu. font. dest. 90·0,
Syr. rub. Idaei 10·0.
D. S. In Eis eingekühlt,
2stündlich 1 Kinderl.
zu geben.

Bei starken Schmerzen, namentlich bei Geschwüren der Zunge:

Rp. 1194.
Merc. sublim. corros. 0·1,
Aqu. font. dest. 50·0.
S. Zum Bepinseln.

Ebenso auch:

Rp. 1195.
Acid. salicylic. 1·0,
Aqu. font. dest. 90·0,
Spir. vin. 2·0.
D. S. Zum Einpinseln.

Als Nahrung, solange die Mundschleimhaut sehr empfindlich ist, nur in Eis gekühlte Milch, später kalte Suppe, kaltes Fleisch bis zum Uebergang zur gewöhnlichen Diät. Wenn, was häufig, Complicationen von Seite des Magens und Darms bestehen, dieselben nach den entsprechenden Regeln zu behanden.

Stomacace. Mundfäule. Entfernung etwa vorhandener cariöser Zähne. Kälte, Ausspritzen mit kaltem Wasser. Die Mundhöhle zu desinficiren durch:

Rp. 1196. *Kali chloric. 2·0,*
Aqu. font. dest. 200·0,
Tinct. Myrrh. 10·0.
D. S. Hiemit täglich mehrmals die Mund-
höhle auszuspritzen od. mittelst Haar-
pinsels genau auszupinseln.

Ebenso wird in neuerer Zeit verwendet:
> Rp. 1197.
>> *Chinolin. tartaric. 1·0,*
>> *Aqu. font. dest. 180·0,*
>> *Spir. vin.,*
>> *Aqu. Menth. $\overline{aa}$ 10·0.*
>> *D. S. Wie das Vorige.*

Im Stadium der Nekrose das Zahnfleisch täglich mehrmals mit 2°/₀iger Carbolsäure zu bestreichen, oder:
> Rp. 1198.
>> *Jodoform. 2·0,*
>> *Natr. benzoic. 20·0.*
>> *Detur ad scatul.*
>> *S. Das Zahnfleisch mit Bruns'scher Watte trocken abzuwischen, dann das Pulver mittelst Pinsels einzureiben.*

Wenn sich Gangrän der Mundschleimhaut (N o m a) entwickelt hat, das gangränöse Gewebe herauszuschneiden, die Wunde mit Jodoform zu bestreuen.

Soor. Mehlhund. 2stündlich der Mund mit sehr nassem Leinwandfleck systematisch zu reinigen, gebrauchte Leinwandflecke wegzuwerfen. Als Reinigungswasser benützt man:

Rp. 1199.	Rp. 1200.
Natr. boracic 3·0,	*Kal. hypermangan. 0·05,*
Aqu. dest. 200·0.	*Aqu. dest. 200·0.*
S. Mundwasser.	*D. S. Mundwasser.*

Ebenso kann man anwenden: Kali chloricum in 1°/₀iger, Nutrium benzoicum in 3°/₀iger, Natrium salicylic. in 2°/₀iger Lösung etc.

Angina (tonsillaris). Hals- (Mandel-) Entzündung.
Kalte Umschläge um den Hals, Eisstückchen oder bei ganz kleinen Kindern Eiswasser esslöffelweise zu verabreichen; ferner, wenn F i e b e r vorhanden, eine 2°/₀ige, bei Kindern über 5 Jahren eine 3°/₀ige Lösung von Natr.

salicylic. (2stündlich 1 Esslöffel), wenn kein Fieber, Kali chloric. in 1—2°/₀iger Lösung innerlich, bei grösseren Kindern auch ein Gurgelwasser von Kali chloric. Also:

Rp. 1201.
Chinolin. tartaric. 5·0,
Aqu. font. dest. 180·0,
Aqu. Menth.,
Spir. vin. $\overline{aa}$ 10·0.
M. D. S. Gurgelwasser.

Prophylaktisch zur Verhütung von Recidiven systematische Abhärtung (s. „Laryngitis catarrhalis". S. 277), bei Hypertrophie der Mandeln Tonsillotomie.

Angina diphtheritica. Rachendiphtheritis, Rachenbräune.

a) Prophylaxis: Möglichst vollständige Isolirung des Kranken; die gesunden Kinder aus dem Wohnhaus des Patienten zu entfernen; bevor sie in dasselbe zurückkehren dürfen, muss das erkrankte Kind seit 14 Tagen vollständig gesund und die Wohnräume gründlich desinficirt sein. Behufs der Desinfection die Möbel, der Boden, alle waschbaren Gegenstände mit grüner Seife und Lauge zu waschen, die Wände und der Boden mit 1°/₀iger Carbolsäure-Lösung zu waschen, oder wo dies nicht möglich ist, durch mehrere Stunden Carbol-Spray oder Sublimat-Spray (von einer Lösung von 1 : 4000) zu entwickeln, hierauf das Zimmer einen halben Tag lang gut zu ventiliren, danach Boden und Wände trocken abzuwischen. Mit denselben Lösungen die Wäsche des Patienten zu reinigen; der Kranke und alle Personen, die mit ihm während der Krankheit verkehrten, am ganzen Körper mit Carbolseife zu waschen und durch ein warmes Bad zu reinigen.

b) Locale Behandlung. Im Beginn Kälte. Eispillen oder Eiswasser alle 5—10 Minuten innerlich, um den Hals kalte Compressen, Eisblase oder Leiter'sche Halscravatte mit Wasser von 5—8° R. Sobald Ver-

eiterung und Verjauchung begonnen, die Kälte auszusetzen; die erkrankten Rachengebilde durch Ausspritzen
mit lauem Wasser zu reinigen. Keine Cauterisation; nur
gründliche Reinigung des Schlundes durch Irrigation
mittelst Wundspritze oder Irrigators; bei gleichzeitiger
Larynx-Diphtheritis jedoch keine Ausspritzungen vorzunehmen. Zur Ausspritzung verwendet man: Kali chloric.
($1^0/_0$), Natr. chlorat. ($^1/_2^0/_0$), Aqu. Calcis ($50^0/_0$), Natr.
salicylic. ($2^0/_0$), Natr. benzoic. ($5^0/_0$), Kal. hypermangan.
($0·1^0/_0$), Acid. carbolic. ($^1/_2^0/_0$), Acid. boric. ($1^0/_0$), Sublimat
($0·3^0/_{00}$), endlich:

Rp. 1202.
Acid. thymic. 1·0,
Aqu. font. dest. 1000·0.
S. Zur Ausspritzung.

Rp. 1203.
Aqu. Chlori 100·0,
Aqu. font. dest. 1000·0.
S. Aeusserlich.

Ebenso Jod. tribromat. (s. Rp. 1184)

Noch besser als Irrigationen wirken Insufflationen.
Wenn im Beginn bedeutende Schwellung und Röthung
besteht, dreimal täglich fein pulverisirter Alaun einzustauben. Wenn mächtige, speckige Membranen vorliegen:

Rp. 1204.
Kal. chloric. 2·0,
Sacch. alb. 8·0.
D. S. 3mal täglich hie-
von einzublasen.

Ebenso Natr. benzoic.

oder salicylic. pur zu gebrauchen, oder:

Rp. 1205.
Borac. venet.,
Sacch. alb. $\overline{aa}$ 5·0.
D. S. Zum Einblasen.

Bei übelriechenden, missfärbigen Membranen am besten:
Rp. 1206.
Jodoform. 2·0,
Natr. bicarbon. 8·0.
S. Zum Einblasen.

In schweren Fällen Ausspritzungen und Insufflationen
zu combiniren, grössere Kinder daneben auch 2stündlich
gurgeln zu lassen; bei rapider Ausbreitung des Processes 3—4mal täglich Inhalationen mittelst Siegle-
schen Apparates von Acid. carbolic. in 1—2$^0/_0$iger,

Sublimat in 0·1%₀₀iger oder Natr. benzoicum in 2%₀iger Lösung oder Jod. tribromat. nach den S. 291 angegebenen Grundsätzen.

Bei rapider Wiederbildung der Membranen oder bei grosser Neigung derselben zur Gangrän Irrigationen mit Spir. vin. und Aqu. dest. $\overline{aa}$, mehrere Male des Tages vorzunehmen. Bei eingetretener Gangrän oder bei rascher Ausbreitung der diphtheritischen Producte:

Rp. 1207.
   Merc. sublim. corros. 0·03,
   Spir. vini rectif.,
   Aqu. font. dest. $\overline{aa}$ 100·0.
   D. S. Zu Ausspritzungen.

Innerlich zur Befeuchtung der Schleimhaut alkalische Lösungen als Getränk, z. B. Aqu. Calc. zu gleichen Theilen mit Wasser, Natr.

bicarbon. in 2%₀iger Lösung oder:

Rp. 1208.
   Kal. chloric. 2·0—3·0,
   Aqu. font. dest. 300·0,
   Syr. rub. Idaei 25·0.
   D. S. Zum Getränk.

Die alkalischen Lösungen beim Eintritt von Collaps auszusetzen.

c) **Allgemeinbehandlung.** Nahrung Anfangs nur flüssig, Milch, Schleimsuppe, Fleischbrühe mit oder ohne Ei. Nach Reinigung des Schlundes Fleischkost, Wein, Rum, Cognac. Das Krankenzimmer gehörig zu lüften, auf einer Temperatur von 14⁰ R. zu erhalten. Gegen das **Fieber Wärmeentziehungen**; bei Temperaturen von 40—41⁰ C. Bäder von 18—20⁰ R., 2—4mal im Tag, jedoch bei Kohlensäure-Ueberladung oder Collaps zu unterlassen; bei Temperaturen zwischen 38·5 und 39·5⁰ Einpackungen mit in Wasser von 24—18⁰ R. getauchten Leintüchern, ½stündlich zu wechseln und durch 2 Stunden fortzusetzen; bei Symptomen der Kohlensäure-Ueberladung und niederen Temperaturen Einpackungen mit Wasser von 24—28⁰ R., 3stündlich zu wechseln. Intern:

Rp. 1209.
> *Natr. salicylic. 1·0—4·0,*
> *(je nach Alter),*
> *Aqu. font. dest. 90·0,*
> *Syr. simpl. 10·0.*
> *D. S. 2stündl. 1 Esslöffel.*

Oder:

Rp. 1210.
> *Chinin. muriatic. (oder*
> *sulf.) 0·5 - 1·0,*
> *Sacch. alb. 3·0.*
> *M. f. pulv. Div. in dos.*
> *aequ. No. 10.*
> *D. S. 2stündl. 1 Pulver.*

Bei geringer Temperatur-steigerung und starken Vergiftungserscheinungen:

Rp. 1211.
> *Chin. ferrocitr. 0·5—1·0,*
> *Aqu. font. dest. 90·0,*
> *Syr. cort. Aurant. 10·0.*
> *D. S. 2stündl. 1 Kinder-*
> *löffel.*

Versuchsweise kann man im Beginn der Krankheit intern Sublimat geben. (Rp. 1121.)

In neuerer Zeit ist gegen Diphtheritis sehr empfohlen:

Rp. 1212.
> *Solut. Hydrogen. hyper-*
> *oxydat. 2% 97·0,*
> *Glycerin. 3·0.*
> *D. S. 2sündl. 1 Esslöffel.*

Daneben eine 5%ige Lösung zum Einpinseln der erkrankten Theile.

Gegen die sich entwickelnde Anämie und Schwäche roborirende Diät, Milch, Kaffee, Suppe, Fleisch, Wein, daneben Eisenpräparate, wie:

Rp. 1213.
> *Ferr. oxyd. dialysat. 1·0,*
> *Aqu. font. dest. 80·0,*
> *Aqu. Menth. pip.,*
> *Syr. cort. Aurant. āā 10·0.*
> *D.S. 4— 5 Esslöffel im Tag.*

Oder:

Rp. 1214.
> *Ferr. albuminat. sacch.*
> *solubil. 2·0,*
> *Sacch. alb. 3·0.*
> *M. f. pulv. Div. in dos.*
> *aequ. No. 10.*
> *D. S. 3stündl. 1 Pulver.*

Bei Collaps warme Bäder mit allmälicher Temperatursteigerung bis auf 30° R. und nachfolgender 3stündiger feuchtwarmer Einwicklung, alle 3 Stunden zu wiederholen, bis Schweiss eintritt. Ausserdem starker russischer Thee mit Rum, schwere Weine, Cognac, Kaffee, Suppe.

Rp. 1215.

Tinct. nervino-tonic. Bestuscheffii 1·0—2·0,
Mixtur. gummos. 80·0,
Aqu. Menth. pip.,
Syr. simpl. āā 10·0.
D. S. ¹/₂stündl. 1 Kaffeelöffel.

Oder:

Rp. 1216.

Inf. semin. Coffeae tost. e 10·0 : 80·0,
Extr. Chin. frigide parat. 12·0,
Syr. simpl. 8·0.
D. S. ¹/₂stündl. 1 Kaffeel.

Bei vorgeschrittenem Collaps:

Rp. 1217.

Camphor. ras. 2·0,
Spir. vin. 10·0.
D. S. 5—10 Tropfen subcutan zu injiciren.

Oder:

Rp. 1218.

Aether. acetic. 5·0,
Ol. Cinnamom. 1·5.
D. S. Stündl. 3—5 Tropf.

d) Bei diphtheritischen Lähmungen kräftige Ernährung (bei Lähmung des Gaumensegels oder Kehlkopfs durch die Schlundröhre), Gebrauch von Eisen und Chinin; Eisenbäder oder Kaltwasserkur. Inductions- und galvanische Elektricität an den gelähmten Muskeln. Eventuell täglich oder jeden zweiten Tag subcutane Injection von 0·001—0·002 Strychnin. nitric. Bei Lähmung des Gaumensegels fleissige Ausspritzung des Rachens mit Eiswasser oder Wasser mit Spiritus āā.

Dyspepsie. Das Wichtigste die causale Behandlung: Bei Brustkindern strenge Ordnung in der Darreichung der Brust, dieselbe eher seltener zu geben, als bei gesunden Kindern; sobald das Kind die Brust auslässt, die Mahlzeit nicht fortzusetzen. Bei Menstruation der Stillenden zunächst nur symptomatisches Verfahren; wenn das Kind an Gewicht verliert, Ammenwechsel. Bei Dyspepsie in Folge der Entwöhnung geregelte Diät, gewässerte Milch mit Zusatz von einem Alkali (s. S. 270) oder Milch mit Kalbsbrühe; wenn trotzdem die Dyspepsie fortdauert, wieder eine Amme zu nehmen. Bei künstlich genährten Kindern, wenn möglich, Ammenbrust, wenn dies nicht durchführbar, jedenfalls Wechsel der Nahrung; Milch womöglich sterilisirt, mit Wasser oder Kalbsbrühe verdünnt (die Mischungsverhältnisse s. S. 270), Biedert' sches Rahmgemenge, Liebig'sche Suppe od. Löflund's peptonisirte Milch. Bei gleichzeitigem Enterokatarrh wird russischer Thee als Zusatz zur Milch verwendet.

Medicamentöse Behandlung: Bei Frühgeborenen, wegen mangelhafter Secretion von Magensaft:

Rp. 1219.
Pepsin. Germanic. 0·5,
Acid. muriatic. dil. 2·0,
Aqu. font. dest. 90·0,
Syr. simpl. 10·0.
D. S. Nach jeder Mahl-
zeit 1 Kinderlöffel.

Bei saurem Erbrechen, saurem Geruch aus dem Munde Alkalien:

Rp. 1220.
Aqu. Calc. 25·0,
Aqu. font. dest. 75·0,
Syr. simpl. 10·0.
D. S. Nach jeder Mahl-
zeit 1 Kinderlöffel.

Ebenso auch eine 2°/₀ige Lösung von Natr. bicarbon. oder benzoic. Bei gleichzeitiger Stuhlverstopfung besser:

Rp. 1221.
Magnes. carbonic. 0·4,
Aqu. font. dest. 90·0,
Syr. simpl. 10·0.
D. S. Nach jeder Mahl-
zeit 1 Kinderlöffel.

Wenn die Milch unverändert erbrochen wird, das Erbrochene alkalisch reagirt, Pepsin in Lösung oder besser:

Rp. 1222.
Acid. mur. dil. 2·0—3·0,
Aqu. font. dest. 90·0,
Syr. simpl. 10·0.
D. S. Nach jeder Mahl-
zeit 1 Kinderlöffel.

Ebenso kann man auch Acid. tartaric. (1°/₀) geben. Bei chronischer Dyspepsie mit Stuhlverstopfung:

Rp. 1223.
Tinct. Rhei Darelli 30·0.
D. S. 2—3 Kinderlöffel täglich.

Rp. 1224.

Pulv. rad. Rhei 1·0,
Sacch. alb. 3·0.
M. f. pulv. Div. in dos.
    aequ. Nr. 10.

S. 3 Pulver täglich.

Sind jedoch die ▮▮▮▮▮
vermehrt, dyspept▮▮▮:
Rp. 1225.

Tinct. Ratanh. 2·0,
Aqu. font. dest. 90·0,
Syr. simpl. 10·0.
D. S. 4mal täglich oder
    2stündl. 1 Kinderlöffl.

Bei Kolikanfällen ein Bad von 28° R., warme Umschläge um das Abdomen, am besten aber eine Darm-irrigation mit Wasser von 29° R., eventuell mit Zusatz von ½°/₀ Kochsalz.

Die Menge des Wassers
bei Neugeborenen mit einem Körpergewicht
          unter 3 Kilo . . . 200—300 gr.
 „ Neugeborenen mit einem Körpergewicht
          über 3 Kilo . . . 300— 500 „
 „ Säuglingen unter 4 Monaten . . 500— 700 „
 „ Kindern über 4 Monaten . . . 700—1200 „

Die Irrigation geschieht mittelst Irrigators oder eines Trichters und eines 1—2 M. langen elastischen Schlauches, der an seinem Ende mit einem Hahn versehen ist. In das Rectum wird ein gut geölter elastischer Katheder (Charr. No. 14) eingeführt.

Das Kind in Rückenlage mit durch einen untergeschobenen Polster stark erhöhtem Becken und angezogenen Oberschenkeln. Anfangs die Irrigation unter geringem Druck vorzunehmen, der Druck durch Heben des Irrigators allmälich zu steigern. Wenn die Kolikschmerzen sich erneuern, Wiederholung der Irrigation.

Bei chronischen Dyspepsieen mit Meteorismus systematische, 1—2mal täglich vorzunehmende Darm-eingiessungen mit Zusatz von Kochsalz (5°/₀₀).

Catarrhus ventriculi. Magenkatarrh. In acuten

Fällen strenge Diät, Suppe, Thee, Milch, Sodawasser

oder ein alkalischer Säuerling. Gegen Ueblichkeiten und Brechreiz:

Rp. 1226.
> Acid. tartaric. 1·0,
> Aqu. dest. 90·0,
> Aqu. Laurocer. 2·0,
> Syr. simpl. 10·0.
> D. S. 2stündl. 1 Kinderlöffel.

Nach Ablauf der Reizungserscheinungen noch Gebrauch eines Amarum, etwa:

Rp. 1227.
> Extr. Chinae frigide parat. 1·0,
> Aqu. font. dest. 90·0,
> Syr. cort. Aur. 10·0.
> S. 3 stündlich 1 Kaffeelöffel.

Bei chronischem Katarrh ebenfalls Regelung der Diät: Anfangs bloss Milch, am besten saure Milch, nach einigen Tagen etwas Suppe, später auch gebratenes Fleisch. Sehr gut wirkt auch hier der Gebrauch von Kefir (meist Nr. 2.)

Gebrauch von Karlsbader Wasser oder Marienbader Kreuzbrunnen, Anfangs 50 Gr., später 150—200 Gr. nüchtern zu geben. Bei Neigung zu Obstipation auch Bitterwasser (von Friedrichshall oder Ofen) in derselben Weise zu gebrauchen. In neuerer Zeit mit gutem Erfolg Magenausspülungen verwendet (s. „Cholera infant.“, S. 306), und zwar mit 1--2%igen Lösungen von Natr. bicarb. oder Natr. benzoic. oder mit $\frac{1}{2}$%iger Kochsalzlösung.

Rp. 1228. Chinin. muriatic. 0·2,
> Zinc. sulfuric. 0·1,
> Sacch. alb. 6·0.
> M. f. pulv. Div. in dos. aequ. No. 10.
> D. S. 5 Pulver täglich, vor der Mahlzeit zu nehmen.

Bei Anämie Gebrauch von eisenhältigen Mineralwässern (Franzensbad, Pyrawart, Spaa etc.).

Enterocatarrhus. Katarrh des Dünndarms. Therapie
vorwiegend diätetisch und causal. Bei Brustkindern regelmässige Eintheilung der Mahlzeiten, Qualität der Milch
zu untersuchen; eventuell neben der Brust Kalbsbrühe mit
Milch, Liebig'sche Suppe. Bei älteren Säuglingen Cacao
oder Eichelkaffee mit Milch. Bei künstlich genährten Kindern unter 3 Monaten, wenn irgend möglich, Frauenmilch
zu beschaffen, bei Kindern von 6—9 Monaten wenigstens
für kurze Zeit Ernährung durch die Brust; im Uebrigen
Kalbsbrühe mit Milch, oder Bieder'sches Rahmgemenge
mit geringem Milchzusatz oder Löflund's peptonisirte Milch.
(s. S. 270 f.).

Bei acutem Katarrh grösserer Kinder russischer Thee
mit Milch, Cacao, Eichelkaffee, Kindermehl.

Bei chronischem Dünndarmkatarrh älterer Kinder
rohes Fleisch, Kefir. Gutes Wasser in kleinen Quantitäten
gestattet, sonst kalter russischer Thee mit Rum, kaltes
Salep-Decoct (eine Messerspitze auf 1 Liter), tanninhältiger Rothwein, esslöffelweise. Bäder sollen fortgesetzt
werden, besonders bei Collaps Bäder von 28° R.

Unter den Medicamenten am besten Opium als Tinct.
Opii simpl. oder Pulv. Dover., jedoch mit Vorsicht anzuwenden. Dasselbe ist contraindicirt 1. bei Frühgeburten,
2. bei Erscheinungen von Gehirnreizung, 3. bei gleichzeitiger Bronchitis mit reichlichem Secret, 4. bei Collaps,
5. Vorsicht auch bei Hydrocephalus geboten. Die Empfindlichkeit für Opum ist individuell sehr verschieden; man
beginnt stets mit kleinen Dosen und gibt es nach folgender Tabelle:

Alter des Kindes	Tinct. Opii simpl.		Pulv. Doveri	
	Mischung	Einzeldosis	Dispensation	Einzeldosis
Bis zu 6 Wochen	1 gtt. : 100·0 Flüssigkeit		0·05 in 10 Dosen	2—3 Pulver täglich
6 Wochen bis 3 Monate	1 gtt. : 70·0 Flüssigkeit	2stündlich 1 Kinderlöffel	0·07 in 10 Dosen	
3 Monate bis 6 Monate	2 gtts. : 100·0 Flüssigkeit		0·1 in 10 Dosen	2stündlich 1 Pulver
6 Monate bis 12 Monate	2 gtts. : 70·0 Flüssigkeit		0·1 in 10 Dosen	
1 Jahr bis 2 Jahre	3 gtts. : 100·0 Flüssigkeit		0·1—0·2 in 10 Dosen	

Wenn sich der Katarrh aus Dyspepsie entwickelt hat, namentlich wenn die Stühle unverdaute Speisereste zeigen:

Rp. 1229.
Paullin. sorbil. 0·4,
Pulv. Dover. n. A. *).
Sacch. alb. 3·0.
M. f. pulv. Div. in dos.
aequ. No 10.
D. S. 2stündl. 1 Pulver
in Milch.

Bei gleichzeitigem saurem Erbrechen u. sauren Stühlen:

Rp. 1230.
Natr. benzoic. (od. bi-
carbonic.) 1·0,
Aqu. font. dest. 90·0,
Tinct. Opii spl. n. A.*),
Syr. simpl. 10·0.
D. S. Nach jeder Mahl-
zeit 1 Esslöffel.

Früher gab man häufig:
Rp. 1231.
Pulv. lapid. Cancror. 3·0,
Pulv. Doveri n. A.*),
Sacch. alb. 1·0.
M. f. pulv. Div. in dos.
aequ. No. 10.
D. S. 3stündl. 1 Pulver.

Bei Complication mit acutem **Magenkatarrh:**

Rp. 1232.
Acid. muriatic. dil. (od.
tartaric.) 1·0,
Aqu. font. dest. 90·0,
Tinct. Opii simpl. n. A.*),
Syr. simpl. 10·0.
D. S. 2stündl. 1 Kinderl.

Bei reinem acutem Darm-katarrh ein Astringens:
Rp. 1233.
Tinct. Ratanhiae (Cate-
chu, Cascarillae) 2·0,
Aqu. font. dest. 90·0,
Tinct. Opii simpl. n. A.*),
Syr. simpl. 10·0.
D. S. 2stündl. 1 Kinderl.
Rp. 1234.
Alum. crud. 0·5,
Aqu. font. dest. 90·0,
Tinct. Opii simpl. n. A.*),
Syr. simpl. 10·0.
D. S. 2stündl. 1 Kinderl.
Rp. 1235.
Acid. tannic. 0·5,
Pulv. Doveri n. A.*),
Sacch. alb. 3·0.
M. f. pulv. Div. in dos.
aequ. No. 10.
D. S. 2stündl. 1 Pulver,
in Milch gelöst.

Bei chronischem Dünn-darmkatarrh jeden zweiten

Tag eine Darmirrigation mit Kochsalzlösung (5 $^o/_{00}$) oder mit Natr. benzoic. (3%).

Als internes Medicament:

Rp. 1236.
Decoct. rad. Colombo
        e 10·0 : 90·0,
Tinct. Opii simpl. n. A.), *)
Syr. cort. Aurant. 10·0.
D. S. 2stündl. 1 Kinderl.

Besser ist:

Rp. 1237.
Extr. Colomb. 1·0,
Pulv. Doveri n. A.), *)
Sacch. alb. 3·0.
M. f. pulv. Div. in dos.
  aequ. No. 10.
D. S. 2stündl. 1 Pulver.

Zu versuchen ist auch:

Rp. 1238.
Bismuth. subnitric. 0·4,
Pulv. Dover, 0·1—0·2,
Sacch. alb. 3·0.
M. f. pulv. Div. in dos.
  aequ. No. 10.
D. S. 3 Pulver täglich.

Auch Zinc. sulfuric. in sehr kleinen Dosen:

Rp. 1239.
Zinc. sulfuric. 0·1,
Aqu. font. dest. 90·0,
Tinct. Opii simpl. n. A.), *)
Syr. simpl. 10·0.
D. S. Nach jeder Mahlzeit 1 Kinderlöffel.

Bei chronischer Diarrhöe neuerlich empfohlen:

Rp. 1240.
Cotoin. 0·2,
Pulv. Dover. 0·1—0·2,
Sacch. alb. 3·0.
M. f. pulv. Div. in dos.
  aequ. No. 10.
D. S. 2stündl. 1 Pulver.

Kommt es zu Anämie, Eisenpräparate in kleinen Dosen:

Rp. 1241.
Tinct. nervino-tonic. Be-
        stuscheffii 2·0,
Aqu. font. dest. 90·0,
Tinct. Opii simpl.
        gtt. 1—2,
Syr. rub. Idaei 10·0.
D. S. 3—4mal tägl. 1 Kinderl. nach der Mahlzeit.

---

*) Nach dem Alter des Kindes. Siehe die Tabelle auf Seite 303.

Rp. 1242.

Ferr. carbon. saccharat. (od. Ferr. peptonat.)
Pulv. Doveri $\overline{aa}$ *0·1—0·2,*
Sacch. alb. 3·0.
M. f. pulv. Div. in dos. aequ.
   No. 10.
D. S. 4mal tägl. 1 Pulver
   in Milch.

Bei **Meteorismus Priessnitz**-Umschläge, bei chronischem Darmkatarrh besser kalte Umschläge, von 18⁰ R. abwärts.

Cholera infantum. Brechdurchfall der Kinder.

Nahrung zu wechseln, neue Amme, bei künstlich genährten Kindern die Brust, bei grösseren Kalbsbrühe mit Milch, stündlich 3 – 4 Kaffeelöffel, oder Liebig'sche Suppe. Gleich im Beginn Alcoholica, starker kalter russischer Thee, Kaffee u. s. w.

In medicamentöser Beziehung im Beginn bei sta Erbrechen am besten **Magenauswaschungen**, bei Säuglingen mit einem Nélaton-Katheter (No. 8—10), bei grösseren Kindern mit einer dünnen Magensonde, beide durch ein kurzes Glasröhrchen mit einem langen Gummischlauch verbunden, in dessen oberes Ende ein Glastrichter eingefügt ist; man giesst bei Säuglingen 30—50 gr., bei grösseren Kindern je nach dem Alter 100—300 gr. der auf Körpertemperatur erwärmten Flüssigkeit auf einmal ein, lässt durch Senken des Schlauches die Flüssigkeit wieder ausfliessen und wiederholt diese Procedur 2—3mal. Man benützt zum Ausspülen:

Rp. 1243.
Resorcin. 0·5—1·0,
Aqu. font. dest. 1000·0.
S. Zur Auswaschung des
   Magens.

Rp. 1244.
Natr. benzoic. 20·0,
Aqu. font. dest. 1000·0.
S. Wie das Vorige.

Ferner sind im Beginn der Cholera und so lange kein Collaps erfolgt, auch Darmirrigationen angezeigt mit 1%iger Kochsalz- oder 2%iger Tanninlösung, in schweren Fällen auch mit 5—10%iger Lösung von Natr. benzoicum oder mit:

Rp. 1245.
Creosot. gtts. 6,
Aqu. font. dest. 1000·0.
S. Zur Irrigation.

Intern im Beginn der Krankheit Antifermentativa:

Rp. 1246.
Natr. benzoic. 2·0,
Aqu. font. dest. 90·0,
Tinct. Opii simpl. n. A.*)
(so lange kein Collaps),
Aqu. Menthae pip.,
Syr. simpl. $\overline{aa}$ 5·0.
D. S. 2stündl. 1 Kinderl.

In schweren Fällen:
Rp. 1247.
Creosot. gtts. 2—3,
Aqu. font. dest. 90·0,
Tinct. Opii simpl. n. A.*)
(wenn kein Collaps),
Aqu. Cinnamom.,
Syr. simpl. $\overline{aa}$ 5·0.
D. S. 2stündl. 1 Kinderl.

Bei grösseren Kindern auch:

Rp. 1248.
Acid. carbolic. 0·05,
Aqu. font. dest. 90·0,
Tinct. Opii simpl. n. A. *),
Aqu. Menth, pip.,
Syr. simpl. $\overline{aa}$ 5·0.
D. S. 2stündl. 1 Kinderl.

In neuerer Zeit auch Resorcin:

Rp. 1249.
Inf. flor. Chamomill.
e 10·0 : 90·0,
Resorcin. pur. 0·1,
Aqu. Menth. pip.,
Syr. simpl. $\overline{aa}$ 5·0,
Tinct. Opii simpl. n. A.*)
(wenn kein Collaps).
D. S. 2stündl. 1 Kinderl.

Bei Collaps Stimulantia, heisse Einpackungen, Senfbäder.

Intern:
Rp. 1250.
Aether. sulfuric. 2·0,
Mixtur. gummos. 90·0,
Aqu. Cinnamom.,
Syr. simpl. $\overline{aa}$ 5·0.
D. S. Stündl. 1 Kinderlöffel.

---

*) Nach dem Alter des Kindes. Siehe die Tabelle auf Seite 303.

Rp. 1251.
> *Flor. Benzoës* 0·1,
> *Spir. vin.* 15·0.
> *D. S. 2stündl. 2 Tropfen in Wasser oder Milch.*

Rp. 1252.
> *Camphor. ras.* 0·2,
> *Spir. vin.*,
> *Pulv. gumm. Arabic.* $\overline{aa}$ *q. s. Solve in:*
> *Aqu. font. dest.* 90·0,
> *D. S. Stündl. 1 Kaffeelöffel.*

Rp. 1253.
> *Aether. acetic.* 5·0,
> *Ol. Cinnam.* 15·0.
> *S. ¹/₄stündl. 3—5 Tropfen.*

Wenn auf die internen Mittel Erbrechen erfolgt, subcutane Injection von Aether oder Kampher:

Rp. 1254.
> *Camphor. ras.* 2·0,
> *Spir. vin.* 10·0.
> *S. 5—10 Tropfen auf einmal zu injiciren.*

Gut bewährt hat sich die Hypodermoklyse nach Cantani mittelst des von Monti construirten Apparates: Ein langer Gummischlauch trägt an einem Ende die Injectionsnadel, am anderen einen durchbohrten schweren Knopf aus Zink oder Hartgummi, der in ein graduirtes, mit der zu injicirenden Flüssigkeit gefülltes, hochstehendes Gefäss eintaucht, nachdem der Schlauch ebenfalls mit der Flüssigkeit gefüllt und mittelst eines Hahnes verschlossen wurde. Die Injection am besten in der Ileocoecalgegend zu machen, 50—100 gr. folgender auf 39°—40° C. erwärmter Flüssigkeit:

Rp. 1255.
> *Natr. chlorat.* 4·0,
> *Natr. carbon.* 3·0,
> *Aqu. font. dest.* 1000·0.
> *Coque et filtra.*
> *S. Zur Hypodermoklyse.*

Tritt Wendung zum Besseren ein (Meteorismus, seltenerer Stuhlgang, leichte Temperatursteigerung), die erwähnten Medicamente auszusetzen; Diät wie bei acutem Enterokatarrh, täglich ein Bad, intern:

Rp. 1256.
Chinin. tannic. 1·0,
Flor. Benzoës 0·3,
Sacch. alb. 3·0.
M. f. pulv. Div. in dos. aequ. No. 10.
D. S. Täglich 3—4 Pulver.

Enteritis follicularis. Dickdarmkatarrh. Regelung der Diät wie beim Dünndarmkatarrh. In a c u t e n Fällen zunächst eine Irrigation mit Wasser von 18⁰ R.; bei F i e b e r, b l u t i g e n E u t l e e r u n g e n, starkem T e n e s m u s, mit Wasser von 10—12⁰ R. (Die Menge der Irrigationsflüssigkeit s. unter „Dyspepsie“, S. 300.) Sobald der Drang und die Entleerungen sich wieder einstellen, eine zweite Irrigation, und zwar nicht mehr mit Wasser, sondern:

Rp. 1257.
Acid. tannic. 10·0—20·0,
Aqu. font. dest. 1000·0.
D. S. Irrigationsflüssigkeit.

In leichten Fällen auch Irrigation mit einer 1—2%igen Alaunlösung Bei starkem Tenesmus und Blutungen besser:

Rp. 1258.
Plumb. acetic. 5·0,
Aqu. font. dest. 1000·0.
D. S. Irrigationsflüssigkeit.

Diese Irrigationen 1—2mal täglich vorzunehmen, bis entschiedene Besserung eintritt, dann allmälich seltener.
Bei sehr starkem Tenesmus vor Anwendung der ersten Irrigation allenfalls Klystiere von:

Rp. 1259.
Acid. tannic. (od. Alum. crud.) 2·0,
Aqu. font. dest. 100·0,
Tinct. Opii simpl. gtts. 2 - 4.
D. S. Zu 2 Klystieren.

Bei Fieber innerlich:

Rp. 1260.
Chinin. tannic. 0·4—1·0,
Pulv. Doveri 0·07—0·15,
Sacch. alb. 2·0.
M. f. pulv. Div. in dos. aequ. No. 10.
D. S. 2stündl. 1 Pulver in Milch.

In chronischen Fällen neben entsprechender Diät zunächst täglich 1—2mal Irrigationen mit Wasser von 24° R., allmälich mit der Temperatur bis auf 10—12° herabzugehen. Bei aashaft stinkenden Stühlen 1—2mal täglich Irrigation mit desinficirenden Flüssigkeiten, wie:

Rp. 1261.
Natr. benzoic. 30·0,
Aqu. font. dest. 1000·0.
S. Irrigationsflüssigkeit.

Rp. 1262.
Aqu. Calcis 400·0,
Aqu. font. dest. 600·0.
D. S. Zur Irrigation.

Bei sehr stark stinkenden Stühlen auch:

Rp. 1263.
Resorcin. 0·5,
Aqu. font. dest. 1000·0.
D. S. Zur Irrigation.

Ebenso 1—2%ige Lösungen von Borsäure oder Natr. salicylic.

Wenn die Stühle nicht mehr übelriechend sind, Auswaschungen mit adstringirenden Lösungen, wie beim acuten Katarrh, abwechselnd mit einfachen Wasser-Irrigationen.

Obstipatio alvi. Stuhlverstopfung. Zunächst Beseitigung der angesammelten Kothmassen, durch innerlich zu nehmende Laxantia, wie:

Rp. 1264.
Hydromell. infant. 50·0.
S. 1— 3Esslöffel je nach
dem Alter des Kindes.

Bei Säuglingen:
Rp. 1265.
Mannit. 12·0,
Aqu. font. dest. 50·0.
D. S. 3—4 Esslöffel im
Tage.

Gut wirkt:
Rp. 1266.
Podophyllin. 0·1,
Spir. vin. rectificat. 1·0,
Syr. rub. Idaei 49·0.
S. 1—2 Esslöffel.

Auch Panis laxans, Ricinus-Chokolade etc.

Ferner:
Rp. 1267.
Aqu. laxat. Viennens.,
Syr. rub. Idaei āā 30·0,
Aqu. Lauroc. 2·0.
D. S. 1—3 Esslöffel je
nach dem Alter des
Kindes.

Bei älteren Kindern auch:
Rp. 1268.
Inf. folior. Sennae
e 12·0 : 80 0,
Sal. amar. 2·0,
Syr. mannat. 20·0.
D. S. Die Hälfte auf
einmal zu nehmen.

Zu längerem Gebrauch bei grösseren Kindern:
Rp. 1269.
Pulv. rad. Rhei chinens.,
Magnes. carbon.,
Elaeosacch. Anis. āā 10·0.
D. S. Täglich 1—2mal eine Messerspitze voll.
Rp. 1270.
Extr. fluid. Cascar. Sagradae,
Syr. rub. Idaei āā 25·0.
D. S. Abends 1 Kaffeelöffel zu nehmen.

Besser als innerliche Mittel wirken **Irrigationen** entweder mit Wasser, oder bei hochgradiger Kothansammlung mit Laxantien, am besten:

Rp. 1271,
Aqu. laxativ. Viennens.,
Aqu. font. dest. āā 500·0.
D. S. Zur Irrigation.

Wenn nicht rasch eine Wirkung eintritt, noch 1 Liter Wasser zu irrigiren.

Oder:

Rp. 1272.

Infus. folior. Sennae
      e 80·0: 500·0,
Adde:
Aqu. font. dest. 500·0.
D. S. Zur Irrigation.

Ebenso:

Rp. 1273.

Ol. Ricini 300·0—500·0,
   Aqu. font. dest. q. s. ad
            colatur. 1000·0.
D. S. Zur Irrigation.

Auch eine 2%ige Lösung von Sal amarus kann man verwenden.

Wenn die Kothstase nach der ersten Irrigation nicht vollständig beseitigt wurde, diese sofort zu wiederholen.

Nach Beseitigung der Koprostase **c a u s a l e B e h a n d l u n g.** Der Mastdarm mit dem Finger zu untersuchen, **S t e n o s i s** recti durch mechanische Dilatation mittelst weicher Gummischläuche zu beseitigen. **F i s s u r e n** am **Anus** mit Lapis zu touchiren. Regelung der Ernährung; bei zu grossem Caseïngehalt der Ammenmilch neben dieser 1—2mal des Tages nicht abgerahmte Kuhmilch oder B i e d e r t's c h e s Rahmgemenge, oder bei grösseren Säuglingen gut gesalzene Suppe. Bei Obstipation in Folge der E n t w ö h n u n g zur Kuhmilch etwas Soda zuzusetzen oder dieselbe mit Kalbsbrühe zu mischen. Bei künstlich genährten Kindern womöglich eine Amme, wenn nicht, Milch mit Sodazusatz oder mit Kalbsbrühe. Bei grösseren Kindern gemischte Nahrung, nicht ausschliessliche Fleischkost, sondern auch grüne Gemüse, Obst, Butter, Kohlehydrate etc. B e i E r s c h l a f f u n g d e r D a r m m u s c u l a t u r als Ursache Frottirungen des Abdomens, kalte Abreibungen, systematische Darm-Irrigationen, täglich zu bestimmter Stunde, mit 1—2—3 Litern Wasser, mit 24° R. zu beginnen und täglich um 1° bis auf 10—12° R. herabzugehen. Eventuell auch die Irrigation 2mal täglich auszuführen. Nach 8 Tagen auszusetzen; wenn dann nicht spontane Entleerungen eintreten, die Irrigationen noch durch 10—14 Tage fortzusetzen.

Gymnastische Uebungen. Massage des Abnomens im Bade. Bei sehr starkem Meteorismus Faradisation der Bauch-decken.

Taenia. Bandwurm. Zunächst 1 Tag vor der eigent-lichen Kur der Darm von Kothmassen zu entleeren, ent-weder durch innerlicheMittel, wie Aqu. laxativa (s. Rp. 1267) oder Podophyllin (s. Rp. 1266), oder besser durch Irriga-tion des Darmes mit lauem Wasser (bei Säuglingen 800—1000 gr., bei älteren Kindern $1^1/_2$—2 Liter), am Morgen und Abend auszuführen; statt des Wassers noch besser Aqu. laxativ. Viennens. (300 – 500 gr.) zu gleichen Theilen mit Wasser gemischt. Dabei blande Diät: Suppe, Milch, Thee. Am nächsten Tage das eigentliche Band-wurmmittel, am besten:

Rp. 1274.
Cort. rad. Punic. Granat. 50·0—60·0,
Inf. cum Aqu. fervid. 200·0;
Stent in loco calido per horas 48,
dein coque ad rem. colat. 100·0.
Decanta et adde:
Syr. Zingiber. 20·0.
(Ol. Terebinth. gtts. 6—8).
S. In 2 Portionen zu nehmen.

Dabei Bettruhe; gegen etwa nachfolgende Ueblich-keiten Pfefferminz-Bonbons, schwarzer Kaffee mit Rum, russischer Thee mit Rum. Wenn nach 3 Stunden kein Stuhl erfolgt, ein Abführmittel.

Frisch bereitet wirkt auch das Extract der Granat-wurzel gut:

Rp. 1275.
Extract. cortic. Punic. Granat. aether. 10·0,
Electuar. lenitiv. 20·0.
D. S. Auf 2 Hälften zu nehmen.

Oder in Pillenform:

Rp. 1276.

> *Extract. Punic. Granat. spir. vel aeth. rec. praep. 12·0,*
> *Pulv. cortic. Punic. Granat. q. s. ut f. pill. No. 20.*
> *Consperge elaeosacch. Citri.*
> *D. S. Auf 2 Hälften im Verlauf einer Stunde zu*
> *nehmen, nach 2 Stunden ein Laxans.*

Ein vorzügliches Mittel, aber nur, wenn frisch bereitet, ist das ätherische Extract von Filix mas. Man verschreibt:

Rp. 1277.

> *Extr. Filic. Maris aether. 5·0—8·0,*
> *Mell. despumat. 12·0.*
> *S. Auf 2 Hälften zu nehmen.*

Für grössere Kinder:

Rp. 1278.

> *Extr. Filic. Maris aether.*
> *rec. parat. 10·0.*
> *Pulv. Filic. Mar. q. s. ut*
> *f. pill. No. 30.*
> *Consp. elaeosacch. Citri.*
> *D. S. ¹/₄ stündlich je 3—4*
> *Stück zu nehmen.*

Oder die Peschier-schen Pillen (die von Genf bezogen werden). Bei grös-seren Kindern ist auch ver-wendbar:

Rp. 1279.

> *Pulv. Kamal. 20·0,*
> *Extr. Filic. Mar. aether.*
> *10·0,*
> *Syr. cort. Aur.,*
> *Pulv. gummos. āā q. s.*
> *ut f. electuar.*
> *D. S. In Oblaten zu*
> *nehmen.*

Rp. 1280.

> *Extr. Filic. Maris aeth,*
> *Pulv. rad. Punic. Granat. āā 2·5.*
> *M. f. boli Nr. 10.*
> *D. S. ¹/₄ stündl. 1 Bolus.*

(Wenn kein Erbrechen folgt, genügen 6 Boli.)

Rp. 1281.

> *Flor. Kousso,*
> *Ol. Ricini āā 20·0,*
> *Gumm. Tragacanth. q. s. ut f. pill. Nr. 20.*
> *D. S. Jede ¹/₄ Stunde 2 Pillen.*

Im Gegensatze zu den meisten bisher bekannten Band-
wurmmitteln wird das Pelletierinum tannicum von den
Kindern gerne genommen und gut vertragen; es ist aber
nicht immer wirksam und sehr theuer.

Rp. 1282.
Pelletierini tannici 0·5—1·5,
Sacch. alb. 1·0.
M. f. pulv. Div. in dos. 2.
D. S. In ¹/₂stündiger Pause zu nehmen.

Oxyuris vermicularis. Madenwurm. Zunächst als
Laxans:

Rp. 1283.
Herbae Tanacet. florid.,
Fol. Sennae $\overline{aa}$ 12·0,
Infunde cum Aqu. fervidae q. s. per quadrant hor.
   ad colatur. 80·0,
Adde:
Sal. amar. 3·0,
Syrup. mannat. 20·0.
D. S. Die Hälfte des Medicaments auf einmal,
   am nächsten Tag die zweite Hälfte.

Nach Wirkung des Laxans, am zweiten und dritten
Tag der Kur Beginn der Irrigationen mit:

Rp. 1284.
Sapon. medicinal. 5·0,
Aqu. font. dest. 1000 0.
D. S. Durch 8 Tage täglich 1mal 1¹/₂ - 3 Liter
   zu irrigiren.

Ebenso auch Irrigationen mit Infus von Knoblauch,
eine Handvoll auf 1 Liter Wasser, oder mit ¹/₂⁰/₀iger
Carbollösung.

Ascaris lumbricoides. Spulwurm. Zunächst ein Laxans
oder Irrigation, dann:

Rp. 1285.

Pulv. sem. Cinae 3·0 —
5·0.
Dent. tal. dos. No. 3.
D. S. Tägl. 1 Pulver.

Rp. 1286.

Pulv. sem. Cinae. 3·0 — 5·0,
Elect. lenitiv. 10·0.
M. dent. tal. dos. No. 3.
D. S. Früh und Abends
eine Portion.

Rp. 1287.

Santonin. 0·06 — 0·6,
Sacchari alb. 3·0.
M. f. p. Div. in dos. aequ. No. 6.
D. S. 3mal täglich 1 Pulver.

Typhlitis et Perityphlitis. Entzündung des Blind-darms. Im ersten Beginn, wenn grössere Fäcalanhäu-fungen im Coecum bestehen, vorsichtige Darmirrigation mit Wasser oder Aqu. laxativ. Viennensis mit Aqu. dest. $\overline{aa}$ part. aequ. Weiterhin vollständige Ruhe, rein flüssige Nahrung, gegen die Schmerzen Leiter'scher Kühl-apparat am Abdomen, innerlich Opiate:

Rp. 1288.

Acid. tartaric. 1·0,
Aqu. font. dest. 90·0,
Tinct. Opii simpl. gtts. 2 — 5,
Syr. simpl. 10·0.
D. S. 2stündlich 1 Kinderlöffel.

Icterus catarrhalis. Gelbsucht, Katarrh der Gallen-wege. So lange die Leber geschwellt ist, Bettruhe, strenge Diät: Milch, etwas Suppe. Behufs Erzielung ausgiebiger Entleerungen:

Rp. 1289.

Tinct. Rhei aquos. (od. vinos.) 50·0.
D. S. 2 — 4 Esslöffel im Tage.

In neuerer Zeit mit gutem Erfolg: tägliche Darm-irrigationen mit ¹/₂—1¹/₂ Liter Wasser, Anfangs von 12° R., allmälich steigend bis 18° R. Ferner neuerlich auch Faradisation der Gallenblase mit kräf-

tigen Strömen, entweder beide Elektroden auf die Gallen-
blasengegend aufgesetzt, oder nur die eine, während die
andere horizontal gegenüber rechts neben der Wirbelsäule
applicirt wird.

Sarcomphalus. Nabelschwamm. Ein- bis zweimalige
Touchirung mit Lapis oder Anwendung von:

Rp. 1290.
Acid. salicylic. 1·0,
Pulv. Oryzae 10·0.
S. Streupulver.

Bei stärkerer Entwicklung Abbinden mit einem Seidenfaden, am nächsten Tag kein Bad.

Nephritis acuta. Acute Nierenentzündung. Ausschliesslich Milchdiät, höchstens noch etwas Suppe, aber
kein Fleisch, bevor das Eiweiss nicht gänzlich aus dem
Harn geschwunden. Zunächst gibt man dann weisse
Fleischgattungen, einmal täglich, aber auch dann noch
auf Eiweiss zu untersuchen. Kohlensäuerlinge, Biliner,
Giesshübler, ferner täglich ein Bad von 27—28° R. und
5—10 Minuten Dauer. Keine Diuretica! Glaubersalz oder
glaubersalzhältige Wässer, aber nicht in drastischen Dosen,
z. B. Marienbader Kreuzbrunnen oder Karlsbader Mühlbrunnen, 50 - 200 gr. oder:

Rp. 1291.
Sal. amar. 2·0,
Aqu. font. dest. 90·0,
Syr. rub. Idaei ·10·0.
D. S. In 4 Portionen zu
*   trinken.*

Wenn Blut im Urin:
Rp. 1292.
Alum. crud. 1·0,
Aqu. font. dest. 90·0,
Syr. acetos. Citri 10·0.
D. S. 2 stündl. 1 Kinderl.

Oder:
Rp. 1293.
Acid. tannic. 0·5—1·0,
Aqu. font. dest. 90·0,
Syr. simpl. 10·0.
D. S. 2stündl. 1 Kinderlöffel.

Bei Fieber und Blut im Urin:

Rp. 1294.
>   Chinin. tannic. 1·0—2·0,
>   Sach. alb. 3·0.
>   M. f. pulv. Div. in dos.
>   aequ. No. 10.
>   D. S. 2stündl. 1 Pulver
>   in Milch.

Bei Urämie und Eklampsie täglich 2 Bäder von 27—28° R. Entleerende Klystiere von Aqu. laxativ. Viennens. Dann Klystiere mit Chloralhydrat:

Rp. 1295.
>   Chloral. hydrat. 1·0—2·0,
>   Aqu. font. dest. 200·0.
>   D. S. Die Hälfte auf
>   1 Klystier.

Ist binnen einer halben Stunde keine Wirkung, Wiederholung des Klystiers. Im Anfall selbst am besten Chloroformnarkose.

Im Beginn der urämischen Erscheinungen:

Rp. 1296.
>   Flor. Benzoës 0·4,
>   Sacch. alb. 3·0.
>   M. f. pulv. Div. in dos.
>   aequ. No. 10.
>   D. S. 2stündl. 1 Pulver.

Bei Herzschwäche Kampher oder Aether, bei Anämischen Tinct. nervino-tonic. Bestusch. Bei Somnolenz, starkem Kopfschmerz:

Rp. 1297.
>   Natr. iodat. 2·0 (od.
>   Natr. bromat. 3·0),
>   Aqu. font. dest. 90·0,
>   Syr. cort. Aurant. 10·0,
>   D. S. 2stündl. 1 Kinderl.

Vulvitis. Katarrh (Entzündung) der weiblichen Schamtheile.
Behandlung der gleichzeitigen Anämie oder Scrophulose. Bei mässigen Graden schwache Astringentia, z. B.:

Rp. 1298.
>   Zinc. sulfuric. 4·0.
>   Aqu. font. dest. 200·0.
>   S. Zum Ausspritzen.

Auch Einlegen von Tampons aus Bruns'scher Watte.

Bei schmerzhaftem Brennen:

Rp. 1299.
>   Plumb. acetic. bas. sol.
>   20·0,
>   Aqu. font. dest. 200·0.
>   D. S. Zum Ausspritzen.

Bei bedeutendem Secret und grossen Schmerzen Bettruhe, täglich laue Sitzbäder mit Zusatz von Astringentien (z. B. 10—15 gr. Alaun auf ein Bad). Bei Jucken und Excoriationen grosse Reinlichkeit, Gebrauch von:

Rp. 1300.
* *Merc. praecip. alb.* 0·2,
Ungu. emollient. 10·0.
S. Salbe.

Von guter Wirkung ist:

Rp. 1301.
Jodoform. pulv. (od. Natr. benzoic.) 1·0,
Natr. bicarbon pulv.,
Pulv. Oryzae $\overline{aa}$ 10·0.
S. Zum Einstauben.

Enuresis nocturna. Nächtliches Bettpissen.

Von inneren Mitteln nicht viel zu erwarten; am wirksamsten noch Extr. fluid. Rhus aromat., wovon man Früh und Abends je 10 Tropfen in Milch gibt. Mit dem Aussetzen des Mittels hört auch die Wirkung desselben auf. Man beginnt daher besser gleich mit der Faradisation der Blase oder mit der von Dr. Csillag modificirten schwedischen Massage.

Meningitis tuberculosa. Tuberculöse Gehirnhautentzündung.

a) Prophylaxis (wenn schon mehrere Kinder derselben Familie die Krankheit gehabt haben): Die Mutter darf das Kind nicht stillen, sondern eine gute Amme; die Ernährung mit strenger Regelmässigkeit zu besorgen; nebst der Brust frühzeitig salzreiche Nahrung (im vierten Monat Rindssuppe, im fünften Monat Fleischsaft); Entwöhnung nur mit Kuhmilch; Impfung nur bei Blatterngefahr vorzunehmen; Traumen zu meiden, ebenso viel Sonne; Behandlung etwa vorhandener Scrophulose, Ekzeme etc. Bei anämischen Kindern Leberthran oder Jodeisen:

Rp. 1302.
> *Ferr. iodat. saccharat. 1·0,*
> *Sacch. alb. 2·0.*
> *M. f. pulv. Div. in dos. aequ. No. 10.*
> *D. S. Täglich 1—2 Pulver, durch lange Zeit fortzusetzen.*

  b) **Eigentliche Therapie.** Antiphlogose, Kälte auf den Kopf, bei Stuhlverstopfung ein **Laxans:**

Rp. 1303.
> *Aqu. laxativ. Viennens.,*
> *Syr. rub. Idaei āā 30·0.*
> *S Ein Viertel davon bis zur ganzen Gabe nach dem Alter des Kindes.*

Von sonstigen Medicamenten am ehesten angezeigt **Jod:**

Rp. 1304.
> *Jod. pur. 0·1,*
> *Kal. iodat. 1·0,*
> *Aqu. font. dest. 80·0,*
> *Syr. simpl. 20·0.*
> *D. S. Stündl. 1 Kaffeelöffel.*

Oder:

Rp. 1305.
> *Natr. iodat. 2·0,*
> *Aqu. font. dest. 90·0,*
> *Syr. simpl. 10·0.*
> *D. S. In 24 Stunden zu verbrauchen.*

Versuchen kann man auch (nach **Moleschott**):

Rp. 1306.
> *Jodoform. 1·0,*
> *Collodii elastic. 30·0.*

> *D. S. Am Warzenfortsatz und am Nacken einzupinseln.*

Daneben innerlich:

Rp. 1307
> *Jodoform. 0·1,*
> *Sacch. alb. 3·0.*
> *M. f. pulv. Div. in dos. aequ. No. 10.*
> *Da ad chart. cerat.*
> *S. In Milch gelöst 1—2 Pulver täglich.*

Oder in neuerer Zeit:

Rp. 1308.
> *Jodol. 5·0,*
> *Ungu. simpl. 50·0.*
> *M. f. ungu.*
> *D. S. Einreibung.*

Zugleich innerlich:

Rp. 1309.
> *Jodol. 0·2—0·3,*
> *Sacchari alb. 3·0.*
> *M. f. p. Div. in dos. aequ. No. 10.*
> *D. S. 3mal tägl. 1 Pulver.*

Bei Convulsionen Chloralhydrat 0·5—1·5 intern oder in Klysmen.

Chorea minor. Veitstanz. Am häufigsten gibt man jetzt Arsen. Man beginnt gewöhnlich mit einem Laxans, 10 – 30 gr. Aqu. laxativ. Viennens. Dann:

Rp. 1310.
  Solut. arsenical. Fowleri,
  Aqu. font. dest. āā 10·0.
  D. S. Nach jeder Mahlzeit 2 Tropfen, allmälich
    steigend bis zu 5 Tropfen nach jeder Mahlzeit.

Bei Intoxicationserscheinungen (Erbrechen, Diarrhöe etc.) 2—3 Tage auszusetzen.

In schweren Fällen auch Chloralhydrat, Anfangs 1 gr., später 2—3 gr. pro die. Daneben Galvanisation des Rückenmarks und der Extremitäten, mit sehr schwachen Strömen zu beginnen. Ferner Abreibungen des ganzen Körpers, zunächst mit Wasser von 26⁰ R., allmälich geht man herunter bis 14⁰ R.; daneben laue Bäder.

Hysterie. Aenderung der Lebensweise, leichte Beschäftigung, Aufenthalt bei fremden Leuten oder in Anstalten. Mechanische Ermüdung durch Bewegung, Turnen, Gartenarbeiten, Tanzen u. s. w. Bei Anämie Eisen oder Arsen, besonders bei nervösen Aufregungen:

Rp. 1311. *Ferr. arsenicos. cum Ammon. citric. 0·2,*
      Extr. et Pulv. Liquir. āā q. s. ut f. pill. No. 10.
      D. S. Täglich nach dem Frühstück 1 Pille.

Bromsalze nur gegen Erregungszustände. Die Kost nicht ausschliesslich aus Fleisch bestehend, sondern gemischt mit Gemüsen. Leichte Kaltwasserkuren.

Lichen urticatus. Urticaria. Nesselausschlag. Leichte Diät. Sorge für regelmässigen Stuhl. Gegen das Jucken Essigwasser oder:

Rp. 1312.
  Natr. salicylic. 5·0,
  Pulv. Oryzae 25·0.
  D. S. Streupulver.

Bei hohen Graden auch:
Rp. 1313.
  Balsam. peruvian. 5·0,
  Glycerin. 30·0.
  D. S. Zum Einpinseln.

Prurigo. Juckblätterchen.

Rp. 1315.
>*Ol. Petrae,*
>*Glycerin.* $\overline{aa}$ *25·0.*
>*D. S. Die Haut mit einem*
>*mit dieser Flüssigkeit*
>*befeuchteten Flanell-*
>*lappen einzureiben.*

Bei Säuglingen genügt:

Bei Kindern von besseren Classen statt Petroleum Balsam. peruvian., also:

Rp. 1315.
>*Balsam. peruvian.,*
>*Glycerin.* $\overline{aa}$ *25·0.*
>*D. S. Mittels Pinsels auf-*
>*zutragen.*

Bei Prurigo mitis grösserer Kinder Schwefelbäder:
Rp. 1316.
>*Hep. Sulfur. Kalin. pro balneo 200·0—250·0.*
>*D. S. Zusatz zu einem Bad.*

Wenn die Haut trocken ist, dieselbe mit irgend einer indifferenten Salbe zu befetten. Zweckmässig auch Astringentia, z. B. eine Handvoll Cortex Quercus mit 2 Liter Wasser abgekocht, dann abgekühlt und damit der ganze Körper des Kindes gewaschen.

Bei Prurigo agria, wenn noch frische Entzündungserscheinungen da sind:

Rp. 1317.
>*Empl. Diachylon simpl,*
>*Ungu. emollient.* $\overline{aa}$ *25·0,*
>*Ol. cadini 5·0.*
>*M. f. ungu.*
>*D. S. Salbe.*

Wenn die Entzündungs-

erscheinungen fehlen oder schon abgelaufen sind:

Rp. 1318.
>*Acid. bor. 3·0,*
>*Ungu. emollient. 20·0.*
>*M. f. unguent.*
>*D. S. Salbe.*

Der Körper wird jeden Abend zuerst mit einer Kaliseife eingeseift, dann gewaschen und mit der Salbe eingeschmiert, die über Nacht liegen bleibt.) Ebenso gebraucht wird auch:

Rp. 1320.
>*Naphthol. 2·0,*
>*Ungu. emollient. 40·0.*
>*M. f. unguent.*
>*D. S. Salbe.*

Innerlich kann man Arsen geben, entweder Solut. Fowleri oder:

Rp. 1319.
Ferr. arsenicos. cum Ammonio citrico 0·1,
Sacch. alb. 3·0,
M. f. pulv. Div. in dos. aequ. No. 10.
D. S. Anfangs 1mal, später 2mal täglich 1 Pulver.

In neuerer Zeit wird auch versucht:

Rp. 1321.
Ammon. sulfoichthyolic.,
Aqu. dest. āā 5·0.
D. S. Tägl. 5—10 Tropf.

Rp. 1322.
Jodol. 2·0,
Ung. simpl. 40·0.
M. f. ungu.
D. S. Salbe.

Daneben innerlich:

Rp. 1323.
Jodol. 0·3—0·5,
Sacchari alb. 3·0.
M. f. p. Div. in dos. aequ. Nr. 10.
D. S. 3 Pulver täglich.

Eczema. Nässende Flechte. Bei acutem Ekzem Umschläge mit Aqu. Plumbi, später Einstauben von:

Rp. 1324.
Flor. Zinc. 2·0,
Amyl. Oryzae 20·0.
D. S. Streupulver.

Bei Eczema impetiginosum, namentlich des Gesichts:

Rp. 1325.
Empl. Diachylon simpl.,
Lanolin. pur. āā 20·0,
Ungu. simpl. 10·0.
D. S. Salbe.

Zum Aufweichen der Krusten nimmt man:

Rp. 1326.
Aqu. Calc.,
Ol. Olivar. āā 10·0.
D. S. Aeusserlich.

Bei schuppendem, nicht nässendem Ekzem:

Rp. 1327.
Ol. Fagi 5·0,
Glycerin. pur. 50·0,
Amyl. Tritic. q. s. ut f. ungu. molle.
D. S. Salbe.

Bei chronischem Ekzem mit Hautverdickung Waschungen mit Kaliseife.

Pediculi capitis. Kopfläuse. Der Kopf 2—3mal mit Sapo mercurialis einzuseifen und zu waschen, oder:

21*

Rp. 1328.
 Acid. carbolic. 2·0—3·0,
 Ol. Olivar. 100·0.
 D. S. Der Kopf damit einzuölen, dann mit
  einem Tuch zu verbinden.
Ebenso auch Petroleum mit Glycerin āā.

Scabies. Krätze.

Rp. 1329.
 Balsam. peruvian.,
 Glycerin. āā 25·0.
 D. S. Der Körper mit
 Kaliseife zu waschen,
 dann die Flüssigkeit
 einzupinseln und über
 Nacht liegen zu lassen.
 Am nächsten Morgen,
 ohne zu waschen, neu
 aufzupinseln.

Ebenso auch:

Rp. 1330.
 Styrac. venet. 50·0,
 Ol. Olivar. 10·0,
 Spir. vin. rectificat. 5·0.
 M. f. ungu.
 D. S. Salbe.

Bei grösseren Kindern auch Waschungen mit Carbolseife.

Morbilli. Masern.

Bis zum Aufhören des Fiebers Bettruhe, strenge Diät. Bei Hustenreiz laue Getränke, sowie:

Rp. 1331.
 Mixtur. oleos. 90·0,
 Aqu. Laurocer. 2·0,
 Syr. simpl. 10·0.
 D. S. 2stündl. 1 Kinder-
 löffel.

In heftigeren Fällen:

Rp. 1332.
 Mixtur. gummos. 90·0,
 Tinct. Opii spl. gtts. 2—6,
 Syr. simpl. 10·0.
 D. S. 2stündl. 1 Kinderl.

Bei hohem Fieber:
 Rp. 1333.
  Natr. salicylic. 3·0—4·0,
  Aqu. font. dest. 90·0,
 (Bei gleichzeitigem Husten:
  Tinct. Opii simpl. gtts. 2—6),
  Syr. rub. Idaei 10·0.
  D. S. 2stündlich 1 Kinderlöffel.

Gegen Jucken Einreibung mit Ol. Olivar., Ungu. emolliens etc. Wenn das Fieber und die katarrhalischen Erscheinungen geschwunden, darf das Kind aufstehen; in diesem Stadium Bäder von 28° R. Ausgehen (namentlich im Winter) erst, wenn die Haut vollkommen normal.

Scarlatina. Scharlach. Strengste Fieberdiät; der Urin täglich auf Eiweiss zu untersuchen; vor dem Ende der vierten Woche, auch wenn kein Albumin im Urin, kein Fleisch. Wenn die Urinmenge sehr vermindert ist, lässt man Selters-, Biliner oder Giesshübler Wasser trinken. Bei starkem Jucken der Haut Fetteinreibungen. Wenn kein Eiweiss im Urin und sonst keine Complication besteht, lässt man das Kind im Beginn der 4. Woche zum ersten Male baden und am Ende der 4. Woche aufstehen. Im Uebrigen symptomatische Behandlung.

Intermittens. Wechselfieber. Wenn möglich, Verlassen der Fiebergegend, Gebirgsluft.

Drei Stunden vor dem Anfall bei Säuglingen:

Rp. 1334.
> *Chinin. sulfuric. neutral. 0·5,*
> *Acid. sulfuric. dil. q. s. ad sol.,*
> *Syr. simpl. 20·0.*
> *D. S. In 3 Portionen in 1stündigen Intervallen zu nehmen.*

Bei Säuglingen, die sich weigern, das Chinin in dieser Form zu nehmen, gibt man:

Rp. 1335.
> *Chinin. tannic.,*
> *Sacch. alb. $\overline{aa}$ 2·0.*
> *M. f. pulv. Div. in dos. aequ. No. 6.*
> *D. S. 3 Pulver, in Milch aufgelöst, in 1stünd. Intervallen.*

Bei grösseren Kindern:

Rp. 1335.

Chinin. bisulfuric. 2·0,
Sacch. alb. 3·0.
M. f. pulv. Div. in dos.
aequ. No. 10.
D. S. 3 Pulver vor dem
Anfall; wenn dies
nicht wirkt, zu steigen
bis zu 10 Pulvern.

Bei sarkem Milztumor und Kachexie auch an fieberfreien Tagen Chinin, halb so viel wie an Fiebertagen.

In veralteten Fällen, bei bedeutender Kachexie, Chinin mit Arsen:

Rp. 1337

Chinin. sulfur. 0·7,
Ferr. arsenicos. cum Am-
mon. citric. 0·2,
Sacch. alb. 3·0.
M. f. pulv. Div. in dos.
aequ. No. 10.
D. S. Bei kleineren Kin-
dern 1 Pulver im Tag,
bei grösseren Kindern
2—4 Pulver täglich.

Lues hereditaria. Angeborene Syphilis. Wenn die Mutter genug Milch hat und nicht kachektisch ist, soll sie das Kind ernähren, sonst wenn möglich, eine Amme, die aber von der Infectionsgefahr zu verständigen ist. Wenn keine Amme zu beschaffen, Ernährung mit verdünnter Kuhmilch; frühzeitig daneben Rindsuppe, schon im sechsten bis siebenten Monat etwas Fleisch. Für die medicamentöse Behandlung am besten:

a) Endermatisch:

Inunctionscur mit Ungu ciner. Mit kleinen Gaben zu beginnen, allmälich zu steigen.

Rp. 1338.

Ung. ciner. 2·0.
Div. in dos. Nr. 4—6.

Anfangs nur ein halbes Paquet und einmal täglich einzureiben; dabei die Lieblingsstellen des Eczema intertrigo zu meiden.

Besser, wenn frisch bereitet, ist Quecksilberoleat (28 Theile Quecksilberoxyd mit 110 Theilen Oel); dasselbe wird in Dosen von 0·3, 0·5 bis 1·0 pro die eingerieben.

Quecksilber-Pflaster-Mull im Stücken von $^1/_{15}$ bis $^1/_4$ Meter, namentlich bei exanthematischen Formen indicirt, der Verband alle 4—5 Tage zu wechseln.

Die Quecksilberseife (4 gr. Quecksilber auf 20 gr. Seife) wird bei Kindern in Stücken von 0·5 bis 1·0 angewendet.

b) Innerlich:

Rp. 1339.
> Calomel laevigat. 0·1,
> Ferr. lactic. 0 2,
> Sacch. alb. 3·0.
> M. f. pulv. Div. in dos. aequ. Nr. 10.
> D. S. Früh und Abends 1 Pulver.

Bei Enterokatarrh oder Dyspepsie auszusetzen, sonst bis zum Verschwinden des Exanthems zu geben.

Bei acuter Anämie ist Calomel sofort auszusetzen.

Rp. 1340.
> Hydrarg. subl. corros. 0·01,
> Aqu. font. dest. 40·0,
> Syr. simpl. 10·0.
> D. S. 2—3 Kaffeelöffel täglich.

Gut zu vertragen, weil die Verdauung nicht störend:

Rp. 1341.
> Hydr. oxydul. tannic. 0·2—0·4,
> Sacchar. alb. 3·0.
> M. f. p. Div. in dos. aequ. Nr. 10.
> D. S. 3 Pulver täglich.

Bei Knochen-Lues oder Lähmungen:

Rp. 1342.
> Protojod. Hydrarg. 0·1,
> Sacch. alb. 3·0.
> M f. p. Div. in dos. Nr. 10.
> D. S. 2—3 Pulver täglich.

Von Jod präparaten kommen auch zur Anwendung:
Rp. 1343.

> *Kal. hydrojod. 1·0—2·0,*
> *Aqu. font. dest. 90·0,*
> *Syr. simpl. 10·0.*
> *D. S. 2—3 Kaffee- bis Kinderlöffel täglich.*

Ferner, besonders nach Ablauf der manifesten Syphilis-Erscheinungen:

Rp. 1344.

> *Ferr. jod. sacch. 1·0,*
> *Sacchar 2·0.*
> *M. f. p. div. in dos Nr. 10,*
> *D. S. 3mal täglich 1 Pulver.*

c) Bäder neben den innerlichen Mitteln oder für sich:
Rp. 1345.

> *Hydr. subl. corros. 1·0,*
> *Sal. ammon. dep. 6·0,*
> *Aqu. font. 200·0.*
> *D. S. Zu 1—2 Bädern von 20 Lit. Wasser.*

Bei schwerer Bronchitis oder Pneumonie sind Bäder contraindicirt.

d) Zur subcutanen Injection:
Rp. 1346.

> *Hydr. subl. corros. 0·1,*
> *Natr. chlor. 0·4,*
> *Aqu. font. destill. 10·0.*
> *D. S. Zur Injection.*

Säuglingen und kleineren Kindern $\frac{1}{4}$—$\frac{1}{2}$, grösseren Kindern eine ganze Spritze zu injiciren.

Anaemia. Blutarmut. Frische Luft, Gebirgsluft. Gemischte Kost, neben Fleisch und Milch auch grüne Gemüse, ebenso etwas Alkoholica, z. B. Cognac zur Milch. Eisenpräparate werden oft nicht vertragen, daher namentlich im Sommer besser Stahlwasser von Pyrmont oder Spaa, 1 Esslöffel vor jeder Mahlzeit, steigend eventuell bis zu 25 Löffeln im Tag. Unter den Eisenpräparaten am besten:

Rp. 1347.
    Ferr. oxyd. dial. 1·0,
    Aqua font. dest. 90·0,
    Syr. simpl. 10·0.
    D. S. 3 Esslöffel täglich.

Rp. 1348.	Rp. 1349.
Ferr. peptonat. 1·0,	*Ferr. pyrophosphor. cum*
Sacch. alb. 2·0.	*Ammon. citric. 1·0—2·0,*
M. f. pulv. Div. in dos.	*Pulv. rad. Rhei chin. 0·2,*
aequ. No. 10.	*Sacch. alb. 3·0.*
D. S. 2—5 Pulver täg-	*M. f. pulv. Div. in dos.*
lich.	*aequ. No. 10.*
	D. S. 2—4 Pulver tägl.

Morbus maculosus Werlhofii. Blutfleckenkrankheit.

Gemischte, aber kräftige Nahrung; fleissiger Aufenthalt im Freien, gesunde Wohnung.

Ebenso:

Rp. 1350.	Rp. 1351.
Ferr. arsenicos. cum Am-	*Ferr. citric. (od. Chinin.*
mon. citric. 0·1,	*ferrocitric.) 1·0,*
Extr. Secalis cornut. 0·5,	*Extr. Secal. cornut.*
Sacch. alb. 3·0.	*0·3—0·5,*
M. f. pulv. Div. in dos.	*Sacch. alb. 2·0.*
aequ. No. 10.	*M. f. pulv. Div. in dos.*
D. S. Täglich 3 Pulver.	*aequ. No. 10.*
	D. S. Tägl. 3—5 Pulver.

Rhachitis. Englische Krankheit.

Bei Säuglingen natürliche Ernährung. Regelmässigkeit in der Ernährung, um Dyspepsie zu vermeiden. Bei künstlich genährten Kindern frühzeitig neben der Kuhmilch Kalbsbrühe, vom dritten Monat an einmal des Tags, im vierten Monat 2mal des Tags, dann Rindsuppe, Fleischsaft, vom achten

Monat an Fleisch. Entwöhnung nur mit Milch und Kalbsbrühe. Wird letztere nicht vertragen, so gibt man Biedert'sches Rahmgemenge, s. S. 270. Bei Kindern im
zweiten Lebensjahre Amylacea möglichst zu meiden; Milch,
Suppe, Fleisch, Eier. Leguminosen nur bei sehr abgemagerten Kindern 1—2mal täglich als Zusatz zur Milch
oder Suppe, z. B. die Hartenstein'sche Leguminosen-
Mischung (1 Esslöffel auf eine Tasse Suppe oder Milch),
oder besser die Zealenta von Durioz (1 Esslöffel auf
eine Tasse warmen Wassers mit etwas Butter und Salz),
ebenso auch Liebig's Maltoleguminose. Ausschliessliche
Nahrung dürfen aber diese Substanzen nie sein. Alkoholica, Wein, Malzbier, Thee mit Milch und Cognac,
besonders bei abgemagerten Kindern. Frische Luft,
Aufenthalt in Gebirgsgegenden oder an der Seeküste.
Die Betten sollen nur Rosshaar-Matratzen und -Polster
enthalten. Leichte Bedeckung, bei Tag möglichst kühle
Bekleidung. Bei ganz kleinen Kinder häufiger Lage-
wechsel; das Kind nicht sitzend, sondern liegend zu
tragen; Gehversuche erst, wenn Stillstand der Rhachitis
eingetreten. Bäder, Salz-, Soolen-, Seebäder namentlich, wenn Abmagerung und Anämie nicht stark sind.
Bei Kindern unter 6 Monaten $\frac{1}{8}$ Kilo Salz, bei Kindern
von 6 Monaten bis $1\frac{1}{2}$ Jahr $\frac{1}{4}$ Kilo Salz auf ein Bad
von mindestens 24 Litern und 24—26° R.; auch Hal-
leiner Mutterlaugensalz oder Kreuznacher Salz ebenso
zu verwenden. Bei hochgradiger Anämie Eisenbäder,
Globuli martiales minores 1 Stück auf ein Bad oder:
Rp. 1352.
>   *Kali carbonic. crud.,*
>   *Ferr. sulfuric.* $\overline{aa}$ *500·0.*
>   *S. Zusatz zu 4—8 Bädern.*

Ebenso Kochsalz mit Eisenvitriol, oder Franzensbader
Eisenmoorsalz $\frac{1}{8}$—$\frac{1}{4}$ Kilo pro Bad. Alle diese Bäder
durch Monate zu gebrauchen. Später kalte Waschungen,
Anfangs mit Wasser von 20° R., dann allmälich kälter
bis zu 14° R.

Intern Leberthran. Bei Säuglingen:
Rp. 1353.
 Ol. iecor. Aselli 3·0—12·0,
 Pulv. gumm. Arabic.,
 Aqu. font. dest. $\overline{aa}$ q. s. ut f. mixtura colat. 90·0,
 Syr. simpl. (od. Syr. Ferr. jodat.) 10·0.
 D. S. 3—4 Esslöffel täglich.

Rp. 1354.
 Lipanini 10·0,
 Pulv. gumm. Arab.
 Aqu. font. d. $\overline{aa}$ q. s. ut f. mixtura colat. 90·0,
 Syr. simpl. 10·0.
 D. S. 3 Esslöffel täglich.

Für ältere Kinder purer, gereinigter Leberthran; bei Kindern von 1—2 Jahren 1 Esslöffel, bei solchen von 2—4 Jahren 1—3 Esslöffel vor dem Schlafengehen oder vor der Mahlzeit durch 4 Tage, dann Pause von 8 bis 14 Tagen u. s. f. den ganzen Winter hindurch. Im Hochsommer ist Leberthran nicht zu geben. Eisen ist von grossem Werth:

Rp. 1355.
 Ferr. et Natr. pyro-
   phosphoric. 1·0,
 Sacch. alb. 2·0.
 M. f. pulv. Div. in dos.
 aequ. No. 10.
 D. S. 1—3 Pulver tägl.
 (am besten in Milch.)
Noch besser verdaulich ist:

Bei Diarrhöe besser:
Rp. 1357.
 Ferr. carbonic. saccharat. 1·0,
 Sacch. alb. 2·0.
 M. f. pulv. Div. in dos. aequ. No. 10.
 D. S. Wie das Vorige.

Rp. 1356.
 Ferr. pyrophosphor. et
   Natr. citric. 1·0,

 (Bei Appetitlosigkeit:

 Pulv. rad. Rhei Chin. 0·2),
 Sacch. alb. 2·0.
 M. f. pulv. Div. in dos.
 aequ. No. 10.
 D. S. 1—3 Pulver tägl.

Rhachitische Verkrümmungen sind frühzeitig orthopä-
disch zu behandeln.

C. Wachsthumsverhältnisse bei gesunden Kindern.

a) **Die durchschnittliche Körperlänge** des neugeborenen Knaben beträgt 50 *cm.*, die des neugeborenen
Mädchens 49·5 *cm.*

Das Längenwachsthum gestaltet sich dann
bei gut genährten und entwickelten Kindern im Durchschnitt, wie folgt:

Alter		Zunahme		Körperlänge	
				Knaben	Mädchen
1	Monat	4	*cm*	54	53·5
2	Monate	4	„	58	57·5
3	„	2	„	60	59·5
4	„	2	„	62	61·5
5	„	2	„	64	63·5
6	„	1	„	65	64·5
7	„	1	„	66	65·5
8	„	1	„	67	66·5
9	„	1	„	68	67·5
10	„	1	„	69	68·5
11	„	1·5	„	70·5	70
12	„	1·5	„	72	71·5

Bei ursprünglich geringerer Körperlänge ist auch das
Längenwachsthum gewöhnlich geringer; im Durchschnitt
beträgt die Längenzunahme im 1. Lebensjahre 20 *cm.*

Nach dem 1. Jahr nimmt die Länge ungefähr nach
folgender Tabelle zu:

Alter	Zunahme	Körperlänge	
		Knaben	Mädchen
1 Jahr	19—23 *cm*	69—73	68·5— 72·5
2 Jahre	9—10 „	78—83	77·5— 82·5
3 „	7— 8 „	85—91	84·5— 90·5
4 „	6 „	91—97	90·5— 96·5
5 „	6 „	97—103	96·5—102·5
6 „	6 „	103—109	102·5—108·5
7 „	6 „	109—115	108·5—114·5
9 „	6 „	115—121	114·5—120·5
9 „	6 „	121—127	120·5—126·5
10 „	6 „	127—133	126·5—132·5
11 „	5 „	132—138	131·5—137·5
12 „	5 „	137—143	136·5—142·5
13 „	5 „	142—148	141·5—147·5
14 „	4 „	146—152	145·5—151·5

b) **Das durchschnittliche Körpergewicht** des Neugeborenen ist 3000—3500 *gr.*

In den ersten 4 Tagen Gewichtsabnahme um $1/14$—$1/15$ des ursprünglichen Gewichts, im Durchschnitt um 170—222 gr. Dann bei guter, natürlicher Ernährung Ausgleichung des Gewichtsverlustes bis zum achten Tag, also am achten Tag das Körpergewicht so gross wie am ersten. Je geringer das ursprüngliche Gewicht, desto langsamer das Schwinden der Gewichtsabnahme; bei künstlich genährten Kindern erst am 10. Tag, bei unreifen Kindern Gewichtsabnahme bis zum 10.—14. Tag, Anfangsgewicht erst in der 3.—4. Woche erreicht, bei künstlicher Ernährung derselben noch später.

Vom neunten Lebenstag an unter normalen Verhältnissen, bei Brustkindern mit Anfangsgewicht von etwa 3250 gr. folgende Gewichtszunahme:

Alter des Kindes	Tägliche Gewichtszunahme	Monatliche Gewichtszunahme	Durchschnitt-Körpergewicht
1 Monat	25—35 *gr.* (je nach dem ursprünglichen Körpergewicht)	750 *gr.*	4000 *gr.*
2 Monate	23 *gr.*	700 „	4700 „
3 „	22 „	650 „	5350 „
4 „	20 „	600 „	5950 „
5 „	18 „	550 „	6500 „
6 „	17 „	500 „	7000 „
7 „	15 „	450 „	7450 „
8 „	13 „	400 „	7850 „
9 „	12 „	350 „	8200 „
10 „	10 „	300 „	8500 „
11 „	8 „	250 „	8750 „
1 Jahr	6 „	200 „	8950—9000 *gr.*

Nach Ablauf des ersten Lebensjahres Gewichtszunahme im Durchschnitt wie folgt

Alter	Jährliche Zunahme des Körpergew.	Körpergewicht	
		Knaben	Mädchen
1 Jahr	6 *kg.*	9 —10 *kg.*	8 — 9 *kg.*
2 Jahre	2 „	11 —12 „	10 —11 „
3 „	$1\frac{1}{2}$ „	$12\frac{1}{2}$—$13\frac{1}{2}$ „	$11\frac{1}{2}$—$12\frac{1}{2}$ „
4 „	2 „	$14\frac{1}{2}$—$15\frac{1}{2}$ „	$13\frac{1}{2}$—$14\frac{1}{2}$ „
5 „	$1\frac{1}{2}$ „	16 —17 „	15 —16 „
6 „	1 „	17 —18 „	16 —17 „
7 „	2 „	19 —20 „	18 —19 „
8 „	$2\frac{1}{2}$ „	$21\frac{1}{2}$—$22\frac{1}{2}$ „	$20\frac{1}{2}$—$21\frac{1}{2}$ „
9 „	2 „	$23\frac{1}{2}$—$24\frac{1}{2}$ „	$22\frac{1}{2}$—$23\frac{1}{2}$ „
10 „	2 „	$25\frac{1}{2}$—$26\frac{1}{2}$ „	$24\frac{1}{2}$—$25\frac{1}{2}$ „
11 „	$2\frac{1}{2}$ „	28 —29 „	27 —28 „
12 „	$2\frac{1}{2}$ „	$30\frac{1}{2}$—$31\frac{1}{2}$ „	$29\frac{1}{2}$—$30\frac{1}{2}$ „
13 „	$2\frac{1}{2}$ „	33 —34 „	32 —33 „
14 „	4 „	37 —38 „	36 —37 „
15 „	4 „	41 —42 „	40 —41 „

c) **Der Kopfumfang** (über die Stirnhöcker und die Protuberantia occipitalis gemessen) beträgt beim N e u- g e b o r e n e n durchschnittlich 34—36 cm., bei Mädchen ge- wöhnlich um 0·5 cm. weniger.

Weiterhin findet man in den einzelnen Altersstufen fol- gende Durchschnittsmaasse des Kopfumfanges:

Alter	Kopfumfang
1 Monat	36 cm
2—6 Monate	43 „
6—12 „	46 ,
2 Jahre	47—48 „
3 „	48 ,
5	50 ,
10	51 ,
12	52 ,

d) **Der Brustumfang** (über die Brustwarzen und Schulterblattwinkel gemessen) beim Neugeborenen durch- schnittlich 32—33 cm. Weiterhin:

Alter	Zunahme	Brustumfang
1—3 Monate	3—4 cm.	35—37 cm.
3—6 „	4 „	39—41 „
6—12 „	5 „	44—46 „
2 Jahre	2—3 „	46—49 „
3 „	1 „	47—50 „
4 „	1·5 „	48·5—51·5 „
5 „	1·5 „	50—53 „
6 – 7 Jahre	2—3 „	52—56 „
8—12 „	3—4 „	55—60 „

Aus

Hofrath Prof. Dr. Theodor Billroth's

Klinik und Ambulatorium für chirurgische Krankheiten.

———

Anästhesirung. a) Allgemeine Anästhesirung. Behufs Vornahme von grösseren Operationen oder von Untersuchungen, bei denen vollkommene Entspannung der Musculatur erwünscht ist, wird Patient in Narkose versetzt durch:

> Rp. 1358.
> *Chloroform. 200·0,*
> *Aether. sulfuric.,*
> *Alcohol. absol. āā 60·0.*
> *S. Zur Narkose.*

Eine entsprechende Quantität dieser Mischung wird aus einer graduirten, mit einem eng durchbohrten Stöpsel versehenen Flasche auf den Skinne-Esmarch'schen, mit Vortheil von v. Rosthorn modificirten Narkotisirkorb aufgeträufelt, der dem Patienten vor Nase und Mund, Anfangs in einiger Entfernung, dann allmälich immer näher gehalten wird. Der zu Narkotisirende soll einige Stunden vor der Narkose nichts geniessen; bei der Narkose nimmt Patient horizontale Rückenlage mit etwas erhobenem Kopfe ein; beengende Kleidungsstücke sind zu lockern oder zu entfernen, die vordere Fläche des Thorax zu entblössen; falsche Zähne müssen vor der Narkose entfernt werden.

Der Narkotisirende und eventuell auch ein Gehilfe desselben haben sorgfältig auf Athmung, Puls, Pupille zu achten. Wenn die Zunge des Patienten zurücksinkt und durch Herabdrücken der Epiglottis die Respiration behindert, so ist der Unterkiefer mittelst des Esmarch-Heiberg'schen Handgriffes vorzuziehen: die beiden Daumen werden unter das Kinn, das zweite Glied des Zeigefingers jederseits hinter den aufsteigenden Ast des Unterkiefers aufgesetzt und ziehen den Unterkiefer kräftig nach vorne; nützt dies nicht, so muss die Zunge mittelst Zungenzange vorgezogen und zu diesem Behuf die obere und untere Zahnreihe mittelst Heister'schen Spiegels von einander entfernt werden. Im Rachen oder im Aditus laryngis angesammelter Schleim ist mittelst weichen, von einer Korn- oder Polypenzange gehaltenen Mundschwammes oder Tupfers zu beseitigen. Wenn trotz dieser Maassregeln die Respiration aussetzt, so muss der Kopf des Kranken gesenkt und künstliche Respiration eingeleitet werden; am besten die Methode Silvester's: Die im Ellbogengelenk flectirten Arme abwechselnd kräftig über den Kopf emporzuheben und dann zu senken und fest an die Seiten des Thorax anzudrücken. Eventuell Faradisation der Phrenici. Ferner Bespritzen des Körpers mit kaltem Wasser. Wenn ein Respirationshinderniss im Kehlkopf zu vermuthen ist (Ansammlung von Schleim oder Blut im Larynx), Einführung des Larynxkatheters oder Tracheotomie. Spasmus glottidis verliert sich meist bei Fortsetzung der Narkose.

Wenn Patient erbricht, ist der Kopf desselben nach links und etwas nach vorne zu neigen; nach dem Erbrechen Mund und Rachen mit Mundschwamm auszuwischen.

Bei Herzfehlern oder Fettherz, sowie bei sehr grosser Schwäche soll nicht narkotisirt werden.

Bei kleineren Eingriffen wird jetzt häufig Bromäthyl (Präparat von Merk in Darmstadt) angewandt. Bei Erwachsenen genügen 20—40 Gramm, die auf eine Compresse oder besser auf den Gleich'schen Korb aufgegossen werden, um sehr schmerzhafte Eingriffe wie Incisionen bei Phlegmonen vollkommen schmerzlos machen zu können. Ein weiterer Vortheil dieser Narkose besteht in der Gefahrlosigkeit, in dem schnellen Eintritt der Anästhesie und in dem Mangel von Üblichkeit bei dieser Narkose.

Ein Kind ist durch 10 *gr.* in ¹/₂ Minute, ein Erwachsener durch 20 *gr.* in 1 bis längstens (bei Potatoren) 2 Minuten betäubt.

Erbrechen wird sehr selten beobachtet, Herzfehler sind keine Gegen-Indication.

b) Locale Anästhesirung. Bei kleineren Operationen wurde bisher vielfach der Richardson'sche Zerstäubungs-Apparat zur Erzeugung von Local-Anästhesie benützt.

Rp. 1359.
> *Hydramylaether. 100·0.*
> *S. Aeusserlich.*

Mit dieser Flüssigkeit wird die Flasche des Richardson'schen Apparates gefüllt und der Aether durch denselben in feiner Zerstäubung auf das Operationsfeld getrieben, das durch die entstehende Kälte anästhetisch wird.

Von viel grösserer Wichtigkeit ist das Cocain, das nach dem Vorgang von Wölfler und Landerer jetzt häufig bei kleineren Operationen, oder wenn die Chloroform-Narkose contraindicirt ist, angewendet wird:

Rp. 1360.
> *Cocain. muriat. 0·2—0·5,*
> *Aqu. dest. 10·0,*
> *Mercur. sublim. corrosiv. 0·001.*
> *S. Zur Injection.*

Hievon werden mittelst Pravaz'scher Spritze an verschiedenen Stellen des Operationsfeldes je einige Tropfen, im Ganzen 1, seltener bis zu 2 Gramm direct unter die Haut (nicht ins subcutane Zellgewebe) injicirt und nach etwa 5 Minuten die Operation begonnen. Bei entzündlich infiltrirter Haut die Einstiche in die angrenzende ge-

22*

sunde Haut zu machen und die Canüle subcutan nach dem Entzündungsherde vorzuschieben.

Antiseptische Wundbehandlung*). 1. Reinigung und Desinfection der Hände. Vor jeder Operation und jeder Manipulation an einer Wunde sind die Hände und eventuell auch die Vorderarme des Arztes sorgfältig mit Seife und Bürste zu reinigen, eventuelle Tintenflecke mittelst Oxalsäure zu entfernen, die Nägel auszuputzen (der Nagelputzer liegt in 10%igem Carbolglycerin) und die Hände erst mit Alkohol, dann mit $1\%_{00}$iger Sublimat-, eventuell mit $2\frac{1}{2}\%$iger Carbol-Lösung abzuwaschen. Sind dieselben früher mit jauchigen oder sonst leicht inficirenden Wunden (Erysipel) oder mit Se- und Excreten in Berührung gekommen, was übrigens vor Operationen nach Thunlichkeit zu vermeiden ist, so sind sie nach der Reinigung mit Seife und Bürste noch mit einer dunkelvioletten Lösung von Kali hypermanganicum zu waschen, dann zur Entfernung der braunen Färbung mit einer Lösung von Oxalsäure zu übergiessen und schliesslich noch in der oben erwähnten Weise zu desinficiren.

2. Vorbereitung des Operationsfeldes. Vor grösseren Operationen ist der ganze Körper des Kranken durch ein Bad zu reinigen. Das Operationsfeld direct vor der Operation mit Seife gründlich abzuwaschen und abzubürsten (die Bürste stets sorgfältig gereinigt und im $1\%_{00}$ Sublimat aufbewahrt), Haare schonungslos abzurasiren; ist die Haut durch fette Substanzen beschmutzt, Reinigung derselben mit Aether sulfuric. Nach der Reinigung das Operationsfeld mit Alkohol zu waschen, dann mittelst Irrigateurs mit Sublimatlösung (1 : 3000) abzuspülen. Rings um das Operationsfeld reine (sterilisirte),

---

*) Die hier angeführten Vorschriften zur antiseptischen Wundbehandlung finden sich zum Theil ausführlicher dargestellt in Dr. Victor Ritter v. Hacker's „Anleitung zur antiseptischen Wundbehandlung nach der an Prof. Billroth's Klinik gebräuchlichen Methode". 3. Aufl. Wien, 1890. Franz Deuticke. Dieser Broschüre sind auch die diesbezüglichen Daten mit freundlicher Bewilligung des Verfassers entnommen.

in $2^{1}/_{2}^{0}/_{0}$ige Carbol- oder $1^{0}/_{00}$ige Sublimatlösung getauchte Compressen auszubreiten.

3. Die Instrumente nach jeder Operation sorgfältigst mit Seife, Wasser und steifer Bürste gereinigt, werden vor der Operation sterilisirt*) und dann während derselben aus $1^{0}/_{0}$iger Carbollösung gereicht. Nach Verwendung bei jauchenden oder sonst inficirenden Wunden werden die Instrumente ausgekocht, schneidende danach noch frisch geschliffen und polirt.

4. Die Schwämme werden ausgeklopft, in hypermangansaurem Kali desinficirt, gebleicht, mehrere Tage lang in Wasser ausgewaschen, dann in $5^{0}/_{0}$iger Carbollösung aufbewahrt. In den letzten Jahren ist jedoch der Gebrauch der Schwämme ganz verlassen worden und werden statt derselben die sogenannten Gersuny'schen Compressen verwendet: Entsprechend grosse quadratische Compressen, aus 8 mit weiten Stichen zusammengehefteten Schichten hydrophiler Gaze bestehend, deren Schnittränder vor dem Heften nach einwärts umgeschlagen wurden, werden 3mal an 1 oder an 2 Tagen $1/_{2}$ Stunde lang in einem verschlossenen Topf mit $1^{0}/_{00}$iger Sublimatlösung gekocht, dann in frischer $1^{0}/_{00}$iger Sublimatlösung aufbewahrt und während der Operationen aus $0·2^{0}/_{00}$iger Sublimatlösung gereicht. Bei kleineren Operationen werden auch Bäuschchen aus Bruns'scher Watte, die mit $2^{1}/_{2}^{0}/_{0}$iger Carbol- oder $1/_{2}^{0}/_{00}$iger Sublimatlösung getränkt sind, benützt.

5. Die Seide zu Ligaturen und Suturen in Brunnenwasser durch eine Stunde gekocht, dann in $1^{0}/_{00}$iger Sublimat- oder $5^{0}/_{0}$iger Carbollösung aufbewahrt, wird während der Operation aus $2^{1}/_{2}^{0}/_{0}$iger Carbollösung gereicht.

---

*) Die Sterilisirung von Instrumenten geschieht auf der Billroth'schen Klinik mittelst Kochen derselben in $1^{0}/_{0}$iger Kalilauge im Papin'schen Topfe. Verbandstoffe werden seit neuester Zeit im trockenen Sterilisationsapparate 1—2 Stunden einer Hitze von 120° ausgesetzt und trocken gereicht. Statt eines solchen kann man einfach die Bratröhre eines Küchenherdes verwenden, in welcher man die betr. Gegenstände durch $1/_{2}$—1 Stunde der trockenen Hitze aussetzt.

6. Die Nadeln, Stifte, Klammern, Silberdrähte, Elfenbeinzapfen und Sicherheitsnadeln werden in 15%igem Carbol-Glycerin aufbewahrt und aus 1%iger Carbollösung gereicht.

7. Die Drainröhren, erst mit Seife und Bürste gereinigt und mit Wasser durchgespritzt, dann durch 3—4 Tage an einem warmen Ort in lauem Wasser aufbewahrt, kommen dann in 1‰ige Sublimatlösung, die nach den ersten 24 Stunden und dann alle 14 Tage erneuert wird. Vor der Einführung in die Wunde sind seitliche Löcher in das Rohr zu schneiden. Das Drainrohr an den Enden schief abzuschneiden und nach der Einführung an dem nach Aussen gerichteten Ende mit einer desinficirten Sicherheitsnadel zu durchstechen.

8. Versorgung der Wunde vor Anlegung des Verbandes. Exacte Blutstillung, Ligatur auch der kleineren blutenden Gefässe; gründliche Durchspülung der Wunde in alle Buchten und Winkel, mit ⅓—1‰iger Sublimatlösung oder bei· Operationen mit 1%iger, bei zufälligen Verletzungen mit 5%iger Carbolsäurelösung; Abtupfen; ausgiebige Drainage und Durchspülung der Drains; wo es möglich, Naht.

9. Verband. Auf die vernähte Wunde direct kommt hydrophile Gaze; nicht vernähte Wunden sind mit Streifen von Jodoformgaze locker auszufüllen, die auch in alle Buchten eingeführt werden muss, und dann noch mit einer 2—4-fachen Schicht von Jodoformgaze zu bedecken. Zur Ausfüllung von Höhlenwunden in neuerer Zeit statt der Jodoformgaze meist Jodoformdocht (dessen Bereitung s. S. 345.) Ueber die Jodoformgaze gekrüllte, darüber geordnete hydrophile Gaze, dann ein entsprechend grosses Holzwollkissen, zuletzt eine Calicotbinde. Verbandwechsel alle 3—8 Tage. Andere Arten von Wundverbänden (mit Salben, essigsaurer Thonerde etc.) werden später bei den einzelnen Krankheiten besprochen.

Man braucht also zur antiseptischen Wundbehandlung folgende Medicamente:

Rp. 1361.
  Acid. carbolic. anglic. pur. 50·0,
  Aqu. dest. 1000·0.
  S. 5%ige Carbollösung.

Rp. 1362.
  Acid. carbolic. anglic. pur. 25·0,
  Aqu. dest. 1000·0.
  S. 2$\frac{1}{2}$% ige Carbollösg.

Rp. 1363.
  Acid. carbolic. anglic. pur. 10·0,
  Aqu. dest. 1000·0.
  S. 1%ige Carbollösung.

Rp. 1364.
  Mercur. sublim. corr. 1·0,
  Acid. tartaric. 5·0,
  Aqu. dest. 1000·0.
  S. 1%₀ige Sublimatlösg.

Rp. 1365.
  Mercur. sublim. corrosiv. 0·5,
  Acid. tartaric. 2·5,
  Aqu. dest. 1500·0.
  S. Sublimatlösg. 1 : 3000.

Ferner zur Desinfection der Hände:

Rp. 1366.
  Kal. hypermangan. cryst. 20·0.
  S. Einige Körnchen davon in einem Waschbecken voll Wasser aufzulösen.

Rp. 1367.
  Acid. oxalic. cryst.,
  Aqu. font. āā 1000·0.
  S. Zum Händewaschen.

Zur Reinigung des Patienten, eventuell:

Rp. 1368.
  Aether. sulfuric. 100·0.
  S. Aeusserlich.

Zur Aufbewahrung von im Gebrauch stehenden Metallkathetern, Uterussonden, sowie von Silberdraht:

Rp. 1369.
  Acid. carbolic. angl. pur. 45·0,
  Glycerin. pur. 300·0.
  S. 15% Carbol-Glycerin.

Zur Ausspülung der Peritonealhöhle (bei ~~Eiterer~~ mieen), der Brusthöhle (bei Empyem), ~~statt der~~ ~~Carbol~~ säure behufs Vermeidung der Intoxication auch:

Rp. 1370.
Acid. salicylic. 1·0,
Aqu. dest. *) *1000·0·*
S. Salicyllösung.

Oder:

Rp. 1371.
Acid. thymic. 1·0,
Aqu. dest. 1000·0.
S. Thymollösung.

Die hydrophile Jodoformgaze ist in den meisten Apotheken vorräthig, wird aber jedenfalls besser unter Controle des Arztes oder von verlässlichem Wartepersonal bereitet, entweder t r o c k e n, durch Bestreuen von sterilisirter hydrophiler Gaze mit Jodoformpulver und Verreiben desselben bis zu gleichmässiger Gelbfärbung, oder f e u c h t, indem die hydrophile Gaze mit der folgenden Mischung übergossen wird:

Rp. 1372.
Jodoform. 35·0,
Aether. sulfuric. 230·0,
Alcohol. 95%, 120·0.
S. Zur Bereitung der Jodoformgaze (für 10 Meter).

In neuerer Zeit wird die Jodoformgaze nicht mit Aether, sondern mit Glycerin und Alkohol hergestellt.

Rp. 1373. *Jodoform. 50·0,*
  Glycerin. 100·0,
  Alkohol. 400·0.
  S. Wie das Vorige.

Bei Wunden in der Mundhöhle die sogenannte k l eb e n d e Jodoformgaze, die mit folgender Mischung bereitet wird:

Rp. 1374. *Jodoform. 230·0,*
  Colophon. 100·0,
  Alkohol. 95%, 1200·0,
  Glycerin. 50·0.
  S. Für 6 Meter klebender Jodoformgaze.

---

*) Besser und auf der Klinik stets verwendet sterilisirtes Wasser.

Der Jodoformdocht wird aus gewöhnlichem käuf-
lichen Strickgarn (stärkeren Kalibers) bereitet, indem
dasselbe in Stränge von 12—15 Fäden zusammengefasst,
sterilisirt und in derselben Weise, wie die hydrophile
Gaze bei Bereitung von Jodoformgaze, mit Jodoform
imprägnirt wird.

Blutstillung. Exacte Blutstillung bildet ein wesentliches
Moment der modernen Wundbehandlung und ist namentlich, wenn Heilung per primam intentionem angestrebt
wird, dringend erforderlich.

1. Blutungen aus Arterien werden am besten
durch Ligatur gestillt; die Arterie wird, soweit es möglich,
von dem umgebenden Gewebe isolirt, mittelst Sperrpincette oder einer Péan'schen Pince hémostatique gefasst und mit einem genügend starken Faden antiseptischer Seide (gewöhnlich Nr. 4 oder 5) durch Bildung
eines chirurgischen, fest zuzuschnürenden und darüber
eines einfachen Knotens unterbunden. Seitlich ange-
schnittene Arterien werden ganz durchtrennt und am
centralen und peripheren Ende ligirt. Statt der Ligatur
bei kleineren Arterien auch Torsion: die das Gefässende
haltende Schieberpincette und damit auch die Arterie
wird 5—6mal um ihre Längsachse gedreht. Wenn die
Arterie sich so tief in das umgebende Gewebe zurückgezogen, dass sie nicht isolirt gefasst werden kann, Um-
stechen derselben: mittelst halbkreisförmig gebogener
Nadel wird ein Faden um die Arterie im umgebenden
Gewebe herumgeführt und fest um dieselbe zusammen-
geschnürt. In manchen, im Ganzen seltenen Fällen,
wenn das spritzende Gefäss sehr tief liegt, Unterbindung in der Continuität, oberhalb der Wunde an
einer vom Arzt zu wählenden Stelle nothwendig. In
seltenen Fällen, wenn das Gefäss zwar in loco gefasst,
aber nicht unterbunden werden kann, lässt man eine
Pince durch 48 Stunden liegen.

2. Blutungen aus Venen. Grössere Venen werden ebenso wie Arterien unterbunden, die Blutungen aus kleineren Venen stehen bald durch Compression.

3. Parenchymatöse und capillare Blutungen. Bei parenchymatösen Blutungen an den Extremitäten nach Unterbindung der spritzenden Arterien Theden'sche Einwickelung der Extremität mit Leinwandbinden, von der Peripherie, in der Gegend der Metacarpo-, resp. Metatarso-Phalangealgelenke zu beginnen; die Wunde vorher mit Jodoformgaze und hydrophiler Gaze zu bedecken.

Bei Blutungen aus Körperhöhlen (Nase, Rectum, Vagina) Tamponade mit Tampons und Streifen aus klebender Jodoformgaze oder aus Tannin-Jodoformgaze. Diese wird in derselben Weise wie die klebende Jodoformgaze hergestellt (s. S. 344, Rp. 1374), nur wird das Jodoform mit der gleichen Menge Tannin gemengt.

Blutende Wundhöhlen können auch mit Jodoformdocht oder mit Tannin-Jodoformdocht tamponirt werden, welch' letzterer durch Imprägnirung des sterilisirten Strickgarns mit folgender Lösung bereitet wird:

Rp. 1375.
  Acid. tannic.,
  Jodoform. pulv. $\overline{aa}$ 5·0,
  Colophon. 10·0,
  Alcohol. 120·0,
  Glycerin. 5·0.
  S. Zur Bereitung des Tannin-Jodoformdochts.

Bei sehr profusen Blutungen auch Penghawar-Djambi-Tampons, durch Einwickeln einer entsprechenden Menge Penghawar in ein Stück Jodoformgaze und Vernähen derselben hergestellt. Heftiges Nasenbluten durch Tamponade mittelst der Belloc'schen Röhre zu stillen. Bei Blutungen aus der Vagina auch Einführung des v. Braun'schen Colpeurynters. In manchen Fällen wird zur Stillung einer Blutung das Ferrum candens

oder besser der **Thermocauter** von **Paquelin** angewendet, doch dient derselbe eher als Prophylacticum
gegen Blutungen, indem gefässreiche Stiele von Ge-
schwülsten, der zu amputirende Penis etc. statt mit dem
Messer durchschnitten, mit dem rothglühenden Paquelin
durchgebrannt werden. Zu **warnen** ist jedoch vor dem
von den Aerzten noch so vielfach verwendeten **Liquor
Ferri sesquichlorati**, der wegen des schmierigen
Aetzschorfes, den er setzt, und der unter demselben sich
leicht entwickelnden Jauchung an der **Billroth**'schen
Klinik gänzlich aus der Reihe der localen Blutstillungs-
mittel verbannt ist.

Bei durch profuse Blutungen entstandener **acuter
Anämie** Riechmittel (Aether, Ammoniak), Besprengen
mit Wasser gegen die Ohnmachten; weiterhin starker
Wein, Cognac, Rum, schwarzer Kaffee, Injection von:

Rp. 1376.
Aether. sulfuric. 10·0.
S. 1—2 Pravaz'sche Spritzen zu injiciren.

Erwärmen der Extremitäten durch Einwickeln in
warme Tücher; gegen die drohende Hirnanämie der Kopf
des Kranken tief zu lagern, die Extremitäten mit elastischen Binden einzuwickeln, die später, nachdem sich
der Kranke erholt hat, ganz allmälich zu lösen sind.
Im äussersten Fall Infusion einer $0·6\%$igen, mit einem
Tropfen Natronlauge versetzten sterilisirten Kochsalzlösung
in eine Armvene.

Vulnus scissum. Schnittwunde. Reinigung der Umgebung der Wunde, exacte Blutstillung, Entfernung von
etwa in der Wunde vorhandenen Fremdkörpern, genaue
Desinfection der Wunde, eventuell Drainage, Vereinigung
der Wundränder durch Naht. Darüber Jodoformverband
in der unter „Antiseptische Wundbehandlung" (s. S. 342)
beschriebenen Weise; bei tieferen Wunden an den Extremitäten behufs Ruhestellung des verletzten Gliedes

Schienenverband oder Application eines **Organtinver**-
bandes.

Bei oberflächlichen S c h n i t t w u n d e n im G e s i c h t
nach genauer Vereinigung durch Naht und vollkommenem
Aufhören der Blutung statt des Jodoformverbandes:

Rp. 1377.

Jodoform. 1·0,
Collodii 10·0.
S. Auf die Wunde und 1 Centimeter über
ihre Ränder hinaus aufzupinseln.

Bei sehr oberflächlichen, nicht einmal die Cutis
durchdringenden Schnittwunden, oder wenn bei tieferen
die Nähte entfernt sind, die Wundränder durch Pflaster
aneinander zu halten, indem direct auf die Wunde ein
Streifchen Jodoformgaze und darüber das Pflaster applicirt
wird. Man verwendet hierzu e n g l i s c h e s P f l a s t e r,
gewöhnliches oder amerikanisches Heftpflaster oder:

Rp. 1378.

Emplastr. Diachyl. simpl.,
Emplastr. Ceruss. $\overline{aa}$ 25·0.
M. f. empl.
D. S. Auf Leinwand aufzustreichen.

Wenn die Vereinigung durch Nähte nicht thunlich
ist, oder wegen Retention von Secret die Nähte vor .der
Verwachsung der Wundränder entfernt werden müssen,
wird H e i l u n g d u r c h G r a n u l a t i o n angestrebt. In
diesem Fall ebenfalls der typische, Seite 342 beschriebene Jodoformverband. Wenn in der Umgebung der
Wunde starke entzündliche Infiltration besteht, wird die
hydrophile Gaze, die über die Jodoformgaze zu liegen
kommt, mit B u r o w'scher L ö s u n g getränkt. Dieselbe
verschreibt man:

Rp. 1379.

Alum. crud. 5·0,
Plumb. acet. basic. 25·0,
Aqu. dest. 500·0.
Misce et filtra.
D. S. Burow'sche Lösung.

Ueber die feuchte Gaze kommt ein Stück Billrothbattist. Diese nassen Verbände müssen täglich gewechselt werden.

Bei bereits **granulirenden Wunden Salbenver**bände, z. B.:

Rp. 1380.
Acid. boric. 3·0,
Cerae alb. 4·0—6·0,
Ol. Olivar. 20·0.
D. S. Salbe.

In den letzten Stadien:
Rp. 1381.
Zinc. oxydat. 2·0,
Ungu. emoll. 40·0.
S. Salbe.

Seltener verwendet wird das **Unguent. basilicum:**
Rp. 1382.
Ol. Olivar. 45·0,
Cerae flav.,
Seb. ovill.,
Colophon. $\overline{aa}$ 15·0,
Ol. Terebinthin. 10·0.
M. f. ungu.
D. S. Salbe.

Bei zu **üppig wuchernden oder bei schlaffen,** leicht blutenden **Granulationen** Aetzung mit dem Lapisstift, darauf Verband mit:

Rp. 1383.
Argent. nitric. 0·5,
Balsam. peruv. 1·5—2·5,
Ungu. simpl. 50·0.
S. Salbe.

Statt der Lapisätzung auch:

Rp 1384.
Hydrarg. praecip. rubr. 10·0.
S. Täglich auf die Wundfläche aufzustreuen.

Oder auch starke Compression der Wunde mit Heftpflasterstreifen.

Bei erethischen Granulationen zunächst Mandelöl, Ungu. cereum etc. zu versuchen. Wenn dies nicht hilft, in der Narkose die Granulationen mit Aetzmitteln (Argent. nitric., Kal. caustic.) oder durch Excochleation mittelst scharfen Löffels zu zerstören.

Bei **Excoriationen der Narben** milde Salben (Vaselin, Zinksalbe).

Contusio. Quetschung der Weichtheile ohne Wunde.

Ruhe, Compression durch Einwicklung in nasse

Binden, darüber 3—4stündlich zu erneuernde Umschläge mit Wasser oder:

Rp. 1385.
>   *Aqu. Plumb. 300·0.*
>   *S. Zu Umschlägen.*

Wenn nach 14 Tagen noch nicht Resorption des Extravasates eingetreten:

Rp. 1386.
>   *Tinct. Jodin.,*
>   *Glycerin.* $\overline{aa}$ *20·0.*
>   *S. Die erkrankte Stelle täglich 1—3mal damit zu bepinseln, darüber Compression und Application feuchter Wärme fortzusetzen.*

Bei Vereiterung des Extravasats feuchtwarme Umschläge, wenn der Durchbruch droht oder heftige Reaction besteht, eine grosse oder mehrere kleine Incisionen, Entleerung des Eiters, Desinfection, Jodoformverband.

Vulnus contusum. Quetschwunde. Blutstillung, Desinfection, Drainage wie bei Schnittwunden; wenn nur die Hautränder der Wunde gequetscht sind, Abtragung des zweifellos zur Mortification kommenden Saumes und Vereinigung durch Naht; bei ausgedehnter Quetschung einfach Anlegen eines Jodoformverbandes über die Wunde, wobei die Calicotbinde mit ziemlich starkem Druck anzulegen ist. Ist die Umgebung der Wunde stark entzündet, die hydrophile Gaze, die über die Jodoformgaze zu liegen kommt, mit Burow'scher Lösung zu tränken, darüber Billrothbattist. Ist die Quetschwunde an einer Extremität, Application eines Schienenverbandes. Hochlagerung der Extremität auf Polster oder Suspension an einer über dem Bette befestigten Querstange. Im Uebrigen Bettruhe, Vermeiden jeder Anstrengung und Aufregung; Sorge für regelmässige Stuhlentleerung; wenn *dieselbe* nicht erfolgt, Bitterwasser oder:

Rp. 1387.
Ol. Ricini 15·0,
Gelat. q. s. ut f. capsul.
    No. 5.
D. S. Am Morgen zu
    nehmen.

Oder:

Rp. 1388.
Inf. folior. Sennae
        e 10·0 : 150·0,
Syr. simpl. 30·0.
S. Auf 2 Portionen zu
    nehmen.

Wenn trotz der antiseptischen Behandlung hohes Fieber auftritt, Verbandwechsel, genaue Untersuchung der Wunde, ob keine Secretverhaltung besteht, ob die Drains durchgängig sind; einschnürende Nähte zu trennen, absterbende Gewebsfetzen zu entfernen. Wenn trotzdem das Fieber fortbesteht, der Verband täglich oder jeden zweiten Tag zu wechseln, bei übelriechender Secretion die Wunde mit 5%iger Carbollösung oder 1%₀₀iger Sublimatlösung durchzuspülen. Intern kühlende Getränke, Alcoholica, sowie gegen das Fieber:

Rp. 1389.
Chinin. muriat. 1·5,
Natr. bicarbon. 2·0.
M. f. pulv. Div. in dos. aequ. No. 5.
D. S. 3stündl. 1 Pulver.

Bei starken Schmerzen:

Rp. 1390.
Morph. mur. 0·05,
Sacch. alb. 2·0.
M. f. pulv. Div. in dos. aequ. No. 5.
D. S. Am Abend 1 Pulv.

Oder:

Rp. 1391.
Opii pur. 0·4,
Natr. bicarbonic. 2·0.
M. f. pulv. Div. in dos. aequ. No. 5.
D. S. Am Abend 1 Pulv.

Wenn in der Wunde sich Fistelgänge bilden, oder dieselbe au sich die Form eines engen Canals hat, so führt man iu diese Hohlgänge Jodoformstäbchen ein, jedoch so, dass neben denselben Secret abfliessen kann. Dieselben werden in folgender Weise verschrieben:

Rp. 1392.
Jodoform. pulv. 20·0,
Gumm. Arabic.,
Glycerin.,
Amyl. $\overline{aa}$ 2·0.
M. f. bacill. div. magnit.
S. Jodoformstäbchen.

In neuerer Zeit statt der Jodoformstäbchen vielfach auch Jodoformdocht.

Wenn die Wunde bereits mit Granulationen ausgefüllt ist, Salbenverbände (s. Vulnus scissum S. 349).

Fractura ossis. Knochenbruch. Baldmöglichste Reposition der Fragmente, wenn dieselben dislocirt sind; hierauf Anlegung eines festen Verbandes, sogen. Contentivverbandes. Während derselben die Fragmente durch zwei Assistenten in der richtigen Stellung zu fixiren. Man wählt gewöhnlich den Gypsverband: Am oberen und unteren Ende der in den Verband zu legenden Strecke wird je ein Streifen von Flanell oder nasser Leinwand um die Extremität gelegt (sogen. Umschläge), hierauf Einwickelung der zu verbindenden Strecke sammt der Hälfte der Umschläge mit Wattebinden, dieselben namentlich an der Fracturstelle, sowie an Stellen, wo der Knochen unmittelbar unter der Haut liegt (Olecranon, Condylen des Humerus und Oberschenkels, Crista tibiae, Malleolen) dick aufzulegen. Darüber Anlegung einer Flanell- oder Calicotbinde unter mässiger Compression. Endlich Application der Gypsbinden, die durch gleichmässiges Aufstreuen von feingepulvertem, trockenem Gyps auf eine Calicotbinde und lockeres Aufrollen der-

selben hergestellt sind und unmittelbar vor der Anlegung
für einige Minuten in warmes Wasser getaucht werden,
dem eine Handvoll gepulverten Alauns zugesetzt ist;
beim Anlegen der Gypsbinden absolut kein Zug auszuüben, der Gyps mit den Händen zu verstreichen, die
freigebliebene Hälfte der Umschläge wird vor dem Anlegen der letzten Touren umgelegt und nun von den
oberflächlichsten Schichten des Verbandes mit bedeckt.
Wird der Verband nicht rasch genug hart, mit den Händen
gleichmässig Gypsbrei (Gypspulver mit Wasser angerührt)
aufzutragen.

Leichter und eleganter, aber nur für Fracturen ohne
Neigung zur Discolation geeignet ist der Wasserglas-
verband. Man verschreibt:

Rp. 1393.
   Natr. silicic. bas. solut. bis inspissat. 500·0—1500·0.
   S. Wasserglas.

Baumwollene oder leinene Rollbinden werden mit dem
Wasserglas impägnirt und statt der Gypsbinden applicirt.

Für Fracturen mit kürzerer Heilungsdauer (Malleolar-
fracturen, Fracturen des Radius etc.), ebenso in den
letzten Stadien bei Fracturen dickerer Knochen eignen sich
die Organtinverbände, sogen. Blaue-Binden-Ver-
bände, bei denen statt der Gypsbinden solche aus Organ-
'tin in feuchtem Zustand angelegt werden; diese Verbände
allenfalls durch Einlegen von Schienen aus Fournierholz
und Schusterspänen zu verstärken. .

Strenge Regel ist, spätestens 24 Stunden nach Anlegen
eines Contentivverbandes denselben zu controliren, und
wenn er starke Schmerzen verursacht oder die Finger
oder Zehen angeschwollen, bläulich oder gefühllos werden,
zu entfernen. Sonst Entfernung und Wechsel des Verbandes, sobald derselbe zu weit geworden ist, jedenfalls
spätestens nach drei Wochen. Bei grosser Neigung zur
Dislocation ad longitudinem, namentlich bei Schenkel-
hals- oder hohen Oberschenkelfracturen, statt der Con-

tentivverbände permamente Extension mittelst Heftpflasterverbandes und Volkmann'schen Schlittens: Zwei lange Heftpflasterstreifen laufen entlang der
Extremität zu beiden Seiten derselben herab, werden
mittelst circulärer Heftpflasterstreifen und einer Rollbinde angedrückt und umgreifen eine steigbügelförmige
Holzplatte, an welcher eine Schnur befestigt ist, die
über eine am unteren Bettrand angebrachte Rolle läuft
und an ihrem unteren Ende einen Sack mit Gewichten
trägt. Die Extremität ruht auf dem Volkmann'schen
Schlitten. Behufs Contraextension das untere Bettende
höher zu stellen.

Bei verzögerter Callusbildung, Pseudarthrose, Hebung der Gesammternährung durch kräftige
Diät, Landaufenthalt; allenfalls versuchsweise Gebrauch
von Phosphor; wirksamer sind jedenfalls locale Mittel;
kräftiges Reiben der Bruchenden aneinander-
energisches, wiederholtes Bepinseln der Haut mit Jodtinctur; Application von Blasenpflaster oder Ferrum candens; Compression der Extremität oberhalb
der Fracturstelle mittelst Bindentouren. Wenn dies Alles
nicht hilft, lange, dünne Acupuncturnadeln in den
fibrösen Callus einzustechen und mehrere Tage liegen
zu lassen, eventuell dieselben mit den Polen einer elektrischen Batterie zu verbinden, die man täglich durch
einige Minuten functioniren lässt; als letztes Mittel
Resection der Bruchenden und Vernähung der neuen
Bruchenden.

Bei schief geheilten Knochenbrüchen, wenn
nothwendig, Geraderichtung durch Infraction (Gerade-
biegen in Narkose) oder völliges Zerbrechen des Callus
(mit den Händen oder dem Apparat von Rizzoli), wenn dies
nicht durchführbar, Osteotomie (Einschnitt bis auf den
Callus und Durchmeisselung des Knochens, eventuell
Excision eines keilförmigen Stückes aus demselben).

Bei complicirten Fracturen sorgfältige Reinigung
zunächst der Umgebung der Wunde, dann dieser selbst;

genaue Untersuchung derselben mit dem eingeführten, desinficirten Finger; eventuell behufs Reinigung und Desinfection die Wunde durch einen Längsschnitt zu erweitern; sorgfältige Entfernung aller Fremdkörper, Blutcoagula, loser Knochensplitter; exacte Blutstillung; Reposition der Fragmente; Drainage, wo sie geboten, eventuell mit Anlegen von Gegenöffnungen; ausgiebige Desinfection mit Durchspülung der Drainröhren; Jodoformverband; darüber Gypsverband; in denselben später, wenn wieder Besichtigung der Wunde angezeigt ist, ein Fenster zu schneiden; die Ränder desselben mit untergeschobener Bruns'scher Watta oder hydrophiler Gaze und mit Billroth-Battist zu decken.

Distorsio. Verstauchung. Am besten Ruhigstellung des Gelenks durch Anlegen eines Gypsverbandes, der 10 Tage bis 3—4 Wochen zu tragen ist. Wenn man schon in den ersten Stunden nach der Verletzung dieselbe zur Behandlung bekommt, Massage.

Luxatio. Verrenkung. Baldmöglichst vorzunehmende Einrichtung, wenn nöthig in tiefer Narkose; durch blosse Händekraft oder mit Hilfe von Tüchern, Riemen etc., an denen angezogen wird; im letzteren Falle zweckmässig vorher die Extremität mit nassen Binden einzuwickeln. Nach der Reposition Ruhigstellung des Gelenks, kalte Umschläge, nasse Einwicklung, eventuell Anlegung eines Gyps- oder Organtinverbandes. Nach 1—3 Wochen bei zurückbleibender Gelenksteifigkeit passive Bewegungen, Massage, Dunstumschläge, nach und nach auch active Bewegungen.

Combustio. Verbrennung. Bei Verbrennungen ersten Grades nur Einstreuen von Amylum, oder von:

Rp. 1394.
    Acid. salicylic. 10·0,
    Talc. venet. 100·0.
    S. Streupulver.

23*

Bei Verbrennungen zweiten Grades Aufstechen und Ausdrücken der Blasen, ohne jedoch die Blasendecke zu entfernen. Darüber ein Salbenverband mit Ungu. simpl. oder Auflegen von:

Rp. 1395.
Aqu. Calcis,
Ol. Lin. $\overline{aa}$ *50·0.*
D. S. Damit getränkte Leinwandbinden
aufzulegen.

Bei Verbrennungen dritten Grades Jodoformverband.

Bei sehr ausgedehnten Verbrennungen am besten das Hebra'sche Wasserbett; wenn dieselben nur eine Extremität betreffen, dieselbe fortwährend im Wasserbad zu halten. Ferner innerlich bei ausgebreiteten Verbrennungen Excitantia, Wein, warme Getränke, eine Aether-Injection, oder auch:

Rp. 1396.
Liqu. Ammon. anisat. 10·0.
S. 5—10 Tropfen auf 1 Löffel Wein.

Bei bereits granulirenden ausgebreiteten Brandwunden gewöhnlich häufiges Touchiren mit Lapis nothwendig; ferner Verband mit Lapissalbe (Rp. 1383); eventuell Compression mit Heftpflasterstreifen.

Bei zurückbleibender Narbencontractur ebenfalls Compression, Massage, wenn dies nicht zum Ziele führt, Excision der Narbe, Plastik.

Congelatio. Erfrierung. Bei vollständigerer Erstarrung Wiederbelebungsversuche durch Abreiben mit kalten, nassen Tüchern im ungeheizten Zimmer; hierauf ein 2stündiges Bad von 16 – 18° R., das unter fortwährendem Frottiren des Körpers allmälich auf 30° R. erwärmt wird; im Bad auch Aether-Injectionen und wenn der Patient schlucken kann, reichliche Zufuhr von Alcoholicis. Bei starken Schmerzen im Bade Begiessungen mit kaltem Wasser.

Erfrorene Extremitäten mittelst geeigneten Verbandes vertical zu suspendiren, bei eingetretener Gangrän antiseptischer Verband. Wenn progressive Entzündung entsteht, mehrfache Incisionen ins infiltrirte Gewebe. Gegen nach Erfrierung einzelner Theile (z. B. Nase, Ohren) zurückbleibende Teleangiektasieen Stichelung mittelst Scarificationsmessers.

Perniones. Frostbeulen. Hebung der Ernährung des Individuums; Vermeiden von zu knappen Schuhen und Handschuhen.

Local sehr viele Mittel empfohlen, wie Baden der betr. Stellen in geschmolzenem Leim oder:

Rp. 1397.
Acid. nitric. pur. 2·0,
Aqu. dest. 60·0.
S. Zu Umschlägen.

Rp. 1398.
Tinct. Cantharid. 10·0.
S. Zum Bepinseln.

Rp. 1399.
Acid. mur. pur. 100·0.
S. Die Hälfte davon
mit der entsprechenden
Menge Wassers zu
einem Hand- od. Fuss-
bad.

Rp. 1400.
Merc. praecip. alb. 1·0,
Ungu. simpl. 20·0.
S. Salbe.

Rp. 1401.
Jod. pur. 0·5,
Collod. ellast. 20·0.
S Zum Bepinseln.

Ferner Bepinseln mit Jodtinctur und darüber warme Umschläge, oder Einwicklung mit Heftpflasterstreifen. Wenn die Frostbeulen wund sind:

Rp. 1402.
Zinc. oxyd. 3·0,
Ungu. emoll. 20·0.
S. Salbe.

Oder:
Rp. 1403.
Argent. nitric. 0·5,
Ungu. simpl. 20·0.
S. Salbe.

Furunculus. Blutschwär. Feuchtwarme Ueberschläge
drücken des centralen Zapfens; bei grossen, sehr schmerzhaften Furunkeln ein tiefer Längs- oder Kreuzschnitt bis
ins gesunde Gewebe; Jodoformverband, über die Jodoformgaze in essigsaurer Thonerde (s. Rp. 1379) getränkte
hydrophile Gaze und Billroth-Battist.

Bei allgemeiner Furunculosis kräftige Kost, Eisen,
Chinin, warme Bäder. Behandlung von etwa zu Grunde
liegendem Diabetes.

Anthrax. Carbunkel. Ausgiebige, die Cutis durchdrin-
gende, sich kreuzende Schnitte bis in die gesunde Umgebung, Desinfection mit 5%iger Carbollösung oder
1%iger Sublimatlösung; Einführung von Jodoformgazestreifen in die Wunden; darüber hydrophile Gaze in
Burow'scher Lösung oder 2%iger Carbollösung getränkt;
der Verband täglich 2mal zu erneuern, und wo sich neue
Infiltration zeigt, wieder Incisionen zu machen. Innerlich
Wein, Chinin.

Phlegmone. Zellgewebsentzündung. Im Beginn:
Rp. 1404.
Ungu. ciner. 20·0.
S. Salbe.

Die entzündete Partie damit einzureiben, darüber
Umschläge mit in Liquor Burowi getauchten Compressen,
darauf ein wasserdichter Stoff (Billroth-Battist), das Ganze
mit Calicotbinde zu befestigen, und wenn die Erkrankung eine Extremität betrifft, dieselbe auf eine ebenfalls
durch Bindentouren zu fixirende Schiene zu lagern und
entweder vertical zu suspendiren oder auf eine schiefe,
gegen das periphere Ende aufsteigende Ebene zu legen.
Wenn hiedurch nicht Zertheilung bewirkt wird, die Salbe
auszusetzen, im Uebrigen die gleiche Behandlung fort-
zuführen; sowie Fluctuation zu fühlen, Incision, eventuell
an mehreren Stellen, Desinfection, Drainage, Jodoformverband.

Tendovaginitis. Sehnenscheidenentzündung. Ruhigstellung der Extremität auf einer Schiene, Bepinseln mit
Jodtinctur, feuchtwarme Umschläge, gleichmässig comprimirender Verband; hilft dies nicht bald, Application
eines Blasenpflasters; bei sehr heftigen Erscheinungen
elevirte Lagerung der Extremität, Unguent. ciner.; wenn
die Entzündung sich zertheilt hat, lauwarme Bäder, Massage. Bei Abscessbildung ausgiebige Incisionen, eventuell
Auskratzung mit dem scharfen Löffel, Desinfection, Jodoformverband mit starker Compression; wenn trotzdem die
Eiterung weiterschreitet, die Gelenkknorpel ergriffen
werden, Amputation.

Osteomyelits. Knochenmarkentzündung. Im Beginn
Bestreichen der ganzen Extremität mit Jodtinctur, feuchte
Einwicklung, Compression durch Bindenverband, Ruhig-
stellung auf einer Schiene. Bei heftigem Fieber Chinin
(1·0—1·5 pro die); wenn sich Eiter angesammelt hat,
Entleerung desselben durch ausgedehnte Eröffnung, Des-
infection, Drainage, Jodoformverband; Fixation der dem
Entzündungsherd zunächst liegenden Gelenke durch
Schienen- oder gefensterten Organtinverband.

**Hydrops articulationis acutus. Acute Gelenk-
Wassersucht.** Wiederholtes Bestreichen mit Jodtinctur,
Vesicantien, Compression mit nassen Leinenbinden, La-
gerung der Extremität auf der Volkmann'schen Schiene,
leichte Massage. Erreicht man auf diese Behandlung keine
Heilung, Punction und Injection von Jodtinctur.

> Rp. 1405.
> *Tinct. Jod. 40·0,*
> *Aquae destill. 20·0.*
> *S. Jodtinctur 2 : 1.*

Nachdem die Jodtinctur 5 Minuten eingewirkt hat,
lässt man die Flüssigkeit wieder ablaufen.

Arthritis acuta purulenta. Eitrige ⬛⬛⬛⬛ zündung. Das Gelenk, wenn nöthig in ⬛⬛⬛ in zweckmässige Stellung zu bringen (Hüft- und Kniegelenk in Extension, Fuss- und Ellbogengelenk in rechtwinkelige Beugung), Fixirung in dieser Stellung durch Gypsverband oder Extension mit Volkmann'schem Schlitten. Bei starken Schmerzen:

> Rp. 1406.
> *Morph. mur. 0·2,*
> *Aqu. dest. 10·0,*
> *Merc. sublim. corr. 0·001.*
> *D. S. 1 Pravaz'sche Spritze zu injiciren.*

Auf die Gelenksgegend Application von Eisblasen (auch über dem Gypsverband anzuwenden). Wenn trotzdem die Entzündung und Eiterung fortschreitet, Eröffnung des Gelenks unter streng antiseptischen Cautelen; Entleerung des Eiters, Ausspülung des Gelenks mit 1%iger Carbollösung, Drainage, Jodoformverband.

Rheumatismus articulorum acutus. Acuter Gelenksrheumatismus. Immobilisirung der erkrankten Gelenke durch Pappschienen-Organtinverband. Innerlich neben kühlenden Säuren:

> Rp. 1407.
> *Natr. salicylic. 10·0.*
> *Da in capsul. amylac. No. 20.*
> *D. S. 2stündlich 1 Stück.*

Gangraena. Brand. Gegen Decubitus prophylaktisch bei Krankheiten, die zu demselben disponiren, sorgfältigste Pflege der Haut; zweimal täglich die Haut des Rückens und Gesässes, sowie des Perineums mit verdünntem Essig zu waschen; scrupulöse Reinigung nach jeder Stuhlentleerung. Als Unterlage für den Kranken eine gut gepolsterte Rosshaarmatratze, das Leintuch darf keine Falten machen; zweckmässig dient zur Herstellung einer glatten faltenlosen Unterlage der v. Hacker'sche Bettuchspanner: 2 gegenüberliegende Ränder des Leintuchs werden miteinander vernäht und durch den so gebildeten Sack ohne Boden 2 Stangen derart durchgesteckt, dass sie zu beiden Seiten des Bettes entlang laufen und durch Riemen unter dem Bett miteinander verbunden das Leintuch stets gespannt erhalten. Unter dem Gesäss ein Stück Kautschuk oder feines Handschuhleder zwischen Leintuch und Matratze. Sowie Röthung in der Sacralgegend auftritt, neben grösster Reinlichkeit tägliche Einreibung der Stelle mit frischem Citronensaft; Luft- oder Wasserpolster, in Ermangelung eines solchen ein Wattekranz. Wenn trotzdem eine Excoriation entstanden ist, Bepinseln mit: ·

Rp. 1408.
Argent. nitric. 1·0,
Aqu. dest. 20·0.
S. Täglich 2mal einzu-
  pinseln.

Darauf:
Rp. 1409.
Emplastr. Ceruss. 30·0.
S. Auf weiches Leder
  gestrichen aufzulegen.

Bei feuchter Gangrän und starkem Gestank auch Bedeckung mit Gypstheer:

Rp. 1410.
Bitumin. Fag. 100·0,
Calcar. sulfuric. 400 0.
S. Auf die brandige Stelle
  dick aufzutragen; täg-
  lich 2mal zu erneuern.

Bei bereits entwickelter Gangrän Jodoformver-

band oder bei ausgebreiteter Zersetzung Bedeckung mit Compressen, die in Liquor Burowi getaucht sind oder in:

Rp. 1411.
Calc. chlorat. 10·0,
Aqu. dest. 400·0.
S. Zu Umschlägen.

Diese Verbände 2mal täglich zu wechseln.

Weniger dauernde Wirkung hat Abspülung mit:

Rp. 1412.
Kal. hypermangan. 1·0,
Aqu. dest. 100·0.
S. Zur Abspülung.

Bei tiefgreifender Gangrän die Haut durch mehrere Einschnitte zu spalten. Abgestorbene Fetzen mit der Scheere abzutragen.

Bei Gangrän der Extremitäten nicht eher zu amputiren, als bis sich eine deutliche Demarcationslinie gebildet hat. Nur bei sehr langsam vorschreitender Gangrän und relativ gutem Allgemeinbefinden schon früher Amputation, hoch oben über der gangränösen Stelle.

Innerlich bei Gangrän roborirende Kost, reichliche Zufuhr von Alcohol, eventuell auch Kampher:

Rp. 1413.
Camphor. trit. 0·5,
Sacch. alb. 2·0.
M. f. pulv. Div. in dos. aequ. No. 10.
D. S. 3—4 Pulver im Tag.

Bei heftigen Schmerzen Morphin.

Bei Gangrän durch Stomatitis in Folge von Quecksilber Intoxication Aussetzen des Quecksilber-Gebrauchs, Wechseln der Leib- und Bettwäsche, womöglich auch des Zimmers. Fleissiges Gurgeln mit:

Rp. 1414.
Kali chloric. 4·0,
Aqu. font. 200·0.
S. Gurgelwasser.

Wunddiphtherie. Strenge Isolirung des Kranken. Roborirende und excitirende Allgemeinbehandlung. Die Wunde in Narkose mit scharfem Löffel auszukratzen bis auf das gesunde Gewebe; die Hautränder abzutragen; nach Stillung der Blutung:

Rp. 1415.
Acid. nitric. fum. 10·0.
S. Die Wundfläche damit bis zur Schorfbildung zu ätzen.

Darüber Jodoformverband, eventuell auch mit Liquor Burowi. Die Aetzung eventuell nach theilweiser Abstossung des Schorfes zu wiederholen. Statt mit Salpetersäure auch Verschorfung mit dem Thermocauter.

Erysipelas traumaticum. Wundrose. Isolirung des Kranken. Die Haut reichlich mit Oel zu bestreichen, darüber Watte aufzulegen. Blasen mit einer Nadel aufzustechen. Abgrenzen der erkrankten Stelle durch Heftpflasterstreifen (Wölfler), oder Bestreichen mit Leinöl-Firniss (in jeder Droguenhandlung käuflich.)

Verband mit Gaze, die in $1^0/_{00}$-iger Sublimatlösung oder Burow'scher Lösung getränkt wurde. Innerlich reichlich Alcoholica, bei längerer Dauer der Krankheit auch excitirende Medicamente wie:

Rp. 1416.
Camphor. trit. 0·2,
Sacch. alb. 3·0.
M. f. pulv. Div. in dos.
*   aequ. No. 10.*
D. S. 3stündl. 1 Pulver.

Oder:

Rp. 1417.
Mosch. opt. 0·3,
Sacch. alb. 2·0.
M. f. pulv. Div. in dos.
*   aequ. No. 10.*
D. S. 2stündllch 1 Pulver.

Lymphangioitis. Lymphgefässentzündung. Phlebitis. Venenentzündung. Ruhigstellung und Hochlagerung des erkrankten Gliedes, Bestreichen desselben mit Unguent. ciner., Eisumschläge, bei beginnender Suppuration Dunstumschläge, resp. Umschläge mit Liquor Burowi (s. Rp. 1379), später Incision. Bei langer Dauer oder öfterer Recidive der Krankheit tägliche warme Bader.

Septichaemie, Pyaemie. Bestes und sicherstes Prophylacticum: Strengste Antisepsis bei Operationen und Wundbehandlung; Sorge für reine Krankensäle und reine Luft in denselben. Bei bereits bestehender Krankheit, namentlich bei Schüttelfrösten:

Rp. 1418.
Chinin. muriat.,
Sacch. alb. āā 2·5.
M. f. pulv. Div. in dos.
*   aequ. No. 5.*
D S. Am Nachm. 2—3
Pulv. in ¼ stündl. Paus.

Dazu:

Rp. 1419.
Opii pur. 0·4,
Sacch. alb. 2·0.
M. f. pulv. Div. in dos.
*   aequ. No. 5.*
D. S. Am Abend 1 Pulv.

Ferner Alkohol in Form schwerer Weine, oder als Rum, Cognac, sowie auch:

Rp. 1420.
> *Tinct. amar. 30·0,*
> *Tinct. Nuc. vom. gtts. 3.*
> *D. S. Mehrmals täglich 1 Kaffeelöffel.*

Erzeugung ~~einstellen~~ phorese durch ~~ein~~ ~~~~ Bad mit nachfolgender Einwicklung in warme, ~~~~ Leintücher bei Septichämie öfters von günstiger Wirkung.

Tetanus. Wundstarrkrampf.

Rp. 1421.
> *Chloral. hydr. 3·0—5·0,*
> *Aqu. font. 150·0.*
> *S. Auf 3 Klystiere tags-über zu verbrauchen.*

Damit combinirt Morphin-Injectionen.

Bei den einzelnen Anfällen Chloroform-Inhalationen.

Zu versuchen wäre gegen den Tetanus auch:

Rp. 1422.
> *Curar. 0·05,*
> *Aqu. dest. 5·0.*
> *S. ¹/₃ Pravaz'sche Spritze zu injiciren.*

Grosse Vorsicht wegen Ungleichheit der Präparate!

Delirium potatorum traumaticum. Säuferwahnsinn.

Zur Verhütung desselben Trinkern täglich etwas Alkohol zu geben. Ferner sowohl prophylaktisch, als besonders nach Ausbruch der Krankheit:

Rp. 1423.
> *Opii pur. 0·5 — 2·0,*
> *(Tartar. emetic 0·05),*
> *Sacch. alb. 3·0.*
> *M. f. pulv. Div. in dos. aequ. No. 10.*
> *D. S. 2stündlich 1 Pulver, bis Beruhigung eintritt.*

Auch Chloralhydrat (bei normaler Herzkraft) gut zu verwenden:

Rp. 1424.
> *Chloral. hydrat. 2·0 — 4·0,*
> *Aqu. dest. 80·0,*
> *Syr. rub. Idaei 20·0.*
> *S. 2stündlich 1 Esslöffel.*

Bei mehr chronischen Fällen ohne maniakalische Anfälle Grog oder:

Rp. 1425.
>   *Arrac. 35·0,*
>   *Vitell. ov. unius,*
>   *Sacch. alb. 70·0,*
>   *Aqu. dest. 140·0.*
>   *S. Löffelweise.*

Scrophulosis. Regulirung der Diät; Fleisch, Milch, Eier. Aufenthalt in guter Luft, im Sommer, wenn möglich, im Gebirge oder an der See. Rationelle Abhärtung. Bei fetten Kindern zeitweilig leichte Abführmittel, insbesondere:

Rp. 1426.
>   *Calomelan. 0·2 – 0 6,*
>   *Sacch. alb. 2·0.*
>   *M. f. pulv. Div. in dos.*
>   *aequ. No. 10.*
>   *D. S. 3mal tägl. 1 Pulv.*
>   Bei fetten und zugleich anämischen Kindern Jodeisen angezeigt.

Rp. 1427.
>   *Ferr. iodat. saccharat.*
>   *0·5,*
>   *Sacch. alb. 2·0.*
>   *M. f. pulv Div. in dos.*
>   *aequ. No. 10.*
>   *D. S. 3mal tägl. 1 Pulv.*
>   *nach der Mahlzeit.*

Bei mageren Kindern Gebrauch von Leberthran im Winter. Von günstiger Wirkung bei Scrophulose sind Salzbäder, 500 bis 1500 Gr. Steinsalz auf ein Bad, oder die Bäder von Hall, Darkau, Ischl, Kreuznach, Reichenhall etc., bei grösseren Kindern auch Seebäder.

Chronische Entzündung von Weichtheilen. Wo es möglichst ist, Beseitigung der Ursache (scrophulöse, tuberculöse, syphilitische Dyskrasie). Local Ruhe des erkrankten Theils und wo es geht, Hochlagerung oder Suspension. Compression durch Einwicklung mit Flanellbinden oder mit elastischen Binden; noch wirksamer oft hydropathische Einwicklungen: nasse, gut ausgedrückte Tücher, die mit wasserdichtem Stoff zu bedecken und 2—3stündlich zu wechseln sind. Gebrauch von

Schlammbädern (Pystian, Ofen, Teplitz in Böhmen) oder Moorbädern (Franzensbad, Marienbad etc., eventuell künstlichen mit Moorsalz oder Moorextract); Umschläge mit jodhaltigem Wasser (von Hall, Darkau). Von resorbirender Wirkung sind öfters längere Anwendung von festanzulegenden Quecksilberpflasterstreifen oder Bepinselungen mit Jodtinctur. Zur Beseitigung alter Infiltrate methodische Massage oft von grossem Nutzen.

Ulcus. Geschwür. Bei entzündeten und erethischen Geschwüren:

Rp. 1428.
Cer. alb.,
Ol. Olivar. $\overline{aa}$ *20·0.*
M. f. cerat.
S. Salbe, auf Leinwand
gestrichen aufzulegen.

Rp. 1429.
Zinc. oxydat. 3·0,
Vaselin. 30·0.
S. Wie das Vorige.

Rp. 1430.
Aqu. Plumb. 200·0.
S. Zu Umschlägen.

Wenn trotzdem die Granulationen schmerzhaft bleiben oder schlecht aussehen, Cauterisation mit Argent. nitric. oder mit dem Thermocauter, darauf Compression mit Heftpflasterstreifen.

Bei fungösen Geschwüren tägliches Bestreichen mit Lapis in Substanz; wenn dies nicht genügt, Aetzen mit Kali caustic. oder Ferr. candens, oder Auskratzung mit scharfem Löffel.

Bei callösen Geschwüren (insbesondere beim Ulcus cruris) Compression mit Heftpflasterstreifen; wenn dies nicht zum Ziel führt, nasse Einwicklung mit in Liquor Burowi getauchten Compressen oder continuirliches warmes Bad. Wenn die Haut in der Umgebung des Geschwürs hart, callös ist, Massage. Wenn die Geschwürsränder vollkommen unverschiebbar sind, Circumcision des Geschwüres mit tiefen Schnitten, 3 *cm.* vom Geschwürsrand entfernt. Bei mässigen Graden von Unterschenkelgeschwüren und namentlich nach Heilung derselben zur Verhütung von Recidiven tagsüber Einwicklung des Unterschenkels mit einer sogen. Martin'schen elastischen Binde. Bei ausgedehnten Geschwüren auch Hauttransplautation zu versuchen.

Bei gangränösen Geschwüren Verwendung der unter „Gangraena" (S. 361) erwähnten Mittel, namentlich Gypstheer oder Jodoformverband.

Bei phagedänischen Geschwüren Aufstreuen von Jodoformpulver oder:

Rp. 1431. *Hydragyr. praec. rubr. 10·0.*
    S. Streupulver.

Wenn dies nicht rasch wirkt, Auskratzung mit scharfem Löffel und darauffolgende Aetzung mit Kal. caustic. oder Ferr. candens.

Bei lupösen Geschwüren intensive, bis in die gesunde Umgebung reichende Aetzung mit Argent. nitric. oder Kal. caustic. in Form von Stiften, oder mit:

Rp. 1432. *Zinc. chlorat.,*
    Amyl. Tritic. āā 15·0,
    Aqu. dest. q. s. ut f. pasta mollis.
    D. S. Auf das Geschwür aufzustreichen.

In den meisten Fällen ist besser Auskratzung mit dem scharfen Löffel (in Narkose) und nach Stillung der Blutung durch Compression Aetzung mit Kalistift; bei flachen Infiltraten auch Stichelung mit Scarificationsmesser. Bei Lupus exfoliativus und hypertrophicus Bestreichen mit:

Rp. 1433.
Jod. pur. 0·3,
Kal. iodat. 3·0,
Glycerin. 30·0.
S. Aeusserlich.

Bei scorbutischen Geschwüren des Zahnfleisches:

Rp. 1434.
Borac. venet.
(od. Acid. mur.) 3·0—5·0,
Mell. rosat. 35·0.
S. 2mal tägl. das Zahnfleisch damit zu bepinseln.

Statt dessen auch Bestreuen mit Jodoformpulver. Säuerliche Getränke, leicht verdauliche Diät.

Ostitis et Periostitis chronica. Chronische Knochen- und Beinhautentzündung. Caries. Beinfrass. Behandlung zu Grunde liegender Dyskrasie. Möglichste Ruhe des erkrankten Theiles; eventuell Fixirung durch Contentivverbände. Im Beginn bei s t a r k e n S c h m e r z e n feuchtwarme Umschläge oder Einwicklung mit nassen Rollbinden; Elevation des Gliedes. Ferner Bepinseln mit Jodtinctur oder Auflegen von:

Rp. 1435.
Jod. pur. 0·3,
Kal. iodat. 3·0,
Ungu. simpl 30·0.
S. Salbe; auf Leinwand
gestrichen aufzulegen.

Oder:
Rp. 1436.
Ungu. Hydrarg. cin. 20·0,
Ungu. simpl. 10·0.
M. f. ungu.
D. S. Wie das Vorige.

Ebenso: Rp. 1437.
Argent. nitric. 0·3,
Balsam. peruv. 2·0,
Ungu. simpl. 30·0.
S. Salbe.

Auch Gebrauch der unter „Scrophulosis" (S. 365) angegebenen Bäder recht angezeigt.

K a l t e A b s c e s s e, wenn von den Weichtheilen oder von Knochen, die einer Operation zugänglich sind, ausgehend, zu spalten, mit scharfem Löffel auszukratzen, Jodoformverband. Bei kalten Abscessen, die von solchen Knochen stammen, an denen eine Operation nicht oder nur durch sehr schwere Eingriffe ausführbar, entweder spontane Eröffnung abzuwarten oder Punction mittelst Troiscart's und, wenn kein Eiter mehr ausfliesst, durch die Canüle zu injiciren:

Rp. 1438.
Jodoform 10·0,
Glycerin. 100·0.
S. Wohl aufgeschüttelt mit Spritze zu injiciren, bis die Abscesshöhle halb gefüllt ist.

Darüber dann ein mässig comprimirender Verband.

Bei Caries an den Extremitäten, wenn bereits Fisteln ausgebildet sind, die erkrankte Knochenmasse auszukratzen, Jodoformverband. Im äussersten Fall Amputation.

Rhachitis. Englische Krankheit. Kräftige Nahrung (Fleisch, Milch, Eier), Einschränkung der Zufuhr von Kohlehydraten. Steinsalz- oder Malzbäder, Landaufenthalt. Innerlich:

Rp. 1439.
Calcar. phosphoric.,
Ferr. lactic. $\overline{aa}$ *3·0,*
Sacch. lact. 10·0.
S. 2mal tägl. 1 Messerspitze voll.

In neuerer Zeit nach der Empfehlung von Kassowitz Phosphor:
Rp. 1440.
Phosphor. 0·01,
Ol. Amygdal. dulc. 70·0,
Sacch. alb. 30·0,
Aether. Fragar. gtts. 20.
S. Täglich 1 Kaffeelöffel.

Rp. 1441.
Phosphor. 0·01,
Ol. Amygdal. dulc. 30·0,
Aqu. dest. 40·0,
Pulv. gumm. Arab.,
Sacch. alb. $\overline{aa}$ *15·0.*
S. Täglich 1 Kaffeelöffel.

Oder einfach:

Rp. 1442.
Phosphor. 0·01,
Ol. iecor. Asell. 100·0.
S. Täglich 1 Kaffeelöffel.

Nach Sistiren der Rhachitis bei zurückbleibenden Knochenverkrümmungen subcutane Infraction des Knochens in Narkose und Anlegung eines Gypsverbandes, eventuell auch, wenn der Knochen sehr fest geworden, Osteotomie oder Keil-Excision.

Tumor albus. Fungöse Gelenkentzündung. Im Beginn ähnliche Behandlung, wie bei chronischer Ostitis (s. das.), Bepinseln mit Jodtinctur, starke Argent. nitric. Salben, hydropathische Einwicklung, täglich vorzunehmende Esmarch'sche Einwicklung der

Extremität, Anfangs durch 5 Minuten, allmälich länger. Bessert sich durch diese Maassregeln der Process nicht, Anlegung eines (wenn bereits ein Abscess durchgebrochen, gefensterten) Gypsverbandes; bei Affection des Hüftgelenks und bei hochgradiger Erkrankung des Kniegelenks besser Extensionsverband mit Volkmann'schem Schlitten. Ueber Behandlung der kalten Abscesse s. „Ostitis chronic." (S. 368.) Wenn die Krankheit sehr weit vorgeschritten, Excochleation, resp. Resection oder Amputation. .

Hydrops articulorum chronicus. Chronische Gelenkwassersucht. Vollkommene Ruhe, Hochlagerung, Jodtinctur. Compression durch Einwicklung mit elastischen oder nassen Binden, Massage. Wenn dies Alles trotz fortgesetzter Anwendung nicht nützt, Punction mit feinem Troiscart und darauf Bestreichen der Gelenksgegend mit Jodtinctur und feste Entwicklung mit nassen Binden oder Punction mit nachfolgender Injection von:

Rp. 1443.
Tinct. Jod. 30·0,
Aqu. dest. 60·0.
S. Eine Spritze damit zu füllen, 40—80 Gramm
in das Gelenk zu injiciren, nach 3—5 Minuten
wieder ablaufen zu lassen.

Hierauf die Wunde mit Jodoformgaze und Heftpflaster zu schliessen und immobilisirender, mässig comprimirender Verband.

Auch Auswaschung des punctirten Gelenks mit 2— 4°/₀iger Carbolsäurelösung oft von Vortheil.

Arthritis urica. Gicht. Im Anfall Wärme, mässige Compression und Immobilisirung, sowie Hochlagerung. Gegen die Krankheit selbst Gebrauch von Karlsbad, Kissingen, Homburg, Vichy etc., sowie indifferente und Schwefelthermen (Teplitz, Wiesbaden, Aachen, Baden *bei Wien).*

Angioma. Gefässgeschwulst. Bei flachen Angiomen, wenn dieselben nicht im Gesicht sitzen, Cauterisation mit rauchender Salpetersäure; bei weit ausgebreiteten Gefässektasieen Stichelungen mit Scarificationsmesser an den peripheren Theilen, nach hiedurch erzielter Verkleinerung des Tumors rauchende Salpetersäure. Bei plexiformen und cavernösen Angiomen Exstirpation mit Messer und Scheere; bei mehr diffusen grossen Angiomen meist tiefe Punctionen mit dem Thermocauter; letztere Methode auch bei Angiomen des Gesichts gewöhnlich die beste.

Lymphoma malignum. Bösartige Lymphdrüsengeschwulst. Arsenikbehandlung, und zwar:

Rp. 1444.
Solut. arsen. Fowleri,
Tinct. Ferr. pomat.
$\qquad \overline{aa}$ *10·0.*
S. Anfangs tägl. 2mal
10 Tropfen, nach je
3 Tagen um 2 Tropfen
pr. dos. zu steigen bis zu
2mal 30 Tropfen, dann
ebenso herunterzugehen.

Damit combinirt:
Rp. 1445.
Sol. arsen. Fowler. 10·0.
S. Anfangs tägl. 2 Tropf.,
später 4—5 Tropfen in
die Geschwulst an ver-
schiedenen Stellen zu
injiciren.

NB. Bei Intoxicationserscheinungen nicht plötzliches Aussetzen des Arsens, sondern allmäliche Verringerung der Dosis.

Verrucae. Warzen. Aetzung mit rauchender Salpetersäure; am nächsten Tag der Schorf mit Messer abzutragen bis zur Blutung, dann erneuerte Aetzung; dieses Verfahren bis zum Verschwinden der Warzen fortzusetzen.

Carcinoma. Krebs. Möglichst frühzeitige und gründliche Exstirpation mit dem Messer. Bei sehr alten oder sehr anämischen Individuen auch A e t z m i t t e l, am besten:

> Rp. 1446.
> *Zinc. chlorat. 10 0,*
> *Farin. Secal. (oder Gumm. Arabic.) 30·0,*
> *Aqu. dest. q. s. ut f. massa, ex qua form.*
> *bacill. No. 6.*
> *D. S. Aetzpfeile.*

Man macht mit einer Lancette Einstiche in die Geschwulst und drückt die Aetzpfeile in den Stichcanal hinein.

Bei i n o p e r a b l e n C a r c i n o m e n manchmal Entfernung eines Theils wegen Blutung oder Jauchung indicirt; im Uebrigen zur Beseitigung der schlechten Secretion auch Ferrum candens; gegen den Gestank Jodoformverband, Gypstheer, Liquor Burowi, Kal. hypermanganic. etc.

Hofrath Professor Dr. Eduard Albert's

Klinik und Ambulatorium für chirurgische Krankheiten.

Anästhesirung. Bei grösseren Operationen Narcose mit reinem Chloroform, bei kurz dauernden Operationen auch mit Bromaethyl. Von letzterem nur ganz frisch bezogene Fläschchen zu benützen; 15—20 Cubikcentim. auf einmal aufzugiessen, nach 50 Secunden der Korb zu entfernen und die Operation zu beginnen.' (Dauer der Anästhesie 2—5 Minuten).

Bei kleineren Operationen auch Localanästhesirung durch subcutane Cocaininjection, jedoch nur, wo centrale Abschnürung möglich (z. B. Finger, Penis, nicht am Kopf). Verwendet wird eine 2—5%ige Lösung, jedoch nie mehr als 0·03 Cocain. mur. Sofort nach Beendigung der Operation Entfernung des abschnürenden Schlauches. Bei Intoxicationserscheinungen Excitantia (Cognac·, Einathmung von Amylnitrit.)

An Schleimhäuten statt der Injection Bepinselung mit einer 10—20%igen Lösung von Cocain in Glycerin.

Antiseptische Wundbehandlung. Das an der Klinik Albert hauptsächlich verwendete Antisepticum ist Sublimat, und zwar in folgenden Lösungen:

Rp. 1447. *Mercur. sublim. corros.,*
Natr. chlorat. $\overline{aa}$ *1·0,*
Aqu. dest. 1000·0.
S. 1%₃₀ige Sublimatlösung.

Rp. 1448.

Merc. sublimat. corrosiv.,
Natr. chlorat $\overline{aa}$ *2·0,*
Aqu. dest. 1000·0.
S. 2°/₀₀ige Sublimatlösung.

Rp. 1449.

Merc. sublim. corros.,
Natr. chlorat. $\overline{aa}$ *0·5,*
Aqu. dest. 1000·0.
S. ¹/₂ °/₀₀ige Sublimatlös.

Um die Sublimatlösungen von Wasser leicht unterscheidbar zu machen, werden denselben zweckmässig einige Tropfen einer concentrirten Eosin- oder Methylviolett-Lösung zugesetzt, bis zum Entstehen einer hellrosa oder hellvioletten Färbung.

Die Hände des Arztes werden vor Ausführung von Operationen oder Wundverbänden mit Schmierseife und Bürste gründlich gereinigt, die Nägel gut ausgeputzt, dann die Hände mit 2¹/₂°/₀iger Carbol- oder 1°/₀₀iger Sublimatlösung desinficirt: ebenso Reinigung des Operationsfeldes, mit Aether, dann Seife und Bürste; Desinfection desselben durch Ausspülen mit 1°/₀₀iger Sublimatlösung mittelst Irrigateurs. Die Umgebung des Operationsfeldes mit Sublimat-Compressen zu bedecken (reine Leinen-Compressen, die durch 1 Stunde in 1°/₀₀ Sublimat gekocht, dann in einer gleichen Lösung aufbewahrt werden.) Die Instrumente nach dem Gebrauch stets gründlich gereinigt, werden vor jeder Operation ³/₄ Stunden lang in 1°/₀iger Sodalösung gekocht, hierauf kommen sie in 2¹/₂°/₀ige Carbollösung und werden aus derselben gereicht.

Nadeln, Silberdraht, Uterrussonden etc. liegen beständig in:

Rp. 1450.

Acid. carbolic. 15·0,
Glycerin 300·0.
S. 5°/₀iges Carbol-Glycerin.

Schwämme werden gar nicht mehr verwendet. Zum Abtupfen dient trockene (sterilisirte) oder in Sublimat getränkte und ausgepresste Gaze, bei Laparotomieen genähte Gazebäuschchen, die in Sublimatlösung ausgekocht worden sind. Jeder Tupfer wird nur bei einer Operation verwendet und dann vernichtet.

Zum Nähen wird Seide verwendet, die in 5%iger Carbol- oder $1\%_{00}$iger Sublimatlösung durch eine Stunde gekocht, dann in frischer 5%iger Carbol- oder $2\%_{00}$iger Sublimat-Lösung mindestens 8 Tage aufbewahrt ist, und aus $2\%_{00}$iger Sublimatlösung gereicht wird; zu Ligaturen Catgut, der mit Seife und Bürste gereinigt, 12 Stunden in $2\%_{00}$iger Sublimat-Lösung desinficirt, dann durch mindestens 14 Tage in öfters gewechseltem Sublimat-Alkohol gelegen ist und aus demselben gereicht wird.

Rp. 1451.
Merc. sublim. corrosiv. 1·0,
Alcohol. absolut. 500·0,
Glycerin. 100·0.
S. Sublimat-Alcohol.

Die Drains liegen nach der Reinigung mit Seife und Bürste und einstündiger Auskochung in 5%iger Carbollösung durch mindestens 3 Wochen in $2\%_{00}$iger, alle 5 Tage zu wechselnder Sublimatlösung. In sehr schmale Wundcanäle wird statt eines Drainrohrs ein Streifchen von Jodoformgaze oder von Silk eingeführt, letzterer trocken aufzubewahren, vor der Anwendung aber in Carbol- oder Sublimatlösung zu tauchen.

Der Verband wird gewöhnlich in folgender Weise angelegt: Nachdem die Wunde mit $2\frac{1}{2}$—5%iger Carbol- oder $\frac{1}{2}$—$1\%_{00}$iger Sublimatlösung mittelst Irrigateurs gründlich gereinigt ist, Bestreuen derselben mit Jodoformpulver (mittels Zerstäubers); hierauf kommt direct auf die Wunde Jodoformgaze, in 2—4facher Schichte, darüber gekrüllte feuchte Sublimatgaze, dann geschichtete feuchte Sublimatgaze, hierauf wasserdichter Stoff oder (bei stark secernirenden Wunden) ein Holzwollkissen; das Ganze wird mittelst Calicotbinde befestigt; darüber eventuell ein Schienenverband oder Anlegung eines Organtinverbandes. Bei Wunden in Mund- und Nasenhöhle wird nur Jodoform-

gaze verwendet. Auf frische Narben wird Jodoformpulver gestreut oder ein Jodoformgaze-Streifchen aufgelegt,
darüber englisches Pflaster, in Sublimat eingetaucht, angelegt und mit Collodium befestigt. Verbandwechsel
nur, wenn Indication dazu durch Blutung, starke Schmerzen, Fieber oder Durchschlagen der Wundsecrete gegeben
ist oder wenn die Nähte oder Drains zu entfernen sind.

Sublimatgaze wird bereitet durch Einlegen von
hydrophiler Gaze in kalte, 2%₀₀ige Sublimatlösung, nach
24 Stunden wird die Gaze herausgenommen und zum
Trocknen aufgehängt, bei Anlegung des Verbandes zweckmässig wieder in 1%₀₀ige Sublimatlösung getaucht.

Die Bereitung der Holzwollkissen geschieht, indem
Holzwolle, die 1 Stunde in 2%₀₀iger Sublimatlösung gekocht wurde, auf ein entsprechend grosses Stück Sublimatgaze locker aufgelegt wird, dessen Ränder über der Holzwolle umgeschlagen und mit weiten Stichen vernäht werden.

Bei Laparotomieen wird zur Durchspülung der
Bauchhöhle nicht Sublimat verwendet, sondern:

Rp. 1452.
 Acid. salicylic. 1·0,
 Aqu. dest. 1000·0.
 S. Salicyllösung; erwärmt anzuwenden.

Aus derselben Lösung werden auch die für die
Blutstillung oder Reinigung in der Bauchhöhle zu verwendenden Tupfer gereicht.

Ebenso verwendet auch 1%₀₀ige Thymollösung.

Bei Phlegmonen und septischen Wunden zu
Umschlägen Liquor Burowi:

Rp. 1453.
 Alum. crud. 8·0,
 Plumb. acet. 40·0,
 Aqu. font. 400·0.
 S. Stärkere Burow'sche
  Lösung.

Rp. 1454.
 Alum. crud. 4·0,
 Plumb. acetic. 20·0,
 Aqu. dest. 400·0.
 S. Schwächere Burow'sche
  Lösung.

Bei schlecht heilenden Geschwüren Betupfen mit
in Chlorzinklösung getauchten Wattebäuschchen:

Rp. 1455.
Zinc. chlorat. 5·0—20·0,
Aqu. dest. 250·0.
S. Chlorzinklösung.

Danach der gewöhnliche Sublimatverband.

Commotio cerebri. Gehirnerschütterung. Strengste
Ruhe. Achtung auf die Blasenentleerung, bei gefüllter
Blase Anwendung des Katheters. In schweren Fällen,
bei andauerndem Coma, periphere Reize: Frottirungen
der Haut, Auflegen eines warmen Schwammes in der
Herzgegend, Application kalter Klysmen. Im darauffolgenden Reizungsstadium, wenn der Puls verlangsamt
und stark gespannt ist, bei kräftigen Individuen ein Aderlass oder einige Blutegel an die Warzenfortsätze; ferner
kalte Wasser- oder Essigklystiere. Weiterhin mässig
kühle Umschläge auf den Kopf; durch drei Wochen Bettruhe, leichte Diät. Sorge für regelmässige Stuhlentleerung.

Fractura ossium cranii. Bruch von Schädelknochen.
Bei subcutanen Fracturen nur strenge Ruhe, allenfalls Application von Kälte. Nur wenn Blutung aus der
Arteria meningea media diagnosticirt wird, Trepanation
und Unterbindung der Arterie. Wenn Depression eines
Fragments besteht und schwere Gehirnerscheinungen ver-
anlasst, operative Elevation oder Entfernung des Knochen-
stücks.

Bei complicirter Fractur, wenn bloss eine Fissur
vorhanden, Desinfection der Wunde, Drainage, Naht,
antiseptischer Verband. Bei Splitterung in geringer
Ausdehnung Entfernung der beweglichen Splitter, Glättung
der Wundränder; wenn möglich, auch hier Vernähung
der Wunde. Bei ausgedehnteren Fracturen mit weit aus-
laufenden Fissuren nur die ganz losen Splitter zu entfernen und scharfe Knochenzacken abzukneipen. Sind

fremde Körper in den Schädel eingedrungen und
stecken dieselben noch im Knochen, so sind sie
mittelst Schraubstöcke, Zangen etc. durch entsprechende
Bewegung der Fremdkörper zu entfernen; wenn dies nicht
gelingt, Abmeisselung der umgebenden Knochensubstanz
oder selbst eigentliche Trepanation, ebenso bei gänzlich
im Schädelraum steckenden Fremdkörpern (Kugeln), wenn
sich ihr Sitz mit Sicherheit bestimmen lässt und einem
operativen Eingriff zugänglich ist.

Atheroma capitis. Balggeschwulst am Kopf. .In-
cision der Geschwulst in ihrem längsten Durchmesser,
Auspräparirung des Balges von der Umgebung. Desinfection, Naht, Sublimatverband.

Kephalhaematoma. Kopfblutgeschwulst. Rein exspectative Behandlung; nur wenn Eiterung eintritt, Incision.

**Vulnus scissum faciei. Schnitt-, resp. Hiebwunde
des Gesichts.** Naht, am besten Knopfnaht. Wenn
viele Gefässe spritzen, einzelne derselben mit Sperrpincette
zu fassen, die man liegen lässt, bis man mit der Naht
bis zu der betreffenden Stelle gekommen ist. Ligatur
gewöhnlich überflüssig. Reicht die Wunde bis in eine
der Gesichtsöffnungen (Nasenhöhle, Mundspalte), die Naht
an dieser Stelle zu beginnen. Ueber die genähte Wunde
der gewöhnliche Sublimatverband. Bei Entfernung der
Nähte zwischen denselben Jodoformgaze-Streifchen mit
englischem Pflaster und Collodium zu befestigen, erst
wenn diese festkleben, die Fäden herauszunehmen.

Noma. Wasserkrebs. Roborirende und excitirende Diät.
Abtragung gangränöser Theile und Aetzung der Wundfläche mit Ferrum candens (Paquelin) oder mit rauchender Salpetersäure.

Angioma faciei. Gefässgeschwulst im Gesicht. Bei
flachen Teleangiectasieen Bestreichen mit Collo-

dium zu versuchen. Beim eigentlichen Tumor cavernosus Ignipunctur mit spitzem Paquelin oder einfach mit an der Spitze glühend gemachten Nadeln; in
anderen Fällen Durchziehen von in Liquor Ferri sesquichlorati getauchten und abgetrockneten Fäden, die man
über der Geschwulst knüpft, und wenn sie stark locker
geworden, entfernt. Exstirpation mit dem Messer nur,
wenn die zurückbleibende Wunde sich nähen lässt.

Epithelioma faciei. Epithelialkrebs des Gesichts.
Exstirpation mit dem Messer; bei alten Leuten, wenn
die Neubildung flach ist, auch Aetzen mit Chlorzinkpasta:

> Rp. 1456.
> *Zinc. chlorat. 20·0,*
> *Gumm. Arab. sol. inspiss. 5·0,*
> *Amyl. pur. q. s. ut f. pasta consist. spissior.*
> *D. S. Liniendick auf die Geschwulst aufzu*
> *streichen; die Umgebung mit Heftpflaster*
> *zu schützen.*

Fractura nasi. Bruch des Nasenknochens.
Bei starker
Blutung Einspritzung von kaltem Wasser, eventuell
Tamponade der Nasenhöhle (s. S. 380 „Epistaxis"). Dislocation durch Emporheben des verschobenen Fragments
mittelst in die Nase eingeführter Kornzange oder weiblichen Katheters zu beheben; hierauf zur Stützung des
Fragments Röhrchen aus Blei oder Silber oder Stücke
von elastischen Kathetern, eventuell auch nur Jodoformgaze einzuführen.

Fractura maxillae inferioris. Bruch des Unterkiefers.
Bei Dislocation Fixirung der Fragmente durch
Naht mittelst Silberdrahtes; im Uebrigen Anlegen eines
Kinntuchs. Seltener Anlegen von Guttapercha-Schienen

an die Zahnreihe. Gegen die leicht erfolgende Zersetzung der Mundsecrete;

Rp. 1457.
Kali chloric. 5·0,
Aqu. font. 200·0.
S. Gurgelwasser.

Luxatio maxillae. Verrenkung des Kiefergelenks. Reposition: Mit den in die Mundhöhle eingeführten Daumen der Unterkiefer in der Gegend der letzten Backenzähne nach abwärts zu drücken und zugleich mit den übrigen Fingern das Kinn von unten zu heben; ein Gehilfe steht hinter dem Patienten und fixirt den Kopf mit den an die Ohrgegend gelegten Flachhänden, die zugleich einen sanften Zug nach oben ausüben sollen.

Periostitis maxillaris. Parulis. Subperiostaler Kieferabscess. Spaltung des Abscesses von der vorderen Mundhöhle aus; in jedem Falle Extraction des kranken Zahnes.

Epistaxis. Nasenbluten. Ruhe, Entfernung eng anschliessender Halsbinden oder Kragen; bei bettlägerigen Patienten nur leichte Bedeckung. Aufschnauben von kaltem Wasser, Essig oder Alaunlösung ist gewöhnlich schon vor der Ankunft des Arztes versucht worden; am besten daher sofort Compression oder Tamponade auszuführen. Zunächst also drückt man dem mit nach vorne geneigtem Kopfe sitzenden Patienten, während derselbe ruhig athmet, den Nasenflügel der blutenden Seite fest an das Septum. Steht nach 10 Minuten die Blutung nicht, Einführung eines genügend grossen, an einem Faden befestigten Watte- oder Charpietampons in die Nasenhöhle. Wenn trotzdem die Blutung andauert, das Blut nach den Choanen abfliesst, Tamponade der Choanen: Am meisten verwendet die Belocqu'sche Röhre:

dieselbe wird bei zurückgezogener Feder durch den unteren Nasengang bis an die hintere Rachenwand eingeführt: dann die Feder vorgeschnellt, das Knöpfchen derselben durch den Mund mittelst Kornzange vorgezogen und an demselben ein vorher vorbereiteter, etwa daumendicker Tampon mittelst eines Fadens, der durch die Oese des Knöpfchens gesteckt und festgeknüpft wird, befestigt, hierauf das Instrument langsam durch die Nase herausgezogen. Der beim Nasenloch heraushängende Faden mit Heftpflaster an der Wange zu befestigen. Nach 24 Stunden der Tampon zu entfernen. Statt der Belocqu'schen Röhre im Nothfall auch ein elastischer Katheter, ein dünnes Wachskerzchen etc. zu verwenden. Besser als all dies ist der Doppelballon von Englisch, der unter Zusammenpressen des hinteren Ballons mit dem Finger oder einer Schieberpincette durch den unteren Nasengang eingeführt, bis in die Choane geschoben und mit kaltem Wasser gefüllt, dann durch Zuschnüren des Schlauchs mit einem Faden geschlossen wird.

Nach Stillung der Blutung noch Ruhe angezeigt, Vermeiden von heissen Speisen, aufregenden Getränken.

Corpora aliena in cavo narium. Fremdkörper in der Nasenhöhle. Entfernung gewöhnlich am leichtesten mit dem Ohrlöffel; wenn der Körper nach vorne nicht extrahirbar, kann man ihn nach rückwärts stossen und mit zwei vom Munde aus in den Rachen gesteckten Fingern der linken Hand daselbst auffangen (jedoch nie ohne Assistenz!). Stets genaue Inspection der Nasenhöhle, wenn nöthig selbst in Narkose, geboten, namentlich wenn schon von anderer Seite Extractionsversuche gemacht worden. Wenn Insecten oder Fliegenmaden in der Nase stecken, Chloroform-Inhalation; dann Ausspritzung der Nasenhöhle und Extraction der hiedurch sichtbar gewordenen Thiere.

Ranula. Entweder Incision, Excision eines Theils des Sackes *und Vernähen der Ränder*; oder Exstirpation des Sackes *soweit als möglich.*

Angina tonsillaris. Mandelentzündung. Kalte, astringierende oder desinficirende Gurgelwässer. Bei nach wiederholter Angina zurückbleibender hochgradiger Hypertrophie der Mandeln Tonsillotomie, nur zu einer Zeit, wo die Mandeln nicht acut entzündet sind, auszuführen, am besten die Tonsille mit Hakenpincette oder schlanker Museux'scher Zange zu fassen und mittelst eines Knopfbistourris oder Dumreicher'schen Cystotoms abzutragen; zur Stillung der Blutung lässt man kaltes Wasser in den Mund nehmen und in den Rachen fliessen, aber nicht gurgeln.

Parotitis. Entzündung der Ohrspeicheldrüse. Im Beginn kalte, wenn Eiterung eingetreten, feuchtwarme Umschläge; bei deutlicher Fluctuation Incisionen, parallel dem Verlauf der Facialisäste, bei Eitersenkung nach dem Halse Gegenincision, Drainage. Bei chronischen Formen **Massage.**

Verletzungen am Halse. Wenn bloss Haut und Platysma durchschnitten sind, Naht, am abhängigsten Punkt der Wunde eine Gegenöffnung und Drainage. Bei tiefer greifenden Wunden zunächst für exacte Blutstillung zu sorgen, eventuell behufs Auffindung des spritzenden Gefässes die Wunde zu erweitern. Ist trotzdem das Gefäss nicht aufzufinden, (doppelte) Unterbindung der Carotis externa, oder selbst der Carotis communis in loco electionis. Provisorisch Compression der Gefässe durch den in die Wunde eingeführten Finger, oder wenn dies nicht thunlich, directe Compression der Carotis in der Weise, dass der Arzt hinter den Kranken tritt, den Daumen der der Verletzung entsprechenden Seite in den Nacken des Kranken, die vier übrigen Finger an den vorderen Rand des Kopfnickers, entlang dem Stamm der Carotis anlegt und mit den letzteren abwechselnd drückt.

Nach vollzogener Blutstillung gründliche Desinfection der Wunde, Entfernung etwa eingedrungener Fremdkörper; wenn nöthig, günstige Formirung durch Zuschneiden der Wunde; Drainage, Sublimatverband.

Bei **subcutaner Fractur des Zungenbeins** Reposition des dislocirten Fragments am besten vom Rachen aus. Bei subcutaner **Fractur des Larynx** oder der **Trachea**, sowie Dyspnoë eintritt, **Tracheotomie**.

Bei **offenen Fracturen der Luftwege**, wenn sich Blut in die Bronchien ergossen hat, ein elastischer Katheter durch die Wunde in die Trachea einzuführen und das Blut auszusaugen; während dessen provisorische Blutstillung durch Compression oder durch zweckmässigen Zug an in die Wunde eingesetzten Haken; danach definitive Blutstillung, Ligatur blutender Gefässe. **Niemals Naht der Trachea.** Wenn ein Stück der Zunge oder Epiglottis abgetrennt und auf den Aditus laryngis gefallen ist, dasselbe wieder anzunähen oder wenigstens mittels eines durchgestochenen Fadens an passender Stelle zu fixiren. Ferner in jedem Falle prophylaktische Tracheotomie; dieselbe nur, wenn der Arzt jederzeit sofort zur Hand ist, bis zum etwaigen Eintritt von Dyspnoë zu verschieben. Ernährung mittelst durch die Nase einzuführender Schlundsonde. Bei **Verletzung des Oesophagus** Naht zu versuchen; wenn dieselbe nicht gelingt, behufs Ernährung die Schlundsonde von der Wunde aus einzuführen, bei wenig ausgedehnter Verletzung auch Einführung durch die Nase. Wenn wegen hochgradiger Schwellung des Pharynx die Einführung der Schlundsonde in keiner Weise möglich, Oesophagotomie und Einführung durch die Operationswunde.

Struma. Kropf. Bei der **parenchymatösen** Form, sowie bei kleineren **gelatinösen** Kröpfen **Jodbehandlung** zu versuchen: Innerlich **Haller** Jodwasser oder bei Erwachsenen:

Rp. 1458. *Kal. iodat. 0·5,*
Aqu. dest. 80·0,
Syr. cort. Aurant. 20·0.
S. Tagsüber zu verbrauchen.

Aeusserlich:

Rp. 1459.

Jod. pur. 0·3,
Kal. iodat. 3·0,
Ungu. simpl. 30·0.
S. Am Morgen einzureiben,
  Abends wegzuwaschen.

Rp. 1460.

Jod. pur. 0·3,
Kal. iodat. 1·5,
Glycerin. 30·0.
S. Morgens einzupinseln,
  Abends wegzuwaschen.

Bei Struma cystica Punction mit einem mittelstarken, sperrbaren, nicht federnden Troiscart, nach Ausfliessen der Flüssigkeit Injection einer entsprechenden Menge der Lugol'schen Lösung:

Rp. 1461.

Jod. pur. 0·4,
Kal. iodat. 2·0,
Aqu. dest. 30·0.
S. Zur Injection.

Diese Flüssigkeit durch 5 Minuten in der Cyste zu belassen, dann durch den Troiscart wieder ausfliessen zu lassen. Wenn bei diesen Fällen die Jodbehandlung, resp. die Punction nicht zum Ziele führt, sowie bei allen anderen Formen Enucleation (nur unter genügender Assistenz).

Lymphoma colli. Schwellung der Halslymphdrüsen.

Wenn möglich, Ermittelung und Beseitigung der Ursache (Furunkel oder Ekzem der Kopf- oder Gesichtshaut, Pediculosis, Geschwüre der Nasenhöhle, cariöse Zähne, chronischer Rachenkatarrh etc.); bei scrophulösen Individuen gute Ernährung (Fleisch, Milch, Eier), Gebrauch von Leberthran, Jod, Eisen. Exstirpation nur bei ganz begrenzter Schwellung; wenn Eiterung und Durchbruch nach Aussen eingetreten, Excochleation.

Lymphoma malignum. Arsenikbehandlung, und zwar innerlich:

Rp. 1462.
Sol. arsen. Fowleri,
Ferr. oxydat. dialysat.
  . liqu. āā 10·0.
S. 2mal täglich nach der
  Mahlzeit je 5 Tropfen.

(Man steigt jeden zweiten oder dritten Tag um 1 Tropfen pr. dos., bis zum Auftreten von Intoxications-Erscheinungen,

dann ebenso langsames Abfallen der Dosis.)

Zugleich subcutan:
Rp. 1463.
Sol. arsenic. Fowler. 10·0.
S. Täglich an 2 oder 3
  verschiedenen Stellen
  je 1 Theilstrich einer
  Pravaz'schen Spritze
  zu injiciren.

Gegen nach den Injectionen auftretende neuralgische Anfälle feuchtwarme Umschläge; bei Schlaflosigkeit und nervöser Aufregung am Abend einige Gläser Bier oder:

Rp. 1464.
Kal. bromat. 10·0.
Div. in dos. aequ. No. 5.
D. S. Am Abend 1 Pulv. in Wasser zu nehmen.

Corpus alienum in tractu respiratorio. Fremdkörper in den Luftwegen. Sitzt der Fremdkörper oberhalb der Stimmritze, so suche man ihn mittelst Kornzange, eines gebogenen Drahtes, gekrümmter Polypenzange etc. zu entfernen; wenn dies nicht gelingt, Tracheotomie. Ist der Körper in der Trachea oder in einem Bronchus, Aufstellen des Kranken auf den Kopf, Verabreichung eines Brechmittels; wenn dies nicht sehr rasch zum Ziele führt, Tracheotomie, worauf der Fremdkörper gewöhnlich beim Husten oder auf ein Brechmittel hin ausgestossen wird oder auch von der Wunde aus mit Münzenfänger oder Kugelzange entfernt werden kann.

Corpus alienum in oesophago. Fremdkörper in der Speiseröhre. Weiche Körper, die im Halstheil stecken, können durch Anpressen gegen die Wirbelsäule oder Drücken und Kneten von Atzega vem̃lichht gemacht werden; wenn nicht, so sucht man nfg̃ aẽt gekrümmter Korn- oder Polypenzange, amerikanischer Schlundzange oder Gräfe'schen Münzenfängers zu extrahiren.

Tiefer sitzende weiche Körper werden mittelst Schlundstössers in den Magen hinabgestossen. Harte, namentlich aber spitze Körper müssen stets extrahirt werden, wozu man sich verschiedener Mittel (Münzenfänger, Schlundzange, zusammengedrehter Wachsstock etc.) bedient; gelingt dies nicht, Oesophagotomie oder unter Umständen selbst Gastrotomie.

Fractura vertebrae. Bruch eines Wirbelknochens.

Wenn der Kranke noch transportirt werden muss, derselbe auf eine feste Bahre zu legen. Um ihn ins Bett zu bringen, mindestens 6 Personen nothwendig, 2 einander gegenüberstehende greifen unter die Schultern des Patienten und reichen sich dort die Hände, 2 andere ebenso unter dem Becken und 2 unter den Beinen und heben so den Kranken langsam ins Bett; bei Bruch der Halswirbelsäule muss noch ein Gehilfe den Nacken und Kopf fixiren. Wenn der Patient bereits im Bett liegt, Reposition der Fragmente mit Vorsicht durch Zug und Gegenzug (an Kinn und Schultern, oder Achseln und Becken) zu versuchen; Fixirung der Bruchgegend durch Gypscravatte oder Gypspanzer oder, wo dies nicht ausführbar, locker gefüllte Sandsäcke unter die Bruchgegend in passender Weise zu legen. Decubitus nach Möglichkeit zu verhüten.

Caries vertebrarum. Beinfrass der Wirbelsäule.

Diätetisches Regime; gute, frische Luft, kräftige Fleischnahrung, Leberthran, Eisenpräparate, z. B.:

Rp. 1465.

Pill. Blaud. No. 50.
D. S. 2mal tägl. je 2 — 4
Pillen nach der Mahl-
zeit.

Rp. 1466.

Tinct. Ferr. pomat.,
Tinct. Rhei Darelli $\overline{aa}$
          15·0.
D. S. 3mal tägl. 5—15
Tropfen.

Rp. 1467.

Extr. Malat. Ferr.,
Extr. Quass.,
Extr. Chin reg. $\overline{aa}$ *3·0.*
M. f. pill. No. 60.
D. S. 3mal tägl. 1 Pille, allmälich steigend
bis zu 9 Pillen pro die.

In Bezug auf locale Behandlung bei Caries der Halswirbelsäule Cravatte von Filz oder Guttapercha, oder
die Glisson'sche Schwinge; bei Affection der Brust-
wirbelsäule Anlegung von abnehmbaren Filz- oder
Gypsmiedern, die nur während des Herumgehens zu
tragen sind; · endlich bei Localisation an den Lenden-
wirbeln permanente Extension nach Volkmann. In
den meisten Fällen am vortheilhaftesten das Gypsbett nach
Lorenz.

Arthritis difformans der Wirbelsäule. Indifferente
Thermen, Sool- und Schwefelbäder.

Rp. 1468.

Kal. iodat. 10·0.
Div. in dos. aequ. No. 10.
D. S. Früh und Abends 1 Pulver.

Ferner auch Galvanisation mit aufsteigenden Strömen
zu versuchen.

Habituelle Skoliose. Wenn dieselbe noch redressir-
bar, orthopädische Behandlung: gymnastische Uebungen,
forcirtes Redressement, so dass die Wirbelsäule die ent-

gegengesetzte Krümmung zeigt, und Anlegung eines Gyps-
mieders in der übercorrigirten Stellung. Bei bereits fixer
Skoliose Stützmieder, um Verschlechterung zu verhüten.

Fractura costae. Rippenbruch. Bei Dislocation Reposition nur, wenn sie durch die Beschwerden geboten
erscheint, nothwendig, im Nothfall directe Reposition mit
dem durch eine gemachte Incision eingeführten Finger.
Im Uebrigen die Bruchgegend durch breite, den Thorax
umschlingende Heftpflasterstreifen zu fixiren; Bettruhe;
ein Abführmittel (Bitterwasser, Ricinus-Oel, Aqu. laxativa
Viennensis); wenn starker Hustenreiz besteht, ein Nar-
coticum, etwa:

> Rp. 1469.
> *Extr. Opii aquos. 0·15,*
> *Sacch. alb. 3·0.*
> *M. f. pulv. Div. in dos. aequ. No. 6.*
> *D. S. 3—6 Pulver täglich.*

Penetrirende Wunden des Thorax. Bei starker Blutung zunächst Stillung derselben; bei Blutung aus der
Arteria mammaria interna Unterbindung derselben in der
Wunde oder in der Continuität, bei Blutung von Inter-
costalarterien Compression; bei Blutung aus der ange-
schnittenen Lunge Vernähung der Wunde. Ein Lungen-
vorfall, wenn frisch und beweglich, zu reponiren; wenn
eingeklemmt oder sogar schon gangränös, nicht zu reponiren, sondern nur mit antiseptischem Verband zu
bedecken. Wenn nach der Vernähung einer Thoraxwunde
starke Oppression durch Pneumothorax auftritt, Punction
des Thorax oder Lüftung der Wunde an einer kleinen
Stelle und darauf wieder Verschluss derselben. Wenn
gefahrdrohende Dyspnoë durch Lungenhyperämie oder
Lungenödem eintritt, ein Aderlass. Wenn Verdacht auf
eine Verletzung des Herzens besteht (Sondirung
zur Feststellung dieser Diagnose darf nicht vorgenommen

werden!), Verschluss der äusseren Wunde durch Naht, strengste Ruhe, der Kranke in einem kühlen Local zu isoliren, jede körperliche oder geistige Aufregung desselben zu vermeiden, am ersten Tage absolute Nahrungsenthaltung, zum Durstlöschen Eispillen, in den nächsten Tagen nur kalte Flüssigkeiten zu geben. Ein ausgiebiger Aderlass, der auch mehrmals wiederholt werden kann, falls der Puls selten und hart wird; auf die Herzgegend ein Eisbeutel.

Abscessus frigidus thoracis. Kalter Abscess am Thorax. Wenn der Abscess von der Wirbelsäule oder dem Sternum ausgeht, gewöhnlich Punction mit einem mittelstarken Troiscart, und durch die Canüle desselben Injection von:

Rp. 1470.
Jodoform 15·0,
Glycerin. (od. Ol. Ricini) 100·0.
S. Bis zu mässiger Füllung der Abscesshöhle zu injiciren.

Bei Abscessen in Folge von Rippencaries dasselbe Verfahren, oder in geeigneten Fällen auch Incision und Excochleation, eventuell mit Resection der Rippe.

Mastitis. Brustdrüsen-Entzündung. Wenn nur entzündliche Anschoppung besteht (starke Spannung bei nicht gerötheter Haut), feuchtwarme Umschläge (ein 2—4fach zusammengelegtes Leinwandstück in laues Wasser getaucht und mässig ausgewunden, darüber ein wasserdichter Stoff); das Säugen kann, wenn es nicht sehr schmerzhaft ist, fortgesetzt werden; wenn es grosse Schmerzen macht, auszusetzen, dabei der Kranken Ruhe zu empfehlen, Bewegungen des Armes der kranken Seite zu meiden, Diät nur aus Suppe, Mandelmilch und Aehnlichem bestehend; wenn das Säugen ausgesetzt wurde, ein *Drasticum*, etwa:

Rp. 1471.

> *Inf. folior. Sennae e 8·0—15·0 : 150·0,*
> *Syr. rub. Idaei 30·0.*
> *S. Am Morgen die Hälfte oder das Ganze zu*
> *nehmen.*

Wenn evidente Entzündung eingetreten, Behandlung je nach dem Sitz. Subcutane Abscesse einfach zu incidiren; besonderes diätetisches Verhalten dabei unnöthig. Bei Entzündung des Drüsenparenchyms der Arm der kranken Seite mittelst Heftpflasters oder Binde am Stamm zu fixiren, das Kind an der kranken Brust nicht anzulegen, die Brust durch ein dreieckiges Tuch (Suspensorium mammae) oder durch Heftpflasterstreifen zu heben. Feuchtwarme Umschläge auf die Mamma. Bettruhe, strenge Diät, bei Fieber kühlendes Getränk, allenfalls ein gelindes Abführmittel, etwa:

Rp. 1472.

> *Magnes ust. 5·0,*
> *Aqu. dest. 50·0,*
> *Syr. simpl. 20·0.*
> *S. Stündlich 1 Esslöffel.*

Wenn Fluctuation vorhanden, ausgiebige Spaltung, wobei Incision stets in radiärer Richtung (gegen die Brustwarze hin) auszuführen, eventuell Anlegung einer Gegenöffnung; Drainage, antiseptischer Verband. Bei retromammären Abscessen das Säugen nur, wenn es schmerzhaft ist, zu unterbrechen; die Brustdrüse nicht durch einen Verband zu heben, sondern höchstens ganz leicht zu unterstützen; Incision an der Stelle der deutlichsten Fluctuation, gewöhnlich also oben.

Zurückbleibende Fisteln in Narkose zu erweitern und auszukratzen und Ausstopfung mit Jodoformgaze.

Bei Mastitis chronica ein Suspensorium mammae. Priessnitz'sche Umschläge oder etwa:

Rp. 1473.
Jod. pur. 0·1,
Kal. iodat. 1·0,
Vaselin. 30·0.
S. Salbe; jeden Morgen aufzulegen, Abends wegzuwischen.

Fractura claviculae. Schlüsselbeinbruch. Sayre-scher Heftpflasterverband: 1. Streifen von der Mitte des Oberarms innen, spiralig, nach hinten oben und an die äussere Fläche des Oberarms, dann über den Rücken zur gesunden Achsel und unter derselben bis zur Gegend der Papille; 2. Streifen von der gesunden Schulter schief über die Brust unterhalb des gebeugten Ellbogens, dann schief über den Rücken nach der gesunden Schulter zu-rück; 3. Streifen von der kranken Schulter nach vorne um das Handgelenk und am Rücken wieder zurück. Bei Kindern statt dieses Verbandes eine Mitella mit der Breit-seite des Tuchs am Ellenbogen oder eine. enganliegende Jacke, deren Aermel man, nachdem der Arm in die pas-sende Stellung gebracht ist, an den Brusttheil annäht.

Luxatio claviculae. Verrenkung des Schlüsselbeins. Bei Verrenkung im Sternoclaviculargelenk nach vorne Reposition durch Druck und Fixirung durch eine Guttapercha-Hohlschiene, die mit Heftpflaster befestigt wird, darüber noch der Arm mit der Hand auf der ge-sunden Schulter durch einen Contentivverband zu fixiren.
Bei Luxatio retrosternalis die Schulter nach aussen und rückwärts zu ziehen, während der Stamm fixirt wird, dann ähnlicher Verband wie bei Luxation nach vorne. Bei Luxation im Akromialgelenk nach oben Einrichtung durch Heben der Schulter und Nieder-drücken des Schlüsselbeins, Fixirung durch Heftpflaster-streifen.

Luxatio humeri. Verrenkung des Oberarms. Ein-fachstes Repositionsverfahren die Tractionsmethode.

Der Kranke sitzt auf einem Sessel, den gesunden Arm
über die Lehne gelegt. Ein Gehilfe zieht an einem auf
die kranke Schulter gelegten Tuch nach abwärts; ein
zweiter an einem in die Achselhöhle möglichst hoch
hinauf angelegten Tuch in horizontaler Richtung; ein
dritter kniet an der gesunden Seite des Patienten und
kreuzt seine Hände auf der kranken Schulter. Dies Alles
zur Fixirung der Scapula. Ein Gehilfe zieht num an
einer um den Oberarm gleich oberhalb des Ellbogens gelegten Schlinge in horizontaler Richtung und etwas nach
oben, während der Operateur den Kopf des Humerus umfasst und in die Pfanne hineindrückt. In der Narkose
ist dieses Verfahren noch leichter. Nach der Einrichtung
Fixirung des Arms durch einen den Vorderarm an der
vorderen Thoraxfläche befestigenden Organtinverband.
Bei frischen Luxationen auch die Rotationsme-
thode: rechtwinkelige Beugung im Ellenbogengelenk,
Rotation nach aussen, bis der Vorderarm in der Frontal-
ebene steht, hierauf Rotation nach einwärts, bis der
Vorderarm wieder dem Stamme anliegt.

Bei veralteter Luxation Einrichtungsversuche in
der Narkose; der Kranke liegt auf einem niederen Tisch,
die Schulter, die über den Rand desselben hinaushängt,
wird in der oben angegebenen Weise fixirt und der
Arm mit allmälich steigender Kraft extendirt, zunächst in
der pathognomonischen Stellung, dann in rechtwinkelig ab-
ducirter oder selbst in hyperabducirter Stellung, während
der Oberarmkopf controlirt wird; sobald sich derselbe
bewegt, wird medial von demselben von oben her ein
Knebel in die Achselhöhe eingelegt, an demselben fest
angezogen und unter allmälichem Nachlassen der Extension der Arm in die pathognomonische Stellung zurückge-
bracht. Eventuell auch Benützung des Flaschenzuges
zu den Extensionen.

Wunden der Schultergegend und Achselhöhle. Bei
starken Blutungen die Wundränder aneinanderzuziehen

oder (bei Stichwunden) die Wunde selbst zu erweitern,
um die spritzenden Gefässe zu fassen und zu unterbinden.. Bei Nachblutungen unter Umständen selbst
Unterbindung der Subclavia oder Axillaris in der Continuität. Wenn das Gelenk eröffnet ist, dasselbe ausgiebig zu desinficiren, wenn nöthig unter Erweiterung
der Wunde; wenn möglich, Vernähung bis auf die für
Drainröhren offen zu haltenden Stellen; fixer Verband
zur Immobilisirung des Gelenks.

Fractura humeri. Oberarmbruch. Bei Fractur des
oberen Endes Middeldorpf'sches Dreieck, aus drei in
entsprechenden Winkeln zusammengenagelten und sehr
stark gepolsterten Brettchen improvisirt; liegt der Bruch
in der Mitte des Oberarms, Pappschienenverband; bei
Fractur des unteren Endes Gypsverband in rechtwinkelig
gebeugter Stellung des Ellbogengelenks, nach 8—14 Tagen
abzunehmen und zu erneuern. Bei complicirter Fractur Narkose, die Extremität genau zu reinigen, zu desinficiren; dann Erweiterung der Wunde mit dem Messer,
bis man die Fracturstelle genau mit dem Finger untersuchen kann; die Wunde bis in alle Höhlen und Buchten
sorgfältig mit Sublimat zu desinficiren, Unterbindung
blutender Gefässe, Entfernung von Coagulis und Fremdkörpern, sowie von losen Knochensplittern; scharfe Knochenzacken abzukneipen, der ganze Knochen in richtige
Lage zu bringen, zerquetschte Weichtheile mit der Scheere
abzutragen, nochmalige Desinfection der Wunde, Drainage, Naht, Einrichtung der Fractur durch Extension
und Contraextension, antiseptischer Verband, darüber Schienenverband.

Luxatio cubiti. Verrenkung des Ellbogengelenks.
Bei Luxation beider Vorderarmknochen nach
hinten Einrichtung entweder nach Roser: Hyperextension des Vorderarms, worauf ein Gehilfe das Olekranon *nach abwärts* drückt, dann rasche Beugung des

Gelenks; oder nach Dumreicher: Während ein Gehilfe an einem unter der Achselhöhle durchgeführten Handtuch nach oben zieht, ein zweiter den Oberarm umgreifend, ihn fixirt, zieht der Operateur an einer gleich unterhalb des rechtwinkelig gebeugten Ellbogengelenks angelegten Schlinge (der Patient liegt dabei) an und fasst mit der anderen Hand den Arm oberhalb des Handgelenks; so wie sich das Olekranon etwas bewegt, Streckung des Gelenks mit der oberhalb des Handgelenks angelegten Hand unter mässigem Anziehen in der Axe des Vorderarms.

Bei completer Luxation nach vorne einfache Extension und Zurückdrücken der Gelenkskörper; bei incompleter Luxation Beugung. Bei Luxation nach aussen Extension und Coaptation. Bei Luxation des Radius allein nach vorne Extension und Supination des Vorderarmes, bei Luxation desselben nach hinten Extension, Supination und directer Druck auf das Radiusköpfchen.

Bei veralteten, nicht mehr reponiblen Luxationen des Ellbogengelenks gewaltsame Beugung in der Narkose, dann passive und active Bewegungen. Bei der Luxation nach hinten ist es jedoch meist nöthig, die sich spannenden Ligamente und selbst die Tricepssehne subcutan zu durchtrennen, und wenn dies nicht zum Ziel führt, Arthrotomie oder selbst Resection des unteren Humerusendes auszuführen; bei alten Individuen besser nur die forcirte Beugung und Anstrebung der Anchylose in der rechtwinkelig gebeugten Stellung.

Caries cubiti. Tuberculose des Ellbogengelenks

Entsprechende roborirende Allgemeinbehandlung (s. „Caries vertebrar." S. 386 f.). Bei geringer Ausdehnung der Erkrankung besonders bei Kindern Ignipunctur, in hochgradigeren Fällen Excochleation der erkrankten Theile; bei vorgeschrittener Caries Resection oder Am-

putation. Kalte Abscesse in der Umgegend des Ellbogengelenks zu incidiren und mit scharfem Löffel auszukratzen,
oder Exstirpation der Abcessmembram.

**Fractura antibrachii. Bruch der Vorderarm-
knochen.** Bei Fractur des Olekranon zunächst gegen
die Schwellung Compression mittelst von den Fingern
bis zur Schulter aufsteigenden Bindentouren bei nahezu
gestreckter Stellung des Gelenks. Häufiger Verbandwechsel. Nach Abnahme der Schwellung Verband in
vollständiger Streckstellung des Gelenks; nach einiger
Zeit kleine, allmälich ausgiebigere Beugebewegungen, wobei
das obere Fragment mit den Fingern stark herunterzu-
drücken. Bei den übrigen Formen der Vorderarm-
knochenbrüche Anlegung der Dumreicher'schen Flü-
gelschiene; später Blaue-Binden-Verband.

Luxatio manus et digitorum. Bei Luxationen des
Handgelenks gewöhnlich einfache Extension und Coaptation durch Druck von Erfolg. Dorsale Luxation des
Daumens im Metacarpophalangealgelenk, wenn incomplet,
durch Anziehen am Daumen und langsames Herumführen
um das Metacarpusköpfchen einzurichten; bei completer
Luxation mit den am Dorsum des Metacarpus angelegten
Daumenspitzen die Phalange vorzuschieben, dann in
Beugestellung zu bringen; eine complexe Luxation ist
erst durch rechtwinkeliges Aufstellen der Phalange in die
complete zu verwandeln.

Distorsio manus. Verstauchung des Handgelenks.
Im Beginn Ruhigstellung der Hand auf einer Schiene,
Application von Kälte; bei Ruptur der Gelenksbänder
die Ruhe bis zur Verheilung des Risses einzuhalten; in
leichteren Fällen dagegen baldiger Uebergang zur Massage: Leichte Friction der schmerzhaften Stellen mit
den *Fingerspitzen* von unten nach oben; allmälich kann

man den Druck verstärken; nach der Massage leichte passive Bewegungen zu versuchen, aber nur, wenn sie schmerzlos sind, fortzusetzen.

Wunden der Hand. Blutungen aus dem oberflächlichen Hohlhandbogen durch Unterbindung in der Wunde zu stillen; bei Blutung aus dem tiefen Hohlhandbogen bei frischer Verletzung ebenfalls das blutende Gefäss nach Esmarch'scher Einwicklung der Extremität in der Wunde aufzusuchen und zu ligiren; wenn aber die Wunde bereits eitert, Ligatur der Radialis und Ulnaris ober dem Handgelenk; tritt trotzdem eine Nachblutung auf, unter allen Umständen Unterbindung in der Wunde.

Zur provisorischen Blutstillung, wenn die Ligatur in Folge äusserer Umstände nicht gleich gemacht werden kann, Compression durch Auflegen eines runden glatten, in ein Tuch gewickelten Steines (das Tuch fest um die Hand zu knüpfen) oder durch Fixiren des Hand- und Ellbogengelenks in forcirter Beugung (nach Adelmann).

Bei querer Durchtrennung von Sehnen oder Muskeln Vernähen derselben, der Verband derart anzulegen, dass der verletzte Muskel möglichst verkürzt ist, und in dieser Lage die Extremität durch Schienenverband zu fixiren; bei Verletzung von Streckersehnen also Verband in maximaler Streckung, von Beugersehnen in maximaler Beugung; die Finger am besten durch einen Handschuh, dessen Fingerenden an die Volarfläche angenäht werden, oder durch passend angelegte Heftpflasterstreifen in Beugung zu erhalten.

Peritonitis. Bauchfellentzündung. In acuten Fällen strenge Diät, Opium innerlich; bei starken Schmerzen Application von Kälte auf das Abdomen. Gegen hochgradigen Meteorismus Einführung eines langen Drain- oder Schlundrohrs in den Mastdarm; wenn dies nicht genügeud wirkt, Aufträufeln von Aether, oder innerlich zu versuchen:

Rp. 1474.
Calomel. laevigat. 1·0,
Sacch. alb. 2·0.
M. f. pulv. Div. in dos. aequ. No. 6.
D. S. 3 Pulver im Tag.

Auch Faradisation des Darms öfters von Erfolg; im äussersten Fall Punction des Darms mittelst Capillar-Troiscarts, eventuell an mehreren Stellen. Bei eitrigem Exsudat schichtenweise Incision, Eröffnung und Drainage des Peritonealraums, wiederholte Ausspülung desselben mit warmer 1°/₀₀iger Salicyl- oder Thymollösung.

Occlusio intestini. Ileus. Darmverschluss. In den meisten Fällen am besten Opium in dreisten Dosen; also:

Rp. 1475.
Opii pur. 0·3,
Sacch. alb. 2·0.
M f. pulv. Div. in dos. aequ. No. 6.
D. S. 2stündl. 1 Pulver.
Wenn jedoch die Er-scheinungen des Ileus durch Koprostase bedingt sind, Klysmen zu geben.

Rp. 1476.
Inf. fol. Nicotian.
e 8·0—15·0: 150·0.
S. Auf 2 Klystiere.

Genaue Untersuchung des Rectums nie zu verabsäumen; wenn daselbst das Hinderniss besteht, Beseitigung desselben, wenn möglich sofort, wenn nicht, nach vorheriger Anlegung eines Anus praeternaturalis. Wenn im Rectum nichts Abnormes zu finden, Application von Massenklystieren (Hegar'sche Eingiessungen). Wenn Invagination besteht und das Intussusceptum so weit vorgerückt ist, dass die Spitze desselben im Rectum sicht- oder tastbar ist, Reposition mittelst eines an seinem Ende einen Badeschwamm tragenden Fischbeinstabes.

Wenn alle diese Maassregeln nicht zum Ziele führen, Laparotomie, resp. Laparoenterotomie.

Hernia. Bei freier, reponibler Hernie ein gut ausschließendes Bruchband tragen zu lassen; am besten die französischen mit fester Pelotte. Wird kein Bruchband vertragen, sowie bei angewachsenen Brüchen Radicaloperation.

Bei eingeklemmten Hernien zunächst Taxis zu versuchen, wenn diese nicht gelingt, baldigst Herniotomie.

Wunden des Abdomens. Wenn nur das Peritoneum und kein Eingeweide verletzt, Vernähung aller Schichten der Wunde mit Knopfnaht: die tiefen Nähte mit Silberdraht, die oberflächlichen mit Seide auszuführen. Ist Netz vorgefallen, so wird es, wenn der Fall frisch ist, mit $1\%_{00}$iger Salicylsäure oder 1%iger Carbollösung abgewaschen und reponirt oder mit der Wunde vernäht, wenn es aber bereits livid, kalt oder gar gangränös ist, ist es draussen zu lassen und nur mit antiseptischem Verband zu bedecken. Vorgefallener Darm ist bei frischer Wunde stets selbst unter Erweiterung der Wunde nach gründlicher Reinigung zu reponiren; wenn er jedoch bereits vertrocknet ist, die Wunde nur in der Haut zu nähen und der Darm durch eine durch das Mesenterium gezogene und mit der Bauchhaut verklebte Fadenschlinge zu fixiren. Bei Gangrän des vorgefallenen Darms Resection und Vernähung der durchschnittenen Schlingen mit einander oder Anlegung eines Anus praeternaturalis.

Wunden des Magens zu vernähen, der meist vorgefallene Magen zu reponiren. Darmwunden ebenfalls wenn möglich zu vernähen; bei grösseren Wunden, mehrfachen Durchbohrungen, Substanzverlusten ist Resection auszuführen. Bei Wunden der Leber die Blutung durch Compression mittelst Schwammes zu stillen, die Wunde zu nähen; vorgefallene Lebertheile nur, wenn sie unverändert und leicht reponirbar sind, zu reponiren.

Wunden der Milz, wenn sie rein sind und nicht durch das ganze Gewebe dringen, zu vernähen, vorgefallene Milz, wenn sie nicht verändert ist, zu reponiren;

dagegen, wenn die grossen Gefässe der Milz verletzt
sind und die Blutung anders nicht gestillt werden kann,
oder wenn die Milz vorgefallen und pathologisch verändert
ist, dieselbe zu entfernen.

**Corpus alienum in intestinis. Fremdkörper im
Darmcanal.** Ein Brechmittel nur, wenn der Körper
frisch geschluckt und so stark quellbar wäre, dass Occlu-
sion des Darms zu befürchten; in allen anderen Fällen
nur Speisen, die viel Stuhl machen, zu geben, wie Hülsenfrüchte, Kraut, schwarzes Brot etc.; am besten eine
Kartoffelkur, bei der man den Patienten durch einige
Tage fast ausschliesslich aus Kartoffeln bereitete Speisen
essen und möglichst wenig Flüssigkeiten zu sich nehmen lässt
(Salzer iun.). Bei spitzen Körpern zugleich Bettruhe ein-
halten zu lassen. Ist der Körper schon längere Zeit im Darmcanal, so ist bei Zeichen von Entzündung die Eiterung durch
feuchtwarme Umschläge zu befördern, und wenn Fluctuation nachzuweisen, Incision vorzunehmen; sonst exspectatives Verhalten, bis etwa Erscheinungen von Darmocclu-
sion oder chronische, aber unerträgliche Beschwerden
die operative Entfernung des Fremdkörpers indiciren.

Ist ein Fremdkörper im Rectum, so ist derselbe
durch Klysmen, mit dem Finger oder je nach seiner Beschaffenheit mit verschiedenen Hilfsmitteln, eventuell
selbst in Narkose und unter Einführung der ganzen Hand
mit oder ohne vorherige Sphincterotomie zu entfernen.

Prolapsus recti. Mastdarmvorfall. In manchen Fällen
causale Behandlung durch Beseitigung von bestehendem
Darmkatarrh, Blasenstein, Harnröhrenverengerung möglich; nach jedem Stuhl ist der Mastdarm zu reponiren,
für Regelmässigkeit in der Defäcation zu sorgen. Application von Kälte, von astringirenden Umschlägen von
Vortheil. Wenn der Prolaps durch Erschlaffung der Gewebe entstanden, Bestreichung der Schleimhaut mit Lapis
oder Ferrum candens, ferner auch zu versuchen:

Rp. 1479.
Strychin. nitric. 0·05,
Aqu. dest. 10·0.
S. Täglich ¹/₂—1 Pravaz'sche Spritze zu injiciren.

Das Vorfallen beim Stehen und Gehen durch einen Verband zu hindern. Wenn der Zustand durch die Blutungen oder Schmerzen gefährlich wird, operative Behandlung: Cauterisiren der vorfallenden Wülste mit dem weissglühenden Paquelin bis zur vollkommenen Verkohlung der Theile; in anderen Fällen das vorgefallene Stück zu excidiren oder mittelst elastischer Ligatur abzubinden.

Strictura recti. Mastdarmverengerung. Stumpfe Dilatation mit dem Finger; wo dies nicht möglich, allmäliche Dilatation durch Einführung von immer dickeren Darmsaiten, Bougies etc., die man Anfangs nur kurz, allmälich länger liegen lässt, eventuell Colotomie.

Proctitis catarrhalis. Mastdarmkatarrh. Strenge Diät, Bettruhe bei Seitenlage; Klysmen mit schleimigen Abkochungen unter Zusatz von Opium, später mit desinficirenden und astringirenden Mitteln. Wenn der Katarrh durch Vorhandensein von S p r i n g w ü r m e r n bedingt ist, Einspritzungen kalter Sublimatlösung (1°/₀₀) oder Gebrauch von:

Rp. 1480.
Ungu. ciner. 1·0,
But. Cacao 10·0.
M. f. suppos. No. 5.
S. Täglich 2 Stuhlzäpfchen zu gebrauchen.

Bei T r i p p e r i n f e c t i o n Einspritzung von Zinc. sulfuric. etc.

Noduli haemorrhoidales. Hämorrhoiden. Regelung der Diät, Vermeidung von scharfen Gewürzen, starken Alcoholicis, sowie Regelung des Stuhlgangs. Wenn

äussere Knoten entzündet sind, Ruhe, mässig
kalte Umschläge, bei sehr starken Schmerzen Application
von Blutegeln in der Nähe der Knoten. Wenn innere
Knoten vorgefallen und eingeklemmt sind, Reposition, eventuell nach vorausgeschickter Morphium-Injection; wenn jedoch der Knoten bereits stark entzündet
ist, nicht zu reponiren, sondern Eisumschläge, Blutegel;
bei starkem Tenesmus:

> Rp. 1479.
> *Extr. Opii aquos. 0·2,*
> *But. Cacao q. s. ut f. supp. No. 6.*
> *D. S. Früh u.. Abends 1 Stück zu verwenden.*

Wenn schon Gangrän vorhanden, warme Umschläge
zur Beförderung der Abstossung.

Behufs radicaler Entfernung der Knoten dieselben
mittelst Langenbeck'scher Blattzange zu fassen und
mit dem Paquelin abzubrennen; oder Abbindung mit
elastischer Ligatur.

Carcinoma recti. Mastdarm-Krebs. Operative Entfernung, Resection des Rectums, Annähung des Stumpfes
an die Analgegend; bei weit hinaufreichendem Carcinom
der Tumor durch Resection des Kreuzbeins leichter frei-
zulegen (Operation nach Kraske, modificirt von Ho-
chenegg).

Epididymitis. Nebenhodenentzündung. Bettruhe, das
Scrotum durch ein zwischen die Beine gestecktes
weiches kleines Kissen zu unterstützen. Kalte Umschläge;
dem Wasser zuzusetzen:

> Rp. 1480.
> *Aqu. plumbic. 100·0,*
> *Tinct. Opii simpl. 50·0.*
> *S. Mit der doppelten Menge Wassers verdünnt,*
> *zu Umschlägen.*

Bei grösserem Exsudat auch Punction oder selbst Incision. Nach Aufhören des Fiebers und Zurückgehen der Schwellung kann Patient aufstehen, muss aber noch durch einige Wochen ein gutes Suspensorium tragen.

Hydrocele. Wasserbruch. Palliativ wirkt Punction: Mit der linken Hand wird das Scrotum umfasst, mit der rechten ein Troiscart an der vorderen Fläche des Scrotums eingestochen, wobei Venen zu vermeiden sind und durch die Canüle so viel entleert, als bei mässigem Drucke ausfliesst. Auf die Wunde Jodoformgaze und Heftpflaster.

Behufs radicaler Heilung Radicalincision in genügender Ausdehnung, die Scheidenhaut mit der Cutis zu vernähen, die Höhle mit Jodoformgaze zu tamponiren oder mit Jodtinctur auszupinseln; darüber antiseptischer Verband. Oder Punction mit darauffolgender Injection von Jodtinctur (nicht federnder Troiscart!) die man nach 5 Minuten wieder abfliessen lässt. Rathsam ist Anästhesirung durch Injection von 1%iger Cocainlösung in die Scheidenhaut vor Einspritzung der Jodtinctur.

Varicocele. Krampfaderbruch. Sorge für regelmässigen Stuhlgang, grösste Enthaltsamkeit in sexueller Beziehung. Das Scrotum häufig mit kaltem Wasser oder verdünntem Alkohol zu waschen; Tragen eines Suspensoriums. Eventuell operative Heilung durch Ligatur der Venen. (Nur unter absoluter Garantie für Asepsis vorzunehmen!)

Cystitis. Blasenkatarrh. In acuten Fällen Bettruhe, reizlose Kost oder bei Fieber strenge Diät. Viel gebraucht wird:

Rp. 1481.
Decoct. semin. Lin. e 20·0: 300·0,
Tinct. Opii simpl. gtts. 10,
Syr. Diacodii 20·0.
S. Esslöffelweise.

Besser wirkt eine subcutane Morphin-Injection oder ein kleines Klystier mit 20 Tropfen Opiumtinctur. Wenn die Blase gefüllt ist und in Folge der Reizung des Sphincters nicht entleert werden kann, Katheterismus mit englischem oder Metallkatheter. Warme Umschläge auf das Perineum, warme Sitzbäder.

Wenn die Cystitis durch Canthariden erzeugt wurde:

Rp. 1482.
Emulsion. oleos. 200·0,
Camphor. ras. 1·0,
Mucil. gumm. Arab. 10·0,
Tinct. Opii simpl. gtts. 10.
M. f. emulsio.
S. ½stündl. 1 Esslöffel.

Bei chronischem Blasenkatarrh ursächliche Lithiasis oder Strictur der Harnröhre entsprechend zu behandeln, Vermeidung aufregender Getränke, namentlich von Kaffee, Thee, Bier (Rothwein in geringen Mengen zu gestatten); reichlicher Milchgenuss, Vermeidung von Erkältungen; warme Bäder. Gebrauch der Wässer von Ems, Wildungen, Vichy, Preblau etc. In leichten Fällen innerliche Mittel, wie:

Rp. 1483.
Inf. fol. Uvae urs.
     e 10·0 : 200·0,
Syr. capillor. Veneris
     20·0.
D. S. 2stündl. 1 Esslöffel.

Rp. 1484.
Acid. tannic. 1·5,
Sacch. alb. 3·0.
M. f. pulv. Div. in dos.
     aequ. No. 6.
D. S. Täglich 4 Pulver.

Ferner Blasenausspülungen zu versuchen mit:

Rp. 1485.
Argent. nitric. 1·0—4·0,
Aqu. dest. 1000·0.
S. Zur Ausspülung.

Am besten hiezu ein Nélaton'scher Katheter zu verwenden, an dem eine T-förmige Canüle angebracht ist,

26*

der eine Schenkel führt zu einem Irrigator, in dem die Ausspülungsflüssigkeit enthalten, durch den ▒▒▒▒▒▒ dieselbe ab.

Wenn Blasenparese eingetreten, ▒▒▒▒▒▒▒ Entleerung des Urins durch den Katheter.

Haematuria vesicalis. Blasenblutung. Ruhe, Eisbeutel oder Leiter'scher Kühlapparat ober der Symphyse, kalte Klysmen, selbst kalte Sitzbäder, innerlich:

> Rp. 1486.
> *Extr. Secal. cornut. 6·0,*
> *Aqu. Cinnamom. 120·0,*
> *Syr. Cinnamom. 20·0.*
> *S. Stündlich 1 Esslöffel.*

Bei länger andauernden Blutungen Einspritzungen folgender Lösung in die Blase:

> Rp. 1487.
> *Argent. nitric. 1·0 — 2·0 — 4·0,*
> *Aqu. dest. 2000·0.*
> *S. Zur Injection.*

Prostatitis. Entzündung der Vorsteherdrüse. Bei acuter Entzündung Ruhe, strenge Diät, Sorge für ausgiebige und flüssige Stuhlentleerung; warme Sitzbäder, Kataplasmen auf die Blasengegend; bei grossen Schmerzen:

> Rp. 1488.
> *Morph. mur. 0·05,*
> *But. Cacao q. s. ut f. suppos. No. 6.*
> *D. S. Früh und Abends 1 Stück zu gebrauchen.*

Bei Harnverhaltung Katheterisirung, nötbigenfalls in Narkose. Sowie sich Eiterung zeigt, Eröffnung des Abscesses.

Bei chronischer Prostatitis, Prostatorrhöe, Berücksichtigung und Beseitigung der Ursache (chronische Gonorrhöe, Strictur), Excesse in Venere zu meiden. Einspritzung

einer 1%igen Lapislösung in den prostatischen Theil
der Harnröhre mittelst der Garreau'schen Sonde à piston,
wobei vom Rectum aus ein Druck auf den oberen Theil
der Prostata mit dem Finger auszuüben. Statt der Lapislösung auch:

    Rp. 1489.
       Jod. pur. 0·1,
       Kal. iodat. 0·4,
       Aqu. dest. 10·0.
       S. Zur Einspritzung.

Die nun folgende Reaction wie eine acute Prostatitis
zu behandeln. Nach 8 Tagen eventuell die Einspritzung zu
wiederholen.

Hypertrophia prostatae. Regelmässiges, vom Patienten
selbst zu erlernendes Katheterisiren mit elastischem Katheter, der strengstens reingehalten werden muss. Bei
acuter Harnretention Katheterismus erst mit elastischen, dann mit englischen und Metallkathetern von verschiedener Dicke zu versuchen; wenn dies Alles erfolglos,
Blasenstich.

Verletzungen der Urethra. Bei Contusion sofortiges
Anlegen eines Verweilkatheters, der mit Heftpflaster am
Penis zu befestigen ist; bei Ruptur, Stich- oder Schnittwunde der Urethra Urethrotomia externa bis in den
gesunden Theil der Harnröhre und Anlegung eines Verweilkatheters.

Phimosis. Vorhautverengerung. Bei geringen Graden
genügt es manchmal, namentlich bei Kindern, die Vorhaut öfters über die Glans zurückzuziehen und so den
engen Ring zu dehnen. Sonst Operation, und zwar
Dorsalincision: Dorsalwärts von der Glans wird ein
Scheerenblatt oder die Hohlsonde und auf dieser ein
Spitzbistourri in den Präputialsack bis an den Sulcus
coronarius *vorgeschoben* und das Präputium durchschnitten,

dann das innere Blatt vom Wundwinkel aus noch extra bis zum Wundwinkel des äusseren Blattes durch einen geraden oder zwei divergirende Schnitte zu spalten; Vernähung der beiden Präputialblätter. Bei starker Verlängerung und Hypertrophie des Präputiums besser Circumcision: Schnitt wie bei der Dorsalincision, dann die Vorbaut vorzuziehen und durch zwei gegen das Frenulum ziehende Schnitte abzutragen, Vernähung der beiden Blätter im ganzen Umkreis.

Paraphimosis. Reposition, indem man die Daumenspitzen auf die Eichel, die Zeige- und Mittelfinger hinter den Vorhautwulst legt und so die Eichel durch den Ring durchzupressen sucht, während man den Wulst nach vorne schiebt. Zweckmässig dabei den Penis in kaltes Wasser zu stecken. Wenn die Reposition unmöglich, Debridement, indem man die Haut des Penis nach hinten, den Wulst nach vorne ziehen lässt und den angespannten Ring an einer oder zwei Stellen einschneidet.

Verletzungen des Penis. Bei Fractur Einführung eines Verweilkatheters; zur Verkleinerung des Extravasates Einwicklung des Penis mit nassen Binden, bei starkem Extravasat auch Spaltung der darüber befindlichen Haut und Vernähung des Risses im Corpus cavernosum. Bei blosser Quetschung Compression, Kälte, später spirituöse Einreibungen. Offene Wunden des Penis, wenn möglich, zu nähen.

Luxatio femoris. Verrenkung des Hüftgelenks. Bei Luxation nach hinten: Zug in der pathognomonischen Stellung, dann Rotation nach aussen und Abduction. Wenn jedoch die Luxation zunächst durch Ueberbeugung des Oberschenkels entstand, starke Beugung, dann die Rotation nach aussen und Abduction. Zuletzt die Extremität der anderen parallel zu legen.

Bei Luxation n a c h v o r n e u n d u n t e n der Schenkel
rechtwinkelig zu beugen, dann etwas an demselben anzuziehen; hierauf unter Rotation nach innen und Abduction der Schenkel zu strecken.

Bei Luxation n a c h v o r n e u n d o b e n Abduction,
dann Hyperextension, hierauf Einwärtsrollung und Abduction.

Bei v e r a l t e t e n L u x a t i o n e n Sprengung der neu-
gebildeten Kapsel durch Rotations- und Hebelbewegungen,
und wenn der Schenkelkopf gut beweglich geworden,
Einrichtung wie bei frischen Luxationen.

Coxitis. Hüftgelenksentzündung. Roborirende Allgemeinbehandlung, Aufenthalt in frischer Luft (s. „Caries
vertebrarum" S. 386 f.). Im Beginn gegen die S c h m e r z e n
Eisbeutel oft von guter Wirkung. Im Uebrigen R u h e
des entzündeten Gelenks das hauptsächlichste Erforder-
niss. Zu diesem Behuf in der Narcose Redressement und
Anlegung einer Gyps- oder Wasserglashose, die das
Becken umgreifend auf der kranken Seite bis oberhalb
der Knöchel, auf der gesunden bis zum Knie reicht, und
die man derart aufschneidet, dass sie leicht abgenommen
und wieder angelegt werden kann. In Fällen, wo in Folge
des starken M u s k e l z u g s Schmerzen und Krämpfe entstehen, Extensionsverband nach C r o s b y: Ein breiter
Heftpflasterstreifen läuft von der äusseren Seite des Oberschenkels, den Fuss in einiger Entfernung steigbügelför-
mig umgreifend, nach der inneren Seite des Oberschenkels,
wird jedoch nach abwärts nur bis oberhalb der Knöchel
an die Haut angeklebt, und durch circuläre Heftpflaster-
touren, sowie darüber noch durch Bindentouren fixirt.
Der Steigbügel wird durch ein eingelegtes Querbretchen
ausgespreizt, durch dasselbe geht eine Schnur, die über
eine am Fussende des Bettes befestigte Rolle läuft und
an ihrem unteren Ende einen Sack mit Gewichten trägt;
die Extremität ruht dabei im V o l k m a n n'schen Schlitten. Behufs Contra-Extension das untere Bettende durch
untergelegte Holzklötze höher zu stellen.

Wenn keine fehlerhafte Stellung ~~besteht~~, ~~ist auch der~~ Taylor'sche Apparat, während des ~~Herumgehen zu~~ tragen, zweckmässig.

Fractura femoris. Bruch des Oberschenkels. ~~Bei~~

Schenkelhalsbruch vor Allem auf Vermeidung von Decubitus und hypostatischer Pneumonie zu achten; deshalb grösste Reinlichkeit zu beachten, namentlich nach der Defäcation gründliche Reinigung, die Haut des Gesässes häufig gut abzuwaschen, die Gegend des Kreuzbeins und der Trochanteren stets genau zu controliren; wenn Decubitus eingetreten, Salben- oder Pflasterverband, als Unterlage weiche Flaumkissen, besser ein Wasserpolster. Von der zweiten Woche an soll Patient öfters zeitweilig halbsitzende Stellung im Bett einnehmen, von der dritten Woche an zeitweise wirklich sitzen, was am leichtesten durch eine getheilte Matratze bewerkstelligt wird, deren unteres Ende man herausnimmt. Zur Behandlung der Fractur selbst, bei sehr alten Leuten, ein Cooper'sches Kissen, sonst Heftpflaster-Extensionsverband.

Bei Fractur des Oberschenkelschaftes, wenn Dislocation besteht, permanente Extension in Streckstellung mittelst Heftpflasterverbandes und Volkmann'schen Schlittens oder noch besser mittelst des Dumreicher'schen Eisenbahnapparates. Bei mangelhafter Callusbildung die Bruchenden aneinander zu reiben; wenn dies nicht nützt, ober- und unterhalb der Fracturstelle je ein Keil aus graduirten Compressen mit der Basis gegen die Fractur hin mittelst circulärer Heftpflasterstreifen am Oberschenkel zu befestigen, dann die Extremität von den Zehen her bis über die Keile hinauf durch einige Tage fest eingewickelt zu lassen; wenn dann Callusbildung auftritt, Gypsverband. Wenn bereits Pseudarthrose besteht, die zwischen den Bruchenden liegende Bindegewebsmasse in der Narkose zu zerreissen; wenn dies nichts nützt, die Fragmente blosszulegen, in

dieselben Elfenbeinstifte einzubohren, und wenn auch
dies nicht genügt, Resection der Bruchenden und Knochen-
naht.

Fractura patellae. Bruch der Kniescheibe. Massage
zur Beseitigung des Extravasates. Bei Querbruch der
Patella zweckmässige Lagerung der Extremität, so dass
Patient aufrecht sitzt, das Hüftgelenk bis zum rechten
Winkel gebeugt, das Kniegelenk gestreckt ist und in
dieser Stellung Anlegen eines Heftpflasterverbandes, des-
sen Touren theils das obere Fragment nach abwärts
drücken, theils das untere am Hinabgleiten verhindern.
Wenn Patient das andauernde Aufrechtsitzen nicht ver-
trägt, halbsitzendes Liegen bei erhöhter Ferse. Wenn
dies nicht hilft, Anwendung der Malgaigne'schen
Haken unter strengster Antisepsis. Bei Längs- oder
Splitterbrüchen der Patella Contentivverband in extendirter
Stellung.

Fractura cruris. Bruch der Unterschenkelknochen.
Wenn keine starke Dislocation vorhanden ist oder dieselbe sich leicht und dauernd beheben lässt, Anlegung
eines Gypsverbandes, während ein Gehilfe an der Ferse
anzieht und an den Zehen behufs Vermeidung von Spitz-
fusstellung den Fuss hinaufdrückt. Bei bedeutender
Schwellung vor Anlegung des Gypsverbandes einige Tage
Bettruhe und Lagerung der Extremität auf einer gut ge-
fütterten, bis über das Knie reichenden Schiene, so dass
die Ferse höher liegt als das Knie. Bei starker Tendenz
zur Dislocation das obere Fragment mittelst eines häufig
zu wechselnden Druckverbandes oder, wenn dies nicht
genügt, mittelst des Malgaigne'schen Stachels festzu-
halten. In manchen Fällen von Fractur beider Knochen
Tenotomie der Achillessehne zur Bekämpfung der Dislocation angezeigt. Bei Malleolarfractur mit Um-
kippen des Fusses die Dupuytren'sche Schiene. Bei
Pseudarthrosenbildung an der Tibia dieselbe Behandlung wie am Oberschenkel (s. S. 408.).

Caries genu. Fungöse Kniegelenksentzündung. Roborirende Allgemeinbehandlung; im Uebrigen bei Kindern nur exspectatives Verhalten; Verhütung von Contracturen durch Gypsverband oder permanente Extension. Bei Erwachsenen meistens Amputation des Oberschenkels angezeigt.

Caries der Fusswurzel. Im kindlichen Alter exspectatives, resp. hygienisches Verfahren. Bei Erwachsenen, wenn nur ein kleinerer Knochen erkrankt ist, Evidement; wenn das Sprunggelenk oder andere grössere Gelenke ergriffen sind, Amputatio cruris.

Hallux valgus. In leichten Fällen orthopädische Geradrichtung durch eine Sandale mit einer Stahlfeder am innern Rande, die durch elastischen Zug an die grosse Zehe gedrückt wird; sonst Resection des Metatarsophalangealgelenks.

Unguis incarnatus. Eingewachsener Nagel. Unter Cocaïnanästhesie am kranken Nagelrand ein Scheerenblatt unter den Nagel bis über den Falz hinaufzuschieben, der Nagel sammt dem Falz zu durchschneiden, dann ein Messerschnitt, der die Enden des Scheerenschnittes verbindet, um die geschwürigen Weichtheile des Nagels herumzuführen und der Nagelrand mit einer festen Sperrpincette herauszuziehen. Die Wunde antiseptisch zu verbinden und mit circulären Heftpflasterstreifen zu comprimiren.

Poliomyelitis· anterior acuta. Spinale Kinderlähmung. Aromatische Einreibungen, Application der kalten Douche auf die Extremität und Priessnitz'scher Umschläge auf das Rückenmark. Anwendung schwacher elektrischer Ströme. Später Anlegen von Schienen, um das Entstehen von Contracturen zu verhüten; schliesslich Fixirapparate, resp. Arthrodese.

Ulcus cruris. Unterschenkelgeschwür. Prophylaktisch bei **Varices** der Unterschenkel andauerndes Tragen einer Flanellbinde oder der **Martin**'schen Binde (im Bett vor dem Aufstehen anzulegen und beim Schlafengehen abzunehmen, über Nacht ins Wasser zu legen). Bei bereits bestehendem Geschwür Bettruhe, Deckung mit einer 'Salbe, etwa:

> Rp. 1490.
> *Argent. nitric. 1·0,*
> *Ungu. simpl. 100·0.*
> *S. Salbe.*

Oder Sublimatverband. In hartnäckigen Fällen parallel den Geschwürsrändern tiefe, bis zur Fascie reichende Einschnitte in die umgebende Haut zu machen, oder Hauttransplantation nach **Thiersch**. Auch Compression mit spiralförmig um die Extremität gelegten Heftpflasterstreifen von Vortheil.

Aneurysma der Arteria femoralis. Compression der zuführenden Arterie mit dem Finger, abwechselnd von mehreren Leuten auszuführen, oder dauernde Compression durch eine an einer Hohlschiene befestigte Pelotte oder eine von der Zimmerdecke oder einem über dem Bett befindlichen Galgen herabhängende Stange. Bei Aneurysma in der regio poplitea Compression, durch Fixiren des Kniegelenks in forcirter Beugung mittelst einer Bandage zu bewirken; oder auch täglich vorzunehmende Einwickelung der Extremität mit der **Esmarch**'schen elastischen Binde, die man Anfangs 3—5 Minuten, allmälich immer länger liegen lässt. Wenn diese Verfahren alle nicht helfen, entweder Unterbindung der zuführenden Arterie oder die Methode von **Antyllus**: Unterbindung der Arterie oberhalb und unterhalb des Aneurysma's; hierauf Spaltung des Sackes, Ausräumung der Coagula und Tamponade des Sackes und exacter Compressivverband oder bei kleineren Aneurysmen auch Exstirpation des Sackes und Naht.

weiland Professor Dr. Robert Ultzmann's

Poliklinik für Krankheiten der Harnorgane.

***

Urethritis catarrhalis. Katarrh der Harnröhre.
Berücksichtigung der Ursache; durch Katheterismus, eingebrachte Medicamente oder unreinen (nicht gonorrhoischen) Coitus entstandene Urethritis heilt meist in einigen Tagen von selbst. Bei Dyskrasieen (Syphilis, Tuberculose) entsprechende Allgemeinbehandlung. Bei Onanisten strenge Bekämpfung des Lasters. Im Uebrigen gegen den Katarrh diätetisches Regime; Vermeidung zu starker Bewegung, scharf gewürzter Speisen, sowie der Alcoholica; Coitus zu untersagen. Allenfalls leicht astringirende Einspritzungen, wie:

Rp. 1491.
> *Zinc. sulfuric. 0·3,*
> *Aqu. dest. 200·0.*
> *S. 2—3mal täglich 1 Spritze in die Harnröhre zu injiciren.*

(Ueber die Ausübung der Einspritzung s. „Gonorrhoea acuta.")

Gonorrhoea acuta. Der acute Harnröhrentripper.
Im Beginn nur entsprechendes diätetisches Verhalten: Möglichste Vermeidung von Bewegung; Einschränkung des Fleischgenusses, die Kost hauptsächlich aus Milch, Gemüse, Obst etc. bestehend. Gewürze, Alcoholica, starker Kaffee, moussirende Getränke sind zu meiden. Tragen eines Suspensoriums. Geschlechtliche Erregungen nach Möglichkeit zu hindern; bei schmerzhaften Erectionen, Chorda, Gebrauch von Bromkali, Lupulin, Morphium.

Bei starker Empfindlichkeit der Harnröhre kalte Umschläge auf den Penis applicirt.

Wenn der Ausfluss bereits reichlich ist, die anfängliche Schmerzhaftigkeit nachgelassen hat, vorsichtig mit Einspritzungen zu beginnen, zunächst, wenn noch Empfindlichkeit besteht, nur mit kaltem Wasser oder mit:

Rp. 1492.
    Acid. carbolic. 0·2,
    Aqu. dest. 200·0.
    S. 3mal täglich einzuspritzen.

Späterhin Einspritzung leicht astringirender Lösungen wie:

Rp. 1493.
    Zinc. sulfuric.,
    Alum. crud.,
    Acid. carbolic $\overline{aa}$ 0·3,
    Aqu. dest. 200·0.
    S. Einspritzung.

Oder:
Rp. 1494.
    Kal. hypermangan. 0·02,
    Aqu. dest. 200·0.
    S. Einspritzung.

Ausübung der Einspritzung: Patient soll zuerst uriniren, hierauf 2—4mal hintereinander je eine halbe Spritze injiciren und gleich wieder ausfliessen lassen. Diese Einspritzungen je nach der Intensität der Secretion 3—6mal täglich vorzunehmen.

Im weiteren Verlauf, in der zweiten und dritten Woche, kann man eine ganze Spritze voll mit einer der obigen Lösungen unter leichtem Druck injiciren und durch 1—2 Minuten durch Zudrücken des Orificiums darin behalten lassen; später, wenn die Secretion und Empfindlichkeit abnehmen, Uebergang zu stärkeren Lösungen wie:

Rp. 1495.
    Zinc. sulfuric.,
    Alum. crud.,
    Acid. carbol. $\overline{aa}$ 0·6—1·0,
    Aqu. dest. 200·0.
    S. Aeusserlich.

Oder Gebrauch eines anderen Astringens, z. B.:
Rp. 1496.
    Acid. tannic. 1·0,
    Aqu. dest. 200·0.
    S. Einspritzung.

Gonorrhoea chronica. **Chronischer Harnröhren·
tripper.** Sondenkur: Etwas konische, schwere Metallsonden werden täglich in die Urethra dem dabei liegenden Patienten bis in den prostatischen Theil oder bis in
die Blase eingeführt und einige Minuten darin belassen.
Man beginnt mit Charrière Nr. 22 bis Nr. 24 und steigt
täglich oder jeden zweiten Tag um eine Nummer bis
Charrière Nr. 29 oder Nr. 30. Wenn das Orificium zu eng
ist, um Nr. 27 durchzulassen, muss es gegen das Frenulum zu mittelst Scheerenschlags leicht gespalten werden.

Genügt die Sondenkur allein nicht, so ist sie mit
medicamentöser Localbehandlung zu verbinden,
so dass man nach dem Herausnehmen der Sonde das
Medicament applicirt. Hiebei sind die Sonden sowohl
als alle anderen in die Urethra einzuführenden Instrumente nicht mit Oel, sondern mit Glycerin zu bestreichen. Man gibt also zunächst tiefe Irrigation
der vorderen Harnröhre: Durch einen weichen
Mercier'schen Katheter (Charrière Nr. 14) mit 2 seitlichen Oeffnungen, der bis in den Bulbus urethrae des
stehenden Patienten vorgeschoben ist, wird täglich
einmal eine entsprechende Lösung eingespritzt. Man verwendet am besten:

Rp. 1497.
Zinc. sulfuric.,
Alum. crud.,
Acid. carbolic. $\overline{aa}$ *1·0—2·0,*
Aqu. dest. 400·0.
S. Aeusserlich.

Oder:
Rp. 1498.
Kal. hypermangan.
0·2—0·5,
Aqu. dest. 400·0.
S. Aeusserlich.

Ferner kann man flüssige Medicamente auch in concentrirter Form anwenden mittelst des Pinselapparats:
Die endoskopische gerade Röhre sammt dem Obturator
wird dem horizontal liegenden Patienten bis in den
Bulbus eingeführt, hierauf der Obturator entfernt und
der Pinsel, mit dem Medicament imprägnirt, durch die
Röhre gesteckt und sammt dieser rotirt. Man nimmt:

Rp. 1499.

Argent. nitric. 1·0,
Aqu. dest. 30·0.
Da in vitr. nigr.
S. Zum Bepinseln.

Eventuell auch:

Rp. 1500.

Argent. nitric. 1·0,
Aqu. dest. 20·0.
S. Zum Bepinseln.

Diese Pinselungen jeden 2. Tag anzuwenden.

Stärkere Lösungen müssen mit grosser Vorsicht und immer nur zur Bepinselung kleiner Strecken verwendet werden.

Recht gut wirken auch oft Urethral-Supposito rien; man verschreibt entweder kurze, die ebenfalls mittelst der geraden endoskopischen Röhre und des Obturators eingeführt werden, oder lange, die sich der Patient selbst mit der Hand in die Harnröhre schiebt. Man verschreibt gewöhnlich eines der folgenden:

Rp. 1501.

Alum. crud. 1·0,
But. Cacao. q. s. ut f.
supp. urethral. longa
(resp. brevia) No. 5.
D. S. Täglich 1 Stück
einzuführen.

Rp. 1502.

Acid. tannic. 0·3 – 0·5,
But. Cacao q. s. ut f.
suppos. urethr. longa
(resp. brevia) No. 5.
D. S. Wie das Vorige.

Rp. 1503.

Zinc. sulfuric. 0·15 — 0·3,
But. Cacao q. s. ut f. suppos. urethr. longa
(resp. brev.) No. 5.
D. S. Wie das Vorige.

Diese Stäbchen werden im Liegen eingeführt, danach soll Patient noch durch ¹/₂ Stunde liegen oder er schlägt den Penis nach oben und befestigt ihn so mit dem Leibgurt des Suspensoriums. Erst nach ¹/₂ Stunde soll Patient uriniren.

Bei lange andauernder chronischer Gonorrhoe ist stets eine etwa vorhandene Dyskrasie zu berücksichtigen und gegen Syphilis Jod oder Quecksilber, gegen Tuberculose Landaufenthalt und kräftige Nahrung zu verordnen.

Strictura urethrae. Harnröhrenverengerung. In den allermeisten Fällen methodische, langsame Dilatation durch täglich oder jeden zweiten Tag einzuführende Metallsonden; man beginnt mit der dicksten Sonde, welche die Strictur passirt, lässt sie etwa ¼ Stunde liegen, dann geht man nach der Charrière'schen Scala zu immer dickeren Sonden über und lässt dieselben, wenn sie Patient verträgt, immer länger liegen. Für Charrière Nr. 10—15 wählt man konische Sonden, für höhere Nummern cylindrische. Wenn die Strictur für die dünnsten Sonden (Nr. 8 oder 9) nicht passirbar ist, führt man in der ersten Zeit dünne elastische Bougies ein, eventuell auch mehrere neben einander. Häufig werden statt der Metallsonden auch Bleibougies verwendet, seltener Wachsbougies. In manchen Fällen, aber nur wenn die Blase nicht paretisch, auch raschere Dilatation, indem man ein dünnes elastisches Bougie einführt und liegen lässt, neben welchem der Urin herausfliesst, den nächsten Tag ein dickeres u. s. f., bis die Strictur für Charrière Nr. 12 passirbar ist, dann führt man statt der Bougies einen Nélaton-Katheter ein, befestigt ihn und steigt nun jeden Tag bis zu Charr. Nr. 22, danach noch Sondirung mit Bleibougies oder Metallsonden. Bei impermeablen Stricturen oder solchen, die wegen nach jeder Dilatation eintretender heftiger Reaction nicht zur methodischen Dilatation geeignet sind, Extraurethrotomie.

Catarrhus colli vesicae. Blasenhalskatarrh. Die Behandlung des acuten Blasenhalskatarrhs ist rein diätetisch und medicamentös, nie local, und fällt mit der der acuten Cystitis zusammen (s. das. S. 419—422). Wenn Harnverhaltung besteht und auf Bäder und Morphingebrauch nicht schwindet, vorsichtige Einführung eines weichen Katheters und Ausspülung mit Narcoticis oder Antisepticis.

Beim chronischen Blasenhalskatarrh Localbehandlung, und zwar zunächst Injectionen mittelst des

Ultzmann'schen Irrigationskatheters: Eine mit dem Medicament gefüllte, 100—200 Kubikcentimeter fassende Spritze wird an den Schlauch des Irrigationskatheters angesetzt, die Luft aus demselben getrieben und hierauf der Katheter, der sammt der Spritze mit der rechten Hand gehalten wird, dem liegenden Patienten bis in die Pars membranacea eingeführt; nun fasst man den Katheter mit der linken Hand und spritzt den Inhalt der Spritze mit der rechten Hand ein. Bei Entfernung der Spritze vom Katheter darf die Flüssigkeit nicht durch diesen zurückfliessen. Unmittelbar nach der Irrigation lässt man den Patienten uriniren. Bei nicht vollständig sufficienter Blase ist die Einspritzung mittelst des Irrigationskatheters nicht anzuwenden, sondern folgendes Verfahren: Der Patient urinirt, hierauf wird ihm im Stehen ein Katheter coudé nach Mercier, mit zwei seitlichen Oeffnungen versehen, bis in die Blase geführt und diese vollständig entleert; dann der Katheter bis in den Blasenhals zurückgeschoben, das Medicament eingespritzt und durch neuerliches Vorschieben des Katheters bis in die Blase diese wieder entleert. Zu diesen Irrigationen des Blasenhalses verwendet man am besten eine der folgenden Lösungen:

Rp. 1504.
　Acid carbolic. 1·0,
　Aqu. dest. 500·0.
　S. Erwärmt zur Irrigation zu verwenden.
Rp. 1505.
　Alum. crud.,
　Zinc. sulfuric.,
　Acid. carbol. āā 0·5-1·0,
　Aqu. dest. 500·0.
　S. Wie das Vorige.

Rp. 1506.
　Kal. hypermang. 0·1-0·5,
　Aqu. dest. 500·0.
　S. Wie oben.

Rp. 1507.
　Argent. nitric. 0·2—1·0,
　Aqu. dest. 500·0.
　S. Wie oben.

Zur Anwendung concentrirter Lösungen, die nur ... prostatica wirken sollen, benützt man den

Ultzmann'schen Tropfapparat oder Harnröhren-
Injector: Man füllt die Pravaz'sche Spritze desselben
mit 3—4 Tropfen der Lösung, fügt sie an den Kapillar-
katheter an und führt diesen, mit Glycerin bestrichen,
dem liegenden Patienten bis in die Pars prostatica
(woselbst der vom Mastdarm aus controlirende Zeigefinger
der linken Hand ihn fühlen kann), worauf der Inhalt
der Spritze unter leichtem Fingerdruck entleert wird.
Nach dieser Procedur soll Patient durch $^1/_4$—$^1/_2$ Stunde
ruhig liegen bleiben. Man verwendet zu diesen Injectionen meist eine 5%ige Lapislösung und führt dieselben
jeden zweiten Tag oder selbst jeden Tag aus.

Endlich kann man auch Suppositorien anwenden,
die man am besten mittelst des v. Dittel'schen Porte-
remède einführt. Man verwendet die in Rp. 1501—1503
angegebenen Suppositoria brevia oder behufs intensiverer
Wirkung:

Rp. 1508.
Argent. nitric. 0·1,
But. Cacao q. s. ut f.
suppos. urethr. brevia
No. 5.
D. S. Täglich 1 Stück
zu gebrauchen, im An-
fang nur $^1/_2$ *Stück.*

Bei auf tuberculöser
Grundlage sich entwickeln-

dem Blasenhalskatarrh gegen
den Harndrang:

Rp. 1509.
Jodoform. pulv.,
But. Cacao $\overline{aa}$ *q. s. ut*
f. suppos. urethr. brev.
No. 5.
D. S. Täglich 1 Stück
zu gebrauchen.

Bei Blasenhalskatarrh der Frauen Sondenkur mit
starken Metallsonden (von Charr. Nr. 20 aufsteigend
bis zu Nr. 30 und darüber), ferner Irrigation mit den
oben genannten Lösungen (Rp. 1504—1507), zeitweilig
auch Cauterisation mit 5%iger Lapislösung mittelst
Ultzmann'schen Tropfapparates.

Cystitis. Blasenkatarrh. Beim acuten Katarrh

Bettruhe oder wenigstens Verbleiben in horizontaler Lage,

wenn hohes Fieber besteht, Chinin, bei Schüttelfrösten warme Getränke (russischer Thee, Lindenblüthenthee). Gegen die Schmerzen in der Blasengegend und den Harndrang warme Sitz- oder Wannenbäder (28°—30° R.), warme Umschläge oder Kataplasmen, bei Schmerzen am Perineum und im Mastdarm einige Blutegel am Perineum anzusetzen. Sorge für leichte und regelmässige Stuhlentleerung.

Ferner bei häufigem und schmerzhaftem Harndrang Narcotica. Innerlich:

Rp. 1510.
> Decoct. semin. Lini 500·0,
> Syrup. Diacodii 25·0.
> D. S. In 24 Stunden
> zu verbrauchen.

Rp. 1511.
> Tinct. Cannab. Indic. 30·0.
> D. S. 3mal tägl. 10—15
> Tropfen.

Rp. 1512.
> Extr. semin. Hyoscyami,
> Extr. Cann. Indic. āā 0·4,
> Sacch. alb. 5·0.
> M. f. pulv. Div. in dos
> aequ. No. 12.
> D. S. 3 Pulver täglich.

Rp. 1513.
> Extr. fluid. Stigm. Maidis
> 25·0.
> D. S. 3mal täglich je 30
> Tropfen.

Rp. 1514.
> Lupulini puri 2·0,
> Extr. Belladonnae 0·1,
> Extr. Opii aquos. 0·05,
> Sacchari lactis 4·0.
> M. f. pulv. Div. in dos.
> aequ. No. 12.
> D. S. 3 Pulver täglich.

Rp. 1515.
> Emuls. oleos. 200·0,
> Morph. muriat. 0·03,
> Aqu. Laurocéras. 5·0.
> M. S. 2stündl. 1 Esslöffel.

Rp. 1516.
> Lupulin. pur. 1·0,
> Morph. muriat. 0·05,
> Sacch. alb. 3·0.
> M. f. pulv. Div. in dos.
> aequ. No. 8.
> D. S. 3—5 Pulver tägl.

Gut auch Narcotica in Form von Stuhlzäpfchen:

Rp. 1517.
> Extr. Opii aquos. 0·15,
> Butyr. Cacao q. s. ut f. suppos. No. 5.
> S. 2—3 Stück täglich zu gebrauchen.

Rp. 1518.
Morph. muriat. 0·1,
But. Cacao 20·0.
M. f. suppos. No. 10.
D. S. Wie das Vorige.

Rp. 1519.
Cocain. muriat. 0·2,
Butyr. Cacao 12·0.
M. f. suppositoria No. 6.
D. S. 2—3 Stück täglich.

Rp. 1520.
Extr. Belladonn. 0·2,
Morph. muriat. 0·05,
But. Cacao 10·0.
M. f. suppos. No. 5.
D. S. 1—2 Stück täglich.

Werden die Suppositorien schlecht vertragen, schleimige Klystiere mit 10—15 Tropfen Opiumtinctur 2 — 3mal täglich. Bei sehr heftigen Schmerzen eventuell auch Morphin-Injectionen. Restringirte Diät, zum Getränke Milch, Mandelmilch, Wasser. Wenn der schmerzhafte Harndrang nachlässt, Natronsäuerlinge mit Milch gemischt. Erst wenn der Schmerz ganz aufgehört, unvermischte Mineralwässer (Giesshübler, Biliner, Preblauer, Selters). Viel gebraucht auch Theesorten, wie:

Rp. 1521.
Fol. Uv. Urs.,
Herb. Chenopod. ambros. āā 20·0.
D. S. Thee; 1 Kaffeelöffel auf 1 Tasse,
2 — 3mal täglich.

Rp. 1522.
Herb. Urtic. dioic.,
Flor. Cannab. sativ. āā 20·0.
S. Wie das Vorige.

Wenn Harnverhaltung eintritt, ebenfalls ein Bad, Morphin innerlich oder in Stuhlzäpfchen; wenn Patient nicht uriniren kann, Entleerung der Blase mittelst weichen Katheters, darauf die Blase auszuwaschen mit:

Rp. 1523.
Aqu. dest. 300·0,
Tinct. Opii simpl. gtts. 30.
S. Erwärmt zum Aus-
waschen der Blase.

Oder:
Rp. 1524.
· Acid. carbolic. 0·3,
Aqu. dest. 300·0.
S. Wie das Vorige.

Bei chronischer Cystitis Berücksichtigung der Ursache: Vorhandene Strictur der Harnröhre oder ein Blasenstein zu beseitigen; bei Parese der Blase regelmässiger Katheterismus; bei Frauen Untersuchung auf eine etwa vorhandene Genitalaffection und Behandlung derselben; bei Tuberculose Landaufenthalt, entsprechender Kurgebrauch in Badeorten, Milchkur etc. Nebstdem stets Localbehandlung der Blase, und zwar Ausspülungen derselben: Nachdem Patient urinirt hat, wird ein Nélaton-Katheter oder ein Katheter coudé bis in die Blase eingeführt, etwa noch in derselben befindlicher Urin entleert, dann mit einer circa 100 Kubikcentimeter fassenden Spritze entweder sofort das Medicament oder zuerst Wasser, und erst wenn dasselbe rein abfliesst, das Medicament eingespritzt, das man, indem man den Katheter comprimirt, 1—2 Minuten in der Blase lässt. Der Kranke soll bei dieser Procedur stehen, nur schwache oder fiebernde Patienten in halbsitzender oder liegender Stellung sich befinden. Ist der Blasenkatarrh durch eine Gonorrhöe entstanden und zugleich der Blasenhals afficirt, so ist eines der Verfahren angezeigt, wie sie bei der Behandlung des chronischen Blasenhalskatarrhs mit tiefen Irrigationen beschrieben sind (s. S. 418); bei Frauen ebenfalls entsprechende Behandlung des Blasenkatarrhs.

Gewöhnlich werden die Flüssigkeiten lauwarm

der **Blase** bloss lauwarmes Wasser oder Wasser mit Opiumtinctur (s. Rp. 1523), ferner auch:

Rp. 1525.
Cocain. muriat. 1·0,
Aqu. dest. 400·0.
S. Zur Einspritzung.
Zur Desinfection der Blase:
Rp. 1526.
Acid. carbolic. 0·5—1·0,
Aqu. dest. 400·0.
S. Zur Einspritzung.
Rp. 1527.
Resorcin. 2·0—4·0,
Aqu. dest. 400·0.
S. Aeusserlich.
Rp. 1528.
Natr. salicylic. 4·0—8·0,
Aqu. dest. 400·0.
S. Aeusserlich.
Wenn das Secret zäh-flüssig ist:
Rp. 1529.
Natr. chlorat. (od. sulfur.)
12·0—20·0,
Aqu. dest. 400·0.
S. Aeusserlich.
Rp. 1530.
Acid. boracic. 12·0,
Aqu. dest. 400·0.
S. Aeusserlich.

In hartnäckigen Fällen stärkere Astringentien, wie:
Rp. 1531.
Kal. hypermanganic.
0·2—0·4,
Aqu. dest. 400·0.
S. Zur Einspritzung.

Rp. 1532.
Alum. crud. 2·0,
Aqu. dest. 400·0.
S. Zur Einspritzung.

Rp. 1533.
Zinc. sulfuric. 1·0—2·0,
Aqu. dest. 400·0.
S. Aeusserlich.

Rp. 1534.
Argent. nitric. 0·4—2·0,
Aqu. dest. 400·0.
S. Aeusserlich.

Bei stark ammoniaka-lischem oder jauchigem Geruch des Harns:

Rp. 1535.
Amylaether. nitros.
gtts. 3—6,
Aqu. dest. 500·0.
S. Zur Einspritzung.

Rp. 1536.
Resorcin. 12·0—20·0,
Aqu. dest. 400·0.
S. Zur Einspritzung.

Rp. 1537.
Acid. salicylic. 0·4—1·2,
Aqu. dest. 400·0.
S. Zur Einspritzung.

Rp. 1538.
Creolin. 2·0,
Aqu. dest. 400·0.
S. Aeusserlich.

Wenn der Harn sehr reich
an Bacterien, auch:

Rp. 1539.
Mercur. sublim. corros.
0·02—0·04,
Aqu. dest. 400·0.
S. Zur Auswaschung der
Blase.

Rp. 1540. *Kal. hypermangan. 0·4—1·0,*
Aqu. dest. 400·0.
S. Zur Einspritzung.

Neben der stets anzuwendenden Localbehandlung bei chronischer Cystitis auch innerliche Mittel oft gebraucht, so namentlich die Natronsäuerlinge (Bilin, Giesshübl, Preblau, Vichy etc.) sowie auch die Wässer von Karlsbad und Marienbad. Ferner zur Verminderung des eitrigen Secrets auch Balsamica und Astringentia von einiger Wirkung:

Rp. 1541.
Ol. Terebinthin. 0·25.
Da in capsul. gelatinos.
Dent. tal. dos. No. 20.
D. S. 2mal täglich je
3 Stück.

Rp. 1542.
Terpin. hydrat. 2·0,
Sacch. alb. 3·0.
M. f. pulv. Div. in dos.
aequ. Nr. 12.
D. S. 3mal tägl. 1 Pulv.

Rp. 1543.
Ol. Santal. aether. 0·15.
Da in caps. gelatinos.
Dent. tal. dos. No. 30.
D. S. 3mal täglich je
1—2 Stück zu nehmen.

Rp. 1544.
Acid. tannic. 2·0,
Extr. Aloës aquos. 1·0,
Sacch. alb. 3·0,
M. f. pulv. Div. in dos.
aequ. No. 12.
D. S. 3mal täglich 1 Pulv.
Bei ammoniakalischer
Harngährung:

Rp. 1545.
Natr. salicylic. 10·0,
Div. in dos. aequ. No. 10.
D. S. 3—5 Pulver täglich.

Rp. 1546.
Kal. chloric. 4·0,
Aqu. dest. 200·0,
Syr. rub. Idaei 20·0.
S. 2stündlich 1 Esslöffel.

Rp. 1547.
>   *Naphthalin. purissim. cryst. 2·0,*
>   *Sacch. alb. 4·0,*
>   *M. f. pulv. Div. in dos. aequ. No. 8.*
>   *D. S. 2—4 Pulver im Tag.*

Bei gleichzeitiger starker Bacteriurie neben den oben erwähnten Ausspritzungen (Rp. No. 1539, 1540) innerlicher Gebrauch von Salicyl (Rp. 1545) oder:

Rp. 1548.
>   *Salol. pur. 10·0.*
>   *Div. in dos. aequ. No. 10.*
>   *D. S. 3—5 Pulver täglich.*

Ueber Behandlung gleichzeitig bestehender Blasenblutungen s. „Haematuria" S. 427 ff. Zur Nachkur nach der localen Behandlung des chronischen Blasenkatarrhs Kurgebrauch in Karlsbad, Marienbad, Wildungen oder Gebrauch einer indifferenten Therme (Gastein, Römerbad, Teplitz), bei Tuberculose Gleichenberg, Rožnau, Ems etc.

Pyelitis. Entzündung des Nierenbeckens.

Berücksichtigung des Causalmoments; Behandlung ursächlicher Cystitis oder Calculose. Bei acuter Pyelitis Bettruhe, restringirte Diät; zum Getränk Milch, Mandelmilch, Wasser; wenn kein starker Harndrang besteht, Natronsäuerlinge mit oder ohne Milch. Bei hohem Fieber Chinin, bei gleichzeitiger Schmerzhaftigkeit Chinin mit Morphium. Bei chronischer Pyelitis Milchkur, systematischer Gebrauch lauwarmer Bäder. Zur Beschränkung der Eiterung:

Rp. 1549.
>   *Acid. tannic. 1·0,*
>   *Sacch. alb. 2·0.*
>   *M. f. pulv. Div. in dos. aequ. No. 6.*
>   *D. S. Täglich 3 Stück zu nehmen.*

Rp. 1550.
>   *Chinin. tannic. 1·0,*
>   *Sacch. alb. 2·0.*
>   *M. f. pulv. Div. in dos. aequ. No. 6.*
>   *D. S. Wie das Vorige.*

Rp. 1551.

Ser. lact. clarificat. 500·0,
Alum. crud. 3·0.
D. S. In einem Tag zu
verbrauchen.

Rp. 1552.

Aqu. Calc. 100·0.
D. S. 3mal tägl. je 1—2
Essl. auf 1 Glas Milch.

Zuweilen ist auch von
gutem Erfolg:

Rp. 1553.

Balsam. Copaiv. 6·0.
Div. in dos. aequ. No. 30.
Da in capsul. gelatinos.
D. S. 3mal täglich je
1—4 Stück.

Oder:

Rp. 1554.

Ol. Terebinth. rect. gtts. 3.
Exhib. in caps. gelatinos.
Dent. tal. dos. No. 30.
D. S. Tägl. 2—5 Stück
zu nehmen.

Bei hinzutretenden Magen-
beschwerden (Appetit-
losigkeit, Aufstossen, Erbrechen) Gebrauch von Säuren:

Rp. 1555.

Acid. mur. pur. dil. 15·0.
S. 10—20 Tropfen in
einem Weinglas voll
Wasser nach jeder
Mahlzeit zu nehmen.

Rp. 1556.

Acid. phosphoric. 5·0,
Syr. cort. Aurant. 50·0.
S. Mit Wasser verdünnt in einem Tag zu verbrauchen.

Nephrolithiasis. Steinbildung in den Nierenbecken.

Fleissige Bewegung im Freien; vorwiegend vegetabilische
Kost, reichliches Getränk, Vermeidung von Alcoholicis
und sauren Speisen, Gebrauch der Quellen von Vichy,
Wildungen, Selters, Giesshübl etc. oder von Karlsbad. Ferner auch Gebrauch von Alkalisalzen als Pulver,
namentlich von Lithium-Verbindungen:

Rp. 1557.

Lith. carbonic. 3·0.
Div. in dos. aequ. No. 6.
D. S. 3mal täglich ein Pulver.

Besonders empfehlenswerth ist:

Rp. 1558.
Natr. phosphoric.,
Natr. bicarbon. $\overline{aa}$ 45·0,
Lith. carbonic. 10·0.
Da in scatul.
S. 2mal tägl. 1 Kinderlöffel voll in Wasser
aufgelöst.

Bei Nierensteinkolik protrahirte, warme Bäder,
Opium oder Morphium.

Haematuria. Blutharnen. Absolute Ruhe im Bette,
leichte Bedeckung. Restringirte Diät; namentlich Vermeidung von heissen oder sonst aufregenden Getränken.
Ferner Anwendung der Kälte; Application von nassen,
kalten Umschlägen auf die Nierengegend oder über das
Abdomen und Perineum, darüber Eisbeutel oder auch
Leiter'scher Kühlapparat. In manchen Fällen von Blasenblutungen auch kurze Sitzbäder in kaltem Brunnenwasser,
in welches noch Eisstücke gelegt werden können. Bei
Blasenblutungen auch kalte Klystiere oder Einführung des
Atzberger'schen Apparates in das Rectum, durch den
man eiskaltes Wasser laufen lässt.

Rp. 1559.
Extr. Secal. cornut. 6·0,
Aqu. Cinnamom. 120·0.
D. S. Täglich 3 Esslöffel voll.
Oder:
Rp. 1560.
Extr. Secal. cornut. 1·0,
Pulv. gummos. 2·0.
M. f. pulv. Div. in dos. aequ. No. 6.
D. S. 3stündlich 1 Pulver.

Rp. 1561.
Dragées d'Ergotine de Bonjean lagen.
S. Täglich 4 – 10 Stück zu nehmen.

Auch Suppositorien:

Rp. 1562.
    Ergotin. bis depurat. 3·0,
    But. Cacao 12·0.
    M. f. suppos. No. 6.
    D. S. Täglich 2—4 Stück.

Rascher und sicherer wirken subcutane Injectionen von Ergotin, am besten:

Rp. 1563.
    Extr. Secal. cornut. 3·0,
    Glycerin. pur.,
    Aqu. dest. $\overline{aa}$ 7·5.
    D. S. 3mal tägl. ¹/₂ Pravaz'sche Spritze zu injiciren. Vor der Injection die Lösung stets zu filtriren.
    Noch besser:
Rp. 1564.
    Ergotin. dialysat. Bombellon lagen.
    S. ¹/₂—1 Spritze mehrmals täglich.

Wirksam sind auch:

Rp. 1565.
    Alum. crud.,
    Sacch. alb. $\overline{aa}$ 3·0.
    M. f. pulv. Div. in dos. aequ. No. 6.
    D. S. Stündl. 1 Pulver.

Rp. 1566.
    Liqu. Ferr. sesquichlorat. 3·0,
    Aqu. Cinnamom. simpl. 100·0.
    S. Stündl. 1 Esslöffel.

Rp. 1567.
    Ferr. sulfuric. cryst.,
    Natr. bicarbon. $\overline{aa}$ 3·0,
    Extr. Millefol. q. s. ut f. pill. No. 60.
    D. S. 3mal täglich je 3 Stück zu nehmen.

Local bei Blutungen aus dem vorderen Theil der Harnröhre kalte Umschläge, Einspritzungen mit kaltem Wasser oder astringirenden Lösungen direct aus der Spritze in die Urethra, endlich Einführung eines Nélaton-Katheters, Befestigung desselben und Compression des Penis darüber mittelst Heftpflasterstreifen.

Bei Blutungen aus dem Blasenhalse Narcotica, wenn die Blutung sehr heftig ist, Einführung eines recht dicken weichen Katheters in die Blase und Befestigung desselben.

Bei Blutung aus der Blase Auswaschung derselben mit kaltem Wasser; wenn sich Coagula in der Blase angesammelt haben, dieselben mittelst sehr dicken Katheters (am besten sogen. Evacuations-Katheter) theils herauszuwaschen, theils mit der Spritze zu aspiriren; dies so lange fortzusetzen, bis das Waschwasser blutfrei abfliesst; das ganze Verfahren täglich 1—2mal, manchmal auch öfter vorzunehmen. Nach Entfernung der Coagula (aber nur einmal täglich) Einspritzung von:

Rp. 1568.
Argent. nitric. 0·2—0·5,
Aqu. dest. 500·0.
S. Zur Einspritzung.

Oder:

Rp. 1569.
Liqu. Ferr. sesquichlorat. 2·0—10·0,
Aqu. dest. 500·0.
S. Zur Einspritzung.

Man beginnt namentlich bei empfindlichen Personen mit schwachen Lösungen, steigt aber (bei länger andauernden Blutungen z. B. in Folge von Tumor vesicae) allmälich zu starken auf. Bei hartnäckigen Blutungen auch Anwendung eines dicken Verweilkatheters (Nélaton-Katheter), Anfangs sehr häufig durch denselben kaltes Wasser einzuspritzen, um etwa sich bildende Coagula zu entfernen.

Nach Stillung der Blutung, wenn möglich, Beseitigung der Ursache. In der Blase befindliche Steine oder Fremdkörper zu entfernen; bei papillomatösen Wucherungen der Blasenschleimhaut Monate lang fortgesetzter innerlicher Gebrauch von Ergotin, sowie intravesicale Einspritzungen von Ferr. sesquichloratum; im Uebrigen wurden Neubildungen der Blase schon öfters mit glücklichem

Erfolge exstirpirt. Bei Blutungen aus Katarrhalgeschwürten oder Fissuren am Blasenhals, wenn starker Harndrang und Cystospasmus besteht, Narcotica, sonst Einspritzungen von 2—10%igen Alaun- oder Zinklösungen mittelst des Katheters (s. „Catarrhus colli vesicae" S. 418), täglich einmal 50—100 Kubikcentimeter, unter leichtem Druck einzuspritzen.

Phosphaturie. Behandlung eines etwa vorhandenen Grundleidens (Cystitis, Nervenleiden etc.). Regelung der Diät; reichlicher Genuss von säuerlichen Speisen und Sodawasser; dagegen alle alkalischen Mineralwässer zu meiden. Gebrauch von Säuren, wie:

Rp. 1570.
Acid. phosphoric. 10·0,
Syrup. rub. Idei 50·0.
D. S In 24 Stunden mit
kohlens. Wasser (Syph.)
zu verbrauchen.

Rp. 1571.
Acid. muriat. dilut. 30·0.
S. 3mal täglich 20 Tropfen
in ⅓ Glas Wasser.

Rp. 1572.
Acid. lactic. 3·0,
Aqu. dest. 200·0,
Aqu. Menth. pip. 50·0.
S. 3mal tägl. 1 Esslöffel
in einem halben Glas
Sodawasser.

Rp. 1573.
Acid. benzoic. 2·0,
Sacch. alb. 1·0.
M. f. pulv. Div. in dos.
aequ. No. 6.
D. S. 3mal täglich 1
Pulver.

Ferner Ausspülungen der Blase mit:
Rp. 1574.
Acid. muriat. concentr.,
Acid. carbolic. āā 0·2,
Aqu. dest. 200·0.
S. Zur Einspritzung.
Oder:
Rp. 1575.
Acid. salicylic. 0·4,
Aqu. dest. 200·0.
S. Zur Einspritzung.

Hyperaesthesie und Neuralgie der Urethra. Warme Sitz- oder Vollbäder. Klystiere mit warmem Wasser (28°R.) oder Kamillen-Infus. Besteht nur Ueberempfindlichkeit *bei Einführung* von Instrumenten in die Harnröhre:

Rp. 1576.
　　Cocain. mur. 0·5,
　　Aqu. dest. 10·0.
　　S. Vor Einführung des Instrumentes ¹/₂—*1 Pra-*
　　　vaz'sche Spritze voll in die Harnröhre zu in-
　　　jiciren.

Diese Injectionen am besten mittelst des „Cocain-
Apparates" auszuführen, eines sehr dünnen geknöpften
weichen Katheters, an dessen oberes Ende eine Pravazsche Spritze angesteckt werden kann.

Behandlung eines etwa bestehenden chronischen Trippers
oder Blasenhalskatarrhs; im letzteren Falle leichte Irrigationen mit dem Ultzmann'schen kurzen Katheter
(s. „Catarrhus colli vesicae" S. 418); zu der ersten und
zweiten Einspritzung $1/4$—$1/2$%ige Carbollösung, weiterhin $1/2$%ige Lösung von Zinc. sulfuricum zu verwenden
und allmälich bis zu einer 3—5%igen Lösung zu steigen.

Cystospasmus. Blasenkrampf. Behandlung vorwiegend
causal. Fernhaltung körperlicher Anstrengung und
geistiger Aufregung; bei rein nervöser Grundlage (Neurasthenie, Hysterie) am besten der Patient zur Erholung
auf das Land oder in ein Bad (Seebad oder indifferente
Thermen) zu schicken, auch Kaltwasserkur oft von günstiger Wirkung; innerlich Brom. Bei anämischen Personen
Eisen, Arsen, auch in Form von Mineralwässern. Wenn
dem Cystospasmus vermehrte Harnsäure-Ausschei-
dung oder Oxalurie zu Grunde liegt, Gebrauch von
Alkalien, namentlich von alkalischen Mineralwässern (Bilin,
Radein). Zweckmässig in solchen Fällen auch:

Rp. 1577.
　　Natr. phosphoric.,
　　Natr. bicarbonic.,
　　Natr. bromat. āā 30·0.
　　D. S. 1 Kaffeelöffel in ¹/₂ *Liter Wasser tags-*
　　　über zu nehmen.

Bei zu Grunde liegender Phosphaturie dagegen Säuren anzuwenden (s. Phosphaturie S. 430.)

Oder:

Rp. 1578.
Natr. salicylic.,
Natr. bromat. $\overline{aa}$ 10·0.
M. f. pulv. Div. in dos. aequ. No. 10.
D. S. 2−3 Pulver täglich.

Fissuren oder Fisteln des Mastdarms chirurgisch zu behandeln. Entozoen zu beseitigen. Ist das Leiden durch Excesse in Venere, Onanie oder einen Tripper entstanden, Sondenkur (s. „Gonorhoea chronica" S. 415); nebstdem Irrigation der Pars prostatica und Blase mittelst kurzen Katheters oder Mercier'schen Katheters (s. S. 418) mit $^1/_4\%$iger Cocain-Lösung, später mit Adstringentien; eventuell auch Aetzung der Pars prostatica mittelst des Tropfapparates mit 3−5%iger Lapislösung.

Bei Krampf des Sphincters speciell· methodische, tägliche Einführung dicker Metallsonden (Cb. Nr. 24−30), bis in die Blase, dieselben anfangs durch 5 Minuten, dann immer länger liegen zu lassen. Vor der Einführung der Sonde Injection von 5%iger Cocain-Lösung in die Urethra mittelst Cocain-Apparates. In hartnäckigen Fällen, namentlich wenn Erosionen oder Fissuren am Blasenhals zu vermuthen sind, Aetzung der Pars prostatica mit 5%iger Lapislösung mittelst des Ultzmann'schen Tropfapparates. Bei Harnverhaltung Katheterismus.

Bei Frauen Untersuchung auf ein zu Grunde liegendes Genitalleiden und Behandlung desselben. Erweiterung der Harnröhre durch dicke Sonden, eventuell auch forcirte Dilatation mittelst der Simon'schen Specula in der Narkose; Irrigation mit Adstringentien oder Aetzung mittelst Tropfapparates.

Gegen die einzelnen Anfälle warme Bäder oder Sitzbäder, warme Umschläge auf Blasengegend und Mittelfleisch, warme Klysmen. Narcotica (Morphin intern, in Suppositorien oder subcutan, Chloralhydrat, Tinct. Cannab.

indic. 10—15 Tropfen); bei rein nervösem Blasenkrampf
ein aromatisches Infus (Valeriana, Chamomilla etc.), Bromsalze.

Paresis vesicae. In leichten Fällen, wenn nur schlechte
Angewohnheit, selten Urin zu lassen, besteht, tägliche
Massage der Blasengegend, Gebrauch eines Natronsäuer-
lings, warme Bäder mit nachfolgender kalter Douche auf
die Lendengegend; vor Allem aber muss der Patient
selbst darauf achten, etwa alle 4 Stunden, gleichviel,
ob er Harndrang hat oder nicht, den Urin zu entleeren.
Dem Leiden zu Grunde liegende Stricturen oder Blasen-
steine zu entfernen, ferner in ausgeprägteren Fällen Landaufenthalt, Kaltwasserkur, namentlich Douchen auf die
Lendenwirbelsäule, die Blasengegend, das Perineum;
innerlich:

Oder:

Rp. 1579.
Extr. Secal. cornut. 1·0,
Elaeosacch. Foenicul. 2·0.
M. f. pulv. Div. in dos.
aequ. No. 6.
D. S. 3mal tägl. 1 Pulver.

Rp. 1580.
Strychnin. nitric. 0·02,
Sacch. alb. 3·0.
M. f. pulv. Div. in dos.
aequ. No. 10.
D. S. Täglich 1, später
2 Pulver.

Auch endermatischer Gebrauch von Strychnin, indem
der Mons Veneris rasirt, die Epidermis daselbst mittelst
eines Kantharidenpflasters entfernt und die Wunde bestreut wird mit:

Rp. 1581.
Strychnin. nitric. 0·1,
Sacch. alb. 5·0.
M. f. pulv. Div. in dos.
aequ. No. 10.
D. S. Auf die wunde
Fläche täglich 1 Pul-
ver aufzustreuen.

Besser und zweckmässiger
ist:

Rp. 1582.
Strychnin. nitric. 0·05,
Aqu. dest. 10·0.
S. Täglich ¹/₂—1 Pra-
vaz'sche Spritze in die
Bauchhaut z. injiciren.

(NB. Sobald Muskelzuckungen oder erhöhte Muskel-
erregbarkeit auftreten, das Strychnin auszusetzen.)

In vorgeschrittenen Fällen ist das wichtigste Moment der Behandlung der regelmässige Katheterismus. Der Kranke soll einige Wochen hindurch liegen und, wenn er nach dem Katheterismus auch spontan Harn zu lassen im Stande ist, täglich einmal, wenn nicht, mindestens dreimal im Tag die Blase mittelst Nélaton-Katheters entleert, dann mit $\frac{1}{2}\%$iger Carbolsäurelösung, 3%iger Borsäure-Lösung oder wenn sich bereits Cystitis entwickelt hat, mit einem entsprechenden anderen Medicamente ausgewaschen und ca. 100 Kubikcentimeter dieser Lösung in der Blase gelassen werden. Die Entleerung soll, namentlich wenn die Blase stark gefüllt ist, nicht schnell vorgenommen werden, sondern allmälich, indem man öfters den Katheter mit den Fingern eine Zeit lang comprimirt und so das Ausfliessen des Urins unterbricht. Der Katheter muss nach jedesmaligem Gebrauch mit 5%iger Carbol- oder 0.1%iger Sublimatlösung, darauf mit Wasser gewaschen und durchgespritzt und dann am besten in Carbolgaze oder Sublimatgaze eingewickelt aufbewahrt werden. Das Katheterisiren und Ausspülen der Blase wird gewöhnlich vom Patienten oder seiner Umgebung erlernt und ausgeführt. Wenn Prostata-Hypertrophie besteht, gelingt es oft nicht, mit dem Nélaton-Katheter in die Blase zu gelangen, man greift dann zum Mercier-schen Katheter coudé, zu englischen und endlich auch zu Metallkathetern.

In vorgeschrittenen Fällen, wenn die Patienten schon an den Katheterismus gewöhnt sind, auch Elektrisiren der Blase (mit constanten oder inducirten Strömen) angezeigt; bei Lähmung der Detrusoren ein Pol auf die Lendenwirbelsäule, der andere besteht in dem Ultzmann-schen Blasen-Excitator, einer bis gegen die Spitze mit Hartgummi umhüllten Metallsonde, die in die Blase eingeschoben wird; wenn Parese des Sphincters vorwaltet, dieser Reophor nur in die Pars prostatica einzuführen oder bei empfindlichen Personen der Sphincter vom Mastdarm aus der unter Enuresis, [s. S. 435] zu beschreibenden Weise)

Enuresis. Der Harn sowohl, als die Genitalien und Blase genau zu untersuchen und etwaige pathologische Zustände derselben (Cystitis, Lithiasis, Stricturen, Phimosis, Balanitis, Polypen der weiblichen Harnröhre, Kolpitis etc.) zu beseitigen. Bei schwachen Kindern Eisen, Chinin, Bäder, Kaltwasserkur, Landaufenthalt. Von Erfolg ist öfter:

Rp. 1583.

Extr. Belladonn. 0·1,
Sacch. alb. 2·0.
M. f. pulv. Div. in dos.
aequ. No. 10.
D. S. Vor dem Schlafen-
gehen 1 Pulver.

Oder:

Rp. 1584.

Atropin. sulfuric. 0·01,
Pulv. et extr. Liquir-
q. s. ut f. pill. No. 20.
D. S. Vor dem Schlafen-
gehen 1 Pille.
(Mit Vorsicht zu gebrauchen.)

Rp. 1585.

Extr. fluid. Rhus aromatic. 20·0.
D. S. 3mal täglich 15—20 Tropfen.

In anderen Fällen auch Extr. Secal. cornut. oder Tinct. Nuc. vom. von Erfolg. Am besten jedoch F a r a d i s a t i o n d e s S p h i n c t e r v e s i c a e vom Mastdarm aus. Von einem D u b o i s - R e y m o n d'schen Inductionsapparat geht der eine Draht zu einer gewöhnlichen Schwamm-Elektrode, die bei Knaben auf die Raphe Perinei, bei Mädchen in eine Backenfalte aufgesetzt wird, der andere zu einem 7 Centimeter langen Metallzapfen (Mastdarmreophor nach Ultzmann), der gut eingeölt in das Rectum geschoben wird. Der Strom Anfangs sehr schwach zu nehmen, dann allmälich zu steigern. Täglich oder jeden zweiten Tag eine Sitzung, Behandlung mindestens durch 4—5 Wochen.

Impotentia. Bei I m p o t e n t i a g e n e r a n d i die Therapie selten von Erfolg. Nur, wenn es sich um eine Erkrankung der Pars prostatica urethrae oder des Caput gallinaginis handelt, A e t z u n g e n derselben mit 5%iger Lapislösung, von der 3—5 Theilstriche einer P r a v a z'schen Spritze mittelst des U l t z m a n n'schen Tropfapparates applicirt

28*

werden. Diese Aetzungen jeden dritten Tag anszuführen. (Näheres s. „Cat. colli vesicae chron." S. 419). Bei Oligozoospermie Faradisation der Testikel, dieselbe auch bei Azoospermie zu versuchen.

Bei Impotentia coeundi, wenn dieselbe durch organische Veränderungen des Genitalapparates bedingt ist, Behandlung der letzteren. Bei Hypospadie und Epispadie, Tumoren, Elephantiasis des Penis, operative Abhilfe, bei durch Cavernitis entstandener Verkrümmung des Gliedes Anwendung von Jod innerlich und local, Compression mit Heftpflasterstreifen, warme Bäder; wenn Syphilis die Ursache der Cavernitis, Jod, Quecksilber.

Bei psychischer Impotenz der Zuspruch des Arztes von grossem Einfluss. Landaufenthalt, Zerstreuung, Kaltwasserbehandlung, Eisen, Chinin; bei starker Aufregung Bromkali (3 gr. pro die). Am wirksamsten bei der psychischen und paralytischen Impotenz jedoch locale Behandlung, und zwar zunächst Sondenkur, tägliche Einführung von Metallsonden bis in die Blase bei horizontaler Lage des Patienten, und zwar Anfangs Charrière Nr. 20, dann steigend bis zu Nr. 30; die Sonde durch 5—10 Minuten in der Blase zu belassen. In ähnlicher Weise wirkt auch die Kühlsonde, durch die man Wasser, Anfangs von 14—16° R., dann sinkend bis zu 9 - 10° R. strömen und die man in den ersten Sitzungen 5 Minuten, später bis zu 30 Minuten liegen lässt. In manchen Fällen wirkt warmes Wasser von 30° R. besser als das kalte. Weiter kann man auch Irrigation der Pars prostatica mit schwachen Lösungen von Zink, Alaun etc. versuchen; besser aber wirken Urethralsuppositorien, die mittelst des v. Dittel'schen Porte-remède in die Pars prostatica gebracht werden, namentlich:

Rp. 1586. *Acid. tannic.* 0·5,
   But. Cacao q. s. ut f. suppos. urethral. longitud. centim. No. 5.
   D. S. In den ersten Tagen je ein halbes, später je ein ganzes Suppositorium einzuführen.

Aehnlich wirken auch Aetzungen der Pars prostatica mit 5%iger Lapislösung mittelst des Ultzmann'shen Tropfapparates (s. Seite 419).

Auch elektrische Behandlung oft von Erfolg, und zwar der faradische Strom; die eine Elektrode ist ein länglicher Metallzapfen und wird ins Rectum gesteckt, die andere abwechselnd am Bulbus urethralis, am linken und rechten aufsteigenden Schambeinast applicirt. Wenn jedoch häufige Pollutionen bestehen, diese Behandlungsmethode nicht indicirt.

Spermatorrhoea. Samenfluss. Pollutionen.

Causale Behandlung bei Phimose, Blasensteinen, Mastdarmleiden. Regelung der Lebensweise; geschlechtliche Erregungen nach Möglichkeit zu meiden; hat der Kranke eine anstrengende körperliche oder geistige Thätigkeit, so ist zeitweiliges Aussetzen derselben indicirt. Land- und Gebirgsaufenthalt. Kaltwasserkuren, Fluss- oder Seebäder. Die Kost leicht verdaulich; Gewürze, Alcoholica, Thee, Kaffee zu meiden; die einzelnen Mahlzeiten nicht zu gross, dafür eventuell zahlreicher, besonders vor dem Schlafengehen nicht zu spät und nicht zu reichlich essen. Frühes Aufstehen; Bett mit harter Matratze, nur leichte Bedeckung; Rückenlage zu vermeiden. Nach dem Erwachen sofort die Blase zu entleeren. Bei anämischen Personen Chinin, Eisen. Bei Erregungszuständen Bromkali (3—4 gr. pro die) gelöst zu nehmen. Zuweilen, namentlich bei Spermatorrhoe, auch Extr. Secal. corn. von guter Wirkung (s. Rp. 1579).

Local: Sondenkur, mit möglichst dicken Sonden (s. „Gonorrhoea chron." S. 417) oder Kühlsonde (s. „Impotentia" S. 436). Sehr gut wirken Astringentia in Form von Injectionen mittelst des Irrigations-Katheters (s. „Cat. coll. vesic." S. 418) oder energischer in Form von Suppositorien, entweder mit Tannin (s. Rp. 1586) oder

Rp. 1587.
Argent. nitric. 0,05,
Bvl. Cacao q. s. ut f. suppos. urethr. form.
gran. hordei. No. 5.
S. Mittelst Porte-remède einzuführen.

Will man das Caput gallinaginis ätzen, so verwendet man doppelt so starke Suppositorien oder injicirt einige Tropfen einer 5%igen Lapislösung mittelst des Ultzmann'schen Tropfapparates (s. „Cat. coll. vesic." S. 419).

Danach muss sich Patient zu Bett legen und am besten durch 2—5 Tage im Bett bleiben: wenn Blutung eintritt, kalte Umschläge auf das Perineum.

Bei vorwaltender Spermatorrhoe Faradisation vom Mastdarm aus in der unter „Enuresis" (s. S. 435) beschriebenen Weise.

Prof. Dr. Friedrich Schauta's

Klinik für Geburtshilfe und Gynäkologie.

A. Geburtshilfe.

Diätetik der Schwangerschaft. Im Allgemeinen soll die Frau in der Schwangerschaft ihre gewohnte Lebensweise fortführen, nur grosse Anstrengungen, Heben und Tragen schwerer Lasten, übermässige Bewegung etc. sind zu meiden. Die Kost ausreichend, nahrhaft, Ueberladungen des Magens jedoch, namentlich am Abend, zu meiden. Kaffee, Thee, leichter Wein und Bier können, wenn die Frau nicht allzu reichlichem Genuss dieser Getränke ergeben ist, in gewohnter Weise fortgenommen werden; jedes Uebermaass ist auch hier zu verbieten; der Genuss von schweren Weinen und Liqueuren, ebenso wie von scharfen Gewürzen zu untersagen. Die eigenthümlichen Gelüste mancher Schwangeren nach besonderen Speisen, soweit es angeht, zu befriedigen.

Die Regelung der Stuhlentleerung sehr wichtig, wird gewöhnlich durch ausreichende Bewegung, Genuss von gekochtem oder rohem Obst erzielt; bei stärkerer Stuhlverstopfung Klystiere mit lauem Wasser oder bei höheren Graden milde Abführmittel (Bitterwasser, Ol. Ricin., Electuar. lenitiv.) namentlich in der letzten Zeit der Schwangerschaft gestattet.

Fleissige Waschungen der äusseren Genitalien sind geboten, dagegen dürfen Ausspritzungen der Vagina nur durch den Arzt selbst vorgenommen werden. Sehr vortheilhaft der Gebrauch von Bädern von 26° R., im siebenten und achten Monat einmal wöchentlich, im neunten Monat zweimal in der Woche. Flussbäder sind erlaubt, jedoch anstrengendes Schwimmen zu verbieten.

Die Kleidung der Schwangeren soll genügend warm sein, namentlich das Tragen von Unterbeinkleidern, die jedoch nicht zu fest gebunden werden dürfen und von warmen Strümpfen zu empfehlen; die Röcke sollen nicht gebunden, sondern durch Achselbänder gehalten werden; Mieder, namentlich Fischbeinmieder und enge Strumpfbänder zu meiden. Bei Hängebauch eine passende Leibbinde.

Mässige, nicht anstrengende Bewegung im Freien sehr zu empfehlen; dagegen Tanzen, Springen, Reiten, Fahren in stossenden Wagen, ebenso wie Anstrengungen der Brust- und Armmusculatur zu verbieten. Für passende geistige Beschäftigung, Erhalten der Schwangeren in heiterer Stimmung stets Sorge zu tragen.

Die Brüste genügend warm zu halten, vor jedem Druck zu schützen. Fleissige Waschungen derselben: bei zarten und empfindlichen Brustwarzen Waschungen mit alcoholischen Flüssigkeiten. Hohlwarzen dürfen während der Schwangerschaft nicht hervorgezogen werden.

Hyperemesis gravidarum. Unstillbares Erbrechen der Schwangeren.

Gegen nur manchmal auftretendes Erbrechen, als gegen eine fast gewöhnliche Erscheinung, keine besondere Therapie. Allenfalls Gebrauch von alkalischen Wässern (Giesshübler, Selters, Bilincr). Daneben fleissige Bewegung im Freien, Sorge für regelmässigen Stuhl. Bei höheren Graden, wenn der Ernährungszustand der Patientin leidet, Eispillen, Cognac, Champagner. Nahrungsaufnahme in horizontaler Lage und Verharren in dieser durch etwa 1 Stunde nachher. Von Medicamenten zu versuchen:

Rp. 1588.
Chloroform. gtts. 10,
Aqu. dest. 100·0.
S. 10 – 12 Tropfen nach
  jedem Erbrechen.
  Oder die Bernatzik'-
schen Tropfen:
Rp. 1589.
Morph. mur. 0·2,
Acid. acet. glacial. q. s.
  ad sol.,
Chloroform. 5·0,
Alcohol. absol. 15·0.
D. S. 5 Tropfen in
Zuckerwasser.

In neuerer Zeit auch:
Rp 1590.
Cocain. mur. 0·25,
Sacch. alb. 3·0.
M. f. pulv. Div. in dos.
  aequ. No. 10.
D. S. 2—3maltägl. 1 Pulv.

In schweren Fällen an-
dauernde Bettruhe; wenn
absolut keine Nahrung vom
Magen behalten wird, ernäh-
rende Klysmen (mit Milch,
Eigelb, Fleischpankreas-Klystiere etc.).

Bei hartnäckigem Leiden oft von sehr gutem Erfolg:
Rp. 1591.
Argent. nitric. 2·0,
Aqu. dest. 20·0.
Da in vitr. nigr.
S. Die Vaginalportion damit zu bepinseln, eventuell
  jeden 2. Tag zu wiederholen.

Wenn alle genannten Mittel erfolglos und die Patientin in gefahrdrohendem Maasse herabkommt, als ultimum
refugium Einleitung der künstlichen Frühgeburt
oder des Abortus.

Hydraemia gravidarum. Bei starken Oedemen Bettruhe, heisse Bäder, Diuretica. In sehr hochgradigen
Fällen oberflächliche Punctionen unter antiseptischen
Cautelen, an den Labien jedoch nicht oder nur in spärlichem Maasse auszuführen, um nicht vorzeitige Wehen
zu erzeugen.

NB. Ueber Affectionen des Genitaltractes während der
Schwangerschaft siehe den gynäkologischen Theil.

Diätetik der Geburt. Mit Eintritt der ersten stärkeren Wehen soll die Gebärende das Bett aufsuchen. In der Eröffnungsperiode Rückenlage einzunehmen; bei Nahrungsbedürfniss etwas Suppe sowie kalte, nicht aufregende Getränke zu reichen. Rechtzeitige Entleerung des Rectums durch ein Klysma; die Fäces im Bett in ein Steckbecken mit lauem Wasser abzusetzen. Auf die Harnentleerung zu achten, event. dieselbe mittelst Katheters zu bewerkstelligen.

Während der Austreibungsperiode linke Seitenlage mit ausgestrecktem linken und im Kniegelenk gebeugtem rechten Fusse. Der Arzt, resp. die Hebamme steht auf der Rückenseite der Gebärenden; die linke Hand von der Symphyse her gegen die Schamspalte gehalten, regulirt den vortretenden Fruchttheil, die rechte Hand wird behufs Dammschutzes flach auf das Perineum gelegt und drückt während der Wehe gegen den sich vordrängenden Fruchttheil. Anfangs soll die Gebärende während der Wehen auch die Bauchpresse benützen; sobald jedoch der vorliegende Fruchttheil das Perineum vorstülpt, darf sie nicht mehr mitpressen. Bei drohender Dammruptur seitliche Einschnitte (Episiotomie) mit geknöpftem Bistouri oder Scheere. Nach der Geburt des Kopfes, wenn die Nabelschnur etwa um den Hals geschlungen ist, dieselbe durch mässigen Zug zu lockern und über den Rumpf zurückzustreifen. Bei Verzögerung der Geburt des Rumpfes der Bauch und der Fundus uteri zu massiren, die Gebärende zum Mitpressen aufzufordern, event. der Zeigefinger in die mehr nach rückwärts gekehrte Achselhöhle des Kindes einzuhaken und damit ein Zug nach abwärts auszuüben. Der Dammschutz mit der rechten Hand bis nach der Geburt des Thorax fortzusetzen.

In der Nachgeburtsperiode die Mutter wieder in Rückenlage, erhält wärmende Tücher. Der Contractionszustand des Uterus mit der wiederholt aufgelegten Hand zu überwachen, nach Ablauf einer halben Stunde die bis *dahin normalerweise* gelöste Placenta durch leichten Druck zu exprimiren. Bei Verzögerung der Austreibung der Placenta die unter „Blutungen in der Nachgeburtsperiode" (S. 450) zu erwähnenden Maassnahmen. Nach Austreibung der Placenta dieselbe zu untersuchen, ob sie vollständig ist und ob auch die Eihäute alle abgegangen. Nach Beendigung der Geburt der Genitalschlauch auf etwa vorhandene Verletzungen zu untersuchen, stärkere Einrisse in den Cervix, die Vagina oder die Labien, Dammrupturen, durch Episiotomie gesetzte Wunden unter strengsten antiseptischen Cautelen mit Sublimatseide zu vernähen, die Wunde mit Jodoformpulver zu bestreuen; Entfernung der Nähte am 6. oder 7. Tage. Oberflächliche Epithelabquetschungen mit Jodtinctur zu bepinseln.

Vor jedem Eingehen in die Scheide die Hände und Vorderarme des Arztes oder der Hebamme mit Seife und Bürste gründlich zu reinigen, die Nägel sorgfältig zu putzen, dann die Hände in $1/^0/_{00}$ iger Sublimatlösung, hierauf in absolutem Alcohol und schliesslich abermals in Sublimatlösung zu desinficiren.

Rp. 1592. *Mercur. sublim. corrosiv. 1·0,*
       Aqu. dest. 1000·0.
       S. 1°/₀₀ige Sublimatlösung.

    In neuerer Zeit:

Rp. 1593. *Mercur. sublim. corrosiv. 1·0,*
       Acid. tartar 5·0.
       M. Fiat pastill. Dent. tal. dos. No. 10.
       S. 1 Pastille auf einen Liter Wasser.

    Die Scheide vor und nach jeder Untersuchung auszuspülen mit:

Rp. 1594. *Acid. carbolic. pur. 20·0,*
       Aqu. dest. 1000·0.
       S. 2°/₀ige Carbollösung. (Erwärmt anzuwenden.)

    Oder mit:

Rp. 1595. *Lysol. pur. 20·0,*
       Aqu. dest. 1000·0.
       S. 2°/₀ ige Lysollösung.

Nach jedem in der Uterushöhle vorgenommenen operativen Eingriff auch diese mit 2%iger Carbol- oder Lysollösung mittelst gläsernen Mutterrohres zu irri- giren, das Rohr dabei bereits laufend einzuführen und die Irrigation unter nur mässigem Druck vorzunehmen, um Lufteintritt in die Uterusvenen zu verhüten.

Diätetik des Neugeborenen. Sobald das Kind geboren ist, muss der im Mund und Rachen befindliche Schleim mit dem Finger und einem Läppchen hydrophiler Gaze entfernt werden. Wenn die Pulsation der Nabelschnur **aufgehört** hat, das **Abnabeln** vorzunehmen: etwa 3 Centimeter vom Nabelring entfernt die Nabelschnur mit desinficirten Bändchen doppelt zu unterbinden und zwischen denselben zu durchschneiden; der Nabelschnur- rest in **Bruns'sche** Watte einzuwickeln. Das Kind wird dann mit Fett, Glycerin oder Crême céleste, namentlich an den Hautfalten, dünn bestrichen, darauf ein Bad von 27—28° R. Zur Verhütung von Ophthalmoblennorhoe Instillation von:

Rp. 1596.
    Argent. nitric. 0·2,
    Aqu. dest. 10·0.
    S. In den Bindehautsack jedes Auges 1 Tropfen
      einzuträufeln.

Nach dem ersten Schlafe der Wöchnerin soll das Kind zum ersten Male an die Brust der Mutter gelegt werden. Die Kleidung des Neugeborenen warm, aber nicht be- engend; bei Frühgeburten wird am besten der ganze Körper von den Schultern an in Watte eingehüllt.

Bei **Asphyxie** des Kindes untersuche man zuerst den Rachen und den Mund mit dem kleinen Finger und entferne eventuelle Schleim- oder Blutpartikelchen, event. dieselben durch Aspiration mit dem Ballonkatheter (oder mit dem eigenen Munde) heraufzuholen. Hierauf gibt man das Kind in ein warmes Bad und spritzt rhythmisch kaltes Wasser gegen das Epigastrium. Nun nimmt

man das Kind heraus, hüllt es in warme Tücher und
ahmt durch regelmässige Compression mittelst der im
Epigastrium sanft aufgelegten Finger die Respirations-
bewegung nach. Des Ferneren sind auch die sogenannten
S c h u l t z e'schen S c h w i n g u n g e n, bei denen der Arzt
das von rückwärts unter den Achseln gefasste Kind in
die Höhe und wieder herabschwingt, von Wirksamkeit.
Man versuche ferner directe Lufteinblasung mit dem
G. B r a u n'schen Katheter, achte aber darauf, dass das
Ansatzstück in den Larynx und nicht, wie es gewöhnlich
geschieht, ·in den Oesophagus eingeführt werde. Jedenfalls die Wiederbelebungsversuche so lange anzustellen,
als Herzschlag zu verspüren ist.

**Krampfwehen. Spastische Strictur des Mutter-
mundes.** Am wirksamsten tiefe Chloroformnarkose.

Rp. 1597.
Chloroform. 300·0,
Aether sulfuric.,
Alcohol. absol. $\overline{aa}$ *100·0.*
S. Zur Narkose.

Wenn die Einleitung der Narkose wegen krankhafter
Zustände des Respirations- oder Circulations-Apparates
gefährlich erscheint, Injection von 0·01—0·02 Morphin.
Wenn der äussere Muttermund einen derben, wenig dehn·
baren Ring darstellt, seitliche Einschnitte zu machen
(Hysterostomatotomie). Nach Beendigung der Geburt Vereinigung der Wundränder mit Seidennähten.

Geburt bei engem Becken. In jedem Falle nicht nur
nach dem Grade, sondern auch nach der Form der Verengung streng zu individualisiren. Im Allgemeinen
gelten, namentlich für das allgemein gleichmässig ver-
engte und für das platte Becken folgende Regeln:

Die Frau in sehr frühem Stadium der Geburt zu
Bett zu bringen. Bei einer C o n i u g a t a v e r a v o n
ü b e r 9 C e n t i m e t e r L ä n g e gewöhnlich kein beson-

derer Eingriff nöthig, nur bei Lebensgefahr für das Kind
oder drohenden Erscheinungen von Seite der Mutter Beendigung der Geburt durch Wendung und nachfolgende
Extraction, oder wenn der Muttermund verstrichen und
der Kopf des Kindes im kleinen Becken feststeht, durch
Anlegung des Forceps, bei besonders grossem Schädel
Craniotomie nöthig.

Bei einer Coniugata vera von 7—9 Centimeter
zunächst ebenfalls nur sorgfältige Ueberwachung des Ge-
burtsverlaufes, insbesondere die Herztöne der Frucht
genau zu controliren. Wenn der Kopf nicht in das
kleine Becken eintritt, obwohl der Muttermund
bereits für die ganze Hand durchgängig ist, Wendung
vorzunehmen; wenn der Kopf in der Verengung fest-
gestellt, nicht mehr vorrückt, bei Lebensgefahr für
Mutter oder Kind, Forcepsversuch am hochstehenden
Schädel; wenn dieser nicht mehr gelingt, Perforation am
lebenden oder todten Kinde. Wenn der Kopf durch
die enge Stelle hindurch getreten, spontane Beendigung der Geburt abzuwarten, nur bei secundärer
Wehenschwäche Zangenanlegung.

Bei einer Coniugata vera von $5\frac{1}{2}$—7 Centimeter Perforation am lebenden oder todten Kinde, eventuell, wenn das Kind voraussichtlich lebensfähig ist,
Sectio caesarea.

Bei Coniugata unter $5\frac{1}{2}$ Centimeter absolute
Indication zur Sectio caesarea.

Ist die Beckenverengung schon während der
Schwangerschaft constatirt, so ist mit Vortheil
bei einer Coniugata vera zwischen $7\frac{1}{2}$ und 9 Centimeter
die künstliche Frühgeburt in der 33. bis 36. Woche (je
nach dem Grade der Verengung) einzuleiten.   .

Querlage der Frucht. Die Frau rechtzeitig ins Bett zu
bringen; zunächst zu versuchen, durch entsprechende
Seitenlagerung der Frau die Einstellung des Schädels
oder des Beckenendes zu ermöglichen; und wenn dies

nicht zum Ziele führt, Rectification der Lage durch
äussere Handgriffe anzustreben. Wenn dies nicht gelingt,
ist, sobald der Muttermund für 2 Finger durchgängig
ist, Wendung auf den Kopf nach Braxton Hicks
durch combinirte äussere und innere Handgriffe vorzunehmen; wenn auch dies nicht ausführbar, wenn möglich
noch bei stehender Blase Wendung auf einen Fuss, den
man bis über das Knie in die Scheide herabzieht; die
Extraction nach der Wendung nicht zu übereilen, sondern
erst, wenn das Kind bis zum Nabel spontan geboren ist,
vorzunehmen; nur bei Lebensgefahr für die Mutter (Eklampsie etc.) oder für das Kind sofortige Extraction,
sobald der Muttermund genügend erweitert ist.

Bei vernachlässigter Querlage, wenn eine Schulter bereits im Becken fest eingekeilt ist, alle Wendungs-
versuche zu unterlassen und Decapitation oder Exentera-
tion vorzunehmen.

Vorfall einer Extremität. Bei Vorfall eines Armes
neben dem Kopf bei noch stehender Blase Lagerung
der Frau auf die dem Vorfall entgegengesetzte
Seite; wenn die Blase bereits gesprungen, Reposition
des Armes derart, dass er vor dem Gesicht vorbeige-
schoben wird, hierauf wieder Lagerung der Frau in der
eben erwähnten Weise. Wenn der Arm immer wieder
vorfällt, oder seine Reposition nicht gelingt, obwohl der
Kopf noch hoch steht, Wendung auf einen Fuss mit
etwas später nachfolgender Extraction. Wenn der Kopf
schon im kleinen Becken fixirt ist und der Arm nicht
mehr reponirt werden kann, spontaner Ablauf der Geburt abzuwarten; wenn derselbe nicht erfolgt, Craniotomie. Bei Vorfall beider Arme neben dem hochstehenden Kopf Wendung auf einen Fuss. Bei Vorfall eines Fusses neben dem Kopf Wendung auf
diesen Fuss, wenn möglich durch combinirten äusseren
und inneren Handgriff; wenn der Kopf bereits tief im
kleinen Becken steht, so dass die Wendung nicht mehr
möglich, Perforation und Extraction mit dem Cranioklast.

Vorfall einer Extremität bei Querlage erfordert rechtzeitig Wendung auf den Kopf nach Braxton Hicks, oder Wendung auf einen Fuss. Das Ziehen am vorgefallenen Arme ist unter allen Umständen zu unterlassen.

Vorlagerung und Vorfall der Nabelschnur. Bei Vorlagerung (i. e. bei stehender Blase) in der Eröffnungsperiode möglichste Schonung der Blase, die Frau auf die der Vorlagerung entgegengesetzte Seite zu legen, nur Compression der Nabelschnur zu vermeiden; wenn der Muttermund für zwei oder drei Finger durchgängig ist, die Nabelschnur mit möglichster Schonung der Blase zu reponiren und die Frau auf die der Vorlagerung entsprechende Seite zu legen; gelingt die Reposition nicht, so ist die Blase zu sprengen und nun der Vorfall der Nabelschnur entsprechend zu behandeln.

Bei Vorfall der Nabelschnur (i. e. nach dem Blasensprung) Manual-Reposition derselben in der Rückenlage. Gelingt die Reposition manuell nicht leicht, so versucht man sie mit dem Carl Braun'schen Nabelschnurrepositorium. Nach gelungener Reposition absolute Ruhelage der Frau und strenge Controle der Geburt. Bei Lebensgefahr für das Kind Forceps, oder, wenn möglich, noch Wendung und Extraction. Gelingt die Reposition nicht, so versucht man die Wendung oder macht bei fixirtem Kopfe und lebendem Kinde Forceps, bei todtem Kinde die Craniotomie.

Bei Beckenendlage der Nabelschnurvorfall zunächst exspectativ zu behandeln, sowie aber Lebensgefahr für das Kind eintritt, rasch Extraction auszuführen.

Bei Querlage erfordert der Nabelschnurvorfall keine besondere Therapie; es wird nur die Querlage selbst entsprechend behandelt.

Uterusruptur während der Geburt. Bei drohender Uterusruptur möglichst schnelle Entbindung nothwendig, jedoch Wendung zu unterlassen; wenn der Kopf zangenrecht steht, der Muttermund genügend erweitert ist, Extraction mittelst Forceps; sonst Perforation, bei Querlage Embryotomie.

Nach stattgefundener Uterusruptur ebenfalls möglichst schnelle Entfernung der Frucht; ist diese noch im Uterus und in Schädellage, Zange oder Perforation; ist das Kind in die Bauchhöhle ausgetreten, Extraction per vaginam nur, wenn die Füsse in der Nähe des Risses liegen, leicht zu erreichen sind und der Muttermund weit ist; sonst Laparotomie. Die Nachgeburt ebenfalls baldmöglichst zu entfernen.

Blutungen während der Geburt des Kindes. Bei Blutungen durch Uterusruptur möglichst rasche Entfernung des Kindes, Laparotomie zur Vernähung des Risses. Bei Blutungen in Folge von Placenta praevia, in der Eröffnungsperiode Tamponade der Scheide; sobald der Cervix für zwei Finger durchgängig ist, die Blase zu sprengen und Wendung auf einen Fuss, durch combinirte äussere und innere Handgriffe oder durch Eingehen der ganzen Hand in den Uterus; am heruntergeholten Fuss anzuziehen, damit der Steiss die blutende Stelle gut tamponirt. Die nachfolgende Extraction nicht zu übereilen. Die Nachgeburtsperiode wird in gewöhnlicher Weise behandelt.

(Bei durch Placenta praevia bedingten Blutungen während der Schwangerschaft zunächst, wenn dieselben leicht sind, nur Bettruhe, leichte Diät, Vermeidung von Aufregungen und Anstrengungen. Bei stärkeren oder länger dauernden Blutungen Tamponade der Vagina mit Jodoformgazestreifen oder dem gut desinficirten Kolpeurynter von C. Braun.)

Bei Blutung in Folge vorzeitiger Lösung der Placenta (bei normalem Sitz derselben) im Beginn der Geburt kräftiges Reiben des Uterus; wenn die Blutung dennoch andauert, Sprengen der Blase; sobald der Muttermund genügend erweitert ist, Wendung auf einen Fuss und *Extraction*, eventuell Forceps.

Bei **V a s a** u m b i l i c a l i a p r a e v i a, sobald der **Mutter-**
mund genügend erweitert ist, Wendung und **Extraction**.

Blutungen in der Nachgeburtsperiode. Bei **Blutun-**
gen in Folge von während der Austreibung des **Kindes**
entstandenen **V e r l e t z u n g e n** **d e r** **w e i c h e n** **G e b u r t s-**
w e g e Vernähung der Wunden nach Beendigung der Ge-
burt unter strengster Antisepsis. Bei Blutung in Folge
m a n g e l h a f t e r **C o n t r a c t i o n** (**A t o n i e**) **d e s** **U t e r u s**
und dadurch verzögerten Abgangs der Placenta **Crédé'**-
scher Handgriff. Derselbe besteht darin, dass man vor-
erst die Uteringegend sanft massirt, bis man Contractionen des Uterus wahrnimmt. Wenn dieselben **ihre**
grösste Energie erreicht zu haben scheinen, umgreift **man**
mit einer Hand (wenn man damit nicht ausreicht, mit
beiden Händen) den Fundus und drückt dreist auf den
Grund und die Wände des Uterus in der Richtung nach
der Aushöhlung des Kreuzbeines. Gleichzeitig Gebrauch
von Ergotin, am besten subcutan:

Rp. 1598. *Ergotin. bis depurat.* 2·5,
Glycerin.,
Aqu. dest. $\overline{aa}$ 7·5.
S. ¹/₂—1 *Pravaz'sche Spritze zu injiciren.*

In neuerer Zeit:

Rp. 1599. *Ergotin. de Bombellon lagen.*
S. 1—2 *Pravaz'sche Spritzen zu injiciren.*

B e i **V e r w a c h s u n g** **d e r** **P l a c e n t a** **m i t** **d e r**
U t e r u s w a n d Lösung der Nachgeburt mit der in den
Uterus eingeführten und zwischen Placenta und Uterus-
wand hingleitenden, vorher gut desinficirten Hand. Bei
R e t e n t i o n d e r P l a c e n t a durch Contraction des **Mutter-**
mundes Narkose und eventuell schonende Erweiterung
des Orificiums mit den eingehenden Fingern.

Bei Blutung n a c h A b g a n g d e r P l a c e n t a der
Uterus weiter kräftig zu massiren, entweder nur durch
die Bauchdecken, oder indem man mit der einen wohl
desinficirten Hand in das hintere Scheidengewölbe, oder

selbst mit der Faust in den Uterus eingeht und mit der anderen Hand von den Bauchdecken her entgegendrückt. Ferner Einspritzung von kaltem Carbolwasser, event. Eiswasser in die Uterushöhle, wobei das Rohr bereits laufend einzuführen ist. Die Harnblase, wenn sie stark gefüllt ist, zu entleeren. Etwa noch vorhandene Placentarreste oder Blut-Coagula zu entfernen.

Nach Sistirung der Blutung Ruhelage mit gestreckten, aneinanderliegenden Beinen, die Scheide mit Jodoformgaze zu tamponiren. Zur Verhütung der Wiederkehr der Blutung Gebrauch von Ergotin:

Rp. 1600.
Pulv. Secal. cornut. 6·0,
Elaeosacch. Cinnam. 4·0.
M. f. pulv. Div. in dos.
aequ. No. 20.
D. S. 2—3 Pulver.

Oder:
Rp. 1601.
Inf. Sec. corn. e 10·0:200·0,
Elixir. acid. Haller. 2·0,
Syr. rub. Idaei 25·0.
S. Anfangs ¹/₄ stündlich,
dann 2 stündl. 1 Esslöff.

Bei in Folge der Blutung entstandener a c u t e r A n ä m i e Darreichung von Wein, Rum, Cognac, ferner:
Rp. 1602.
Tinct. Cinnamom. 20·0.
S. 1 Kaffeelöffel voll in
Wasser.

Oder:
Rp. 1603.
Ol. Cinnamom. aether.
10·0,
Aether. sulfuric. 4·0.
S. ¹/₄ stündl. 5—10 Tropf.
in Wasser.

Bei Ohnmachtsanfällen, starker Blässe des Gesichts:
Rp. 1604.
Aether. sulfuric. 10·0,
Tinct. Opii. simpl. 5·0.
S. ¹/₄ stündl. 5—10 Tropf.
in Wasser.

Schneller wirken noch subcutane Injectionen von Schwefeläther oder Kampher. In den höchsten Graden acuter Anämie subcutane Kochsalzinfusion mit dem Apparat von D i e u l a f o i :

Rp. 1605.
Natr. chlorat. 1·8,
Aqu. dest. 300·0.
S. 150—200 Grammes der auf 37⁰ erwärmten
Lösung zu injiciren.

29*

Eklampsie. Während der Schwangerschaft entsprechende Behandlung der ursächlichen Nephritis. Gegen die Anfälle Narcotica, wie:

Rp. 1606.
> Morph. mur. 0·2,
> Aqu. dest. 10·0.
> S. Zur subcutanen Injection.

Oder:

Rp. 1607.
> Chloral. hydrat. 6·0,
> Mixtur. gumm. 100·0.
> S. Die Hälfte auf ein Klysma; im Tag
> 1—3 Klysmen.

In sehr schweren Fällen auch Chloroformnarkose. Von grosser Wirksamkeit ist oft die hydriatische Behandlung: Man gibt der Kranken ein Bad von 32° R. und ¼stündiger Dauer und schlägt sie dann in heisse Tücher ein, in denen sie eine Stunde verbleiben soll. Wenn die Krankheit durch diese Mittel nicht zum Schwinden gebracht wird und einen lebensgefährlichen Grad erreicht, Einleitung der künstlichen Frühgeburt.

Im Anfall selbst das Herausfallen der Patientin aus dem Bett, sowie Beschädigungen des Kopfes zu verbüten; die Zunge durch ein in den Mund eingeführtes Tuch vor den sich an einander pressenden Zähnen zu schützen.

Treten die Anfälle erst während der Geburt auf, die Entbindung möglichst zu beschleunigen; künstlicher Blasensprung, Wendung, eventuell Forceps.

Abortus. Prophylaktisch im Allgemeinen die unter „Diätetik der Schwangerschaft" (S. 439 f.) angegebenen Regeln. Bei Frauen, die schon wiederholt abortirt haben, die Ursache womöglich zu ermitteln und zu beseitigen: Behandlung einer etwa vorhandenen Endometritis oder Metritis ausserhalb der Schwangerschaft; eine Retroflexion oder Retroversion des schwangeren Uterus zu beheben

und derselbe durch ein passendes Pessarium zu stützen.
Wenn der Genitalapparat der Frau die Ursache des
Abortus nicht erkennen lässt, Nachforschung auf Syphilis
bei Vater oder Mutter und eventuell antisyphilitische Behandlung eines oder beider. Bei habituellem Abortus
ohne nachweisbare Ursache wird empfohlen:

Rp. 1608.
Kal. chloric. 10·0,
Extr. Liquir. q. s. ut f. pill. Nr. 30.
S. 3mal täglich 1 Pille, nach je 3 Tagen um
1 Pille pro die zu steigen bis zu 9 Pillen
pro die.

Bei drohendem Abortus absolute Bettruhe, bis
der blutige Ausfluss vollständig verschwunden. Darreichung leicht verdaulicher Nahrung, Vermeidung jeder
Aufregung. Bei starker Blutung Tamponade der Scheide
mit Jodoformgaze oder mit dem Carl v. Braun'schen
Kolpeurynter, welcher, wohl desinficirt, eingeführt wird
und liegen bleibt, bis entweder die Blutung steht oder,
wenn der Abortus nicht mehr aufzuhalten war, bis das
Ei im Cervix liegt. Alle 4—5 Stunden jedoch muss der
Kolpeurynter herausgenommen, gereinigt und frisch desinficirt und ehe er wieder eingeführt wird, die Harnblase
durch den Katheter entleert werden. Wenn das Ei vollkommen gelöst ist, dessen Durchtritt durch den Cervix
sich aber verzögert, Entfernung des Eies mit dem
Finger oder der Löffelzange. Zurückgebliebene Eireste
sind ebenfalls mit dem Finger baldmöglichst zu entfernen. Nach Beendigung des Abortus, besonders wenn
manuelle Eingriffe dabei nothwendig waren, gründliche
Ausspülung der Uterushöhle mit 2%iger Carbollösung.
Bei Blutung nach abgelaufenem Abortus Entfernung etwa
im Uterus zurückgebliebener Eireste mit dem Finger oder
dem Simon'schen Schablöffel, darnach Tamponade der
Scheide mit Jodoformgaze und Gebrauch von Ergotin:
bei Endometritis post abortum Excochleation (siehe
„Endometritis puerperalis", (S. 456).

Diätetik des Wochenbettes. Unmittelbar nach der Geburt Reinigung und Desinfection der Scheide und äusseren Genitalien; vor die Vulva eine in 2%ige Carbollösung getauchte Compresse zu legen, die immer nach mehreren Stunden gewechselt wird. Die beschmutzte Unterlage und Leibwäsche zu wechseln. Durch mindestens 3 Stunden nach der Geburt soll der Arzt oder eine verlässliche Hebamme bei der Wöchnerin bleiben, den Contractionszustand des Uterus überwachen und häufig nachsehen, ob keine Blutung erfolgt. Die Wöchnerin zunächst einem ruhigen, mehrstündigen Schlaf zu überlassen. Bettruhe, gewöhnlich bis zum neunten oder zehnten Tag; in den ersten 2—3 Tagen Rückenlage mit aneinanderliegenden Beinen; später auch beliebige Seitenlage. Das Zimmer mässig temperirt (15—16° R.), nicht zu verfinstern, fleissig zu lüften. Die Temperatur und der Puls fleissig zu controliren. Diät in den ersten 3—4 Tagen aus Milch und Suppe bestehend, vom vierten oder fünften Tage an leichtes Fleisch, allmählicher Uebergang zu kräftigerer Kost. Wenn bis zum dritten oder vierten Tage kein Stuhl erfolgt, ein Klysma mit Wasser oder Öl. Ricini; weiterhin bei Koprostase:

Rp. 1609.

Infus. fol. Sennae
e 10·00 ad 100·0,
Syr. rub. Idaei 10·0.
D. S. 2stündl. 1 Essl. voll,
bis Stuhlgang eintritt.

Rp. 1610.

Hydromell. infant.,
Tinct. Rhei aquos.
āā 25·0.
D. S. Esslöffelweise.

Bei starker **Diarrhoe:**
Rp. 1611.

Decoct. Salep. 500·00,
Tinct. Opii simpl. gutt.
20.
D. S. Jede ¹/₂ Stunde
1 Esslöffel.

Rp. 1612.

Pulv. Doveri 0·80,
Opii pur. 0·10,
Sacch. alb. 3·0.
M. f. pulv. Div. in dos.
aequ. No. 10.
D. S. 2stündl. 1 Pulver.

Rp. 1613.
  Acid. tannic. 1·0,
  Opii pur. 0·08,
  Sacch. alb. 3·0.
  M. f. pulv. Div. in dos. aequ. No. 10.
  D. S. 3mal täglich 1 Pulver.

Bei Harnverhaltung regelmässige Entleerung der Blase durch einen sorgfältigst gereinigten Katheter, vor Einführung desselben stets der Scheideneingang zu reinigen und zu desinficiren.

Puerperalfieber. Wochenbettfieber. In p r o p h y l a k - t i s c h e r Beziehung streng durchgeführte Antisepsis während der Geburt in der (S. 443) beschriebenen Weise. Sowie eine Wöchnerin fiebert, ist sie, wenn sie in einer Gebäranstalt liegt, von den übrigen Gebärenden und Wöchnerinnen streng zu isoliren; die Aerzte und Hebammen, die mit ihr in Berührung kommen, dürfen in den nächsten Tagen keine gesunden Gebärenden und Wöchnerinnen untersuchen; die Instrumente, die bei der Patientin verwendet wurden, auszukochen, die Wäschestücke in 5%iger Carbollösung zu kochen, ehe sie bei anderen Personen in Gebrauch gezogen werden.

Behufs der e i g e n t l i c h e n T h e r a p i e des Puerperalfiebers zunächst der ganze Genitalapparat gründlichst zu untersuchen und zu desinficiren, und zwar in aufsteigender Richtung. Zunächst also Untersuchung der V u l v a und des V e s t i b u l u m s; kleine, g r a u b e l e g t e S u b s t a n z - v e r l u s t e daselbst mit in $2^1/_2$%ige Carbollösung getauchten Wattebäuschchen zu reinigen, dann mittelst Wattepinsels mit J o d t i n c t u r zu betupfen. G a n g r ä - n ö s e Stellen mit in Liqu. Burowi getauchten Wattebäuschchen zu bedecken, die zweimal täglich zu wechseln sind. Wenn das Fieber nicht bedeutend (nicht über 38·5°) ist und die Lochien nicht sehr übelriechend sind, begnügt man sich zunächst damit, die Uterushöhle mit Thymollösung auszuspülen:

Rp. 1614.
 Acid. thymic. 5·0.
 Aqu. font. 5000·0.
 S. Zum Ausspülen.

Oder:

Rp. 1615.
 Acid. thym.,
 Alcoh. absol. $\overline{aa}$ 1·0.
 M. Da in vitr.
 S. Ein solcher Fläschcheninhalt in 1 Liter
 warmen Wassers zu lösen.

Bei der Irrigation das Mutterrohr bereits laufend einzuführen, auch halte man den Irrigator nicht zu hoch,
damit die Flüssigkeit nicht unter zu hohem Drucke injicirt werde.

Nach der Irrigation Einschiebung eines J o d o f o r m -
s t i f t e s in die Uterushöhle:

Rp. 1616.
 Jodoform. 3·0,
 But. Cacao q. s. ut f. bacill. No. 10.
 D. S. Jodoformstäbchen.

Steigt das Fieber schon frühzeitig bis zu 39·5—40·0°
an und sind die Lochien jauchend und übelriechend,
so kann man daran denken, dass in der Uterushöhle
zurückgebliebene Placenta- und Eihautreste verjaucht
sind, oder aber durch anderweitige Infection eine
E n d o m e t r i t i s p u e r p e r a l i s zu Stande gekommen ist.
In diesem Falle lagert man die Patientin auf dem Opera-
tionstische in die linke Seitenlage und zieht nach Einführung des Retractor perinei die vordere und hintere
Muttermundslippe mit je einer B o z e m a n'schen Zange
herunter. Hierauf wird intrauterin mit Thymollösung
(1 : 1000) irrigirt und dann mit der Curette (nicht mit
dem scharfen Löffel) die Uterusschleimhaut ausgekratzt.
Insbesondere die Tubenwinkel und die Stelle des Placentar-
sitzes mit der Curette in langen Zügen zu bestreichen

und die ausgeschabten Gewebstheile aus der Uterushöhle zu entfernen. Ist auch die Cervicalsschleimhaut fetzig oder mit gangränosen Stellen besetzt, so wird auch diese excochleirt. Hierauf irrigirt man wieder reichlich mit Thymollösung, etwa blutende Stellen oder Gewebsfetzen am Cervix mit Jodtinctur zu bepinseln. Nach gründlicher Desinfection der Scheide und der äusseren Genitalien entfernt man nun (nachdem man eventuell noch Jodoformstäbe in den Uterus eingeführt) die Bozeman'schen Zangen und tamponirt die Scheide mit Jodoformgaze, welche einen Tag liegen bleibt. Man excochleire möglichst frühzeitig.

Bei **Parametritis** Priessnitz'sche Umschläge, später die Bauchdecken und die Vaginalschleimhaut zweimal wöchentlich mit Jodtinctur zu bepinseln.

Allgemeinbehandlung: Fieberdiät, daneben reichlicher Gebrauch von Alcoholicis (Rum, Cognac, Sherry), bei hohem Fieber Antipyretica, kalte Einpackungen; bei **Peritonitis** gegen starke Schmerzen Morphin, innerlich oder subcutan; bei Stuhlverstopfung Klysmen oder leichte Abführmittel (Rp. 1609, 1610).

Blutungen im Wochenbett. In der Uterushöhle angehäufte **Blutcoagula** durch Expression zu entfernen; **Placentarreste** ebenfalls durch Expression oder durch Massage des Uterus herauszubefördern oder mit den Fingern oder der Curette zu lösen. Im Uebrigen Ergotin-Injectionen; bei mässigen, aber länger andauernden Blutungen, oder um Wiederkehr derselben zu verhüten:

Rp. 1617.
Pulv. Secal. cornut. 6·0,
Elaeosacch. Cinnam. 4·0.
M. f. pulv. Div. in dos.
  aequ. No. 20.
D. S. 3mal tägl. 1 Pulver.

Rp. 1618.
Ergotin. 3·0,
But. Cacao q. s. ut f.
  suppos. No. 10.
D. S. Tägl. 1—2 Zäpfchen.

Galactorrhoe. Verminderung der Nahrung, Gebrauch von Abführmitteln, am besten Magnes. sulfuric. oder Natr. sulfuric.

Mangelhafte Milchsecretion. Hebung der Ernährung, namentlich reichlicher Genuss von Milch und Amylaceen, sowie Gebrauch von Bier in mässiger Menge.

Galactostase. Die Brüste durch einen passenden Verband zu heben, mit Vaselin massirend einzureiben, indem man von der Peripherie gegen das Centrum streicht. Darüber Umschläge mit Liquor Burowi. Innerlich ein mildes Abführmittel. Wenn sich Mastitis entwickelt, entsprechende chirurgische Behandlung.

Geburtshilfliche Maasse
nach der durchschnittlichen Grösse.

Distanz beider Spinae ilei anterior. super. (ausserhalb des Ansatzes des Muscul. sartor.)	26	cm
Distanz der Cristae ilei	29	„
Distanz der grossen Trochanteren	31	„
Coniugata externa (Diameter v. Baudelocque) vom Dornfortsatz des letzten Lendenwirbels zum oberen Rand der Symphyse	20	„
Coniugata diagonalis vom Scheitel des Schambogens zum Promontorium	13	„
Differenz der Coniugata diagonal. u. Coniugata vera	1·7	„
Coniugata vera . . . . 11—11·5		„
Querdurchmesser des Beckeneinganges . . .	13·5	„
Schräger Durchmesser der Beckeneingangs, von der Articul. ileosacral. zum Tuber ileopectin. der anderen Seite	12	„
Sagittaler Durchmesser des Beckenmitte, von der Verbindung des zweiten und dritten Kreuzbeinwirbels zur Mitte der Symphyse . .	12·5	„
Querdurchmesser zwisch. beiden Pfannengegenden	13	„

Innerer Durchmesser des Beckenausgangs zwischen
beiden Sitzknorren . . . . 11 *cm.*
Umfang des Schädels des Neugeborenen. . . 34·5 „
Gerader Durchmesser desselben, von der Glabella
zum hintersten Punkt des Hinterhauptes . 11·5 „
Biparietaler Durchmesser . . . . . . 9 „
Bitemporaler Durchmesser . . . . . . 8 „
Grosser schräger Durchmesser von der kleinen
Fontanelle zur Kinnspitze . . . . . 13·5 „
Kleiner schräger Durchmesser von der Mitte der
grossen Fontanelle zur Grenze zwischen
Hinterhaupt und Nacken . . . . . 9·5 „

B. Gynaekologie.

Vulvitis. Entzündung der Schamtheile. Beseitigung
der Ursachen wie: Unreinlichkeit (Carcinomjauche, Urin
bei Blasenscheidenfisteln), onanistische Reizungen, ein-
gedrungene Oxyuren; Pruritus vulvae (s. das.), Gonorrhoe
(s. das.).

Gegen die Entzündung selbst locale Antiphlogose:
Kälte, Bleiwasserumschläge; Sitzbäder und Sublimat-
abspülungen (1 : 1000·0).

Pruritus vulvae. Wenn möglich Ermittelung und Beseitigung der Ursache wie: Vulvitis, Diabetes, Neurose
bei alten Frauen, Eczem der Genitalien. Bei letzterem
möglichste Vermeidung der Benetzung und lindernde Salben,
wie Diachylonsalbe oder Einreibungen mit Theer (7 % ige
alkohol. Lösung) und nachträgliche protrahirte Bäder.

Rp. 1619.
Ungu. Vaselin. plumbic. 50·0,
Zinc. oxyd.,
Cetacei $\overline{aa}$ 3·0.
M. f. ungu. D. S. Salbe.

Bei anämischen Personen Eisen. Gegen·das·~~Jucken~~ selbst innerlich:

Rp. 1·620.
   Natr. brom.,
   Kal. brom. $\overline{aa}$ 10·0,
   Ammon. brom. 5·0.
   M. f. p. Div. in·dos. aequ. Nr. 5.
   D. S. 1 Pulver in Wasser gelöst, ~~während~~
   24 Stunden zu verbrauchen.

Bei isolirten Veränderungen der Haut nach S c h r ö d e r und K ü s t n e r Excision der erkrankten Partieen und Naht.

Gegen den Pruritus vulvae als Symptom einer Neurose:
Rp. 1621.
   Acid carbol. 1·5—5·0,
   Aqu. dest. 50·0.
   D. S. Die juckenden Stellen damit zu bepinseln.

Oder: Rp. 1622.
   Argent. nitr. 1·0,
   Aqu. dest. 30·0.
   D. S. Wie das Vorige.

Bei hochgradiger Affection Bepinselung der erkrankten Partieen mit 10 —20%iger Lösung von Argentum nitricum.

Oder: Rp. 1623.
   Acid. carbol. pur.,
   Alcohol. absol. $\overline{aa}$ 5·0.
   D. S. Zum Bepinseln.

Diese Bepinselung erst nach einer Woche zu wiederholen, inzwischen Anwendung obiger Salben (Rp. 1619) oder bei grosser Schmerzhaftigkeit:

Rp. 1624.
   Cocain. mur. 2·0,
   Ungu. emoll. 20·0.
   D. S. Salbe.

Bei besonders excessiven Fällen selbst Excision der Nymphen oder der Clitoris.

Vaginismus. Scheidenkrampf. Ist derselbe durch locale
Affectionen bedingt, Beseitigung derselben nebst psy-
chischer Einwirkung. Etwaige Verletzungen, z. B. kleine
Fissuren gründlich zu ätzen mit Lapisstift, rauchender
Salpetersäure, Paquelin; entzündliche Vorgänge am In-
troitus und Hymen entsprechend zu behandeln. Bei durch
häufige Coitusversuche entzündetem und verdicktem Hymen,
unblutige Dehnung desselben mit den Fingern in Narkose.
Bei der idiopathischen Form des Vaginismus, welche der
Ausdruck einer localen Hysteroneurose ist, entsprechende
Allgemeinbehandlung, welche jedoch oft genug nicht den
gewünschten Effect hat.

Fluor albus. Weisser Fluss. Ermittelung und womöglich
Beseitigung der Ursache. Ein schlecht liegendes Pessarium muss entfernt, ein allzulange liegendes gewechselt
werden. Andere Fremdkörper, wie vergessene Tampons,
Schwämme etc. sind zu beseitigen. Bei Prolapsus vaginae Reposition und Pessar oder Operation.

Ursächliche Chlorose entsprechend zu behandeln.

Local: Ausspülungen der Vagina mit desinficirenden
und adstringirenden Flüssigkeiten. Die Ausspülungen
werden von der Frau selbst vorgenommen, indem ein
Irrigator mit der Flüssigkeit gefüllt und das Mutterrohr,
das durch einen Schlauch mit demselben verbunden ist,
in die Scheide eingeführt wird. Diese Procedur täglich
2 mal vorzunehmen. Die Flüssigkeit darf nur unter geringem Drucke einfliessen und soll eine Temperatur von
etwa 28° R. haben. Die erste Portion wird in das
untergehaltene Becken abgelassen, da dieselbe durch Berührung mit dem Schlauche immer kühler ist.

Rp. 1625.
Kali hypermang. 5·0,
Aqu. dest. 200·0.
*D. S. Davon soviel dem Spülwasser zu-
zusetzen, bis die Mischung weinroth ist.*

Oder:

Rp. 1626.

Zinc. sulf.,
Alum. crud. $\overline{aa}$ *25·0.*
D. S. *1 Kaffeelöffel auf 1 Liter Spülflüssigkeit.*

Oder:

Rp. 1627.

Alum. crud. 50·0.
S. *1 Kaffeelöffel — 1 Esslöffel auf 1 Liter Wasser.*

Von antiseptischen Flüssigkeiten werden zumeist angewendet 1—2%ige Carbollösung oder:

Rp. 1628.

Creolin. 20·0,
Aqu. dest. 200·0.
D. S. *1 Esslöffel auf 1 Liter Wasser.*

Rp. 1629.

Lysoli pur. 50·0,
Aqu. dest. 100·0.
D. S. *1 Esslöffel auf ein Liter Wasser.*

Bei jungfräulichen Personen möglichste Einschränkung der localen Therapie.

Gonorrhoea. Tripper. 1. Gonorrhoea vulvae et vaginae.

Im acuten Stadium Antiphlogose: Kälte, Bleiwasserumschläge auf die äusseren Geschlechtstheile, ferner Abspülung und vaginale Ausspülungen mit antiseptischen Flüssigkeiten. Am besten mit:

Rp. 1630.

Merc. subl. corr. 1·0,
Aqu. dest. 1000·0.
D. S. *1%ₒₒ ige Sublimatlösung. Zu Handen des Arztes.*

Statt der Sublimatlösung auch sehr wirksam ½—1%ige Lysollösung.

Die Ausspülungen sollen vom Arzte selbst täglich vorgenommen werden. Hiezu wird ein Röhrenspeculum eingeführt, die Vaginalportion eingestellt, das vorhandene Secret mittelst Watte abgewischt und nun unter fortwährendem Vor- und Rückwärtsschieben des Speculums irrigirt. Das Verschieben des Speculums hat den Zweck, alle Partieen der Vaginalschleimhaut mit der Flüssigkeit in Berührung zu bringen. Hierauf Einführung eines mit einem Faden versehenen Wattetampons, der am nächsten Morgen von der Frau selbst zu entfernen ist. Zweckmässig wird dieser Tampon mit medicamentösen Ingredienzien imprägnirt. Zu solchen eignen sich:

Rp. 1631.

Acid. tannic. 5·0,
Glycerin. 100·0.
S. Nach Bericht.

Oder:

Rp. 1632.
Ammon. sulfichthyol. 10·0,
Glycerin. 100·0.
S. Wie das Vorige.

Rp. 1633.
Jodoform. pulv.,
Acid. tannic. $\overline{aa}$ 10·0.
D. S. Damit bestreute
Baumwolltampons ein-
zuführen.
Oder:
Rp. 1634.
Alum. crud.,
Amyl. Oryz. $\overline{aa}$ 20·0.
D. S. Wie das Vorige.

Oder in neuerer Zeit:
Rp. 1635.   *Dermatol.,*
Acid tannic. $\overline{aa}$ 10·0.
D. S. Wie das Vorige.

In mehr chronischen Fällen kann man zu adstringirenden Flüssigkeiten übergehen oder diese mit den früher erwähnten antiseptischen abwechselnd verwenden (s. Fluor albus, Rp. 1625—1627). Vielfach gebraucht werden Eingiessungen (mittelst Röhrenspeculums) von:

Rp. 1636.
Argent. nitr. 10·0,
Aqu. dest. 100·0.
Da in vitr. caerul.
S. 10% ige Lapislösung.

Oder:
Rp. 1637.
Cupr. sulf. 10·0—20·0,
Aqu. dest. 100·0.
D. S. Zur Eingiessung.

Die selten fehlende complicirende **Urethritis** wird
folgendermassen behandelt: Zunächst Ausstreichen des
Secretes aus der Urethra. Man führt den **Zeigefinger** in
die Vagina ein und streift längs des Urethralwulstes das
angesammelte Secret nach aussen. Hierauf wird eine an
der Spitze mit Watte umwickelte Playfair'sche Sonde
in $\frac{1}{2}$ — 1 °/$_{00}$ ige Sublimatlösung getaucht, die **Watte** ~~ausgedrückt~~
gedrückt und mittelst derselben die **Urethra** ~~gründlich~~
ausgewischt.

Gegen den etwa vorhandenen **Blasenkatarrh** täglich
1—2malige Blasenausspülungen, bei leichteren Formen
mit:

> Rp. 1638.
> *Acid. bor. 10·0—30·0,*
> *Aqu. dest. 1000·0.*
> *D. S. Blasenausspülung.*

Bei schweren Formen mit $1\frac{1}{2}$—1 °/$_{00}$ iger Lösung von Ar
gentum nitricum. Wenn grosse Schmerzhaftigkeit besteht,
eine Anaesthesirung der Blase mittelst weniger Grammes
einer 5—10°/$_{0}$ igen Cocainlösung vor der Ausspülung. Die
Spülflüssigkeiten sind lauwarm zu verwenden.

Neben der localen Therapie intern: Giesshübler, Preblauer, Biliner Wasser, reizlose Diät, am besten Milchdiät, und medicamentös:

Rp. 1639.
Herb. Herniar.,
Fol. Uv. urs. $\overline{aa}$ 20·0.
D. S. Thee. 1 Kaffeelöffel
  auf eine Tasse. Früh
  und Abends zu nehmen.

Oder:

Rp. 1640.
Salol. 10·0.
Div. in dos. aequ. No. 10.
D. S. 3—5 Pulver tägl.

2. **Ascendirende Gonorrhoe: Endometritis**
gonorrh. (Catarrhus cervicis), **Salpingitis et Oopho-**
ritis gonorrh. (Tumor adnexorum e Gonorrhoea), **Perimetritis gonorrh.** siehe die betreffenden
Abschnitte über **Endometritis, Salpingitis und**
Oophoritis, Perimetritis.

Metritis acuta. Acute Gebärmutterentzündung. Therapie symptomatisch. Absolute Bettruhe, am besten mit tiefliegendem Oberkörper und Erhöhung der Beckengegend. Bei Fieber entsprechende Diät. Sorge für regelmässige Stuhl- und Harnentleerung. Bei heftigen Schmerzen und peritonealen Reizerscheinungen Auflegen eines nicht allzuschweren Eisbeutels oder eines Leiter'schen Kühlapparates auf das Abdomen.

Bei sehr grossen Schmerzen Narcotica:

Rp. 1641.

Morph. mur. 0·1,
Sacch. alb. 3·0.
M. f. p. Div. in dos. aequ. No. 10.
D. S. Täglich 3 Pulver.

Oder:

Rp. 1642.

Morph. mur. 0·1,
But. Cacao qu. s. ut f. suppos. vagin. No. 5.
D. S. Abends ein Suppositorium einzuführen.

Statt der Vaginalsuppositorien können auch Rectalsuppositorien oder subcutane Morphiuminjectionen angewendet werden. — Bei starker congestiver Hyperaemie und Empfindlichkeit des Uterus auch B l u t e n t z i e h u n g e n an der Vaginalportion, am besten Scarificationen mittelst Scarificationsmessers oder Spitzbistouri's. Im Röhrenspeculum werden an der eingestellten Portio 5—10 Einstiche gemacht, die man durch einige Minuten nachbluten lässt. Hierauf Einführung eines Jodoformtampons.

Metritis chronica. Chronische Gebärmutterentzündung. Prophylaktisch rationelle Leitung des Wochenbettes, Vermeidung geschlechtlicher Excesse, onanistischer Manipulationen etc.

Bei ausgebildeter Erkrankung vor allem richtiges diätetisches Verhalten: kräftige, aber leicht verdauliche, nicht zu viel Faeces erzeugende Nahrung, Sorge für

regelmässige Stuhlentleerung (durch möglichst leichte
Mittel zu bewirken, starke Drastica zu meiden). Fleissige
Bewegung im Freien, aber jede Ueberanstrengung, schwere
Arbeit, Tanzen, Springen, Reiten zu verbieten.

Ausserdem muss die Therapie hauptsächlich darauf
gerichtet sein, das erste Stadium der Hyperaemie in
das zweite Stadium der Schrumpfung überzuführen.

Die Hyperaemie kann vermindert werden durch Einspritzungen entweder von kaltem oder von heissem Wasser
in die Uterushöhle. Die heissen Einspritzungen werden
in der Regel besser vertragen als die kalten. Bei horizontaler Rückenlage wird mit Hilfe eines Irrigators und des
Bozeman-Fritsch'schen Uteruskatheters heisses Wasser
von 36° R. eingespritzt. Dies macht keine Schmerzen,
nur an den äusseren Genitalien erzeugt das rücklaufende
Wasser ein unangenehmes Gefühl. Man soll deshalb die
äusseren Genitalien vorher mit Vaselin bestreichen. Selbst
Temperaturen von 88° bis 40° R. werden so gut vertragen. Ausserdem oft von Nutzen Scarificationen an der
Portio, alle 4—5 Tage auszuführen (s. Metritis acuta).

Sehr gute Dienste leisten auch Sitzbäder von der Tem-
peratur von 28° R. und $\frac{1}{4}$—$\frac{1}{3}$ stündiger Dauer, sowie
Application von Priessnitz'schen Umschlägen auf das
Abdomen, die über Nacht liegen bleiben.

Im Sommer Gebrauch von Trink- und Badekuren:
Bei anämischen Personen Trinkkuren in Franzensbad,
Pyrawarth, Schwalbach, bei gut genährten Individuen
mit Neigung zu Obstipation Marienbad, Kissingen; ferner
Soolbäder in Reichenhall, Ischl, Kreuth, Kreuznach oder
die beliebten Moorbäder in Franzensbad, Marienbad
(eventuell künstliche Moorbäder mit Mattonis' Moorlauge
oder Moorsalz).

Endometritis chronica. Womöglich Bettruhe, Enthaltung
vom Coitus, Sorge für regelmässige Stuhl- und Harnentleerung und leicht verdauliche Diät. Therapie etwa
vorhandener ursächlicher Chlorose oder Scrophulose. Ge-

brauch der unter „Metritis chronica" angegebenen Trink-
und Badekuren.

Bei Endometritis cervicis (Cervicalkatarrh), wenn,
wie zumeist, Tripperinfection die Ursache ist, local nebst
Behandlung der Vaginalblenorrhoe (s. das.) täglich einmal Auswischen des Cervicalcanals mittelst Wattebäuschchen, welche um die Spitze der Playfair'schen Sonde
gewickelt und in $1^0/_{00}$ige Sublimatlösung getaucht werden
oder Aetzung des Cervicalcanals mit Jodtinctur, Argent.
nitricum ($3—10^0/_0$igen Lösungen) oder in hartnäckigen
Fällen mit Acid. nitr. fumans.

Hierauf Einführung eines mit medicamentösen Ingredienzien imprägnirten Vaginaltampons. Sind Erosionen an
der Vaginalportion, so müssen dieselben speciell behandelt
werden. Sind es Erosiones simplices, so genügen leichtere
Aetzmittel: Baden der Portio in durch das Röhrenspeculum eingegossenen Flüssigkeiten. Sehr beliebt ist:

Rp. 1643.
Acet. pyrolign. crud. 100·0.
S. Aeusserlich.

In gleicher Weise wird verwendet Liquor Bellosti,
$10^0/_0$ige Lapislösung, Jodtinctur, neutralisirtes Eisenchlorid.

Alle diese Mittel regen jedoch nur eine oberflächliche
Plattenepithelbildung an, ohne dass es zur Ausheilung
in den tieferen Schichten käme. Besser wirken Acid.
nitricum fumans, Zincum chloratum (zu gleichen Theilen
mit Wasser) oder Ferrum candens (Paquelin). Die Aetzungen
mit Acid. nitr. fumans werden mit einem Holzstäbchen
vorgenommen und alle 8 Tage wiederholt. Dabei ist es
nothwendig, gründlich mit Wasser nachzuspülen, damit
keine Verätzung der Vagina zu Stande kommt.

Bei papillären und folliculären Erosionen führen
Aetzungen erst nach sehr langer Zeit oder gar nicht zum
Ziele. In solchen Fällen ist es daher am besten, die
Erosionen durch Amputation der Portio verbunden mit

keilförmiger oder kegelmantelförmiger Excision der Schleimhaut zu entfernen.

Bei Endometritis der gesammten Uterusschleimhaut,
wenn Hypersecretion vorhanden, tägliche Ausspülungen
der Uterushöhle mit lauwarmen antiseptischen Flüssigkeiten, wie $2^0/_0$ ige Carbolsäure, Creolin ($1^0/_{00}$), Sublimat
($^1/_4{}^0/_{00}$), in neuerer Zeit Lysol in $1^0/_0$ iger Lösung. Die Ausspülungen werden unter geringem Druck mittels Bozeman-Fritsch'schen Uteruskatheters, welcher bereits flies-
send eingeführt wird, täglich applicirt.

Ferner kann man in solchen Fällen die Uterusschleimhaut mit verschieden Adstringentien und Aetzmitteln behandeln, wie Jodtinctur, oder:

Rp. 1644.
　Zinc. chlorat. 50·0,
　Aqu. dest. 100·0.
　D. S. Zu Handen des Arztes.

Oder:

Rp. 1645.
　Argent. nitr. 1·0—10·0,
　Aqu. dest. 10·0.
　D. S. Zu Handen des Arztes.

Die intrauterine Application von flüssigen Aetzmitteln
geschieht am besten mittelst der Playfair'schen Sonde
oder der E. von Braun-Fernwald'schen geösten Sonde.
(In die Oese kommt ein dünner Gazestreifen.)

Nach der Aetzung Ausspülung der Vagina mit antiseptischen Flüssigkeiten und Einführung eines Jodoformtampons, den man nach einem Tage entfernt.

Die Aetzungen werden in achttägigen Zwischenräumen
ausgeführt.

Sehr wirksam ist auch in vielen Fällen die Application fester Medicamente auf die Uterusschleimhaut
mittelst des Chiari'schen Aetzmittelträger, in dessen
Platinhülse ein entsprechend langer Stift des Aetzmittels
eingeschoben wird, worauf man das Instrument rasch bis

über das Orificium internum einführt und je nach der Intensität der gewünschten Wirkung 2—4 Minuten darin belässt und ein wenig hin- und herbewegt. Nach dem Herausziehen des Instrumentes Ausspülung der Scheide, dann Einlegung eines Jodoform- oder Wattetampons, der am nächsten Tage entfernt wird. Diese Aetzungen sind erst nach etwa einer Woche zu wiederholen. Gewöhnlich benützt man dazu Argentum nitricum:

Rp. 1646. *Argent. nitric. 10·0.*
    Funde in bacill. tenues No. 30.
    D. S. Lapisstifte.

Ebenso kann man auch Stifte von Zincum sulfuricum, Alaun, Cuprum sulfuricum verschreiben und verwenden.

Wenn die Endometritis häufige Blutungen verursacht, zweckmässig zur Stillung derselben innerlich:

Rp. 1647.
 Ergotin. bis depur. 15·0,
 Pulv. Rad. Althaeae,
 Pulv. Liquir. āā 2·0,
 Cacao sine oleo qu. s. u. f. pill. No. 100.
 D. S. Jeden Morgen und Abend je 3 Pillen.

Oder:

Rp. 1648.
 Pulv. Secal. corn. 3·0,
 Elaeosacch. Cinnamom. 2·0.
 M. f. p. Div. in dos. aequ. No. 10.
 D. S. 3 Pulver täglich.

Oder noch besser in Klysmenform:

Rp. 1649.
 Ergotin. dialys. 5·0,
 Aqu. dest. 35·0,
 Acid. salicyl. 0·1,
 Glycerin. 10·0.
 D. S. 1 Kaffeelöffel auf 2 Esslöffel lauwarmen
   Wassers mittest Ballonspritze (Nr. 2) tägl. 1 Mal
   (am besten nach dem Stuhl) zu appliciren.

Als sehr wirksam wird bei Blutungen empfohlen:
Rp. 1650.

Extr. fluid. Hydrast. Canadens. 20·0.
D. S. 3 Mal tägl. 15 Tropfen.

In schweren Fällen von Endometritis, bei starken
Wucherungen der Schleimhaut oder wo die geschilderten
Behandlungsmethoden nicht ausreichend sind, Abrasio
mucosae: Die Portio wird mittelst Kugelzangen herab-
gezogen und fixirt, der Cervicalcanal, wenn er eng ist,
mittels Hegar'scher Stifte dilatirt, dann nach Ausspülung
des Uterus mittelst Uteruskatheters die Gebärmutterschleim-
haut mit der Roux'schen Cürette und dem Simon'schen
scharfen Löffel ausgekratzt. Nach nochmaliger Desinfection des Uterusraumes wird ein dünner Jodoformgazestreifen bis zum Fundus uteri eingeführt und auch
die Scheide mit Jodoformgaze tamponirt. In hochgradigen
Fällen, sowie bei erwiesener Neigung der Patientin zu
Recidive, nach der Operation noch intrauterine Behandlung mit Aetzungen von Jodtinctur, Liquor Ferri sesquichlorati etc. fortzusetzen.

Retroversio et retroflexio uteri. Rückwärts-neigung und Rückwärtsknickung der Gebär-mutter.

Die Therapie muss darauf gerichtet sein, den Uterus
1. aufzurichten und 2. in der normalen Stellung fixirt
zu erhalten.

1.) Vor jedem Repositionsversuch ist Blase und Mastdarm sorgfältig zu entleeren.

In den leichtesten Fällen gelingt es durch Druck
auf die vordere Fläche der Portio den Uterus aufzu-
richten. In schwierigeren Fällen muss mittelst zweier
in das hintere Scheidengewölbe eingeführter Finger ein
Druck auf die hintere Wand des Uteruskörpers in der
Richtung nach oben und vorne ausgeübt werden.
Gleichzeitig sucht die andere von aussen auf die
Bauchdecken aufgelegte Hand zwischen Uterusfundus und

Kreuzbein in die Tiefe einzudringen, bis sie den Uterusfundus umgreifen kann. Hierauf gehen die beiden eingeführten Finger an die vordere Seite der Portio und drängen diese nach hinten, während die den Fundus von aussen
umgreifende Hand den Uteruskörper nach vorne schiebt.

Gelingt es nicht mit den in das hintere Scheidengewölbe eingeführten Fingern den Uterus über das Pro-
montorium heraufzuschieben, so ist es zweckmässig, dies
mit dem in's Rectum eingeführten Zeigefinger zu versuchen, indem man gleichzeitig mit dem auf die vordere
Fläche der Portio aufgelegten Daumen derselben Hand
den Cervix nach hinten und unten drückt.

(Aufrichtungen mit der Sonde wegen Perforations-
gefahr nicht rathsam.)

Misslingt dieser Versuch, oder bei Vorhandensein
ausgebreiteter Adhäsionen, Massage nach Thure-Brandt.
(Bei leichten Fällen führt Massage in 8—10 Sitzungen,
in schwierigen erst nach Wochen zum Ziele.)

2.) Fixation in normaler Stellung.

Einlegen von Hodge'schen-Pessarien. Der breitere,
nach aufwärts gebogene Bügel kommt in das hintere Scheidengewölbe. Ist eine bedeutende Dehnung des hinteren
Scheidengewölbes vorhanden, so ist eine Modification des
Hodge-Pessariums, die von Thomas angegebene, zu verwenden. (Thomas'sche Pessarien haben den hinteren Bügel
breit und dick geformt.) Vielfach angewendet werden
auch die biegsamen mit Kautschuk überzogenen Draht-
ringe, welchen man durch einfaches Biegen die jedem
einzelnen Falle entsprechende Form geben kann, ferner
die 8 förmigen Pessarien nach Schulze. Der kleinere
Ring der 8 umfasst die Portio und drängt sie nach
hinten. Das Einlegen der Pessarien erfolgt in der Weise,
dass man die kleinste Nummer probirt und dann zu
grösseren, eventuell zu anderen Formen übergeht. Nach
Einführung des Pessars untersucht man bimanuell, ob der
Uterus gut, d. h. anteflectirt, resp. antevertirt, im
Ringe liegt und lässt dann die Patientin herumgehen.

Sie darf keine Schmerzen, ja nicht einmal das Gefühl
haben, dass ein Fremdkörper in der Vagina liegt.

Am nächsten Tage wird nochmals bimanuell geprüft,
ob der Uterus die normale Lage bewahrt hat. Ist dies
nicht der Fall, so reponirt man nach Herausnahme des
Pessars und legt ein passenderes ein. Jedes Pessar muss
längstens nach 1—2 Monaten vom Arzte gewechselt
werden. Während des Tragens des Pessariums sind
häufige vaginale Ausspülungen zu empfehlen und zwar
mit lauem Wasser, Kali hypermanganicum 1 : 10000·0
oder $^1/_4$% iger Lysollösung, bei besser Situirten:

Rp. 1651. *Acid. salicylic. 20·0,*
     Spir. Vin. 300·0.
     D. S. 2 Esslöffel auf 1 Liter Wasser.

Um das Pessar mit der Zeit entbehrlich zu machen,
ist es wünschenswerth auch nach gelungener Reposition des
Uterus und Fixation desselben mittels Pessariums, den
Tonus der Douglas'schen Falten wiederherzustellen. Hierzu am wirksamsten die Hebung und Lüftung des Uterus
nach Thure Brandt. Unterstützend wirken daneben
kalte Bäder, kalte Vaginalirrigationen, kalte Klysmen
(Morgens und Abends nach dem Stuhlgange).

In Fällen wo die angeführten Methoden die Reposition
nicht bewirken, operative Fixation: Ventofixatio uteri
oder Fixatio vaginalis uteri.

Bei Retroflexio uteri gravidi Sorge für regelmässige Entleerung der Blase (wenn nöthig mittelst Katheters) sowie Erzielung regelmässiger Defäcation durch
Abführmittel (nicht Klysmen). Bei hochgradigen Incar-
cerationserscheinungen manuelle Aufrichtung des Uterus
in Knie-Ellenbogenlage vom Rectum und der Scheide
aus und Einlegen eines Hodge'schen Pessariums, das mindestens 2 Wochen getragen werden muss.

Anteflexio et anteversio uteri. Vorwärtsknickung und -Neigung der Gebärmutter.

Behandlung etwaiger para- oder perimetritischer Exsudate (Adhäsionen) mittelst Massage.

Bei angeborener Anteflexio, wenn in Folge derselben Dysmenorrhoe besteht, zunächst Sondirung des Uterus; wenn diese nicht zum Ziele führt, Discission. Mitunter Massage des Knickungswinkels von Erfolg.

Bei Anteversio uteri gravidi und starkem Hänge- bauch Tragen einer Leibbinde.

Prolapsus vaginae vel uteri, elongatio cervicis. Scheiden- oder Gebärmuttervorfall, Verlänge- rung des Gebärmutterhalses.

Prophylaktisch: ra- tionelle Leitung der Geburt und des Wochenbettes, genaue Vereinigung eines noch so kleinen Dammrisses durch Naht. Therapie entweder palliativ oder radical.

Palliativ: Einlegen von Pessarien, wie Hegar'scher Ring oder gebogene Pessarien (siehe Retroflexio); am besten die siebförmigen Pessarien nach Schatz. Vorher sind allenfalls vorhandene Erosionen an der Portio, Vaginal- oder Cervicalkatarrhe womöglich zu beseitigen. Ueber Reinigung der Scheide und Wechseln des Pessars gilt das bei Retroflexio uteri (Seite 472) Gesagte.

Besser als Pessarien ist die radicale Therapie durch operativen Eingriff:

Bei Vorfall der vorderen Scheidewand Kolporrhaphia anterior, bei Vorfall der hinteren Scheidewand Kolporrha- phia posterior, gewöhnlich verbunden mit Perineoplastik.

Bei prolapsus uteri et vaginae Kolpo-perineorrhaphie; bei elongatio cervicis Kolpoperineorrhaphie mit Amputation der Portio vaginalis.

In Fällen, wo der Vorfall sehr gross ist und der Uterus wegen des hohen Alters der Frau nicht mehr functionirt, ist eine totale Exstirpation per vaginam in- dicirt.

Inversio uteri. Umstülpung des Uterus.

Prophylak- tisch Vorsicht beim Crédé'schen Handgriff, wenn der Uterus erschlafft ist; Vermeidung eines stärkeren Zuges an der Nabelschnur etc.

Bei frischen Fällen gelingt es leicht den Uterus zu reinvertiren. Man legt ein bis zwei Fingerspitzen den unteren Pol des invertirten Uterus und drängt damit den Fundus gegen den durch die Ligamente gebildeten Trichter, welchen man von oben her mit der anderen Hand fixirt. Hat man einmal den Widerstand des Muttermundes überwunden, ist die weitere Reinversion sehr leicht.

Kommt man nicht zum Ziele, so kann man durch dauernden Druck auf die Geschwulst (am besten durch Anwendung des Kolpeurynters) die Erweiterung des Muttermundes anstreben.

Man führt den Kolpeurynter zusammengefaltet in die Scheide ein, füllt ihn dann mit Wasser und lässt ihn 2—3 Stunden liegen. Hierauf versucht man die Reposition mit der Hand.

Wenn man dies durch einige Tage, eventuell Wochen täglich wiederholt, so kann es in vielen Fällen gelingen, den Uterus allmälig vollständig zu reinvertiren.

In Fällen, wo die Wände des Trichters mit einander verwachsen sind oder die angeführten Methoden keinen Erfolg haben, ist die Amputation des invertirten Uterus gerechtfertigt.

Letztere wird nach vorheriger sorgfältiger Ligirung mittelst Messers oder Scheere ausgeführt.

Die Operation erfordert Vorsicht, da mitunter Darmschlingen im Trichter, an demselben adhärent, liegen.

Fibromyoma uteri. Therapie palliativ oder radical zunächst je nach dem Sitze der Geschwulst.

Submucöse Myome können von der Scheide aus operativ angegangen werden.

Ist das Myom gestielt (fibröser Polyp), so wird durch Contractionen des Uterus der Polyp oft in die Scheide geboren und es gelingt leicht, den Stiel mittelst der Scheere (von Siebold) durchzuschneiden.

Treten jedoch schwere Blutungen auf, während sich das Myom noch in der Uterushöhle befindet, oder sitzt

das Myom mit breiter Basis auf, so ist die Totalexstirpation des Uterus per vaginam oder die Enucleation des
Myoma per vaginam nach Spaltung der Kapsel angezeigt.

Ist das Herausschälen des Tumors in toto unmöglich,
eventuelle Zerkleinerung und stückweise Entfernung
desselben.

Eine begonnene Enucleation muss auch trotz der
grössten Schwierigkeiten zu Ende geführt werden, da
wegen möglicher Gangrän des zurückbleibenden Tumors
eine Sepsis zu befürchten ist.

Bei inter stitiellen oder subserösen Myomen findet man mitunter mit palliativen Mitteln sein Auskommen.

Solche sind: Systematische Ergotinbehandlung entweder in Form von täglich zu wiederbolenden
subcutanen Injectionen, welche jedoch oft heftige Schmerzen
und Abscessbildung verursachen oder besser in Form von
kleinen Klysmen, die täglich, morgens nach dem Stuhle,
von den Frauen selbst applicirt werden können.

Rp. 1652.
Ergotin. dialys. 10·0,
Aqu. dest. 70·0,
Acid. salicyl. 0·2,
Glycerin. 20·0.
D. S. Ein Theelöffel voll mit 2 Esslöffeln
Wasser mittelst einer Ballonspritze
Nr. 2 ins Rectum zu bringen.

Rp. 1653.
Ergotin. bis depurat. 5·0,
Aqu. destill. 14·0,
Glycerin. 2·0.
D. S. Jeden 2. Tag eine Pravaz'sche Spritze
zu injiciren.

Rp. 1654.
Ergotin. dialysat. Bombellon lagenam.
D. S. ¹/₂ bis 1 Pravaz'sche Spritze jeden
2. Tag zu injiciren.

Statt Ergotin kann Extractum **fluidum Hydrastis** canadens. 3mal täglich 15 — 20 Tropfen intern genommen werden; oder:

Rp. 1655.
Extract. Gossypiae 25·0.
D. S. 3mal täglich 15 Tropfen.

Alle diese Behandlungsmethoden müssen durch Monate fortgesetzt werden.

Anwendung des constanten Stromes nach A p o s t o l i, in der Stärke steigend bis 150—250 Milliampère. Die positive Elektrode wird in Form einer Uterussonde in die Gebärmutterhöhle eingeführt, die negative in Form einer Platte auf die Bauchdecken aufgelegt. Letztere Behandlung bei starken Strömen sehr schmerzhaft, lässt häufig im Stiche.

Symptomatisch bei B l u t u n g e n Tamponade der Scheide, eventuell des Cervix oder Injection von styptisch wirkenden Medicamenten in die Uterushöhle, wie Liquor Ferri sesquichlorati. Gleichzeitig Ergotin subcutan oder in Klysma.

Gegen die wehenartigen S c h m e r z e n bei myomatösen Polypen Morphiumsuppositorien (S. Rp. 1642). Die Drucksymptome von Seite der Blase und des Mastdarmes werden oft durch Hinaufschieben der Geschwulst in das grosse Becken und Einlegen eines Pessars beseitigt.

R a d i c a l e T h e r a p i e b e i s u b s e r ö s e n u n d i n t e r - s t i t i e l l e n M y o m e n :

I. Castration. Macht das Myom an sich weder durch seine Grösse noch durch seine Lagerung Beschwerden, fordert jedoch die Menorrhagie wegen Erfolglosigkeit jeder anderen Therapie zu einem energischen Eingriffe auf, so macht man die Castration, um eine vorzeitige Menopause herbeizuführen und das Myom zur Schrumpfung zu bringen. Desgleichen bei grösseren Myomen, wenn sie den Nabel nicht überschreiten, wenn die Frauen zu sehr herabgekommen oder eine Myomotomie technisch undurchführbar.

II. Myomektomie bei gestielten subserösen Myomen oder bei kleineren interstitiellen, deren Entfernung ohne Eröffnung des cavum uteri durchführbar ist.

III. Totalexstirpation des myomatösen Uterus per vaginam, wenn noch technisch durchführbar, im anderen Falle

IV. Myomotomie per laparotomiam mit extraperitonealer Stielversorgung.

Carcinoma uteri. Gebärmutterkrebs.

Sobald die Diagnose feststeht, Totalexstirpation des Uterus per vaginam und keine Theilexcisionen. Bei inoperabeln Carcinomen roborirende Diät; gegen die Blutungen und den jauchigen Ausfluss am wirksamsten Excochleation der erweichten Massen mit scharfem Löffel und darauffolgende Cauterisation mit Ferrum candens (Paquelin). Die gesunden Theile der Vagina sind dabei durch Holzspatel oder Wattetampons zu schützen.

Bei profusen Blutungen Irrigation mit Eiswasser oder Liquor Ferri sesquichlorati, der durch ein Röhrenspeculum auf das eingestellte Geschwür eingegossen und einige Minuten dort belassen wird. Nachher Jodoformtamponade. Zur Desodorisation des Ausflusses Einstauben der carcinomatösen Wucherungen mit:

Rp. 1656.
Jodoform in pulv.,
Carb. lign. Tiliae $\overline{aa}$ 15·0.
D. S. Täglich ein Mal einzustauben.

Fleissige Ausspülungen mit 2%iger Carbollösung oder Kali hypermanganic. (1 : 1000). Ebenso auch:

Rp. 1657.
Acid. thymic. 1·0,
Aqu. dest. 1000·0,
Spir. Vin. rectif. 10·0.
D. S. 1º/$_{00}$ ige Thymollösung.

Oder:

Rp. 1658.
    Calcar. chlorat. 5·0—20·0,
    Aqu. font. 1000·0.
    D. S. Aeusserlich.

Gegen die Schmerzen Narcotica, deren Gebrauch jedoch so lange als möglich hinausgeschoben werden soll. Am besten Mastdarmsuppositorien oder kleine Klystiere mit Opiumtinctur:

Rp. 1659.
    Tinct. Opii simpl. gtts. 15,
    Aqu. font. 50·0.
    D. S. Klysma.

Auch Chloralklystiere oft von guter Wirkung:

Rp. 1660.
    Chloral. hydrat. 6·0,
    Mixt. gummos. 150·0.
    D. S. Die Hälfte auf ein Klysma.

Wenn die Carcinommassen den Mastdarm verengern, durch Abführmittel stets breiige Fäces zu erzeugen.

Stenosis cervicis. Gebärmutterhalsverengerung.
S. **Menstruationsanomalien.**

Atresia hymenalis. S. **Menstruationsanomalien.**

Parametritis. Beckenzellgewebsentzündung. Prophylaktisch antiseptische Leitung der Geburt und des Wochenbettes. Bei frischen Exsudaten Bettruhe und Antiphlogose: Eisblase auf den Leib, Priessnitz'sche Umschläge. Sorge für regelmässige und leichte Stuhlentleerung. (Bei complicirender Peritonitis keine Abführmittel). Leichte, kräftige Diät, an Alkohol reiche Weine, Cognac, pur oder gemischt mit Milch, russischer Thee etc.

Bei bestehenden Diarrhöen Opiate.

Bei älteren Exsudaten resorptionsbefördernde Mittel wie: Einpackungen des Leibes, respective der Beckengegend in feuchtwarme Umschläge, Soolsitzbäder, heisse Scheidenirrigationen, Jodpraeparate.

Die Soolsitzbäder werden am besten Abends genommen. Man setzt zu einem Sitzbade $^{1}/_{2}$—1 Kilogr. Halleiner oder Ebenseer Mutterlaugensalz oder Darkauer oder Haller Jodsalz, welches vorher in einer geringen Menge heissen Wassers gelösst wurde. Das Bad soll eine Temperatur von 26°—30° R. haben (bei frischeren Exsudaten kühler, bei älteren wärmer). Die Patientin bleibt 10—20 Minuten gut umhüllt im Bade und wird aus dem Bade direct ins Bett gebracht, wo sie abgetrocknet und in wärmende Decken gehüllt wird. Anfangs 3 Sitzbäder in der Woche, später, wenn sich Patientin wohler fühlt, bis zu einem Sitzbad täglich zu steigen.

Die Scheidenirrigationen werden am besten im Soolsitzbade von der Patientin selbst vorgenommen. Man nimmt hiezu Wasser von 32—38° R. und verbraucht zu einer Ausspülung eine Menge von 5—8 Litern. Ebenso wie nach dem Bade hat die Frau auch nach der Irrigation (wenn selbe auch nicht im Sitzbade vorgenommen wurde) 2 Stunden wohlzugedeckt im Bette zu bleiben.

Die feuchtwarmen Einpackungen können permanent liegen bleiben. Zu denselben wird entweder reines Wasser oder Wasser mit einem Zusatz von Soole oder Mattoni's Moorsalz oder Moorlauge verwendet.

Sehr beliebt sind Jodpräparate in verschiedenster Anwendungsweise. Bepinseln des Abdomens und des Scheidengewölbes mit:

Rp. 1661.
  Tinct. Jodi,
  Tinct. Gall. $\overline{aa}$ *25·0.*
  D. S. Zum Bepinseln.
  Oder mit:

Rp. 1662.
  Jod. pur. 0·3,
  Kali jodat. 3·0,
  Glycerin. 30·0.
  D. S. Jodglycerin.

Oder Bestreichen des Abdomens mit:
Rp. 1663. *Jodoform. pulv. 4·0,*
  Ungu. emoll. 20·0.
  D. S. Jodoformsalbe.

Dasselbe zum Bestreichen eines Scheidentampons.

In neuerer Zeit viel verwendet Ichthyolglycerin (1:10) zur Tamponade.

Ferner Jodkalisuppositorien:

Rp. 1664.
>*Kali iodat.* 5·0,
>*Butyr. Cacao* 20·0.
>*M. f. supposit. rectal. No. 10.*
>*D. S. Abends ein Stück in den Mastdarm einzuführen.*

Bei älteren Exsudatresten, insbesondere bei parametranen Narbensträngen leistet eine systematische Massagekur die besten Dienste.

Grosse Exsudate, welche sich der Oberfläche irgendwo so nähern, dass Fluctuation nachgewiesen werden kann, können incidirt und nach chirurgischen Regeln behandelt werden.

Perimetritis. Pelveoperitonitis. Beckenbauchfellentzündung.

Prophylaktisch sorgfältige Antisepsis bei Geburten, Aborten und jedem intrauterinen Eingriff.

Die Behandlung der acuten Perimetritis stimmt im Wesentlichen mit der der acuten Parametritis überein.

Bei der chronischen Form der Perimetritis (zumeist gonorrhoischen Ursprungs) Massage der vorhandenen Adhäsionen nach Thure-Brandt. Contraindicirt ist dieselbe bei Vorhandensein von Pyosalpinx, weshalb vorher immer eine genaue gynaekologische Untersuchung vorzunehmen ist. Eventuell Lösung oder Dehnung perimetritischer Adhäsionen in Narkose nach B. S. Schultze. (Vorsicht wegen Gefahr einer Blutung!)

Badekuren in Franzensbad, Hall, Darkau, Jastrzemb, Kreuznach etc.

Führen alle diese Behandlungsmethoden nicht zum Ziele, Lösung der Adhäsionen und Castration per laparotomiam.

Salpingitis und Oophoritis. Eileiter- und Eierstock-entzündung. Da die Symptome der **acuten** Salpingitis und Oophoritis durch jene der fast immer gleichzeitig bestehenden Entzündungen der übrigen Beckenorgane gedeckt werden, entfällt eine specielle Therapie.

Die chronischen Formen einer Oophoritis und Salpingitis, zumeist Theilerscheinungen der ascendirenden Gonorrhoe, bessern sich häufig, jedoch nicht für lange Zeit, auf Bettruhe, Enthaltung vom Coitus, Dunstumschläge, warme Sitzbäder und Behandlung der ursächlichen (gonorrhoischen) Kolpitis und Endometritis. Bei Schwellung und Adhärenz des entzündeten Ovariums hat die Massage nach Thure-Brandt sehr gute Erfolge. Dieselbe darf jedoch nicht zur Anwendung kommen, wenn gleichzeitig Pyosalpinx besteht.

Nichtsdestoweniger ist oft genug, insbesondere bei Personen, die nicht für Jahre arbeitsunfähig sein können oder wollen, schliesslich die Adnexenexstirpation per laparotomiam nothwendig.

Haematokele retrouterina. In frischen Fällen muss man dahin wirken, dass die vorhandene innere Blutung stille stehe, daher absolute Bettruhe, locale Kälteeinwirkung durch Umschläge und Scheidenausspülung, regelmässige Entleerung des Darmes und der Blase.

Wenn dieses durch 8 Tage hindurch geschehen, ohne dass sich die Erscheinungen steigern, kann man annehmen, dass die Blutung zum Stillstand gekommen.

Man kann dann nach einiger Zeit daran gehen, die Resorption durch Massage zu befördern, wodurch gleichzeitig die etwa hervorgerufenen perimetritischen Adhäsionen, sowie die Lageveränderung des Uterus behoben werden können.

Wenn jedoch die Blutung nicht steht, die Schmerzen immer heftiger werden, die Anämie immer gefahrdrohender sich gestaltet oder Fieber eintritt — ist Laparotomie indicirt.

Menstruationsanomalieen.

Amenorrhoe. Erforschung der ursächlichen Momente und deren Behebung. Etwa vorhandene Chlorose durch entsprechende Behandlung zu heilen, etwaige Hypoplasie des Uterus durch häufige Sondirung, Massage und „Kreuzbein-Klopfungen" nach Thure-Brandt zu behandeln.

Bei schwächlichen, herabgekommenen Individuen roborirende Diät, Landaufenthalt, Seebäder etc. Markirt sich bei sonst gesunden, nicht anämischen Frauen die „Menstruation", ohne dass es zu Blutausscheidung kommt, durch Übelbefinden, Kopfschmerzen etc., so macht man gerade zu dieser Zeit Blutentziehungen aus der Portio, heisse Fussbäder und heisse Irrigationen.

Bei relativer Amenorrhoe in Folge von Atresia hymenalis (Haematokolpos, Haematometra, Haematosalpinx) Incision des Hymen und langsames Abfliessenlassen des angesammelten Menstrualblutes. (Zur Beschleunigung des Abflusses ist kein Druck auf das Abdomen auszuüben.)

Allenfalls höher gelegene Atresien operativ zu beseitigen.

Dysmenorrhoe: Erforschung und Behebung der ursächlichen Momente: Stenosen des Cervix sind durch unblutige Erweiterung mit Hegar'schen oder Laminaria-Stiften oder auf blutigem Wege durch Discission zu beseitigen. Bei Stenosen des inneren Orificiums wirkt am besten der constante Strom: Man führt die negative Elektrode in Form einer Aluminiumsonde in den Uterus, während die breite positive Elektrode auf das Abdomen zu liegen kommt. Man lässt Stromstärken von 20—40 Milliampères durch 5 Minuten einwirken und wiederholt die Sitzungen alle 8 Tage. Lageveränderungen der Gebärmutter sind entsprechend zu behandeln. (Siehe Ante- und Retroflexio.) Gegen die dysmenorrhoischen Schmerzen, besonders bei Virginibus symptomatisch: Narcotica, feuchtwarme Umschläge etc.

Bei Dysmenorrhoea membranacea intrauterine Ätzungen mit Jodtinctur oder Liquor Ferri sesquichlorati neutral. mittelst der Playfair'schen Sonde oder Abrasio mucosae.

Menorrhagia. Behandlung je nach Aetiologie verschieden.

Bei Jungfrauen, bei denen eine locale Therapie sehr schwierig, zunächst symptomatisch absolute, auch geistige Ruhe während der Menstruation, Enthaltung von Spirituosen, Kaffee, Thee, etc., Regelung des Stuhlganges; medicamentös Extract. fluid. Hydrastis canadensis (s. Rp. 1650) durch 2—3 Wochen zu gebrauchen oder Secale in Form von Klysmen (s. Rp. 1649) am besten die letzten 8 Tage vor erwartetem Eintritte der Menstruation und während derselben täglich einmal zu appliciren. Auch Extractum fluidum Gossypii, 3mal täglich 1 Theelöffel, wirkt oft recht gut.

Ausserdem Hautreize wie kalte Abreibungen, Seebäder. Eine eventuelle Chlorose oder Anämie entsprechend zu behandeln.

Nach Erschlaffung des Uterus in Folge rasch auf einander folgender Geburten oder Aborten (chronischer Uterusinfarct) ebenfalls systematische Ergotinbehandlung mittelst Klysmen. Intrauterine Aetzungen mit Jodtinctur, Liquor Ferri sesquichlor. neutral.

Oft von sehr gutem Erfolge die Apostoli'sche Methode der elektrischen Ausätzung der Uterusschleimhaut. Bezüglich der Menorrhagien bei Endometritis, Schleimpolypen, Myomen siehe die betreffenden Capitel.

Professor Dr. Moriz Kaposi's

Klinik und Ambulatorium für Hautkrankheiten.

(Revidirt von Dr. Eduard Spiegler.)

**Acne rosacea. Kupferrose. Rhinophyma. Pfund-
nase.** Berücksichtigung des Causalmoments; Behand-
lung des Grundleidens. Namentlich Untersuchung auf
Genitalaffectionen bei Frauen und entsprechende
Behandlung derselben. Bei Chlorose Eisen, Arsen
(Roncegno- oder Levico-Wasser), kräftige Diät, starke
Weine. Fluss- und Seebäder etc. Bei Dyspepsie Bitter-
mittel, alkalische Wässer oder Alkalien in Pulver, z. B.:

> Rp. 1665.
> *Natr. bicarbonic.,*
> *Natr. phosphoric.,*
> *Magnes. carbonic.* $\overline{aa}$ *10·0,*
> *Sacch. alb.,*
> *Elaeosacch. Macidis* $\overline{aa}$ *15·0.*
> *M. Da in scatul.*
> *S. 3mal täglich 1 Kaffeelöffel.*

Bei Potatoren methodische Einschränkung des Alkohol-
genusses.

Local, wenn bloss Knoten bestehen, Auflegen von
Emplast. Hydrargyri oder Einpinselung von Schwefelpasten für die Nacht und Schminksalben bei Tag, wie
bei Acne vulgaris (s. das.) oder Einpinselung von Jodglycerin (s. Rp. 1679) durch 4 Tage 2—3mal täglich.

Bei starker Röthung, Teleangiektasieen,
derben Knoten wiederholte, methodische Scrarificatio-
nen: Mittelst eines feinen Scalpells oder der Vidal'schen

Scarificationslanze werden rasch hintereinander zahlreiche, dicht bei einander stehende parallele Schnitte und ebenso zu diesen senkrecht stehende Schnitte ausgeführt, oder Stichelung, zahlreiche Stiche mit der Hebra'schen Stichelnadel. Nach Stillung der Blutung durch festes Anpressen von Bruns'scher Watte kalte Umschläge oder eine einfache Salbe. In neuerer Zeit statt der Scarificationen auch elektrolytische Acupunctur nach Lustgarten. Bei Rhinophyma schichtenweises Abtragen der Knollen mit dem Messer oder operative Entfernung durch Excision, Abschnüren etc.

Acne varioliformis. Waschen der erkrankten Stellen mit Seifengeist, dann die Haut abzutrocknen. **Darauf:** Rp. 1666.

> *Merc. praecip. alb. 5·0,*
> *Ungu. simpl.**) *50·0.*
> *D. S. Dünn einzuschmieren, darüber ein Poudre.*

Bei Sitz der Erkrankung an Stirne oder Gesicht Auflegen von grauem Pflaster.

Acne vulgaris. Finnen. Zunächst die vorhandenen Abscesschen mittelst Spitzbistouris zu incidiren und der Eiter zu entleeren; dies geschieht in mehreren Sitzungen je nach der Menge der Eiterherde. Nach jeder Sitzung kalte Umschläge. Erst wenn die fluctuirenden Knoten beseitigt, medicamentöse Behandlung der Acne. Dieselbe besteht in Folgendem: Abends die Haut mit fester oder flüssiger Glycerinseife, Schwefelsandseife,

---

*) Statt der bei den einzelnen Salben-Recepten angegebenen Constituentia können auch andere gewählt werden, z. B. statt Unguent. simpl. kann gegeben werden Lanolini, Vaselini $\overline{aa}$. Für den behaarten Kopf eignen sich am besten Unguent. pomadinum oder Ungu. emoll. Neuestens wird vielfach das von Pick angegebene Linimentum exsiccans (Tragacanthi 5·0, Glycer. 2 0, Aqu. destill. 100·0) als Constituens angewendet.

Es empfiehlt sich, die mit Salben bestrichenen Körperstellen noch mit Amylum zu bestreuen.

Spir. sapon. Kalin., Naphtolseife oder Jodschwefelseife
unter energischem Frottiren zu waschen, dann entweder
der Schaum über Nacht liegen zu lassen (bei geringeren
Graden verwendet man da Spir. sapon. Kalin. oder
Glycerinseife, bei stärkeren eine Schwefelseife oder
Naphtolseife); oder nach der Seifenwaschung die Haut
mit Wasser abzudouchen und abzutrocknen und nur eine
der folgenden Pasten mit Borstenpinsel einzureiben und
über Nacht liegen zu lassen: eventuell darüber Flanell
aufzulegen.

Rp. 1667.
Lact. Sulfur. 10·0,
Spir. vin. Gallic. 50·0,
Spir. Lavandul. 10·0,
Glycerin. 1·0.
D. S. Paste, gut aufgeschüttelt einzupinseln.

Rp. 1668.
Lact. Sulfur.,
Kal. carbonic.,
Glycerin.,
Spir. vin. Gallic.,
Aqu. Naphae āā 10·0.
S. Der Bodensatz dünn
  einzupinseln.

Bei höheren Graden:

Rp. 1669.
Sulfur. citrin. 10·0,
Spir. sapon. Kalin. 20·0,
Spir. Lavandulae 60·0,
Balsam. peruvian. 1·5,
Spir. camphorat. 1·0,
Ol. Bergamott. gtts. 5.
D. S. Wie das Vorige.

Rp. 1670.
Lact. Sulfur. 10·0,
Kal. carbonic. 5·0,
Spir. sapon. Kalin. 20·0,
Glycerin. 50·0,
Ol. Caryophyllor.,
Ol. Menth. pip.,
Ol. Rosmarin. āā 1·0.
D. S. Gut aufgeschüttelt
  einzupinseln.

Viel verwendet auch:

Rp. 1671.
Naphthol. pur. 1·0,
Flor. Sulfur. 10·0,
Spir. vin. rectif. 50·0,
Spir. sapon. Kalin. 15·0,
Glycerin. 5·0.
D. S. Der Bodensatz
  Abends mittelst Borsten-
  pinsels aufzutragen.

Auch das Kummerfeld'sche Wasser kann benützt werden:

Rp. 1672.
  Lact. Sulf. 6·0,
  Camphor. ras. 0·5,
  Mucil. gumm. Arab. 3·0.
  Subige et admisce:
  Aqu. Calc.,
  Aqu. Rosar. $\overline{aa}$ 50·0.
  D. S. Gut umgeschüttelt
  aufzutragen.

Ebenso die Unna'sche Essigsäure-Paste:

Rp. 1673.
  Kaolin. 20·0,
  Glycerin. 15·0,
  Acet. vin. 10·0,
  Ol. Bergamott. gtts. 3.
  D. S. Wie das Vorige.

Am nächsten Morgen die Paste oder der Seifenschaum abzuwaschen und nun die Haut mit einer Salbe in dünner Schichte bis zum Verschwinden einzuschmieren, darüber Poudre einzustreuen, das Ganze dann leicht abzuwischen. Als Salbe benützt man Zinksalbe, Ungu. Wilsonii oder etwa eine der folgenden:

Rp. 1674.
  Zinc. oxydat. 20·0,
  Ungu. emoll. 100·0,
  Ol. Resedae 2·0,
  Ol. Rosar. gtts. 5.
  D. S. Salbe.

Rp. 1675.
  Magist. Bismuth.,
  Zinc. oxydat. $\overline{aa}$ 5·0,
  Ungu. emoll. 50·0,
  Ol. Naphae gtts. 4.
  D. S. Salbe.

Rp. 1676. Ungu. emoll. 50·0,
  Zinc. oxydat. 5·0,
  Glycerin. pur. 1·5,
  Tinct. Benzoës 1·0.
  D. S. Salbe.

Als Poudre die unter Eczema (s. S. 496 f. Rp. 1713, 1714) erwähnten Streupulver od. das sog. Damenpulver:

Rp. 1677. Pulv. lapid. Baptistae,
  Talc. venet.,
  Amyl. Oryzae $\overline{aa}$ 30·0,
  Zinc. oxydat. 10·0,
  Ol. Neroli gtts. 2,
  Ol. Rosar. gtts. 4.
  D. S. Poudre.

Oder E a u d e p r i n c e s s e (nach H e b r a):
Rp. 1678.

Bismuth. carbon. bas. 10·0,
Talc. venet. pulv. 20·0,
Aqu. Rosar. 70·0,
Spir. Colon. 30·0.
D.. S. Der Bodensatz einzupinseln.

In hochgradigen Fällen statt der erwähnten Seifen-
und Pastenbehandlung auch Bepinselung der erkrankten
Stellen mit Jodtinctur oder Jodglycerin.

Rp. 1679.

Jod. pur.,
Kal. iodat. $\overline{aa}$ 5·0,
Glycerin. 10·0.
D. S. 2mal täglich ein-
zupinseln, durch 3—6
Tage.
Nach Abstossung des
Schorfes die erwähnten Salben
und Poudres anzuwenden.

Weniger energisch wirkt
die L a s s a r'sche Schälpaste:
Rp. 1680.

Naphtol. 20·0,
Sulf. praecip. 100·0,
Lanolin.,
Sapon virid. $\overline{aa}$ 50·0.
D. S. Paste; aufzustrei-
chen u. durch $\frac{1}{4}$ Stunde
liegen zu lassen.

Bei T h e e r-, J o d- und B r o m a c n e Aussetzen der
betreffenden Medicamente, bei sehr starker Entzündung
Kälte, bei Nässen Zinksalbe, Bleisalbe etc.

Alopecia. Haarschwund.

Behandlung ursächlicher
Chlorose, Anämie, Lues, Dyspepsie etc. Bei zu Grunde
liegender S e b o r r h o e zunächst die Schuppen zu erweichen und durch Seifenwaschung zu entfernen (s. „Seborrhoea". S. 533); dann wöchentlich 1—2mal die Kopfhaut mit Seifengeist zu waschen. Die Kopfhaut bei
allen Formen von Alopecie täglich 1—2mal mit alkoholischen Lösungen einzupinseln, wie:

Rp. 1681. *Acid. salicyl. 4·0,*
Spir. vini. 100·0,
Spir. Lavand.,
Spir. Coloniens. $\overline{aa}$ 50·0.
D. S. Täglich damit die Kopfhaut mittelst
Borstenpinsels einzureiben.

Rp. 1682.
Tinct. Benzoës 2·0,
Acid. salicylic. 5·0,
Spir. vin. Gallic. 200·0.
D. S. Aeusserlich.

Rp. 1683.
Tinct. Aconit. (od. Cap-
sic.) 1·0,
Spir. vin. Gallic. 200·0,
Balsam. peruvian. 3·0.
D. S. Aeusserlich.

Wegen der hiedurch entstehenden Trockenheit der Haut
Gebrauch von Pomaden, wie:

Rp. 1684.
Chinin. pur. 1·0,
Acid. tannic. 2·0,
Ungu. emoll. 100·0,
Ol. Resedae,
Ol. Naphae $\overline{aa}$ gtts. 3.
D. S. Pomade.

Rp. 1685.
Merc. praecip. alb. 5·0,
Ungu. emoll. 50·0,
Tinct. Benzoës 1·0,
Ol. Rosar. gtts. 5.
D. S. Pomade.

Oder:
Rp. 1686.
Extr. Chin. 5·0,
Bals. peruvian. 2·0,
Ungu. emoll. 50·0.
D. S. Pomade.

Oder die **D u p u y t r e n -**
sche Pomade:
Rp. 1687.
Medull. ossium 75·0,
Extr. Chin. frig. par. 10·0,
Tinct. Cantharid.,
Succ. Citri $\overline{aa}$ 5·0,
Olei de Cedro,
Ol. Bergam. $\overline{aa}$ gtts. 10·0.
D. S. Pomade.

Angioma. Teleangiectasia. Gefässgeschwulst.

Flache Teleangiectasieen durch Scarification zu veröden
(s. „Acne rosacea" S. 485 f.), tumorenartig hervorstehende
mittelst scharfen Löffels auszukratzen. Bei T u m o r c a v e r-
n o s u s Kälte, Compressiv-Verband oder Einspritzung einiger
Tropfen von Liqu. Ferr. sesquichlorat.; auch Zerstörung
durch Elektrolyse; sehr zweckmässig auch bei angeborenen
kleinen Angiomen Einimpfung von Vaccine-Lymphe in
dieselben statt in die Arme. Endlich Aetzung mit
rauchender Salpetersäure oder Zerstörung durch Paquelin;
Auflegen eines ätzenden Pflasters, wie:

Rp. 1688.
> *Tartar. stibiat. 0·75,*
> *Empl. Diachylon simpl. 5·0.*
> *M. f. empl.*
> *D. S. Pflaster.*

Gestielte Geschwülste mittelst elastischer Ligatur abzubinden.

Anthrax. Carbunkel. Möglichst frühzeitig zahlreiche, tiefe Incisionen nach der Länge und Quere. Antiseptischer Verband. Chinin, reichlich Alcoholica.

Canities. Ergrauen der Haare. Künstliche Färbung der Haare: Vor der Application des Haarfärbemittels der Haarboden mit Seife gut zu waschen. Man nimmt dann zum Schwarzfärben:

Rp. 1689.
> *Argent. nitric. 1·0,*
> *Ammon carbon. 1·5,*
> *Ungu. emoll. 30·0.*
> *D. S. Die Haare damit zu bürsten; danach die umgebende Haut mit Kochsalzlösung zu waschen.*
> Oder:

Rp. 1690.
> *Argent. nitric. 1·25,*
> *Aqu. dest. 60·0,*
> *Liqu. Hydrarg. nitr. oxyd.,*
> *Spir. Resedae āā 5·0,*
> *D. S. Wie das Vorige.*

Rp. 1691.
> *Argent. nitric. 5·0,*
> *Plumb. acetic. 1·0,*
> *Aqu. Rosar. 100·0,*
> *Spir. Colon. 2·0.*
> *D. S. Wie das Vorige.*

Zu combinirter Anwendung, wodurch verschiedene Farbennuancen hervorgebracht werden können, dienen:

Rp. 1692.
> *Argent. nitric. 5·0,*
> *Aqu. dest. 50·0.*
> *S. No. 1.*

Rp. 1693.
> *Acid. pyrogallic. 3·0,*
> *Aqu. dest. 40·0,*
> *Spir. vin. rectif. 10·0.*
> *S. No. 2.*

(Zuerst No. 1 einzubürsten nach dessen Eintrocknen No. 2.) Ebenso:

Rp. 1694
> *Argent. nitric. fus. 8·0,*
> *Aqu. dest. 70·0.*
> *S. No. 1.*

Rp. 1695.
Hepat. sulfur. 8·0,
Aqu. dest. 70·0.
S. No. 2.
Zur Braunfärbung
verwendet man:
Rp. 1696.
Acid. pyrogallic. 1·0,
Aqu. Rosar. 40·0,
Spir. Coloniens. 2·0.
D. S. Einzubürsten.

Die Anwendung all'
dieser Haarfärbemittel erheischt jedoch Vorsicht und
praktische Erfahrnng. Uebri-
gens wird durch alle fetten
Oele das Haar dunkler ge-
färbt; man kann dieselben
also als Pomade benützen,
z. B.:
Rp. 1697.
Vitell. Ovor.,
Medull. oss. bovium āā 20·0
Ferr. lactic. 1·5,
Ol. Cassiae aeth. 1·0.
D. S. Pomade.

Carcinoma epitheliale cutis. Hautkrebs.

Behand-
lung ähnlich wie bei Lupus vulgaris (s. S. 515 ff.) Bei
flachen, nicht zu tief reichenden Knoten Auskratzung
mit scharfem Löffel oder Herausgrabung mit Lapisstift,
Chlorzink- oder Kalistift; Auflegen der Cauquoin'schen
Paste (Rp. 1801) oder der Pasta viennensis:

Rp. 1698.
Kal. caustic. pulv. 5·0.
Da ad lagen.
S. Aetzkali.

Rp. 1699.
Calcar. caustic. pulv. 5·0.
Da ad lagen.
S. Aetzkalk.

Rp. 1700.
Spir. vin. rectificat. 10·0.
D. S. Alkohol.

Die ersten 2 Substanzen werden in der Reibschale
verrührt und unter Zusatz des Spiritus zu einer Paste
angerührt. Dieselbe wird mittelst Spatels oder Löffels
auf die erkrankte Stelle aufgelegt, nachdem die Umgebung derselben mit Heftpflasterstreifen belegt worden,
und 10 Minuten liegen gelassen, dann mit reichlichem
Wasser abgewaschen. Ebenso auch Arsenik-Paste und
10%ige Pyrogallussalbe (s. „Lupus vulgaris", Rp. 1806—
1808), die auf Leinwand gestrichen durch 3 — 6 Tage zu
appliciren sind, sowie Aetzung mit Milchsäure.

Tiefgreifende Knoten am besten mit dem Messer zu
exstirpiren oder durch Paquelin oder Galvanokaustik
zu zerstören. Bei sehr ausgebreiteten, jauchenden Carcinomen Aetzmittel; die obengenannten oder auch, zur
Anwendung auf beschränkte Stellen:

Rp. 1701.
  Creosot. 20·0,
  Acid. arsenicos. 0·3,
  Opii pur. 0·15,
  Pulv. rad. Liqu. q. s. ut f. pasta consist. spissior.
  D. S. Auf Leinwand aufgestrichen zu appliciren.

**Chloasma. Pigmentflecke. Ephelides. Sommer-
sprossen.** Am raschesten wirkend, aber ziemlich
schmerzhaft ist die Sublimatbehandlung: Das Gesicht des horizontal lagernden Kranken mit genau an-
passenden Leinwandflecken zu bedecken, dieselben mit
einer wässerigen oder alkoholischen 1%igen Sublimatlösung zu betupfen und durch 4 Stunden damit feucht
zu erhalten. Die entstandenen Blasen einzustechen. Danach durch 8 Tage bis zum Abfallen der Epidermiskruste
Gebrauch eines Poudres. Aehnlich, aber ebenfalls stark
Entzündung erregend wirken auch Bepinselungen mit
Jodtinctur, Jodglycerin, Schwefelpasten in einem Cyclus
von 6—12 Einpinselungen (s. „Acne vulgaris“, S. 486 ff.).

Langsamer wirken tägliche Waschungen mit Seifengeist,
Einpinselung von verdünnter Salz- oder Essigsäure, oder:

Rp. 1702.
  Spir. sapon. Kalin. 50·0,
  Naphtol. 2·0,
  Glycerin. 1·0.
  M. D. S. Täglich damit
  das Gesicht zu waschen.
  Für elegantere Praxis
eignen sich:

Rp. 1703.
  Emuls. Amygdal. 100·0,
  Tinct. Benzoës. 5·0,
  Mercur. sublim. corrosiv.
                    0·05,
  (od. Veratrin. 0·1),
  Aqu. Naphae 50·0.
  D. S. Zum Waschen.

Oder Salben, wie:

Rp. 1704.
　Mercur. praecip. alb.,
　Borac. venet. $\overline{aa}$ *5·0,*
　Ungu. emoll. 50·0,
　Ol. Rosar.,
　Ol. Naphae $\overline{aa}$ *gtts. 5.*
　D. S. Abends auf Leinwand gestrichen auf-
　　zulegen und über Nacht liegen zu lassen.

Rp. 1705.
　Acid. salicylic. 2·0,
　Ungu. emoll. 40·0,
　Tinct. Benzoës 1·0.
　D. S. Wie das Vorige.

Rp. 1706.
　　Acid. boric.,
　　Cer. alb. $\overline{aa}$ *5·0,*
　　Paraffin. 10·0,
　　Ol. Amygdal. 30·0.
　　M. f. ungu. Adde:
　　Ol. Rosar.,
　　Ol. Resedae $\overline{aa}$ *gtts. 3.*
　　D. S. Wie das Vorige.

Wenn die Haut roth und schuppig geworden, Schminksalben und Poudres (s. „Acne vulgar.“). Ein gutes Schminkpulver ist auch:

Rp. 1707.
　Bismuth. carbon. basic.
　　　　　　10·0,
　Talc. venet. pulv. 20·0,
　Baryt. sulf. praecip. 30·0,
　Ol. Rosar. gtts. 2.
　D. S. Poudre.

Als Schminksalbe neben den bereits (bei „Acne vulgaris“ Rp. 1674—1676) erwähnten empfehlenswerth:

Rp. 1708.
　Bismuth. chlor. praecip.
　　　　　　5·0,
　Baryt. sulf. praecip. 10·0,
　Cerae alb. 3·0,
　Ol. Amygdalar. recent.
　　　　　press. 7·0.
　D. S. Salbe.

Clavus s. Tyloma.

Combustio. Verbrennung. Bei Verbrennungen ersten Grades genügen Umschläge mit kaltem Wasser, Liqu. Burowi (s. Rp. 1718) oder Aqu. Goulardi, Einstreuen von Amylum, bei geringer Ausdehnung Bepinseln mit Collodium. Beim zweiten Grade, bei Blasenbildung, Anstechen der Blasen an der Basis, sanftes Ausdrücken mit in Poudre getauchten Charpieballen, die Blasendecke zu erhalten.

Bei Verbrennung dritten Grades Einhüllung der Brandwunden in Leinwandflecke, die getränkt sind mit Olivenöl oder mit:

> Rp. 1709.
> *Aqu. Calcis,*
> *Ol. Lini* $\overline{aa}$ *50·0.*
> *S. Aeusserlich.*

Dieser Verband wird einige Tage liegen gelassen und häufig durch Betupfen mit einem der erwähnten Oele befeuchtet. Sobald Eiterung eingetreten (nach 3—5 Tagen), der Verband zu wechseln und nunmehr täglich zu erneuern.

Bei ausgedehnten Verbrennungen am besten das Hebra'sche Wasserbett, in Privathäusern mittelst einer langen Wanne, die mit Wolldecken und Rosshaarkissen ausgekleidet wird, herzustellen. Das Wasser stets auf einer dem Kranken angenehmen Temperatur zu erhalten und täglich 2—3mal zu erneuern. Wo die Wasserbehandlung nicht durchzuführen, die Brandwunden nach Ablösung der Schorfe mittelst entsprechender Deckmittel zu behandeln und fleissig zu reinigen; solche Mittel sind Zinksalbe, Bleiweisssalbe etc. Ebenso auch die Lister'sche Carbolpasta:

> Rp. 1710. *Acid. carbolic. 10·0,*
> *Ol. Olivar. 80·0,*
> *Cret. alb. 20·0.*
> *D. S. Äusserlich.*

Jodoformbehandlung durchaus entbehrlich.

Bei dem sehr häufig vorkommenden zu ▓▓▓▓ Wuchern der Granulationen Aetzung ▓▓▓▓ mit Lapissstift oder mit:

Rp. 1711.
Argent. nitric.,
Aqu. dest. āā 20·0.
Da in vitr. nigro.
S. Zum Bepinseln.

Vor der Anwendung dieser Aetzungen die Wunde immer mit 5%iger Cocaïnlösung zu bestreichen. Nach der Aetzung die Wunde zu bedecken mit:

Rp. 1712.
Argent. nitric. 0·15 — 0·5,
Ungu. emoll. 50·0.
D. S. Salbe.

Comedones. Mitesser. Behandlung etwa vorhandener Anämie, Scrophulose etc. Die Comedonen durch Ausdrücken mittelst der Daumennägel, eines Uhrschlüssels oder des Hebra'chen oder Lang'schen Comedonenquetschers zu entfernen. Nebstdem Seifenwaschungen, Einpinselung mit Schwefelpasten (s. „Acne vulgaris", S. 487).

Condylomata s. Verrucae.

Congelatio. Erfrierung. Frottiren der erfrorenen Theile mit Schnee, allmäliches Erwärmen derselben. Amputation erfrorener Extremitäten im Allgemeinen bis zur Begrenzung der Gangrän zu verschieben.

Eczema. Nässende Flechte. *a)* Beim acuten Ekzem Fernhaltung aller äusseren Reize, vor Allem des Wassers. Patient darf die ekzematösen Stellen nicht waschen, Bäder, Seifenapplication zu untersagen. Directe Sonnenbestrahlung, ebenso wie feuchte Luft zu meiden, Patient soll, wenn möglich, das Zimmer hüten. Auch Reizung durch die Kleider hintanzuhalten, daher darf kein gestärktes Hemd getragen werden. Die ekzematösen Stellen, namentlich die Hautfalten, mit einem Poudre zu bestreuen, wie Amylum Oryzae oder Tritici, Semen Lycopodii, Talcum venetum, Pulvis lapid. Baptistae etc., allenfalls mit Zusatz von Cerussa, Oxyd. Zinci, Magister. Bismuth. etc. Aetherische Oele dürfen dem Streupulver nicht zugesetzt werden, dasselbe nur mit Pulv. rad. Ireos florentin. zu parfumiren. Ein eleganter Poudre wäre z. B.:

Oder:

Rp. 1713.
Amyl. Oryzae 100·0,
Pulv. Alumin. plumos.
         20·0,
Zinc. oxydat.,
Pulv. rad. Ireos florent.
       āā 5·0.
D. S. Poudre.

Rp. 1714.
Zinc. oxydat.,
Magist. Bismuth. āā 5·0,
Ceruss. 2·5,
Talc. venet. pulveris.,
Amyl. Oryzae āā 50·0.
D. S.. Poudre.

Diese Streupulver auf freie Hautstellen einfach mittelst eines Wattebausches (Poudrequaste) einzustreuen, in intertriginöse Hautfalten mit dem Poudre dicht bestreute Plumasseaux aus Watte einzuführen, und sobald sie warm und feucht werden, zu wechseln.

Bei acutem Eczema papulosum Betupfen mit einem alkoholischen Mittel, darüber sogleich Poudre.

Rp. 1715.
Acid. carbolic. (od. salicylic., boric.) 1·0,
Spir. vin. Gallic. 150·0,
Spir. Lavandul.,
Spir. Coloniens. āā 25·0.
D. S. Zum Eintupfen.

Bei zerstreutem, papulösem Ekzem ohne das geringste Nässen wirkt oft noch günstiger:

Rp. 1716.
Tinct. Rusci 50·0.
D. S. Mittelst Borstenpinsels dünn einzupinseln, darüber Poudre.

Kommt es bis zur Entwicklung von Bläschen und Krusten, bei universeller Ausbreitung der Kranke vollständig entkleidet, am ganzen Körper reichlich eingepoudert ins Bett zu legen, nur mit einem ebenfalls mit Poudre bestreuten Leintuch zuzudecken. In die Achsel-, Genital-, Analfalten etc. Watte mit Streupulver bestreut einzulegen. Das Einpoudern fleissig zu erneuern; Krusten mit der trockenen Watte wegzuwischen.

Bei intensiver Entzündung der Haut mit starker Schmerzhaftigkeit Kaltwassereinhüllungen, Leiter'scher Kühlapparat, oder Umschläge mit:

Rp. 1717.
Plumb. acetic. bas. solut.
               10·0,
Aqu. font. 500·0.
S. Zu Umschlägen.

Oder der Liquor Burowi:

Rp. 1718.
Plumb. acet. 5·0,
Alum. crud. 25·0,
Aqu. dest. 500·0.
D. S. Mit der 5—10fachen Menge Wassers verdünnt zu Umschlägen.

Gut wirkt auch oft:

Rp. 1719.
Acid. thymic. 1·0,
Aqu. dest. 1000·0.
S. Zu Umschlägen.

Im Stadium der Decrustation entsprechende Salben, wie die Hebra'sche Diachylon-Salbe:

Rp. 1720
Lithargyr. 100·0,
Ol. Olivar. 400·0.
Sub leni igni et addendo pauxill. aqu. font. coque ut. f. ungu. consistent. spissior.
Adde:
Ol. Lavandul. 10·0.
D. S. Salbe.

Oder das weniger stark riechende Unguent. Vaselini plumbic. nach Kaposi:

Rp. 1721.
Empl. Diachyl. simpl.,
Vaselin. āā 100·0.
Liquefact. misc. f. ungu.
D. S. Salbe.

Manchmal wird besser
vertragen Zinksalbe oder:
Rp. 1722.
Acid. boric. 5·0,
Ungu. simpl. 50·0.
S. Salbe.

Alle diese Salben dick auf Leinwand zu streichen, dieselbe in passender Form zugeschnitten aufzulegen und
mittelst Flanellbinden oder mit Watte und darüber Ca-
licotbinden (im Gesicht Flanelllarve) niederzubinden.

Wird Fett überhaupt nicht vertragen, so ist die Behandlung mit Umschlägen und Streupulvern weiterzu-
führen.

Bei E c z e m a s q u a m o s u m täglich mehrmaliges Auflegen von Fett, Glycerin, Vaselin, Unguent. emolliens,
Zink-Wismuth-Salbe und ähnlichen Mitteln, etwa auch
das U n g u e n t. Zinci W i l s o n i i zu verwenden:

Rp. 1723.
Resin. Benzoës pulv. 5·0,
Axung. porc. 160·0.
Digere, cola, adde:
Zinc. oxydat. 25·0.
M. f. ungu.
D. S. Salbe.

Wenn das Nässen gänzlich aufgehört, auch P i c k's
Gelatine-Präparate ganz gut, z. B.:

Rp. 1724.
Zinc. oxydat. 10·0,
Gelatin. anglic.,
Glycerin. āā 20·0,
Aqu. dest. 40·0.
M. f. massa gelatinosa.
D. S. 1 Stück davon abzuschneiden, durch Er-
wärmen im Wasserbad zu schmelzen und im
flüssigen Zustand einzupinseln.

32*

An bedeckten Stellen ist nach gänzlicl
hören des Nässens am besten Theer, der
dünn mittelst Borstenpinsels einzureiben, darüt
ersten Tagen noch eine der in früheren St
wendeten Salben auf Leinwand. Im letzten
auch hie und da mit Vorsicht Naphtol:

Rp. 1725.
Naphtol. 1·0,
Spir. vin. rectificat. 75·0,
Aqu. dest. 25·0.
D. S. Täglich 1 bis
höchstens 2mal einzu-
pinseln.

Rp. 1726.
Naphtol. 1·0,
Ungu. simpl. 1
D. S. Salbe,
täglich dün
reiben, darüb

Sobald die Haut sich röthet oder rissige
zeigt, das Naphtol auszusetzen.

b) Eczema chronicum: Zunächst die auf
Krusten und Schuppen zu erweichen und zu
(Maceration). Hiezu verwendet man Oele, wie O
(mit Aqu. Calc. $\overline{aa}$), Ol. iecoris Asselli etc., die
des Tages in grossen Mengen aufzugiessen un
reiben sind, darüber wollene Decken oder Tri
Flanellbinden; oder feste Fette, wie Ungu. I
Hebra, Ungu. Vaselin. plumbic. Kaposi, oder

Rp. 1727.
Acid. boric.,
Glycerin. $\overline{aa}$ 5·0,
Cerae alb.,
Paraffin. $\overline{aa}$ 20·0,
Ol. Olivar. q. s. ut f.
ungu. consistent. moll.
D. S. Salbe.
Diese Salben auf Lein-
wand aufgestrichen zu appli-
ciren, dieselbe mit Flanell
niederzubinden. .

Sehr gut ist auch
Fällen die Lassar'sc

Rp. 1728.
Zink. oxydat.,
Amyl. pur. $\overline{aa}$ 1
Vaselin. 50·0.
M. f. pasta.
D. S. In dicker
auf die er
Stellen aufzut
darüber Pud

Sehr empfehlenswerth ist das Pick'sche Salicyl-
Seifenpflaster:

Rp. 1729.
Emplastr. saponat. 100·0,
Leni igni fuso adde:
Acid. salicylic. 10·0.
M. f. emplastr.
D. S. Auf Leinwand messerrückendick aufzustreichen,
dieselbe genau zu adaptiren und mit Calicot- oder
Tricotstoffbinden niederzuhalten.

(Wenig geeignet dagegen, weil leicht artificielles Ekzem
hervorbringend, sind die vielfach empfohlenen Unna-
schen Pflastermullverbände, sowie die Unna-Beiers-
dorf'schen Guttapercha-Mull-Pflaster.)

Bei sehr chronischen Ekzemen auch Maceration mit
Wasser in Form von Umschlägen, Priessnitz'schen Einwicklungen, Bädern. Mit Vorsicht auch manchmal Maceration mittelst Kautschuk (s. „Psoriasis", S. 524 f.).

Sehr zweckmässig sind zur Entfernung der durch
Salben bereits erweichten Auflagerungen zeitweilige
Waschungen mit Sapo viridis, Glycerinseife, Spir. sapon.
Kalin., Naphtolseife etc.

Sehr stark schwielig verdickte Stellen mit concentrirter
Essig- oder Salzsäure abzureiben oder durch mit Schmierseife bestrichene, 12—24 Stunden liegen bleibende Fla-
nellflecke zu erweichen; noch besser oft Bepinselung mit:

Rp. 1730.
Kal. caustic. 5·0,
Aqu. dest. 10·0.
S. Zum Einpinseln.

In den meisten Fällen
von chronischem Ekzem
wirkt sehr gut das Ungu.
Wilkinsonii nach der
Modification von Hebra:

Rp. 1731.
Sulf. citrin.
Ol. Fag. $\overline{aa}$ 10·0,
Sapon. virid.,
Axung. porc. $\overline{aa}$ 20 0,
Cret. alb. 2·0.
D. S. Mittelst Borsten-
pinsels dünn einzu-
reiben.

Bei chronischem Eczema squamosum ohne Nässen Theerbehandlung, entweder in Form der eben erwähnten modificirten Wilkinson'schen Salbe, oder als tägliche Einpinselung einerMischung von:

Rp. 1732.

> Ol. Rusci (od. Fagi) 20·0,
> Ol. Olivar. (od. iecor.
>   Aselli) 20·0—40·0.
> D. S. Dünn einzupinseln.

In jüngster Zeit viel verordnet:

Rp. 1733.

> Flor. Sulfur.,
> Ol. Rusc.,
> Zinc. oxydat.,
> Ol. Olivar. $\overline{aa}$ 5·0,
> Lanolin. 50·0.
> D. S. Salbe; mit Borstenpinsel dünn einzureiben.

Auf geringfügig erkrankte Hautstellen wirken auch Einpinselungen von Tinct. Rusci oder Waschungen mit fester oder flüssiger Theerseife:

Rp. 1734.

> Ol. Fagi 5·0,
> Sapon. medicinal. pulv.
>   100·0.
> M. f. sapo.
> D. S. Feste Theerseife.

Rp. 1735.

> Olei Rusci 20·0,
> Spir. sapon. Kalin. 50·0,
> Glycerin. 10·0.
> M. D S. Flüssige Theerseife.

Ebenso auch Theersalbe:

Rp. 1736.

> Ol. Fagi 10·0,
> Glycerin. 5·0,
> Ungu. emoll. 50·0,
> Balsam. peruvian. 2·5.
> M. f. ungu.
> D. S. Salbe; täglich einmal einzuschmieren.

Oder auch Carbolsalbe:

Rp. 1737.

> Acid. carbolic. 1·0,
> Ungu. emoll. 50·0.
> D. S. Salbe.

Bei geringen Graden genügt auch Zinksalbe, eine schwache Präcipitat- oder Naphtolsalbe (1—2%) oder Kali-Crême.

Rp. 1738.

> Glycerin. 40·0,
> Ol. Rosar.,
> Ol. flor Aurantior. $\overline{aa}$ gtts. 2,
> Kal. carbonic. solut. 2·5—5·0—10·0—20·0.
> D. S. Kali-Crême. (Nr. 1, 2, 3 od. 4).

Bei **E c z e m a c a p i l l i t i i** die Krusten zu erweichen
mit Olivenöl, Leberthran, oder:

Rp. 1739.
Acid. carbolic. 1·0,
Ol. Olivar. 100·0,
Balsam. peruvian. 2·0.
D. S. Aeusserlich.

Rp. 1740.
Naphtol. 1·0,
Ol. Olivar. 100·0.
D. S. Aeusserlich.

Statt eines Oels kann auch eine **K a u t s c h u k h a u b e**,
die mit Flanell niederzubinden ist, verwendet werden.
Die erweichten Massen jeden 3. bis 4. Tag mit Spir.
sapon. Kalin. abzuwaschen. Ist das Ekzem schuppend,
Einpinselungen mit Tinct. Rusci, $^{1}/_{2}$%igem Naphtol-
Alkohol, Carbol-Alkohol, milden Salben; auch Ungu.
Wilkinsonii von Anfang an eingepinselt oft sehr wirksam.
Bei stark entzündeter Kopfhaut kalte Douchen, Umschläge.

Bei **E k z e m d e s G e s i c h t s** die mit Salben oder
Pflaster bestrichenen Leinwandflecke genau zu adaptiren,
in den Furchen mittelst Charpiewicken niederzuhalten
und das Ganze mit Flanelllarve niederzubinden. In die
Nasenlöcher Tampons, die in ein flüssiges Oel getaucht
sind, oder in:

Rp. 1741.
Aqu. font.,
Glycerin. āā 10·0,
Zinc. sulfuric. 0·15.
D. S. Aeusserlich.

Bei Ekzem der **L i d r ä n d e r**:
Rp. 1742.
Merc. praecip. flav. 0·15,
Ungu. emoll. 10·0.
D. S. Salbe.

Rp. 1743. *Acid. boracic.,*
          Glycerin. āā 2·5,
          Ung. simpl. 25·0.
          D. S. Aeusserlich.

Bei Ekzem der **L i p p e n** die zu applicirenden Salbenflecke durch einen Verband fest anzudrücken; bei starker
Infiltration und Schwellung der Lippen Druckverband
durch Auflegen von:

Rp. 1744. *Empl. Minii adust. 20·0.*
          D. S. Auf Leinwand gestrichen aufzulegen
          und niederzubinden.

Bei chronischem Ekzem des Lippen~~sammei defede~~
holte Aetzung mit Kalilauge oft das einzige Heilmittel.

Chronisches Ekzem der Mamma und Brustwarze
zu behandeln mit Schmierseifeu-Umschlägen, Empl. sapon.
salicyl. (10%) linteo extens. oder mit Einpinselung von:

> Rp. 1745.
>> *Mercur. sublim. corrosiv. 0·2,*
>> *Collodii 20·0.*
>> *D. S. Täglich einmal einzupinseln.*

In späteren Stadien Theer, Ungu. Wilkinsonii. Aehn-
liche Behandlung auch beim Eczema chronicum scroti.
Seifenwaschungen im Sitzbad, Auflegen erweichender
Salbenflecke etc. Wenn starkes Jucken besteht, täglich
Seifenwaschung, danach:

> Rp. 1746.
>> *Cocain. muriatic. 0·4—1·0,*
>> *Lanolin.*
>> *Vaselin. āā. 10·0.*
>> *D. S. Salbe, dünn einzureiben.*

Theer erst, wenn auf Seifenwaschung kein Nässen
mehr erfolgt. Noch lange nach der Heilung das Scrotum
und die Genitocruralfalte einzupoudern, ein Suspensorium
zu tragen.

Bei Eczema perinei et ani milde Salben (Ungu.
simplex, Borsalbe, Seifenpflaster) auf Leinwand gestrichen,
mittelst Flanell- und Tricotbinde zu befestigen. Auch
hier gegen das höchst lästige Jucken Cocaïnsalbe (s. Rp.
1746). Bei Rhagaden im Rectum Stuhlzäpfchen von:

> Rp. 1747.
>> *Zinc. oxydat. 0·75,*
>> *Extr. Opii aquos.*
>> *(od. Belladonn.) 0·1,*
>> *But. Cacao q. s. ut f.*
>> *suppos. No. 5.*
>> *D. S. Täglich 1—2 Stück*
>> *zu gebrauchen.*

Oder:

> Rp. 1748.
>> *Cocain. oleinic. 0·25,*
>> *But. Cacao q. s. ut f.*
>> *suppos. No. 5.*
>> *D. S. Täglich 1—2 Stück*
>> *zu verwenden.*

Bei chronischem Ekzem der H ä n d e und F ü s s e Kautschukhandschuhe oder -Fingerlinge, Einwicklungen mit Salicylpflaster (Rp. 1729), Seifenwaschungen, in hartnäckigen Fällen bei schwieliger Verdickung Aetzung mit concentrirter Kalilauge (Rp. 1730) zweckmässig. Oder Hand-, resp. Fussbäder mit:

Rp. 1749.
Kal. caustic. 25·0,
Aqu. font. 500·0.
S. Zusatz zu 5 Hand-
(oder Fuss-) bädern.

Oder:
Rp. 1750.
Merc. sublim. corros. 5·0,
Aqu. dest. 500·0.
S. Zu einem Bad.

Jeden Tag ein Bad von 10 Minuten Dauer. Nach dem Bad die Haut mit reinem Wasser abzuspülen, abzutrocknen, dann sofort Application einer entsprechenden Salbe. In den Endstadien, wie bei anderen Ekzemen, Theer oder weiche Salben.

Sehr beschränkte Ekzemstellen des Stammes oder der Extremitäten heilen manchmal durch:

Rp. 1751.
Merc. sublim. corrosiv. 1·0,
Spir. vin. rectif. 100·0.
D. S. Zum Betupfen.

Wenn ein Ekzem häufig recidivirt und nachweislich eine ursächliche Allgemeinerkrankung besteht, entsprechende interne Behandlung, z. B. bei scrophulösen Individuen Leberthran, bei Chlorose und Dysmenorrhoe Eisen und Arsen, z. B.:

Rp. 1752.
Solut. arsen. Fowleri 5·0,
Tinct. Ferr. pomat.,
Tinct. Rhei Darell.
$\overline{aa}$ *20·0,*
Aqu. Menth. pip. 140·0,
Syr. cort. Aurant. 15·0.
D. S. Tägl. 1—2 Esslöffel.

Rp. 1753.
Ferr. citric. ammoniat.
5·0,
Acid. arsenicos. 0·04,
Pulv. et extr. rad. Gentian. q. s. ut f. pill.
No. 50.
D. S. Täglich 2 Pillen.

Rp. 1754.
> Solut. ars. Fowl. 3·0,
> Tinct. Ferri album. 30·0.·
> D. S. 3mal täglich nach der ~~Mahlzeit 15—20~~
> Tropfen.

Ferner Amaricantia, Milch- und Molkenkuren, Wasser von Franzensbad, Spaa, Pyrmont, Schwalbach; Roncegno- oder Levico-Wasser (täglich 2—3 Esslöffel voll in Zuckerwasser oder Wein), kräftige Diät. Ebenso andere interne Leiden entsprechend zu behandeln.

Eczema marginatum. Durch 6 Tage Früh und Abends Einpinselung mittelst Borstenpinsels von Unguent. Wilkinsonii sulfuratum, Naphtolschwefelseife oder:

Rp. 1755.
> Chrysarobin. 5·0,
> Vaselin. 50·0.
> S. Salbe.

Rp. 1756.
> Naphtol. 2·5,
> Vaselin. 50·0.
> S. Salbe.

Rp. 1757.
> Acid. pyrogallic. 5·0,
> Ungu. simpl. 50·0.
> D. S. Salbe.

Bei bedeutender Verdickung der Epidermis dieselbe durch Kali caustic. (1 : 2 Aqu.), Schmierseifen-Umschläge etc. abzulösen, nach erfolgter Ueberhäutung eines der obigen Mittel.

Ephelides s. Chloasma.

Erysipelas. Rothlauf. Isolirung des Kranken, Bettruhe, Fieberdiät, bei hohem Fieber und namentlich bei typisch wiederkehrenden Exacerbationen desselben Chinin, Antipyrin, bei starker Unruhe kalte Einwicklungen, Leiterscher Kühlapparat am Kopf. Ermittelung und Beseitigung der Ursache des Erysipels: bei Gesichtsrose Untersuchung auf etwa vorhandenen Zahnabscess und Eröffnung desselben, namentlich aber Inspection

der Nasenhöhle, bei Krusten und Eiterherden in derselben Einlegen von Borsalbentampons und Salicylseifenpflaster (10%). Ebenso bei Erysipel anderer Körperstellen
Nachforschung nach Abscessen oder Ulcerationen und
Behandlung derselben.

Die erysipelatösen Stellen mit Wasser, Aqu. Goulardi,
Liqu. Burowi oder auch gar nicht zu bedecken. Viel
gebraucht auch Auflegen von mit Unguent. ciner. bestrichener Leinwand. Im Stadium der Decrustation zur
Verminderung der Spannung Auflegen von Salben, wie:

Rp. 1758.
  Oxyd. Zinc. 2·0,
  Mercur. praecip. alb. 1·0,
  Vaselin. 50·0.
  D. S. Salbe.

Oder einfach:
  Rp. 1759.
  Lanolin.,
  Vaselin. $\overline{aa}$ 25·0.
  S. Salbe.

In schweren Fällen von Erysipel auch continuirliches
Bad angezeigt.

(Bei Erysipelkranken gebrauchte Instrumente vor
Wiederverwendung bei anderen Kranken sorgfältigst zu
desinficiren. Ebenso die Hände zu desinficiren, ehe man
andere Patienten untersucht.)

Erythema. In leichten Fällen keine besondere Therapie.
Nur bei Gefühl von Jucken und Brennen kaltes Wasser
oder Betupfen mit Alkohol oder:

Rp. 1760.
  Acid· carbolic. 1·0—2·0,
  Spir. vin. rectificat. 100·0,
  D. S. Zum Betupfen.

Oder:
  Rp. 1761.
  Acid. salicylic. 2·0.
  Spir. vin. Gallic. 100·0.
  S. Zum Betupfen.

Nach dem Betupfen die juckenden Stellen mit Amylum
einzustauben. Bei Erythema multiforme oder no-
dosum, wenn Fieber vorhanden, Bettruhe, eventuell
Chinin, Antipyrin; gegen Gelenkschmerzen Natrium salicylicum, Umschläge mit Eis, kaltem Wasser, Bleiwasser,
Liqu. Burowi. Bei öfteren Recidiven Tonica, Eisen,
Chinin, Hydrotherapie, Elektricität.

Favus. Erbgrind. Zunächst Entfernung der Favus-Massen,
durch Erweichen mit Oel, Leberthran oder Aehnlichem,
Abheben mit dem Finger oder einem Spatel und Waschen
mit Seifengeist. Hierauf täglich vorzunehmende Epilation: Die Haare werden zwischen dem Daumen und
einem mit den übrigen Fingern gehaltenen Zangeninstrument
durchgezogen, wobei die erkrankten Haare ausfallen.
Nebstdem tägliche Waschungen mit Spir. sapon. Kali,
nach Abtrocknen der Kopfhaut Einpinselung von para-
siticiden Mitteln, wie Theer, Ungu. Wilkinsonii sulf. Kali,
Tinct. Rusci, oder:

Rp. 1762.
  Napthol. 1·0,
  Ol. Olivar. 100·0.
  S. Zum Einpinseln.

Rp. 1763.
  Benzin. 1·0,
  Spir. vin. retificat. 150·0.
  S. Einzupinseln.

Rp. 1764.
  Merc. sublim. corros. 0·5,
  Spir. vin. Gallic. 100·0.
  S. Einzupinseln.

Rp. 1765.
  Ol. Caryophyllor.,
  Ol. Macidis $\overline{aa}$ 1·0,
  Spir. vin. Gallic. 100·0.
  S. Aeusserlich.

Rp. 1766.
  Acid. salicylic. 2·0,
  Glycerin. 1·5,
  Balsam. peruvian. 3·0,
  Spir. vin. Gallic. 150·0.
  S. Einzupinseln.

Rp. 1767.
  Napthol. 5·0—10·0,
  Axung. porc. 10·0.
  Lanolin 80·0.
  D. S. Salbe.

Rp. 1768.
  Merc. praecip. alb. 5·0,
  Ungu. emoll. 50·0.
  D. S. Damit täglich den
  Kopf einzureiben.

Diese und ähnliche Mittel abwechselnd zu gebrauchen,
Favus an nicht behaarten Stellen einfach durch
Erweichung mit Oel und energische Seifenwaschung zu
entfernen.

Furunculus. Blutschwär. Im Beginn Kälte; wenn bereits Eiterung besteht, warme Umschläge, Kataplasmen;
Incision, die Wunde antiseptisch zu verbinden. Bei all-

gemeiner Furunculosis neben der chirurgischen Behandlung der einzelnen erkrankten Stellen Hebung der Ernährung durch passende Diät, Bittermittel, Eisen; Behandlung von Affectionen des Digestionstractes; Untersuchung auf Diabetes, resp. Behandlung desselben. Manchmal Bäder mit Alaun oder Soda wirksam (1000 Gr. pro balneo), ebenso auch mit Sublimat (10 Gr. auf ein Bad).

Herpes tonsurans. Scheerende Flechte. Herpes tonsur. des behaarten Kopfes ähnlich wie Favus zu behandeln: Erweichung, Ablösung und Abwaschen der Schuppenmassen (s. „Favus"), dann tägliche Epilation mittelst Cilienpincette und Einpinselung verschiedener abwechselnd zu gebrauchender parasiticider Mittel, am besten Tinct. Rusci oder:

Rp. 1769.
Ol. Rusci 15·0,
Spir. sapon. Kalin. 20·0,
Lact. Sulfur. 10·0,
Spir. Lavandul. 50·0,
Balsam. peruvian. 1·5,
Naphtol. 0·5.
D. S. Einzupinseln.

Herpes tonsur.vesiculo sus des Stammes heilt unter Aufstreuen eines Poudres.

Bei vereinzelten Kreisen von schuppendem Herpes tonsur.(Ringworm)

Aufpinselung von Theer, Schmierseife, Ungu. Wilkinsonii, Jodtinctur oder:

Rp. 1770.
Jod. pur.,
Kal. iodat. $\overline{aa}$ 5·0,
Glycerin. 10·0.
S. Täglich einzupinseln.

Rp. 1771.
Lact. Sulfur. 10·0,
Spir. sapon. Kalin.,
Spir. Lavandul. $\overline{aa}$ 25·0,
Glycerin. 2·0.
D. S. Einzupinseln.

Rp. 1772.
Chrysarobin. 10·0,
Acid. acetic. 5·0,
Ungu. simpl. 50·0.
D. S. Salbe.

Rp. 1773.
    Naphtol. 0·5,
    Spir. sapon. **Kalin.** 50·0,
    Glycerin. 2·0.
    D. S. Einzupinseln.

Béi Herpes tonsur. m a c u l o s u s u n i v e r s a l i s
Unguent. Wilkinsonii oder:

Rp. 1774.
    Naphtol. 2·0,
    Sapon. virid. 100·0.
    *D. S. Durch 2—3 Tage täglich 2mal ein-
    zureiben.*

Herpes Zoster. Gürtelausschlag.

Einstreuung von
Amylum mit oder ohne etwas Opiumpulver. Keine nassen
Umschläge. Wenn die Bläschen platzen und w u n d e
F l ä c h e n vorliegen, Bedeckung mit Salben oder Pfla-
stern, wie:

Rp. 1775.
    Extr. Opii aquos. 0·5,
    Cerat. simpl. 50·0.
    D. S. Salbe.

Oder:
Rp. 1776.
    Cocain. muriatic. 0·2,
    Ungu. simpl. 20·0.
    D. S. Salbe.

Bei heftigen Neuralgieen, Schlaflosigkeit etc. subcutane Morphininjectionen, Chloralhydrat, **Opiate** innerlich, oder local:

Rp. 1777.
    *Empl. de Meliloto (od.
        Cicutae)* 25·0.,
    Supra lint. extend.,
    Insperge pulv. Laud. 5·0.
    D. S. Pflaster.

Gegen zurückbleibende
N e u r a l g i e auch oft wirksam:

Rp. 1778.
    Sol. arsen. Fowl. gtts. 6,
    Aqu. Foenicul. 25·0.
    *D. S. Auf 3mal des
    Tages zu verbrauchen.
    (Jeden dritten Tag um
    2 Tropfen der Tinctur
    bis auf 25—30 Tropfen
    zu steigen.)*

Hyperidrosis. Vermehrte Schweissabsonderung.

Bei universeller Hyperidrosis Vermeidung von Bädern, erhitzenden Getränken, zu warmer Bekleidung, starken Gemüthsbewegungen. Gegen das Jucken Betupfen mit Alkohol, Eau de Cologne etc., zur Aufsaugung des Schweisses Bestreuen mit Amylum.

Bei localer Hyperidrosis (der Achselhöhle, Genitalien, Flachhand, Fusssohle) Waschungen mit:.

Rp. 1779.
Acid. tannic. 1·0,
Spir. vin. rectificat. 250·0.
S. Zum Waschen.

Oder:
Rp. 1780.
Decoct. cort. Quercus
e 20·0:200·0.
S. Zum Waschen.

Rp. 1781.
Mercur. sublim. corr. 1·0,
Aqu. dest. 400·0.
S. Aeusserlich.

Rp 1782.
Extr. Aconit. 1·0,
Spir. vin. Gallic. 200·0.
S. Zum Betupfen.

In manchen Fällen von Schweiss der Flachhand und Fusssohle sehr rasch wirksam:
Rp. 1783.
Naphtol. 10·0,
Spir. vin. Gallic. 175·0,
Spir. Colon. 25·0.
S. Zum Waschen.

Ausser den Waschungen behufs Aufsaugung des Schweisses häufiges Einstreuen von Poudre, sowie Isolirung gegenüberstehender Hautfalten durch Einlegen von mit Poudre belegter Watte oder Charpie. Als Poudre verwendet man:

Rp. 1784.
Oxyd. Zinc. 5·0,
Amyl. Oryzae 50·0.
S. Poudre.

Rp. 1785.
Acid. salicylic. 2·0,
Amyl. pur. 50·0.
S. Streupulver.

Rp. 1786.
Naphtol. pulv. 0·5,
Amyl. pur. 50·0.
S. Poudre.

Bei Fussschweissen leichteren Grades die obigen Mittel genügend. Besonders wirksam Fussbäder mit:

Rp. 1787.

> Merc. sublim. corrosiv. 0·5,
> Aqu. font. 200·0.
> Dent. tal. dos. Nr. 10.
> Ein Fläschchen zu einem Fussbad zuzusetzen.

Nach dem Bad Application eines der obengenannten Streupulver, (Rp. 1784—1786), zwischen die Zehen Watte-Bäuschchen, die mit dem Poudre dick bestreut sind; die täglich zu wechselnden Strümpfe ebenfalls mit dem Poudre einzustreuen. Sehr zu empfehlen:

Rp. 1788. *Acid. chromic. 1·0,*
> *Aq. destill. 20·0.*
> *D. Zum Einpinseln.*

Nach einem Fussbade mit einem Haarpinsel aufzutragen und eintrocknen zu lassen. Dabei etwa vorhandene Rhagaden zu meiden.

Bei stärkeren Graden am besten die Hebra'sche Diachylon-Salbe. Dieselbe auf einen genügend grossen Leinwandfleck messerrückendick aufzustreichen und damit der Fuss einzuwickeln. Zwischen die Zehen mit der Salbe bestrichene Plumasseaux. Darüber neue Strümpfe und Schuhe. Nach 24 Stunden der Fuss trocken mit Poudre und Charpie abzureiben und die Salbe frisch aufzulegen. Diese Procedur durch 10—14 Tage fortzusetzen, dann noch lange Zeit hindurch der Fuss fleissig einzupoudern und Poudre in die Falten einzulegen. Erst nach Bildung einer neuen zarten Epidermis der Fuss zu waschen.

Von innerlichen Mitteln gegen Hyperidrosis oft sehr rasch, wenn auch meist vorübergehend wirksam:

Rp. 1789.

> *Pulv. Agaric. alb. 3·0,*
> *Sacch. alb. 3·0.*
> *M. f. pulv. Div. in dos.*
> *aequ. No. 20.*
> *D. S. 2—3 Pulver täg-*
> *lich.*

Oder:

Rp. 1790.

> *Agaricin. 0·02,*
> *Sacch. alb. 2·0.*
> *M. f. pulv. Div. in dos.*
> *aequ. No. 10.*
> *D. S. 3stündl. 1 Pulver.*

Ebenso:
Rp. 1791.

> *Atropin. sulfuric. 0·01,*
> *Gummi Tragacanth. 1·5,*
> *Glycerin.,*
> *Pulv. Liquirit $\overline{aa}$ q. s. ut f. pill. No. 20.*
> *D. S. Täglich 2 Pillen.*

Ichthyosis. Fischschuppenkrankheit. Methodische Einreibungen von Schmierseife, Ungu. Wilkinsonii oder:
Rp. 1792.

> *Naphtol. 10·0,*
> *Ungu. simpl. 200·0.*
> *D. S. Täglich 1- 2mal dünn einzureiben;*
> *jeden 2. Tag mit Naphtolseife abzuwaschen.*

Mächtigere Schwielen noch besonders mit Schmierseife-Umschlägen oder mit Kalilösung zu erweichen oder mit Schablöffel abzutragen. Wenn die Haut geschmeidig geworden, lange fortgesetzter Gebrauch von einfachen Salben.

Lichen ruber. Rothe Knötchenflechte.
Rp. 1793.

> *Pilul. asiatic. No. 100.*
> *D. S. Anfangs täglich 3 Pillen vor dem Essen.*

Jeden vierten bis fünften Tag um 1 Pille zu steigen, bis auf 8—10 Pillen, bei dieser Dosis zu bleiben bis zur Involution des Processes, nach der Heilung durch 3—4 Monate täglich 6 Pillen. Im Ganzen durchschnittlich 800—1500 Pillen.

Rascher wirksam, aber weniger vor Recidiven schützend ist:

Rp. 1794.

> *Sol. arsen. Foroler. 0·4,*
> *Aqu. dest. 20·0,*
> *Acid. carbol. 0·4.*
> *D. S. Täglich oder jeden 2. Tag 1 Pravaz'sche Spritze zu injiciren.*

Oder:
Rp. 1795.

> *Natr. arsenicos. 0·1,*
> *Acid. carbol. 0·2,*
> *Aqu. dest. 10·0.*
> *S. Wie das Vorige.*

Gegen das lästige Jucken Gebrauch von:
Rp. 1796.
Acid. carbolic. (od. salicylic.) 2·5,
Spir. vin. Gallic. 200·0,
Glycerin. 2·0.
D. S. Zum Betupfen.

Ebenso auch Bestreichen der juckenden Stellen mit indifferenten Salben, Einstreuen von Amylum etc. Event. auch nach Unna:
Rp. 1797.
Acid. carbol. 5·0,
Merc. bichlorat. corros. 1·0,
Ungu. simpl. 100·0.
D. S. Salbe.

Bisweilen bewirkt 10%ige Pyrogallusalbe rasche Abschülferung und Abflachung der Plaques.

Lichen scrophulosorum. Knötchenflechte der Scrophulösen. Hebung der Ernährung, fleissiger Aufenthalt im Freien, trockene Wohnung, Gebrauch von Leberthran innerlich:
Rp. 1798. *Jod. pur. 0·15,*
Ol. iecoris Aselli 150·0.
D. S. Früh und Abends 1 Esslöffel.

Die Haut 2—3mal täglich mit Leberthran einzuölen; darüber Tricotanzug oder der Patient zwischen Wolldecken zu legen.

Lupus erythematosus. Waschungen mit Schmierseife oder Seifengeist, allein oder mit anderen Behandlungsmethoden abwechselnd. Bei derben Infiltrationen Schmierseife-Umschläge, Einseifen mit Naphtol-Schwefelseife, Aetzen mit Kalilösung (1 : 2 Aqu.) In anderen Fällen Einpinselung von Schwefelpasten, Jodglycerin, Jodtinctur wie bei Acne vulgaris. In sehr vielen Fällen ist von ausgezeichnetem Erfolg Auflegen von auf Leinwand gestrichenem Emplastrum Hydrargyri. Bei tiefer Infiltration und zahlreichen Gefässectasieen Scarification und Stichelung (s. „Acne rosacea," S. 485 f.), oder selbst Excochleation, wie bei Lupus vulgaris. Auch Cauterisation mit dem Paquelin, Galvanokaustik, oder mit:

Rp 1798.
Argent. nitric.,
Aqu. dest. $\overline{aa}$ *5·0.*
S. Lapislösung.

Nach Abstossung des Schorfes mit Borsalbe, Empl. saponat. salicylic. etc. zu verbinden. Neben diesen localen Behandlungsmethoden natürlich Hebung der Ernährung, Behandlung etwaiger Grundkrankheiten.

Lupus vulgaris. Fressende Flechte. Durch innerliche Mittel die Gesammternährung günstig zu beeinflussen. Eigentliche Behandlung des Lupus nur local: Grosse, confluirende Knoten oder diffus infiltrirtes, schlappes Gewebe (namentlich, wenn bereits exulcerirt) mit scharfem Löffel auszukratzen. Zerstreute kleine Knoten und oberflächliche diffuse Infiltrate durch Scarification und Stichelung mittelst Spitzbistouri's, Hebra'scher Stichelnadel oder Vidal'scher Stichellanzé zu zerstören. Das Instrument kann in eine dünne Jod- oder Carbollösung getaucht verwendet werden, so dass die Knoten zugleich geätzt werden.

In den meisten Fällen sehr angezeigt Aetzung mit Lapisstift, mit dem man tief in die Knoten einbohrt oder dieselben förmlich herauswühlt. Bei bereits bestehender Exulceration oder lockeren Granulationen auch Aetzung mit:

Rp. 1799.
Argent. nitric.,
Aqu. dest. $\overline{aa}$ *10·0.*
S. Einzupinseln.

Wenn in einer bereits narbigen Fläche zahlreiche neue Knötchen erscheinen, zweckmässig Aetzung mit Kali. Die Hautfläche wird mit Seife gut abgewaschen, hierauf:

Rp. 1800.
Kal. caustic. 5·0,
Aqu. dest. 10·0.
S. Mit Charpiepinsel
einzureiben, durch
2—3 Minuten darauf
zu lassen, dann mit
in Carbollösung ge-
tauchter Watta abzu-
waschen.

Hierauf kann man dann noch die Lapislösung ein-pinseln.

Die Cauquoin'sche Paste:
Rp. 1801.
Zinc. chlorat. 5·0,
Farin. Tritic. 15·0.
S. Mit Wasser zu einer
Pasta anzurühren und
auf Leinwand gestri-
chen aufzulegen.

Dieselbe eignet sich nur für Stamm und Extremitäten. Dasselbe gilt von der modificirten Landolf'schen Paste:

Rp. 1802.
Zinc. chlorat. 10·0.
Da ad lagen.
S. Chlorzink.

Rp. 1803.
Butyr. Antimon. 10·0.
Da ad lagen.
S. Chlorantimon.

Rp. 1804.
Acid. mur. conc. pur. 5·0.
D. S. Salzsäure.

Rp. 1805.
Pulv. rad. Liquirit. 5·0.
D. S. Pulver.

Man gibt zuerst Chlorzink in eine Schale, etwas Salzsäure dazu, bis es zerflossen ist, dann Chlorantimon, reibt es unter allmälichem Zusetzen des Pulvis Liquirit. zu einer Paste an, die auf Leinwand aufgestrichen aufgelegt, niedergebunden und 24 Stunden liegen gelassen wird.

Mehr zu empfehlen, auch im Gesicht verwendbar, ist die von Hebra modificirte Pasta Cosmi:
Rp. 1806.
Acid. arsenicos. 1·0,
Cinnabar. factit. 3·0,
Ungu. emoll. 24·0.
S. Auf Leinwand aufgestrichen aufzulegen, alle
24 Stunden zu wechseln; bis zur Verschorfung
der Lupusknötchen.

Sehr gut verwendbar ist auch:

Rp. 1807.
> Acid. pyrogallic. 5·0,
> Ungu. simpl. 50·0.
> D. S. Wie das Vorige.

Rp. 1808.
> Acid. pyrogall. 5·0—10·0,
> Cocain. mur. 0·5—1·0,
> Ung. simpl. 50·0.
> D. S. Salbe.

Später werden die be-handelten Stellen bedeckt mit Umschlägen von:

Rp. 1809.
> Kali. caust. 1·0,
> Aqu. destill. 500·0.
> D. S. Zu Umschlägen.

In neuerer Zeit von Mo-setig empfohlen:

Rp. 1810.
> Acid. lact. conc. pur. 10·0.
> S. Einzupinseln.

Sehr geeignet zur Zerstörung der Lupusknötchen oder derberer Infiltrate ist auch der Paquelin oder die Galvanokaustik. Mit gutem Erfolg wird auch verwendet elektrolytische Flächenätzung nach der Methode von Lustgarten und Gärtner: Die negative Elektrode in Gestalt einer schwach gewölbten Silberplatte von 2 Millimeter Durchmesser durch 10 Minuten auf die erkrankte Stelle zu appliciren. Der Strom in der Stärke von 5—10 Milliampères zu erhalten (durch Regulirung mittelst des Gärtner'schen Graphit-Rheostaten).

Intercurrirend mit all' den erwähnten radicalen Behandlungsmethoden kommen behufs Verheilung bereits geätzter Stellen, zur Erzielung flacher Narben, Verminderung zurückbleibender Hyperämie etc. leichtere Mittel, wie Einpinselungen mit Jodglycerin, Jodtinctur, Jodoformcollodium, Auflegen von grauem Pflaster, nach Umständen auch milde Salben in Gebrauch.

Milium. Hautgries. Die Haut über jedem einzelnen ... mit einem feinen Bistouri genügend tief einzu-... das Miliumkörperchen wie Comedonen her-... Bei sehr acuter und massenhafter Ent-... ium Auflegen von Schmierseife. (Vorsicht acutem Eczem.).

Molluscum verrucosum sive contagiosum. Auskratzung der einzelnen Warzen mit dem scharfen Löffel; die blutenden Wundstellen einfach mit B r u n s'scher Watte zu bedecken.

Morbilli. Masern. Ruhe, gut gelüftetes, auf gleichmässiger Temperatur (14—15°R.) zu erhaltendes Krankenzimmer; bei Lichtscheu dasselbe entsprechend zu verdunkeln. Fieberdiät. Bei Hyderpyrexie kalte Waschungen oder methodische nasse Einhüllungen. Den Anforderungen der Reinlichkeit entsprechend häufiges Wechseln der Leibwäsche. Bei starkem Jucken Fetteinreibungen. Nach vollendeter Desquamation (etwa am 14. Tag) lauwarme Bäder.

Onychomycosis. Beseitigung der erkrankten Nagelpartieen durch Abschneiden und Abkratzen, Eintupfen mit Essigsäure, Creosot oder:

Rp. 1811.
 Merc. sublim. corrosiv. 1·0,
 Chloroform. 50·0.
 S. Zum Eintupfen.

Pediculosis capitis. Kopfläuse. Reines Petroleum oder besser:

Rp. 1812.
Petrolei venal. 100·0,
Ol. Olivar. 50·0,
Bals. peruvian. 20·0.
D. S. Nach Bericht.

Oder:
Rp. 1813.
 Naphtol. 5·0,
 Ol. Olivar. 100·0.
 D. S. Nach Bericht.

Eines dieser Oele wird am Abend reichlich auf die Kopfhaut geschüttet und verrieben, die Nacht über unter einer Flanellhaube darauf belassen und am Morgen mit Seife oder Seifengeist abgewaschen. Dieses Verfahren durch 2—3 Tage zu wiederholen. Das zurückbleibende Kopfekzem entsprechend zu behandeln.

Die Nisse am besten durch Waschen der Haare mit Essig und Durchkämmen mit engem Kamm zu entfernen.

Pediculi pubis. Morpiones. Filzläuse. Weisse Präcipitatsalbe (10%ig), wässerige Sublimatlösungen oder:

Oder: .

Rp. 1814.
Naphtol. 5·0,
Ol. Olivar. 50·0.
S. Nach Bericht.

Rp. 1815.
Petrolei venal.,
Bals. peruvian. $\overline{aa}$ 15·0,
Ol. Lauri 1·0.
D. S. Nach Bericht.

Diese Mittel in die Schamgegend einzureiben, darüber Amylum. Erst nach Verschwinden aller Ekzem-Erscheinungen ein Bad.

Pemphigus. Blasenausschlag. Umschläge mit Liquor Burowi, die Blasen anzustechen, mit Krusten belegte und der Epidermis beraubte Stellen mit indifferenten Salben zu bedecken. Bei stark entzündeter Haut und hohem Fieber kalte Umschläge, nasse Einwicklungen, innerlich Chinin. Bei Pemphigus foliaceus am besten continuirliches Bad. Bei P. pruriginosus protahirte Theerbäder. Oft auch bei P. vulgaris medicamentöse Bäder von guter Wirkung wie:

Rp. 1816.
Mercur. sublim. corros.
5·0,
Aqu. dest. 200·0.
S. Zusatz zum Bad.

Rp. 1817.
Cort. Querc. 500·0.
D. S. Mit Wasser abzu-
kochen und das Decoct
dem Bade zuzusetzen.

Perniones. Frostbeulen. Prophylaktisch bei anämischen Individuen Hebung der Ernährung, Gebrauch von Eisen; bei niedriger Temperatur der Luft Tragen warmer Handschuhe, warmer Strümpfe und bequemer, weiter Schuhe. Gegen bereits bestehende Perniones alle Mittel unzuverlässig, am meisten bewährt sich noch Baden der betreffenden Körpertheile in möglichst heissem Wasser, ferner Anwendung von:

Rp. 1818.
Collodii pur. 20·0,
Ol. Ricini 1·0,
Tinct. Jodin. 0·2.
S. Zum Bepinseln.

Rp. 1819.
Acid. nitric. pur. 10·0,
Aqu. dest. 100·0.
S. Zu Umschlägen.

Rp. 1820.
Jodi pur. 0·3,
Glycerin. 30·0,
Kal. iodat. 1·0.
D. S. Zum Bepinseln.

Rp. 1821.
Plumb. acetic. basic. 5·0,
Ungu. emoll. 40·0.
D. S. Salbe.

Rp. 1822.
Acid. boric. 4·0,
Creosot. gtts. 4,
Ungu. simpl. 40·0.
D. S. Salbe.

Rp. 1823.
Camphor. ras. 0·5,
Cerae alb. 20·0,
Ol. Lini 40·0,
Balsam. peruvian. 0·75.
M. f. ungu.
D. S. Salbe.

Rp. 1824.
Camphor. ras. 0·4,
Creosot. gtts. 4,
Lanolin.,
Vaselin. $\overline{aa}$ 20·0.
D. S. Salbe.

In hartnäckigen Fällen Druckverband mittelst Emplastr. Lithargyri adust. oder Emplastr. saponat. salicylic. 10% (s. Rp. 1729). Bei Ulceration der Frostbeulen Bedeckcu mit Lapissalbe oder Borsalbe.

Pityriasis versicolor. Kleienflechte. Therapie wie bei Herpes tonsurans maculosus universalis. (s. S. 510).

Prurigo. Juckblattern. Bei leichten Graden und im Beginn der Krankheit der Patient allabendlich mit Schwefelseife oder Schwefeltheerseife fest zu waschen und mit dem Seifenschaum bedeckt durch eine Stunde im Bad zu belassen; hierauf Application von Leberthran, Fett oder Oel.

Bei intensiver Prurigo Bäder mit Solut. Vlemingkx (s. „Psoriasis", Rp. 1844). Einreibungen m. Ungu. Wilkinsonii sulfurat., am besten aber Naphtol-Behandlung:

Rp. 1825.
　　Napthol. 5·0 (bei kleinen Kindern 2·0).
　　Ungu. emoll. 100·0.
　　D. S. Allabendlich die Extremitäten leicht einzureiben, darüber Poudre.

Allenfalls daneben jeden 2. Tag Abwaschung im Bad mit Naphtol-Schwefelseife. Wenn die Symptome nachgelassen, die Haut bereits geschmeidig, nur jeden 2. bis 3. Tag die Naphtolsalbe zu geben. In den Zwischenpausen der Naphtolkuren, wenn die Erscheinungen gering sind, Bäder mit Alaun, Soda (1000 Gr. auf ein Bad). Sublimat (5—10 Gr. auf ein Bad.)

In neuester Zeit wird mit sehr gutem Erfolge das von Spiegler eingeführte, nicht reizende thiophensulfosaure Natron angewendet, insbesondere bei complicirendem Ekzem:

Rp. 1826.
　　Natr. sulfothiophenic. 5·0—10·0,
　　Lanolin.,
　　Vaselin. $\overline{aa}$ 50·0.
　　D. S. Wie das Vorige.

Manchmal wirkt der innerliche Gebrauch von Carbolsäure günstig:

Rp. 1827.
　　Acid. carbolic. 5·0,
　　Pulv. et extr. Acori q. s. ut f. pill. No. 50.
　　D. S. Täglich 10-15 Pillen.

Der Allgemeinzustand des Kranken stets zu berück-sichtigen; bei anämischen Kindern neben entsprechen-der Diät:

Rp. 1828.
  Jod. pur. 0·1,
  Ol. iecor. Aselli 100·0.
  D. S. Tägl. 1—4 Kaffeel.

Bei Zeichen von Rhachitismus
Rp. 1829.
  Phosphor. 0·01,
  Ol. iecor. Aselli 30·0,
  Gumm. Arab.,
  Sacch. alb. $\overline{aa}$ 15·0,
  Aqu. dest. 40·0,
  Syr. simpl. 15·0.
  D. S. Tägl. 1 Kaffeelöffel.

Pruritus cutaneus. Nervöses Hautjucken. Behand-lung etwaiger ursächlicher Krankheiten: bei chronischem Gastricismus oder Leberaffectionen Trinkkuren mit Marien-bader oder Karlsbader Wässern, Soda, Magnesia, Rheum, entsprechende Diät; Affectionen der weiblichen Sexual-organe entsprechend zu behandeln. Gegen das Haut-jucken selbst Eintupfen mit ätherischen oder alkoholi-schen Flüssigkeiten (Spir. vin. Gallic., Aether sulfuric. etc.) mit oder ohne Zusatz von Acid. carbolic., salicylic., boracic. etc.

Sehr zweckmässig auch:
  Rp. 1830.
    Menthol. 2·5,
    Glycerin. 3·0,
    Spir. vin. rectif. 100·0.
    S. Zum Eintupfen.

Oft auch kalte Douchen, nasse Einwicklungen, medi-camentöse Bäder mit Schwefel, Alaun, Soda, Sublimat wirksam. Bei Pruritus vulvae et vaginae, sowie bei Prur. analis Sitzbäder mit den eben genannten Zusätzen; Einlegen von in astringireude Flüssigkeiten (Zink-, Alaun-, Tannin-Lösungen) oder in Opiatsalben getauchten Tampons. Suppositorien wie:

Rp. 1831.

 Laudan. pur. (od. Extr.
  Belladonn.) 0·1—0·2,
 But. Cacao q. s. ut f.
  suppositoria No. 5.
 S. Täglich 1—2 Stück
 zu gebrauchen.

Rp. 1832.

 Cocain. oleinic. 0·05-0·2,
 But Cacao q. s. ut f.
  suppositoria Nr. 5.
 D. S. Wie das Vorige.

Psoriasis. Schuppenflechte. *a*) Innerliche Mittel:
Dieselben sind namentlich angezeigt bei sehr ausgebreiteter frischer Psoriasis guttata oder num-
mulata.

 Man verwendet:
  Rp. 1833.
   Solut. arsenic. Fowleri,
   Aqu. Chamomill. $\overline{aa}$ *10·0.*
   D. S. Täglich 3 mal 6 Tropfen.
Man steigt jeden dritten bis vierten Tag um 1 Tropfen
bis zu 12 Tropfen der Sol. Foroler. pro die, dann jede
Woche um 1 Tropfen. Sobald eine Rückbildung der Pso-
riasis bemerkbar, bleibt man bei der Dosis stehen; wenn
Heilung eintritt, geht man langsam wieder auf 6 Tro-
pfen zurück.

 Ferner gibt man mit gutem Erfolg Pilulae asiaticae:
Rp. 1834.
  Acid. arsenicos. 0·75,
  Pulv. Pip. nigr. 6·0,
  Gumm. Arabic. 1·5,
  Rad. Althaeae pulv. 2·0.
  M. Fiant cum Aqu. dest. q. s. pill. No. 100.
  Consp. pulv. Pip. nigr.
  S. 3 Pillen im Tag unmittelbar vor dem Mittagessen.
 Jeden vierten bis fünften Tag steigt man um 1 Pille,
bis auf 8—10 Pillen, 5 Pillen und mehr gibt man in
2 Partieen (Mittags und Abends). Bei der Dosis, bei der
eine Wirkung zu bemerken, stehen zu bleiben. Bei In-
toxicationserscheinungen (Schlaflosigkeit, Kratzen im Halse,

Magendrücken, Diarrhöe) mit der Dosis allmälich herabzugehen. Bei häufig eintretenden Kolikschmerzen verschreibt man statt des obigen Recepts besser:

Rp. 1835.
 Acid. arsenicos. 0·75,
 Opii pur. 0·15,
 Pulv. Pip. nigr. 6·0,
 Gumm. Arabic. 1·5,
 Rad. Althaeae 2·0.
 M. f. c. *Aqu. dest. q. s. pill. No. 100.*
 D. S. *Wie das Vorige.*

Wirkung der Pillen gewöhnlich nach 5—6 Wochen.
Wenn nach 400—600 Pillen kein Erfolg, das Mittel auszusetzen und eine andere Behandlung einzuleiten.

Vielfach gebraucht wird auch die **Solutio Pearsonii**:

Rp. 1836.
 Natr. arsenicos. 0·4,
 Aqu. dest. 150·0.
 D. S. *3mal täglich 15*
 Tropfen, steigend bis
 zu 30 Tropfen.

Oder subcutan:
Rp. 1837.
 Natr. arsenicos. 0·1—0·2,
 Acid. borac. 0·2,
 Aqu. dest. 10·0.
 D. S. *Tägl. 1 Pravaz'sche*
 Spritze zu injiciren.

(Bei Frauen ist zu beachten, dass nach Arsenbehandlung Pigmentationen zurückbleiben.)

b) Locale Mittel. Zunächst Beseitigung der Epi-
dermisauflagerungen, z. B. durch Wasser in Form
Priessnitz'scher Einhüllungen oder besser von Bädern,
in welchen der Patient durch 3—6 Stunden täglich verbleiben muss und in denen die Haut noch mit Seife ab-
gerieben werden kann. In ähnlicher Weise wirken auch die
Bäder von Leuck und Baden bei Wien; auch Kaltwasserkuren von Erfolg. Zur Entfernung von Schuppen
und Maceration der Epidermis zweckmässig auch Kaut-
schukgewänder (Haube, Jacke, Beinkleider, Handschuhe), die über Nacht oder auch continuirlich zu tragen,
bei Entstehen von Ekzem jedoch auszusetzen sind. Bei be-

schränkter Ausbreitung der Psoriasis, z. B. an den Ellenbogen und Knieen Maceration durch **Fette**: Unguent.
simpl., Ceratum simplex, am besten Ol. iecor. Asell. auf
Leinwand aufgestrichen zu appliciren und mit Flanell
niederzubinden; bei Entwicklung von Ekzem auszusetzen,
Einstreuen von Amylum. Eigentliche äusserliche **Heilmittel** der Psoriasis sind:

Rp. 1838.
Sapon. virid. 100·0.
S. Schmierseife.

Dieselbe ist anzuwenden in Form des **Schmier-
seifencyclus**: durch 7 Tage die Seife (mit Wasser
etwas verdünnt) 2mal täglich auf die erkrankten Stellen
(mit Ausnahme der Kopf- und Gesichtshaut) mittelst
Borstenpinsels einzureiben, dann durch 6 Tage Pause,
am 14. Tag ein Bad. Der Kranke muss während dieser
Kur zwischen wollenen Decken liegen oder Hemd und
Unterbeinkleider aus Wolle oder Tricot tragen. Bei
dicken, harten Schuppenmassen Auflegen und Nieder-
binden von mit Schmierseife bestrichenen Flanelllappen,
durch 12—36 Stunden liegen zu lassen. Wenn alle
übrigen Macerationsmittel die Schuppen nicht zu beseitigen vermochten:

Rp. 1839.
Kal. caustic. 20·0,
Aqu. dest. 40·0.
S. Die erkrankten Stellen damit zu bepinseln,
dann mit Wasser abzuwaschen.

In solchen Fällen auch Abschabung der Schuppen
mit dem scharfen Löffel.
Gegen Psoriasis der **Gesichts-** und **behaarten
Kopfhaut** statt der Schmierseife:

Rp. 1840.
Spir. sapon. Kalin. 100·0.
S. Mittelst Flanelllappens mit warmem Wasser
gemischt einzureiben.

Sehr gut wirkt gegen Psóriasis, wenn dieselbe nicht sehr ausgebreitet ist, der T h e e r:

Rp. 1841.
> *Ol. Rusci (od. Fagi, Cadin.),*
> *Ol. Olivar. $\overline{aa}$ 50·0.*
> *D. S. Aeusserlich.*

In neuerer Zeit auch:
> Rp. 1842. *Ol. Rusc. 5·0,*
> *Linim. exsicc. Pick 50·0.*
> *S. Aeusserlich.*

Die Schuppen im Bade mit Seife zu entfernen, dann auf die erkrankten Stellen der Theer mittelst Borstenpinsels in ganz dünner Schichte, aber energisch einzureiben; täglich 1—2mal zu wiederholen. Wenn der Urin dunkelgrün wird, ebenso bei Ausbruch von Theer-Acne der Theer auszusetzen.

Statt des Theers auch zweckmässig die weniger riechende T i n c t u r a R u s c i:

Rp. 1843.
> *Ol. Rusci 50·0,*
> *Aether. sulfuric.,*
> *Spir. vin. rectificat. $\overline{aa}$ 75·0.*

Filtra et adde:
> *Ol. Lavandul. 2·0.*

Bei u n i v e r s e l l e r P s o r i a s i s vielfach verwendet der S c h w e f e l in Form von natürlichen Schwefelbädern oder der S o l u t i o V l e m i n g k x nach der Modification von S c h n e i d e r:

Rp. 1844. *Calc. oxydat. 30·0,*
> *Sulfur. sublimat. 60·0,*
> *Aqu. dest. 600·0.*
> *Coque ad remanent. 360·0.*
> *D. S. Im Bad die Schuppen mittelst Seife abzu-*
> *reiben, dann die kranken Stellen mit der Lösung*
> *einzupinseln und der Kranke noch durch einige*
> *Stunden im Bad zu belassen.*

(Im Gesicht die Lösung nicht zu verwenden.)

Ausgezeichnet wirkt Unguent. Wilkinsonii nach der Modification von Hebra:

Rp. 1845.
Ungu. Wilkinson. sulfurat. 100·0.
S. Durch 6 Tage täglich 2mal mittelst Borsten-
pinsels einzureiben, am zehnten bis zwölften Tag
ein Bad.

Bei sehr ausgebreiteter oder universeller Psoriasis wird jetzt meistens und mit bestem Erfolge gegeben:

Rp. 1846.
Acid. pyrogallic. 10·0,
Ungu. simpl. 100·0.
S. Salbe.

Diese Salbe durch 6 Tage täglich 1—2 mal mittelst Borstenpinsels einzureiben, an der Kopf- und Gesichtshaut jedoch nicht zu verwenden (sondern weisse Präcipitatsalbe, s. Rp. 1847 oder 1848). Der Kranke liegt während der Kur zwischen wollenen Decken oder trägt Tricotwäsche. Am 7. Tag bekommt er ein Bad, dann der Cyclus zu erneuern. Wenn starkes Jucken entsteht oder der Urin, der täglich inspicirt werden muss, dunkelgrün bis schwarz wird, das Mittel auszusetzen.

Bei Psoriasis des Gesichts und der behaarten Kopfhaut, sowie bei vereinzelten Plaques am Körper:

Rp. 1847.
Merc. praec. alb. 2·0—5·0,
Ungu. emoll. 40·0.
S. Auf die mit Seifengeist abgeriebenen Stellen
mittelst Borstenpinsels dünn aufzutragen.

Rascher wirkt noch:

Rp. 1848.
Merc. praecip. alb.,
Magist. Bismuth. āā 4·0,
Ungu. emoll. 40·0
D. S. Wie das Vorige.

Bei localisirter, namentlich nur auf Kniee und Ellenbogen beschränkter Psoriasis gut wirkend das Unguentum Rochardi:

Rp. 1849.
Jod. pur. 0·5,
Calomelan. 1·5,
    Leni igni fusis adde:
Ungu. rosat. 70·0.
D. S. Früh und Abends einzureiben; bei Entwicklung von Ekzem auszusetzen.

Bei am Körper zerstreuten, nicht allzu grossen Plaques das beste Mittel Chrysarobin (im Gesichte und an der Kopfhaut jedoch nicht anzuwenden):

Rp. 1850.
Chrysarobin. 10·0,
Vaselin. 40·0.
D. S. Salbe.
Rp. 1851.
Chrysarobin. 5·0,
Vaselin. 40·0.
D. S. Salbe.

Nach Ablösung der Schuppen durch ein Bad mit Seifenwaschung je nach Intensität des Processes die stärkere oder schwächere Salbe auf die Psoriasisstellen mittelst Borstenpinsels dünn einzureiben, mehrere Tage hintereinander 1- bis höchstens 2mal täglich. Am 10.—12. Tag ein Bad. Weniger leicht Erythem der Umgebung verursachend ist die Verschreibung nach Pick:

Rp. 1852.
Gelatin. alb. 50·0,
Aqu. dest. 100·0,
Chrysarobin. 10·0.
D. S. Im Wasserbad durch Erwärmen zu verflüssigen, dann einzupinseln.

Ebenso auch das von Auspitz angegebene:
Rp. 1853.
Chrysarobin. 10·0,
Traumaticin. 100·0.
S. Dünn einzupinseln.

Als weniger irritirende Form der Application bewährt:

Rp. 1854.

Chrysarobin.,
Ol. Olivar. āā 5·0,
Lanolin. 50·0.
S. Salbe, mittelst Borstenpinsels dünn einzupinseln.

Ebenso auch in neuerer Zeit:

Rp. 1855.
Chrysarobin. 5·0,
Linim. exsicc. Pick 50·0.
S. Dünn einzupinseln.

Bei allen Chrysarobinpräparaten Vorsicht wegen Dermatitis.

Statt des Chrysarobin wurden versucht:

Rp. 1856.
Anthrarobin. 10·0,
Traumaticin. 100·0.
S. Einzupinseln.

Rp. 1857.
Hydroxylamin. 0·5—2·5,
Ungu. simpl. 50·0.
S. Salbe.

In neuerer Zeit wird das von Nencki und Rekowski empfohlene Galacetophenon, welches weniger reizt, mit gutem Erfolge angewendet:

Rp. 1858.
Galacetophenon 10·0—15·0,
Ungu. simpl. 100·0.
D. S. Salbe.

Bei localisirter Psoriasis, namentlich an Kopf, Gesicht und Händen, oft auch wirksam Naphtol:

Rp. 1859.
Naphtol. 5·0,
Ungu. emoll. 100·0.
M. f. ungu.
D. S. Durch 6 Tage täglich 2mal einzupinseln,
am siebenten Tag Seifenwaschung; oder ab-
wechselnd einen Tag Einpinselung, den an-
deren Seifenwaschung.

Purpura rheumatica. Bettruhe, passende Lagerung der unteren Extremitäten. Kalte Umschläge an den Gelenks-gegenden, schmerzstillende Einreibungen (Chloroform mit Ol. Olivar. etc.) oder Salben und Pflaster, wie:

Rp. 1860.
Extr. Opii aquos. 2·0,
Ungu. emoll. 50·0.
D. S. Auf Leinwand
aufgestrichen aufzu-
legen und niederzu-
binden.

Rp. 1861.
Extr. Opii aquos. 3·0,
Empl. saponat. 50·0.
M. f. empl.
D. S. Wie das Vorige.

Innerlich:
Rp. 1862.
Extr. Secal. cornut. 1·0,
Pulv. et extr. Gentian.
q. s. ut f. pill. No. 20.
D. S. 3mal tägl. 2 Pillen.

Eventuell auch:
Rp. 1863.
Ergotin. bis depur. 1·0,
Aqu. dest. 10·0.
D. S. Jeden zweiten Tag
¹/₂ Pravaz'sche Spritze
zu injiciren.

Dieselbe Therapie neben roborirender Diät auch bei Scorbut.

Rhinophyma siehe **Acne rosacea.**

Scabies. Krätze. Die besten Mittel sind Unguent. Wilkinsonii sulfurat, nach der Modification von Hebra (s. Rp. 1731) und das Ungu. Naphtoli compositum nach Kaposi:

Rp. 1864.
Axung. porc. 100·0,
Sapon. virid. 50·0,
Naphtol. 15·0,
Cret. alb. pulv. 10·0.
D. S. Salbe.

Mit diesen Salben wird (ohne vorheriges Bad) mit der blossen Hand der ganze Körper eingerieben, insbesondere aber: die Finger und Beuge-seite des Handgelenkes, Ellenbogen, die vordere

und Umgebung, Nabel und Umgebung, Hüfte, das Gesäss, Penis und Scrotum, Kniee, innere Seite des
Fussrückens; dann noch die Salbe am ganzen Körper
verschmiert. Nach der Einreibung Wollkleider auf dem
blossen Leib zu tragen oder der Kranke zwischen Wolldecken zu legen. Am 3.—5. Tag ein Reinigungsbad. Danach die Haut fleissig einzupoudern und mindestens eine
Woche lang nicht zu baden. Zurückbleibende Ekzeme nach
den entsprechenden Regeln zu behandeln.

Für mässige Erkrankungsformen reicht auch Einreibung mit Balsam. peruvian. aus, oder:

> Rp. 1865.
> *Styrac. liquid. 5·0,*
> *Petrolei venal.,*
> *Ol. Olivar.* $\overline{aa}$ *15·0,*
> *Balsam. peruvian. 10·0,*
> *Spir. sapon. Kalin. 20·0.*
> *S. Zum Einreiben.*

Für elegantere Praxis:

> Rp. 1866.
> *Flor. Sulfur. 15·0,*
> *Vaselin.,*
> *Lanolin.* $\overline{aa}$ *25·0,*
> *Ol. Lavandul.,*
> *Ol. Menth.,*
> *Ol. Naphae* $\overline{aa}$ *gtts. 5.*
> *D. S. Salbe.*

Viel gebraucht ist auch die Weinberg'sche Salbe:

> Rp. 1867.
> *Styrac. liquid.,*
> *Flor. Sulfur.,*
> *Cretae alb.* $\overline{aa}$ *10·0,*
> *Sapon. virid.,*
> *Axung. porci* $\overline{aa}$ *20·0.*
> *D. S. Salbe.*

34*

Sehr theuer, daher nur für Wohlhabendere die
Bourguignon'sche Salbe:

Rp. 1868.
 Ol. Lavandul.,
 Ol. Menthae,
 Ol. Caryophyllor.,
 Ol. Cinnamomi $\overline{aa}$ *1·5,*
 Gummi Tragacanth. 5·0,
 Kal. carbonic. 35·0,
 Flor. Sulfur. 100·0,
 Glycerin. 200·0.
 D. S. Salbe.

Oder einfacher nach der Modification von Hebra:

Rp. 1869.
 Ol. Lavandul.,
 Ol. Caryophyllor. $\overline{aa}$*. 1·5,*
 Kal. carbonic. 35·0,
 Lact. sulfur. 100·0,
 Axung. porc. q. s. ut f. unguent.
 D. S. Salbe.

Scarlatina. Scharlach. Isolirung des Kranken. In nor-
mal verlaufenden Fällen rein exspectative Behandlung.
Krankenzimmer fleissig zu lüften, Temperatur 14—15° R.
Reichlich kühlende Getränke zu geben, ferner Fleisch·
brühe, Milch, Compot; bei Angina Eispillen, Fruchteis,
ein Gurgelwasser. Der Körper fleissig zu waschen, die
Leib- und Bettwäsche entsprechend oft zu wechseln.
Bei hoher Fiebertemperatur Hydrotherapie in Form von
Bädern, Abwaschungen oder Einhüllungen; daneben
eventuell Chinin, Digitalis. Complicationen nach den
Regeln der internen Medicin und Chirurgie zu behandeln.

Nach Ablauf der Desquamation jeden 2. bis 3. Tag
ein lauwarmes Bad.

Bei nach Ablauf des Scharlachs fortbestehender Parotitis Application von:

Rp. 1870.
Empl. Hydrargyri cin.,
Empl. Cicutae āā 25·0.
M. f. empl.
D. S. Pflaster, täglich
frisch aufzulegen.

Zu versuchen auch:
Rp. 1871.
Jodoform. 1·0,
Collodii 15·0,
Ol. Ricini gtts. 3.
D. S. Zum Einpinseln.

Seborrhoea. Schmeerfluss. Gneis. Erweichung und
Entfernung der Krusten durch Oel, Leberthran, Schweine-
fett etc., dem man etwas Zinkoxyd, Carbol- oder Salicylsäure zusetzen kann. Bei Seborrhoea capillitii das
Oel Abends mittelst Borstenpinsels oder Schwamms unter
Drücken und Frottiren recht reichlich aufzutragen, dann
der Kopf über Nacht mit Flanell oder Wachsleinwandhaube
zu bedecken. Dies 4—5mal zu wiederholen. Auf einfache
Weise wird auch die Erweichung der Krusten erreicht
durch eine Kautschukhaube ohne Gummizug, die mit
Bindentouren befestigt wird. (Es entwickelt sich darunter
jedoch ein sehr übler Geruch.) Die nun erweichten und
bröckeligen Borken bei Kindern mit flüssiger Glycerinseife, bei Erwachsenen mit Spiritus saponis Kalin.
abzuwaschen; Bereitung des letzteren nach Hebra:

Rp. 1872.
Sapon. virid. 100·0.
Solve leni calore in Alcohol. 50·0.

Filtra et adde:

Ol. Lavandul.,
Ol. Bergamott. āā 3·0.
D. S. Kali-Seifengeist.

Die nun reingewaschene Haut gegen erneute Sebum-
auflagerungen und gegen Rissigwerden der Epidermis
zu schützen durch:

Rp. 1873.
Ol. Olivar. 50·0,
Balsam. peruvian. 1·0.
D. S. Pomade.

Rp. 1874.
Ol. Olivar. 50·0,
Acid. carbolic. 0·5.
S. Haaröl.

Oder: Rp. 1875.
>   *Ungu. emoll. 25·0,*
>   *Zinc. oxydat. 0·5,*
>   *Ol. baccar. Lauri gtts. 5.*
>   *D. S. Salbe.*

Nach Heilung der Seborrhoe die Kopfhaut noch durch mehrere Wochen mit einem geeigneten Haarwasser zu waschen, z. B.:

Rp. 1876.
>   *Acid. boric. 3·0,*
>   *Glycerin. 1·5,*
>   *Spir. vin. Gallic. 100·0.*
>   *Tinct. Benzoës 2·0.*
>   *D. S. Damit täglich oder jeden zweiten Tag der Kopf durchzupinseln.*

Daneben zeitweilig eine beliebige Pomade einzuschmieren.

Bei Seborrhoe anderer Körperstellen ebenfalls Erweichung der Krusten mittelst eines Oels und Abwaschung mit Seife.

Bei Seborrhoe der Glans und des Präputiums und consecutiver **Balanitis**: Fleissiges Reinigen der betreffenden Stellen, Einlegen von Leinwandläppchen oder Wattebäuschchen mit astringirenden Flüssigkeiten oder Salben:

Rp. 1877.   Rp. 1878.

Plumb. acetic. bas. 0·5,   *Zinc. oxydat. 0·25,*
Aqu. font. 30·0.   *Ungu. emoll. 20·0.*
D. S. Aeusserlich.   *D. S. Salbe.*

Neben der localen Behandlung der Seborrhoe eventuell innerliche Behandlung gegen ursächliche Chlorose, Dyspepsie, Scrophulose durch Gentiana, Rheum, Eisen, alkalische und eisenhältige Mineralwässer (in letzter Zeit namentlich auch die arsenhältigen Wässer von Roncegno und Levico, 2—4 Esslöffel pro die), Leberthran etc.

Ueber Complication mit Ekzem vide „Eczema chronicum“ S. 503.

Sycosis. Bartfinne. Der Bart zunächst kurz zu scheeren, dann die erkrankten Stellen mit Leinwandflecken, die mit Ungu. Diachylon, Ungu. Vaselini plumbic. oder Emplastr. saponat. salicylic. (s. Rp. 1729) belegt sind, zu bedecken und dieselben mit Flanell niederzubinden. Nach 24 Stunden der Verband zu entfernen, die Haut mit Seife zu waschen, dann der Bart zu rasiren.

Von nun an täglich Epilation: Die Hautstelle mit der linken Hand anzuspannen, mit der rechten, deren kleiner Finger aufgestützt ist, mittelst Cilienpincette die kranken Haare einzeln in ihrer natürlichen Richtung auszuziehen; die Epilation systematisch, von einer Stelle zur anderen vorschreitend, durchzuführen. Nach der Epilation die Stelle abzuwaschen, bei starker Entzündung mit kalten Umschlägen oder· Umschlägen von Liquor Burowi zu belegen, danach wieder eine der oben erwähnten Salben zu appliciren; am nächsten Tage wieder Seifenwaschung und Epilation u. s. f., bis die Haut überall weich ist, keine Pusteln mehr kommen, die nachwachsenden Haare festsitzen. Derb infiltrirte Stellen zu scarificiren oder zu sticheln, gelockerte Hautstellen mit scharfem Löffel auszukratzen, Abscesse zu eröffnen. Bei hartnäckiger Wiederholung zahlreicher Pustelausbrüche oder wenn die Derbheit der Haut fortbesteht, Einpinselung mit Ungu. Wilkinsonii sulfurat. oder einer Schwefelpaste (s. Acne vulgaris Rp. 1667, 1668) oder selbst Auflegen von Schmierseife durch 12 Stunden, Einpinseln von Jodtinctur, Jodglycerin, $\frac{1}{2}$%iger Sublimatlösung etc. Bisweilen entstehende papilläre drusige Auswüchse und derbe Knoten wegzuätzen mit:

Rp. 1879.	Oder:
Acid. acetic. 10·0,	Rp. 1880.
Lact. sulfur. 2·5.	*Cupri acetic. 0·3,*
M. f. pasta.	*Ungu. simpl. 10·0.*
D. S. Einzupinseln.	*D. S. Salbe.*

Ebenso auch Aetzung mit concentrirter Salzsäure oder endlich Excochleation. Nach Heilung der Sycosis der Bart noch durch mindestens ein Jahr zu rasiren.

Bei Sycosis capillitii Behandlung wie beim chronischen Ekzem, eventuell auch hier Rasiren und Epilation.

Bei Sycosis parasitaria Einpinselung von 1%iger Sublimatlösung oder Auflegen von Essigsäure-Schwefelpaste (s. Rp. 1879).

Syphilis cutanea. Syphilis der Haut.

Die Schankergeschwüre nach allgemeinen chirurgischen Grundsätzen zu behandeln. Sehr günstig auf die Rückbildung der Sclerose wirkt:

Rp. 1881.

Emplastr. Hydrargyri ciner.,
Emplastr. saponat.
$\overline{aa}$ 10·0.
M. f. empl.
D. S. Auf Leinwand gestrichen aufzulegen, alle 2—4 Stunden zu wechseln.

Excision des Primär-Affects zur Verhütung des Ausbruchs allgemeiner Syphilis nicht wirksam, ebenso Präventivkuren nicht anzurathen.

Nach Ausbruch der secundären Syphilis zunächst die am energischsten wirkenden Mittel, also wenn möglich Einreibungskur:

Rp. 1882.

Ungu. ciner. 30·0.
Div. in dos. aequ.
No. 10 - 12.
Da in chart. cerat.
S. Jeden Abend ein Plötzchen einzureiben.

Die Einreibungen werden jeden Abend an einer anderen Körperregion nach einem bestimmten Turnus gemacht. Dabei sorgfältige Pflege des Mundes, die Zähne fleissig zu putzen, der Mund auszuwaschen mit:

Rp. 1883.

Kal. chloric. 5·0,
Aqu. font. 500·0.
S. Den Tag über zu verbrauchen.

Wo Einreibungen aus äusseren Gründen nicht gut möglich, Injectionen mit:

Rp. 1884.

Mercur. sublim. corros. 0·1,
Aqu. dest. 10·0.
D. S. Täglich 1 Pravaz'sche Spritze zu injiciren.

Mit sehr gutem Erfolg von Łukasiewicz angewendet:
Rp. 1885.

> *Merc. subl. corr.,*
> *Natr. chlorat.* $\overline{aa}$ *2·5,*
> *Aqu. destill. 50·0.*
> *D. S. Wöchentlich 1 Pravaz'sche Spritze zu in-*
> *jiciren, intramusculär in die Glutaei.*

Es genügen im Ganzen 6—8 Injectionen.

Ferner werden zu subcutanen Injectionen verwendet das Bamberger'sche:

Rp. 1886.

> *Hydrargyr. bichlorat.*
> *peptonat. solubil. 10·0.*
> *D. S. Täglich 1 Pravaz-*
> *sche Spritze z. injiciren.*

In neuerer Zeit nach Neisser und Kopp:
Rp. 1887.

> *Calomelan. vap. par. 5·0,*
> *Natr. chlorat. 1·25,*
> *Aqu. dest. 50·0.*
> *S. Jede Woche 1 Spritze*
> *in die Glutaealgegend*
> *zu injiciren.*

Vielfach wurde in letzter Zeit auch gegeben das von

Lang empfohlene Hydrargyr. oleinic.

Rp. 1888.

> *Hydrargyr. pur.,*
> *Lanolin.* $\overline{aa}$ *3 0,*
> *Ol. Olivar. 4·0.*
> *M. f. emulsio.*
> *S. Einmal wöchentlich*
> *1½—2 Theilstriche*
> *einer Pravaz'schen*
> *Spritze in die Glutae-*
> *algegend zu injiciren.*

(Gewöhnlich genügen von den beiden letztgenannten Mischungen 3—4—5 Injectionen zur Heilung. Bei Hydragyr. oleinic. grosse Vorsicht wegen Intoxicationsgefahr).

Ebenso auch nach Lustgarten:
Rp. 1889.

> *Hydrargyr. tannic. oxydulat. 2·0,*
> *Ol. Vaselin. 20 0.*
> *S. Jede Woche 1 Pravaz'sche Spritze zu injiciren.*

Bei all diesen Quecksilberkuren muss genaue und sorgfältige Pflege des Mundes, wie bei den Einreibungen, beobachtet werden.

Bei Recidiven, besonders der Frühperiode der ~~Syphilis~~, wenn nicht Gefahr mit langsamer Behandlung ~~verbünden~~ ist, eignet sich auch der innerliche Gebrauch von Quecksilber.

Rp. 1890.
Hydrarg.tann.oxydul.3·0,
Acid. tannic. 0·3,
Laudan. pur. 0·2,
Sacch. lact. 7·0.
M. f. pulv. Div. in dos.
aequ. No. 30.
D. S. 3 Pulver täglich.

Auch innerlicher Gebrauch von Calomel oft ziemlich prompt wirkend.

Rp. 1891.
Calomelan. laevigat. 0·5,
Opii pur. 0·1,
Sacch. alb. 2·0.
M. f. pulv. Div. in dos.
aequ. No. 10.
D. S. 3 Pulver täglich.

Bei ausgebreiteten gummös ulcerösen Formen Sublimatbäder sehr wirksam:

Rp. 1892.
Merc. sublim. corrosiv.
10·0,
Aqu. dest. 200·0.
D. S. Zusatz zu einem
Bad.

In späten Stadien, namentlich bei Knochen- und Gelenksaffectionen, Dolores osteocopi, Jodbehandlung sehr wirksam.

Rp. 1893.
Kal.(od.Natr.) iodat. 2·0,
Aqu. dest. 50·0,
Syr. cort. Aurant. 10·0.
D. S. Tagsüber zu verbrauchen.

Rp. 1894.
Kal.(od.Natr.)iodat.10·0,
Pulv. et extr. Acori q. s.
ut f. pill. No. 40.
D. S. Tägl. 4—8 Pillen.

Bei mit Kachexie des Patienten einhergehenden Spätformen, namentlich bei ulcerösen Rachenaffectionen, zugleich mit Einreibungen:

Rp. 1895.
Decoct. Zittmann. fort.
300·0.
S. Am Morgen warm zu
trinken.

Zugleich:
Rp. 1896.
Decoct. Zittmann. mit.
250·0 — 300·0.
S. Am Nachmittag kalt
zu trinken.

Neben Allgemeinkuren in vielen Fällen auch gleichzeitige Localbehandlung einzelner Affectionen angezeigt;
bei Psoriasis palmar. u. plantaris, breiten Condylomen und
schmerzhaften Papeln, Gummaknoten etc. Belegen der
erkrankten Stellen mit Empl. Hydrargyri sehr wirksam.
Bei bedrohlichen Destructionsprocessen an der Nase oder
im Rachen Aetzung mit Lapis. Gegen Plaques mou-
queuses, sowie nässende Papeln und breite Condylome
auch Bepinselung mit:

Rp. 1897.
Mercur. sublim. corros.
1·0,
Spir. vin. rectif. (oder
Collodii) 50·0.
S. Einzupinseln.

Oder:
Rp. 1898.
Acid lact. concentr. 20·0.
D. S. Zum Einpinseln.

Oder die Plenck'sche
Solution:

Rp. 1899.
Merc. sublim. corrosiv.,
Alum. crud.,
Champhor. ras.,
Ceruss.,
Spir. vin.,
Acet. vin. $\overline{aa}$ 5·0.
D. S. Einzupinseln.

Oder:
Rp. 1900.
Acid. chromic. 5·0,
Aqu. destill. 10·0.
D. S. Einzupinseln.

Die Syphilisbehandlung so lange fortzusetzen, bis alle
Erscheinungen der Lues geschwunden sind, und sobald
dieselben wiederkehren, zu wiederholen; dagegen wenn
keine Zeichen der Syphilis mehr bestehen, auch keine
antisyphilitischen Mittel zu nehmen. Als Nachkuren
Schwefelbäder, Seebäder, Hydrotherapie neben kräftigender Diät sehr zu empfehlen.

Teleangiectasia v. Angioma.

Tyloma. Schwielen. Clavus. Hühnerauge. Erweichung durch warme Bäder, Kataplasmen, Einhüllung
mit Guttapercha, Bepinseln mit Traumaticin, Umschläge
mit Schmierseife, Aetzen mit 50%iger Kalilösung, Auflegen
von 20%igem Salicylseifenpflaster, oder Einpinselung von:

Rp. 1901.
>   *Acid. salicylic. 1·0—2·0,*
>   *Collodii elastic. 20·0.*
>   *S. Zum Einpinseln.*

Die erweichten Schwielen mit Messer und Scheere auszulösen.

Ulcus cruris. Fussgeschwür.
Bei Röthung und Schwellung horizontale oder erhöhte Lagerung der Extremität; Kälte, Umschläge mit Bleiwasser oder Liqu. Burowi. Behufs Erzielung guter Granulatiouen Jodoform- oder Carbolverband, bei tiefgehender Nekrose sehr wirksam:

Rp. 1902.
>   *Bitumin. Fagi 50·0,*
>   *Calcar. sulfuric. 200·0.*
>   *M. exactissim. F. pulv.*
>   *D. S. Dick aufzustreuen,*
>   *darüber Watte und*
>   *Leinwandbinde. Tägl.*
>   *zu erneuern.*

Schlaffe Granulationen anzuregen durch Verband mit:

Rp. 1903.
>   *Kal. caustic. 1·0,*
>   *Aqu. dest. 500·0.*
>   *S. Die Wunde mit in diese*
>   *Lösung eingetauchter*
>   *Gaze zu verbinden.*

Bei zu üppiger Granulation Aetzung mit Lapis, Lapissalbe oder Umschläge mit:

Rp. 1904.
>   *Cupr. acetic. 1·0,*
>   *Aqu. dest. 100·0.*
>   *S. Zum Verband.*

Sehr weit ausgebreitete Geschwüre heilen oft schnell durch continuirliches Wasserbad. In anderen Fällen Transplantation grösserer Hautlappen nach Thiersch.

Callöse Ränder durch Heftpflasterverband einander zu nähern, oder (nach Nussbaum) jenseits der Ränder parallel zu denselben tiefe Einschnitte bis ins Unterhautzellgewebe.

Urticaria. Nesselausschlag.
Ermittelung und womöglich Beseitigung der Ursache. Bei Urticaria in Folge von Bettwanzen Insectenpulver; bei Urticaria ab ingestis ist

ein Abführmittel wirksam. Bei chronischem Magen- oder Darmkatarrh entsprechende Behandlung durch passende Diät, Soda, Rheum, Bittermittel, Marienbader oder Karlsbader Kur etc. Bei Frauen Behandlung eventuell vorhandener Genitalleiden. Bei typisch auftretenden Anfällen Chinin. Manchmal Orstveränderung von grossem Erfolg. Gegen die einzelnen Ausbrüche Vermeidung von Hitze, von dicht mit Menschen gefüllten oder stark geheizten Räumen, beim Schlafen nur leichte Bedeckung. Bei heftigem J u c k e n Abwaschungen mit kaltem Wasser, kalte Douchen oder Einwicklungen; Eintupfen mit:

Rp. 1905.
Spir. vin. Gallic. 200·0,
Aether. Petrol. 5·0,
Glycerin. 2·5.
D. S. Zum Eintupfen.

· Oder:

Rp. 1906.
Spir. Lavandul. 100·0,
Spir. vin. Gallic. 150·0,
Aether. sulfur. 2·5,
Aconitin. 1·0.
D. S. Wie das Vorige.

·Sehr wirksam gegen das Jucken auch M e n t h o l:
Rp. 1907. *Menthol.,*
   Glycerin. $\overline{aa}$ *5·0,*
   Spir. vin. Gallic. 200·0,
   Tinct. Benzoës 3·0.
   S. Zum Eintupfen

Auf die benetzten Hautstellen Poudre zu streuen.
Gegen die Entwicklung von Quaddeln durch I n s e c t e n s t i c h e Betupfen mit Ammonia pura liquida.
In protrahirten Fällen Bäder mit Soda ($^1/_2$—1 Kilogr.), Alaun ($^1/_2$ Kilogr.), Sublimat (5—10 Gr.). Auch innerlicher Gebrauch von Arsenik (Pilul. asiaticae) oder Atropin:

Rp. 1908. *Atropin. sulfuric. 0·01,*
   Aqu. dest.,
   Glycerin. $\overline{aa}$ *2·0,*
   Pulv. Tragacanth. q. s. ut f. pill. No. 20.
   D. S. 2mal täglich 1—2 Pillen.

Bei Erwachsenen in chronischen Fällen:

Rp. 1909.

β-Naphthol. 5·0,
Lanolin.,
Vaselin. āā 50·0.
D. S. Täglich einmal ganz dünn zu ver-
streichen.

Variola. Blattern. Pocken. Bei Erkrankungen mässigen Grades indifferente Behandlung. Mässige Zimmertemperatur, gute Lüftung des Zimmers, kühlende Getränke, am besten frisches Wasser. Bei Angina variolosa Gargarismen, wie:

Rp. 1910.

Kal. chloric. (Alum. crud.) 5·0,
Inf. flor. Tiliae 300·0,
Tinct. Opii crocat. 2·5,
Mell. rosat. 10·0.
D. S. Gurgelwasser.

In hochgradigen Fällen von Angina nur Eispillen und frisches Wasser.

In schweren Blatternfällen symptomatische Behandlung des Fiebers, der Ueblichkeit, des Collapses. Opiate und sonstige Narcotica nur bei höchster Unruhe, wenn Patient Selbstmordversuche macht oder seine Umgebung bedroht. In solchen Fällen Klysmen von:

Rp. 1911.

Chloral. hydrat. 6·0—8·0,
Mucilag. gumm. Arab.,
Aqu. dest. āā 25·0.
D. S. Zu 2 Klystieren.

Gegen die schmerzhafte Spannung im Gesicht, an Händen und Füssen Auflegen von Salbenflecken, Einölen, Einschmieren mit Speck, Einhüllen mit kalten, nassen Compressen, Auflegen des Lister'schen Liniments (Rp. 1710), oder Bepinseln mit: ·

Rp. 1912.
> *Mercur. sublim. corros. 0·2,*
> *Aqu. dest. 100·0.*
> *S. Zum Bepinseln.*

In sehr schweren Fällen bei Variola confluens am besten vom Beginn der Suppuration an täglich ein lauwarmes Bad von 2—4stündiger Dauer.

Die Narbenbildung kann bei tiefgehenden Pusteln auf keine Weise verhütet werden. Complicationen entsprechend zu behandeln; besondere Sorgfalt auch bei Augenaffectionen.

Nach Eintritt allgemeiner Decrustation täglich oder jeden 2. Tag ein warmes Bad und Seifenwaschung.

Verrucae. Warzen. Condylomata acuminata. Spitzwarzen. Abtragung mit Scheere oder Auskratzung mittelst scharfen Löffels. Aetzung der wunden Stelle mit:

Rp. 1913.
> *Acid. nitric. fum. 10·0.*
> *D. S. Mittelst Holzstäbchens aufzutragen.*

Sehr zweckmässig werden Warzen auch durch Elektrolyse zerstört.

Gegen spitze Warzen auch Einstreuen von:

Rp. 1914.
> *Pulv. frond. Sabin.,*
> *Alumin. ust. $\overline{aa}$ 10·0.*
> *D. S. Aufzustreuen.*

Oder:

Rp. 1915.
> *Resorcin. pur. 10·0—20·0,*
> *Glycerin.,*
> *Vaselin. $\overline{aa}$ 25·0.*
> *M. f. pasta.*
> *D. S. Täglich aufzustreichen.*

Aus

Prof. Dr. Isidor Neumann's

Klinik und Ambulatorium für Syphilis und vene-
rische Krankheiten.

A. Der Tripper und seine Complicationen.

Gonorrhoea acuta. Acuter Harnröhrentripper. In
den ersten Tagen, bei floriden Entzündungserscheinungen, womöglich Bettruhe oder wenigstens thunlichste Vermeidung von Bewegungen; leichte, reizlose Diät. Später,
wenn die Schmerzen geringer, der Ausfluss reichlicher geworden, mässige Bewegung statthaft, grössere
Anstrengungen (Laufen, Tanzen, Reiten etc.) jedoch zu
verbieten. Kost noch immer reizlos, scharf gewürzte
Speisen, kohlensäurehältige Getränke zu meiden; leichter,
gewässerter rother Wein in geringer Quantität allenfalls
zu erlauben. Sorge für regelmässigen Stuhl, Vermeiden
aller sexuellen Aufregung. Tragen eines passenden Suspensoriums. Einschärfung der nöthigen Vorsicht behufs
Vermeidung von Augenblennorrhoe.

In der ersten Zeit die Anwendung aller eigentlichen
Trippermittel (Balsame und Injectionen) noch zu unterlassen; local nur Umschläge mit kaltem Wasser oder mit
Aqua plumbica auf das Glied, allenfalls auch Injectionen
von kaltem Wasser in die Harnröhre. Gegen die schmerzhaften Erectionen:

Rp. 1916. *Kal. bromat. 10·0,*
       Lupulin. 1·0,
       Morph. mur.
       Camphor. trit. $\overline{aa}$ 0·1.
       M. f. pulv. Div. in dos. aequ. No. 10.
       Da in chart. cerat.
       *S. Vor dem Schlafengehen 2 **Pulver** in*
       ¹/₂—1stündigem Intervall.

(Bei gleichzeitigen Magenbeschwerden, herabgekommener Ernährung der Kampher wegzulassen.)

    Ferner:

Rp. 1917.
    Kal. bromat. 10·0—20·0,
    Extr. Cannab. Indic. 0·5—1·0.
    M. f. pulv. Div. in dos. aequ. No. 10.
    D. S. Abends 1 Pulv. in Wasser oder Mandelmilch.

Bei schmerzhafter und erschwerter Urinentleerung oder gar Retentio urinae warme Wannen- oder Sitzbäder, Narcotica in Suppositorien (s. unter „Cystitis,“ Rp. 1971 und 1972), der Katheter nur im äussersten Falle.

Nach Ablauf der ersten 3—4 Tage, wenn die Schmerzen nachgelassen und reichlicherer Ausfluss erscheint, zunächst Balsamica, insbesondere Copaivbalsam, der jedoch beim Auftreten von Magenkatarrh oder Diarrhöe, sowie etwa eines Erythems auszusetzen ist. Man gibt am besten:

Rp. 1918. *Balsam. Copaiv. 15·0.*
       S. 3mal tägl. (nach den Mahlzeiten) 15 Tropfen
       auf gestoss. Zucker in einer Oblate zu nehmen.

    Oder:

Rp. 1919.
Balsam. Copaiv. gtts. 5.
Da in capsul. gelatinos.
Dent. tal. dos. No. 50.
S. 3mal täglich (nach den Mahlz.) je 3 Kapseln; allmälich, wenn es vertragen wird, auf die doppelte Anzahl zu steigen.

Zweckmässig wird der Balsam auch mit aromatischen Wässern gemengt:

Rp. 1920.
Balsam. Copaiv.,
Aqu. Menth. pip.,
Aqu. Meliss. $\overline{aa}$ 50·0.
S. 3—4mal täglich 1 Kaffeelöffel.

Seltener gibt man:
Rp. 1921.
> *Balsam. Copaiv. 40·0,*
> *Ol. Amygdalar. dulc.,*
> *Mucilag. gumm. Arabic.,*
> *Syr. simpl. oder cort.*
> *Aur. $\overline{aa}$ q. s. ut f. mixt.*
> *oleos. pond. 300·0.*
> *S. 2—3—6 Kaffeelöffel*
> *täglich.*

Früher war sehr beliebt
die Chopart'sche Mixtur:
Rp. 1922.
> *Bals. Copaiv. rec.,*
> *Alcohol. pur.,*
> *Syrup. balsam. Tolutan.*
> *$\overline{aa}$ 50·0,*
> *Aqu. Menth. pip. 180·0,*
> *Acid. nitric. dil. 10·0.*
> *S. 3—6 Esslöffel täglich.*

Seltener, weil den Verdauungstract mehr reizend, wird Terpentin gegeben:
Rp. 1923.
> *Ol. Terebinth. rect. 5·0.*
> *D. S. 3mal täglich je 3 Tropfen auf gestossenem Zucker oder in einer Tasse Thee; allmälich zu steigen auf 25 Tropfen pro die.*

Ebenso auch Kapseln (Rp. 1977.)

Oder das leichter verdauliche:
Rp. 1924.
> *Ol. lign. Santal. 15·0.*
> *S. Wie das Vorige.*

Neben den Balsamicis:
Rp. 1925.
> *Herb. Hern.,*
> *Fol. Uv. urs. $\overline{aa}$ 25·0.*
> *D. S. Thee; Früh und Abends 1 Löffel auf eine Tasse heissen Wassers.*

Nach Ablauf der ersten 2—3 Wochen, wenn die Reizerscheinungen geschwunden, das Secret dünnflüssig und weisslich geworden, die zweite Hälfte des in getheilten Portionen gelassenen Harnes anfängt, klar zu werden, Uebergang zu Einspritzungen. Als Unterstützungsmittel derselben, oder wenn Injectionen mit verschiedenen Medicamenten, durch längere Zeit gebraucht, wirkungslos bleiben, kann man Cubeben gebrauchen lassen.

Rp. 1926.

Pulv. Cubebar. recent.
tus. 40·0,
Extr. Gentian. 2·0.
M. f. pulv.
D. S. 3mal täglich eine
Messerspitze voll nach
der Mahlzeit.

Rp. 1927.

Extr. Cubeb. alcohol. 20·0,
Tinct. aromat. acid. 5·0.
S. 4mal täglich je 15 bis
20 Tropfen.

Rp. 1928.

Pulv. Cubebar. rec. tus.,
Extr. Cubeb. alcohol.
$\overline{aa}$ 5·0.
M. f. pill. No. 50.
D. S. 3mal täglich je
3 Stück n. d. Mahlzeiten.

Rp. 1929.

Balsam. de Tolu,
Pulv. Cubebar. rec. tus.
$\overline{aa}$ 5·0.
M. f. pill. No. 50.
S. 3mal täglich je 2—3
Stück.

Rp. 1930.

Balsam. Copaiv.,
Pulv. Cubebar. rec. tus. $\overline{aa}$ 2·0,
Extr. Gentian. q. s. ut f. pill. No. 30.
Consp. semin Lycopod.
D. S. 3mal täglich je 2—3 *Stück.*

Die Einspritzungen erst vorzunehmen, wenn die Reizerscheinungen geschwunden, das Secret reichlich, aber dünnflüssig und weisslich ist, also etwa 2—3 Wochen nach Beginn der Erkrankung. Dieselben in sitzender Stellung mittelst Zinn- oder HartgummiSpritze, die mit konischem Ende, aber nicht mit beinernem Ansatz versehen ist, auszuführen. Patient muss stets vor der Einspritzung Urin lassen, dann 1—2mal laues Wasser einspritzen und dann erst ½—1 Spritze von dem bei empfindlicher ... den Medicament; dieses ... ficiums in der ersten ... zu 3 Minuten in der ... nahme der Einspritzung ... die Luft ausgetrieben, ... geführt, mit der linken h...

angedrückt und nun durch langsames, gleichmässiges Vorschieben des Stempels die Flüssigkeit in die Urethra injicirt. Diese Procedur anfangs 1mal, später 3mal täglich vorzunehmen. Man beginnt mit schwachen Astringentien in sehr verdünnter Lösung und geht allmälich zu stärkeren und concentrirteren Mitteln über; alle 8—14 Tage das Medicament zu wechseln, insbesondere wenn das bisher gebrauchte kein prickelndes Gefühl mehr in der Harnröhre hervorruft. Verursacht eine Einspritzungsflüssigkeit Brennen, so ist eine schwächere Lösung oder ein leichteres Mittel zu geben oder es sind Injectionen überhaupt noch nicht indicirt.

Die leichtesten, also anfänglich zu gebenden Einspritzungen sind:

Rp. 1931.
Kal. hypermanganic.
          0·02—0·08,
Aqu. dest. 200·0.
S. Einspritzung.

Rp. 1932.
Zinc. sulfocarbol.
          0·2—0·6—1·0,
Aqu. dest. 200·0.
S. Einspritzung.

Für die späteren Stadien wird vielfach verwendet die Ricord'sche Lösung:

Rp. 1933.
Zinc. sulfuric. 0·5,
Plumb. acetic. basic. solut. 1·0,
Aqu. dest. 200·0.
S. Injection; vor dem Gebrauch gut umzuschütteln.

Andere vielgebrauchte Injectionsflüssigkeiten sind:

Rp. 1934.
Zinc. sulfuric. 0·2—1·0,
Aqu. dest. 200·0.
S. Einspritzung.

Rp. 1935.
Alum. crud. 0·5—1·0,
Aqu. dest. 200·0.
S. Injection.

Rp. 1936.
Zinc. sulfuric.,
Alum. crud. $\overline{aa}$ 0·3—0·6,
Aqu. dest. 200·0.
S. Injection.

Rp. 1937.
Plumb. acet. basic. sol.
        1·0 — 2·0,
Aqu. dest. 200·0.
S. Einspritzung. (Vor
dem Gebrauch umzu-
schütteln.)

Rp. 1938.
Acid. boric. 3·0 — 6·0,
Aqu. dest. 200·0.
S. Einspritzung.

Rp. 1939.
Resorcin. pur. 3·0—5·0,
Aqu. bidest. 100·0.
Da in vitr. nigr.
S. Einspritzung.

Rp. 1940.
Bismuth. subnitric.
        0·5—2·0,
Aqu. dest. 200·0.
S. Injection.

Rp 1941.
Cupr.sulfuric.0·02—0·06,
Aqu. dest. 200·0.
S. Aeusserlich.

Rp. 1942.
Argent. nitric. 0·02—0·1,
Aqu. dest. 200·0.
S. Einspritzung.

Seltoner verwendet werden:

Rp. 1943.
Acid. carbolic. 0·2—1·0,
Aqu. dest. 200·0.
S. Einspritzung.

Rp. 1951.

Zinc. sulfuric. 0·4,
Jodoform. 2·0,
Aqu. dest. 200·0.
S. Einspritzung. (Vor
dem Gebrauch gut um-
zuschütteln.)

Rp. 1952.

Zinc. acetic. 0·5,
Tinct. Catechu 2·0,
Tinct. Opii simpl.
gtts. 10,
Aqu. dest. 200·0.
S. Injection.

Die Behandlung des Trippers bis zum Verschwinden
der Fäden aus dem Morgenharn fortzusetzen. Danach
allmälicher Uebergang zur gewohnten Lebensweise.

**Gonorrhoea chronica. Chronischer Harnröhren-
tripper.** Application von Astringentien oder Desinfi-
cientien durch Bespülung mittelst Ultzmann'schen
Irrigationskatheters oder mittelst eines Nélaton- oder
Mercier-Katheters, den man bis in die Blase vorschiebt,
dann etwas zurückzieht, so dass kein Urin mehr abfliesst, um nun durch den Katheder die medicamentöse
Lösung erwärmt einzuspritzen. Recepte siehe S. 418,
No. 1504—1507.

In veralteten Fällen auch Anwendung concentrirter
Lösungen mittelst des Ultzmann'schen Tropfapparates
(s. S. 419). Man verordnet zu diesem Zweck:

Rp. 1953.

Argent. nitric. 0·2—1·0,
Aqu. dest. 20·0.
Da in lagenul. nigr.
S. 1—3 Tropfen jeden oder jeden 2. Tag zu
injiciren.

Ebenso auch:
Rp. 1954.

Cupr. sulfuric. 0·2— 1·0,
Aqu. dest. 20·0.
S. Wie das Vorige.

Oder:
Rp. 1955.

Zinc. sulfuric. 0·5—2·0,
Aqu. dest. 20·0.
S. Zur Injection.

Wenn kein Ausfluss besteht, sondern nur Fäden im
Urin nachweisbar sind, auch Gebrauch von Harnröhren-

Suppositorien zweckmässig, welche vom Patienten selbst mit der Hand oder vom Arzt mittelst des v. Dittel'schen Porte-remède eingeführt werden; dieselben jedoch bei Neigung zu Cystitis, besonders wenn Patient schon einmal Blasenkatarrh durchgemacht hat, nicht anzuwenden.

Rp. 1956.
Jodoform. 1·0,
Gelatin. alb. q. s. ut f.
suppos. urethr. longi-
tud. centim. 5, crassit.
centim. 0·5 Nr. 10.
D. S. 1—2 Stück täglich
einzuführen..

Rp. 1957.
Acid. tannic. 0·2,
Gelatin. alb. q. s. ut f.
supp. urethral. etc.
D. S. Wie das Vorige.

(Statt Acidum tannic. auch Zinc. sulfuric. oder Alum. crud. in derselben Dosis.)

Ebenso:

Rp. 1958.
Acid. tannic.,
Extr. Opii aquos.,
Balsam. Copaiv. āā 0·35,
Pulv. gumm. Arabic. 1·5.
Misce exactissime.
Fiant bac. urethral.
No. 12.
D. S. 1—2 Stück täg-
lich einzuführen.

Rp. 1959.
Cupr. sulfuric. 0·1,
Gelat. alb. q. s. ut f.
supp. urethral. No. 10.
D. S. Wie das Vorige.

Rp. 1960.
Argent. nitr. 0·05,
Gelatin. alb. q. s. ut f. supp. urethral. No. 10.
D. S. Früh und Abends 1 Stück einzuführen.

Zur Application mittelst des v. Dittel'schen Porte-remède:

Rp. 1961.
Zinc. sulfuric. 0·1,
Solv. in Glycerin. q. s.,
But. Cacao q. s. ut. f. supp. urethr. magnit.
gran. hordei No. 10.
D. S. Täglich 1 Stück einzuführen.

Rp. 1962.
  Argent. nitric. 0·03,
  But. Cacao q. s. ut f. suppos. urethr. brevia
    No. 10.
  D. S. Wie das Vorige.

Periurethritis. Cavernitis. Ruhe, am besten Bettruhe;
leichte Kost. Sistiren jeder localen Tripperbehandlung.
Der Penis sammt dem Scrotum auf eine um die Oberschenkel herumgeführte Compresse zu lagern; um den
Penis ein in Aqua plumbica oder Aqua Goulardi getauchtes, gut ausgedrücktes Tuch, darüber Eisumschläge.
Wenn Fluctuation nachweisbar, frühzeitige Incision, antiseptischer Verband. Geht die Entzündung ohne Abscedirung zurück, behufs rascherer Resorption des restirenden
Infiltrates Dunstumschläge, Einreibung mit:

Rp. 1963.
Extr. Belladonn. 1·0,
Ungu. ciner. 10·0.
S. 3mal täglich ein erbsen-
  grosses Stück einzu-
  reiben.

Oder:

Rp. 1964.
Jod. pur. 0·2,
Kal. iodat. 2·0,
Ungu. simpl. 20·0.
S. Wie das Vorige.

Prostatitis. Entzündung der Vorsteherdrüse. Bei
acuter Entzündung Bettruhe, Fieberdiät, Sorge für
flüssigen Stuhlgang. Aussetzen der Tripperbehandlung,
sowohl der Injectionen als der Balsamica. Bei hoch·
gradigen Schmerzen Morphiusuppositorien. Zur Verminderung der Entzündungserscheinungen Blutegel (10—12 Stück) am Perineum und um den Anus
angesetzt, am wirksamsten; ferner Sitzbäder, Gebrauch
des Arzberger'schen Apparates, der gut beölt in
den Mastdarm eingeführt wird, nachdem die beiden Enden
mit Kautschukschläuchen armirt worden, von denen der
eine in ein höher gestelltes, mit je nach Bedarf temperirtem Wasser gefülltes Gefäss führt und bis auf den

Boden desselben reicht, der andere nach abwärts in ein auf dem Fussboden stehendes Gefäss geht; mittelst Wund-spritze wird die Luft aus den Schläuchen angesogen und das nun nachfliessende Wasser in das am Boden stehende Gefäss geleitet. In ganz acuten Fällen lässt man frisches Brunnenwasser durchfliessen; ist jedoch Abscedirung und Durchbruch nicht mehr zu vermeiden, dann ist es besser, Wasser von 30 – 32° R. zu verwenden. Man lässt den Apparat durch einige Stunden im Tag wirken. Bei Harn-verhaltung äusserst vorsichtige Einführung eines dünnen, elastischen Katheters in die Blase. Bei Fluc-tuation, drohendem Durchbruch Incision vom Mastdarm her.

Bei chronischer Prostatitis, Prostatorrhoë kräf-tige, aber reizlose Kost, Vermeidung von sexuellen Erregungen, Sorge für regelmässigen Stuhl. Gegen Pol-lutionen Bromkali, Kampher (s. Rp. 1916, -1917). Ent-sprechende Behandlung der gleichzeitigen chronischen Gonorrhöe. Warme Sitzbäder, Anwendung des Arz-berger'schen Apparates (s. oben), durch den man täg-lich 2mal $1/_2$ Stunde lang Wasser von 35—40° fliessen lässt. Daneben Jodkali-Suppositorien:

Rp. 1965.
Jod. pur. 0·05,
Kal. iodat. 2·0,
Extr. Belladonn. 0·15,
But. Cacao q. s. ut f. suppos. No. 10.
D. S. Früh und Abends 1 Zäpfchen.

Wenn die Prostata nicht druckempfindlich ist, zweck-mässig auch Massage derselben mit dem in den Mast-darm eingeführten Zeigefinger, den man unter allmälich steigendem Druck in circulären und linearen Touren durch einige Minuten über der vergrösserten Drüse herumführt.

Epididymitis. Nebenhodenentzündung. Das sicherste Prophylacticum ein gut passendes Suspensorium. Nach Ausbruch der Krankheit jede Localbehand-

lung des Trippers oder einer etwa gleichzeitig vorhandenen Cystitis zu sistiren. Im Beginn Bettruhe, Fieberdiät,
Sorge für regelmässigen Stuhl. Trinken von Bilincr
Wasser. Der Hodensack durch ein Keilkissen oder
besser durch ein über die Oberschenkel gespanntes, unter
denselben befestigtes Handtuch hochgelagert zu halten
und mit kalten Umschlägen (Bleiwasser-Umschlag, darüber
in Eiswasser getauchte Compressen) zu bedecken, bei starken
Schmerzen auch Anwendung des Leiter'schen Kühlapparates. Gegen die Schmerzen ferner Einreibung von:

Rp. 1966.

Extr. Opii aquos. 1·0,
Ungu. simpl. 20·0.
D. S. Salbe.

Rp. 1967.

Extr. Belladonn. 1·0,
Ungu. simpl. 20·0.
D. S. Salbe.

Bei sehr starken Schmerzen, Gefühl von Drängen nach
unten, auch Morphinsuppositorien (s. Rp. 1971.) Bei acuter
Hydrocele und durch dieselbe bewirkter starker Spannung Punction mittelst Troiscarts.

Wenn die acuten Entzündungserscheinungen zurückgegangen, behufs Resorption des zurückgebliebenen Infiltrates Einpinselung von Jodtinctur (mit Tinct. Gallar. $\overline{aa}$)
oder von Jodkalisalbe, am häufigsten aber von:

Rp. 1968.

Plumb. iodat. 3·0,
Ungu. simpl. 30·0.
S. Messerrückendick aufzustreichen u. aufzulegen.

In diesem Stadium kann Patient bereits aufstehen,
muss aber zu diesem Behuf das Langlebert-Zeissl-
sche Suspensorium tragen: Direct auf das Scrotum
kommt ein mit Jodbleisalbe bestrichener Leinwandlappen (der, wenn die Schwellung schon zum Theil
zurückgegangen, auch weggelassen werden kann), darüber eine Lage Bruns'scher Watte, hierauf ein Stück
Kautschukleinwand, die vulcanisirte Seite nach innen,
mit einem Ausschnitt für den Penis und nun das eigentliche Suspensorium aus Leinwand, das durch Bauch-

und Schenkelbänder befestigt wird, während zwei kurze Bändchen auf jeder Seite beim Zusammenbinden einen Einschnitt des Suspensoriums zusammenziehen und so eine Wölbung desselben hervorbringen. Dieses Suspensorium bei Tag fester, bei Nacht lockerer angezogen, fortwährend zu tragen.

Wenn die acuten Symptome vollkommen geschwunden sind und nur noch eine derbe Schwellung ohne Schmerzhaftigkeit zurückbleibt, Anlegung des Fricke'schen Verbandes: Mit der linken Hand wird oberhalb des kranken Hodens das Scrotum umfasst und der Hoden fest nach abwärts gedrückt, hierauf knapp ober der linken Hand eine Circulärtour, aus einem mit gut klebendem grauem Pflaster bestrichenen, 1 Cm. breiten Leinwandstreifen fest angelegt, so dass der kranke Hode durch dieselbe von dem übrigen Scrotalinhalt ganz abgeschlossen erscheint. Mittelst ebensolcher Streifen von grauem Pflaster werden nun einige auf der erwähnten Circulärtour senkrecht stehende comprimirende Meridionaltouren angelegt, die durch noch eine oder mehrere, der ersten parallele Circulärtouren zusammengehalten werden. Nach einigen Tagen Verbandwechsel; wenn Ekzem auftritt, der Verband ganz wegzulassen. Nach Ablauf einer Epididymitis soll Patient noch durch lange Zeit ein Suspensorium tragen.

Cystitis. Blasenkatarrh. Bei acuter Cystitis Bettruhe, blande Diät; namentlich viel Milch, Regelung der Stuhlentleerungen; wenn nöthig, Klystiere oder Bitterwasser. Aussetzen etwa bisher verwendeter Balsamica oder Injectionen. Gebrauch von Sitzbädern 2—3mal des Tages, warme Umschläge oder Kataplasmen auf die Blasengegend. Gegen starke Schmerzen und häufigen Harndrang ferner:

Rp. 1969. *Lupulin. 2·0,*
Morph. muriat. 0·05,
Sacch. alb. 5·0.
M. f. pulv. Div. in d.
D. S. 3—5 Pulver

Oder:

Rp. 1970.

Camphor. ras. 1·0,
Ol. Amygdalar. dulc.
20·0,
Pulv. gumm. Arabic. 10·0,
Aqu. Cerasor. nigror.
150·0,
Syr. simpl. 50·0.
D. S. 2stündl. 2 Esslöffel.

Energischer wirken Suppositorien, wie:

Rp. 1971.

Morph. mur. 0·1,
But. Cacao q. s. ut f.
suppos. No. 10.
D. S. Früh und Abends
1 Zäpfchen.

Oder:

Rp. 1972.

Extr. Belladonn. 0·2,
But. Cacao q. s. ut f.
supp. No. 10.
D. S Wie das Vorige.

Innerlich schleimige Getränke, wie:

Rp. 1973.

Herb. Herniar.,
Herb. Chenopod. ambros.
āā 25·0.
S. Wie das Vorige.

Oder:

Rp. 1974.

Decoct. sem. Lini 300·0,
Tct. Opii simpl. gtts. 10—30.
D. S. Tagsüber zu verbrauchen.

Bei Blasenblutung im Beginn der Cystitis:

Rp. 1975.

Extr. Secal. cornut. 1·0,
Aqu. dest. 150·0,
Syr. rub. Idaei 20·0.
S. 2stündlich 1 Esslöffel.

Oder:

Rp. 1976.

Extr. Secal. cornut. 1·0,
Elaeos. Cinnamom.,
Sacch. alb. āā 2·0.
M. f. pulv. Div. in dos.
uequ. No. 10.
D. S. 2stündl. 1 Pulver.

Bei starker und hartnäckiger Blutung Einspritzung von kaltem **Wasser** in die Blase oder Einführung und Liegenlassen eines dicken Nélaton-Katheters (Horovitz). Wenn auch dies nicht von Erfolg, Einspritzung einer 2—3°/₀igen Lösung von Argent. nitric. oder einer ¹/₂—1°/₀igen Eisenchloridlösung.

Haben einige Tage nach Beginn der Erkrankung die heftigen Reizerscheinungen nachgelassen, besteht kein

Fieber mehr, keine Hämaturie, so kann man **Balsamica**
gebrauchen lassen, am besten Terpentin:

Rp. 1977.
Ol. Tereb.rectificat.gtts.5.
Da in capsul. gelatinos.
Dent. tal. dos. No. 20.
S. Täglich 1—3 Kapseln.
Oder:
Rp. 1978.
Terebinthin. ven. pur.,
Extr. Gentian. $\overline{aa}$ 3·0.
M. f. pill. No. 30.
D. S. 3mal tägl. 1 Pille
nach der Mahlzeit.
Neuerlich auch:
Rp. 1979.
Ol. lign. Santal. gtts. 5.
Da in caps. gelatinos.
Dent. tal. dos. No. 2.
D. S. Früh und Abends
1 Kapsel. (Tägl. um
1 Tropfen pro dos. zu
steigen bis zu 10 Tropf.
pro dos.)
In neuerer Zeit em-
pfohlen:
Rp. 1980.
Extr. Kawae depurat. 0·2,
Sacch. alb. 3·0.
M. f. pulv. Div. in dos.
aequ. No. 10.
D. S. 3stündl. 1 Pulver.

Von guter Wirkung sind
in diesem Stadium auch:

Rp. 1981.
Aqu. Calcis 100·0.
S. Tagsüber in 3 Por-
tionen, mit der doppelten
Menge Milch gemischt,
zu trinken.

Rp. 1982.
Kal. chloric. 3·0,
Aqu. dest. 200·0,
Aqu. Laurocer. 1·5.
S. Esslöffelweise in einem
Tag zu verbrauchen.

Oder:

Rp. 1983.
Acid. benzoic. 5·0,
Glycerin. q. s. ut f. pill.
No. 20.
D. S. 5—10 Pillen tägl.

Rp. 1984.
Natr. benzoic. 5·0,
Aqu. font. 300·0,
Syr. cort. Aur. 20·0.
S. 2stündlich 1 Esslöffel.

Nach Aufhören aller Reizerscheinungen Mineralwässer
von Bilin, Giesshübl, Preblau, Karlsbad etc. Ist die
Cystitis **chronisch** geworden, neben dem Gebrauch der
erwähnten Medicamente (Rp. 1977—1984), namentlich

der Balsamica, methodische, täglich 1—2mal vorzunehmende Ausspülungen der Blase: Die Blase wird mittelst eines Nélaton-Katheters entleert, der stets in 5%iger Carbolglycerinlösung aufzubewahren ist und vor der Einführung gut abgetrocknet und bestrichen wird mit:

Rp. 1985. *Acid. carbolic. 0·5—1·0,*
Ol. Olivar. 100·0.
S. Carbolöl.

Ist die Einführung des Katheters schwierig, so thut man gut, vor derselben mittelst einer kleinen Spritze (Tripperspritze) Carbolöl in die Harnröhre einzuspritzen. Nach Entleerung der Blase wird nun durch den Katheter laues Wasser oder ganz schwache ($\frac{1}{6}$—$\frac{1}{4}$%ige) Carbollösung eingespritzt und wieder ausfliessen gelassen, so lange, bis die injicirte Flüssigkeit klar zurückfliesst. Hierauf wird eines der folgenden Medicamente ebenfalls lauwarm eingespritzt, im Anfang 1 Spritze voll, später 1$\frac{1}{2}$—2; der Katheter wird nun herausgezogen und Patient angewiesen, nach 20—30 Minuten selbst das injicirte Medicament auszuuriniren. Man verwendet als Injectionsflüssigkeiten:

Rp. 1986.
Kal. hypermang. 0·5—1·0,
Aqu. dest. 500·0.
S. Injection.

Rp. 1987.
Acid. boracic. 10·0—25·0,
Aqu. dest. 500·0.
S. Zur Einspritzung.

Rp. 1988.
Acid. salicylic. 1·0—2·0,
Aqu. dest. 500·0.
S. Einspritzung.

Rp. 1989.
Resorcin. bis resublimat.
25·0—50·0,
Aqu. dest. 500·0,
Zur Einspritzung.

Rp. 1990.
Zinc. sulfuric. 1·0—2·5,
Aqu. dest. 500·0.
S. Aeusserlich.

Rp. 1991.
Natr. sulfuric. 5·0—25·0,
Aqu. dest. 500·0.
S. Zur Einspritzung.

Rp. 1992.
Alum. crud. 1·0—2·0,
Aqu. dest. 500·0.
S. Zur Einspritzung.

Rp. 1993.
Argent. nitric. 0·25,
Aqu. dest. 500·0.
Da in vitr. nigr.
S. Aeusserlich.

Bei sehr hartnäckiger Cystitis Untersuchung auf etwa vorhandene Strictur der Harnröhre oder Lithiasis. Berücksichtigung eventuell bestehender Anämie oder Kachexie; roborirende Diät, Landaufenthalt etc.

Gonorrhoe bei Weibern. Im acuten Stadium Ruhe, Sorge für regelmässigen Stuhl, kühle Sitzbäder, kalte Umschläge auf die Genitalien; wenn die Einführung eines Instrumentes möglich, Application des analog dem Arzberger'schen Apparat construirten Heitzmann-Leiter'schen Scheidenkühlers; zwischen die Labien, in die Genitocruralfalte, die Afterkerbe Watte oder hydrophile Gaze einzulegen. Bei subacuter oder chronischer Erkrankung neben entsprechenden diätetischen Massnahmen, namentlich absoluter Enthaltung vom Coitus, Behandlung etwa gleichzeitig vorhandener Anämie, local Irrigationen mit Astringentien mittelst Irrigateurs, der mit einem Scheidenansatz versehen ist, am besten sitzend (über einem Bidet) auszuführen. Man verwendet:

Rp. 1994.
Album. crud. 100·0.
S. 2—3 Esslöffel auf
1 Lit. warmen Wassers.

Rp. 1995.
Zinc. sulfuric. 100·0.
S. 1—2 Kaffeelöffel auf 1
Liter warmen Wassers.

Diese Irrigationen 3mal täglich vorzunehmen, nach denselben stets die Vagina mit an Fäden befestigten Wattetampons auszufüllen. Dieselben können bei chronischer Erkrankung auch mit Alaunpulver, Tannin, Jodoform bestreut eingeführt werden. In hartnäckigen Fällen Ausreiben der Vagina mit einen in $1^0/_{00}$ iger Sublimatlösung getränkten Wattetampon und hierauf Einlegen eines trockenen Tampons oder Auspinselung der Vaginalschleimhaut mit Jodtinctur (alle 3—4 Tage auszuführen.) Complicirender Cervicalkatarrh, Erosionen des Muttermundes entsprechend zu behandeln; namentlich Bepinselungen mit Jodtinctur.

(Die Blennorrhoea urethrae wird beim Weibe analog der Gonorrhoe des Mannes behandelt; im Beginn diätetische Massregeln, später Copaivbalsam, Einspritzung schwacher Lösungen von Zinc. sulfocarbolicum oder sulfuricum, eventuell in chronischen Fällen auch Einführung von Urethralsuppositorien, s. R. 1956—1960).

Anhang.

Balanitis. Eicheltripper. Behandlung etwaigen ursächlichen Trippers oder Schankers. Fleissige Reinigung der Glans und des inneren Präputialblattes mit in $^1/_2$—$1^0/_0$ige Carbollösung oder eine andere schwache antiseptische Lösung getauchter Bruns'scher Watte. Einstreuung von Amylum oder:

> Rp. 1996.
> *Acid. salicylic. 0·5,*
> *Talc. venet. 50·0.*
> *S. Streupulver.*

Auf balanitische Erosionen Jodoform, darüber in $2^0/_0$ige Carbollösung getauchte und ausgedrückte Watte, die Vorhaut darüber zu ziehen. Bei veranlassender Seborrhoe nach Heilung der Balanitis Gebrauch von:

> Rp. 1997.
> *Acid. tannic.,*
> *Amyl. pur. $\overline{aa}$ 10·0.*
> *S. Streupulver; täglich mehrmals auf Glans und inneres Vorhautblatt einzustreuen und Watte einzulegen.*

Phimosis. Vorhautverengerung. Bei entzündlicher (namentlich bei durch Balanitis, Tripper oder Ulcus molle bedingter) Phimosis zunächst antiphlogistische Behandlung: Ruhe, Hochlagerung des Penis, Application von Umschlägen mit:

Rp. 1998.
Plumb. acetic. bas. sol.
10·0,
Aqu. dest. 300·0.
S. Zu Umschlägen.

Darüber Eisumschläge.
Ausspülen des Präputial-
sackes mit 2%iger Carbol-
lösung oder mit:
Rp. 1999.
Camphor. trit. 3·0,
Mucil. gumm. Arab. 30·0,
Aqu. dest. 300·0.
S. Zur Ausspritzung.

Mechanische Erweiterung der Phimose durch Einlegen von Jodoformgaze oder von in 2%ige Carbolsäure getauchten Wattewicken.

Wenn die Phimosis auf diese Weise nicht behoben wird, oder wenn von Anfang an starke Entzündungserscheinungen bestehen oder gar Gangrän droht, operative Behandlung, und zwar meist Circumcision: Dorsalincision bis in den Sulcus coronarius, sodann circuläre Abtragung des Präputiums etwas vor dem Sulcus coronarius, Vernähung der beiden Lamellen, Jodoformverband. Bei langem Präputium auch Abkappung: Die Vorhaut so weit als möglich vorzuziehen, während ein Assistent den Penis zurückhält, und durch einen Schnitt mit einem grossen Scalpell abzukappen, dann Vernähung wie bei der Circumcision. Nach der Operation auftretende Erectionen durch Bromkali-Lupulinpulver (s. Rp. 1916 zu verhindern oder zu mindern.

Bei Phimosis in Folge von Syphilis zunächst antisyphilitische Allgemeinbehandlung; wenn diese nicht zum Ziel führt oder in Folge zurückbleibender Narben die Phimosis noch fortbesteht, Operation.

Bei Phimosis in Folge von spitzen Warzen stets operativer Eingriff, ebenso bei der angeborenen Form.

Condylomata acuminata. Spitze Warzen. Grössere
Condylome sind mit Scheere oder scharfem Löffel abzutragen oder durch den Thermocauter zu zerstören.

Bei kleineren Wucherungen genügt Aetzung mit Lapis, Acid. nitricum, Acid. lacticum, Eisenchlorid, bei flacher

Ausbreitung auch täglich ein- bis zweimalige Einpinselung von Jodtinctur, oder:

Rp. 2000.
Pulv. frond. Sabin. 5·0,
Ferr. sulfuric.,
Alum. ust. $\overline{aa}$ 10·0.
S. Täglich die erkrankten Stellen damit zu bestreuen u. einzureiben.

Ebenso:

Rp. 2001.
Pulv. frond. Sabin.,
Alum. ust. $\overline{aa}$ 10·0,
Cupr. sulfuric. 1·0.
S. Wie das Vorige.

In ähnlicher Weise wirkt auch:

Rp. 2002.
Resorcin. 3·0—6·0,
Ungu. simpl. 6·0.
D. S. Salbe; täglich einmal auf Leinwand aufgestrichen zu appliciren.

Oder:

Rp. 2003.
Resorcin. 8·0,
Sacch. lact. 2·0.
S. Streupulver.

Oder: Rp. 2004.
Resorcin. 4·0,
Collodii. 40·0.
D. S. Zum Einpinseln.

B. Die venerische Helkose und Adenitis.

Ulcus molle. Weicher Schanker. Behandlung wie bei Geschwüren im Allgemeinen, rein antiseptisch. Der Penis wird durch 10 Minuten in 2%iger Carbolsäure gebadet; darauf wird auf das Geschwür Jodoform- oder Sublimatgaze applicirt oder Jodoform in Pulver mittelst Zerstäubers aufgestreut; darüber in Carbol getauchte, ausgedrückte Watte, die mit Calicotbinde, oder wenn das Geschwür an der Glans oder der Innenfläche des Präputiums sitzt, einfach durch Darüberschieben des letzteren fixirt wird. Der Verband täglich zu wechseln.

Bei multiplen Geschwüren sehr zweckmässig der Jodoform-Spray nach Mraček:

36*

Rp. 2005.

> *Jodoform.* 5·0,
> *Aether. sulfuric.* 35·0.
> *S. Mittelst Richardson'schen Zerstäubungsappa-*
> *rates auf die Geschwüre zu appliciren.*

Sitzt der Schanker am F r e n u l u m, so ist dasselbe doppelt zu unterbinden und zu durchschneiden.

Bei s c h l e c h t e r G r a n u l a t i o n, speckigem Belag, wenn das Jodoform nicht rasch eine Reinigung herbeiführt, Aetzung mit concentrirten Säuren oder:

Rp. 2006.   *Cupr. sulfuric.* 5·0,
> *Aqu. dest.* 15·0.
> *S. Darin getränkte Watte auf das Geschwür*
> *aufzulegen, 2stündlich zu wechseln bis zur*
> *Entstehung eines blauen Aetzschorfes.*

Die Anwendung von A r g e n t u m n i t r i c u m in Substanz oder Lösung bei unreinen, belegten Geschwüren zu meiden, höchstens b e i z u ü p p i g e r G r a n u l a t i o n gestattet.

Bei Complication des Geschwüres mit P h i m o s i s entsprechende Behandlung der letzteren (s. „Phimosis", S. 561 f.)

Ist das Geschwür bereits in eine s c h ö n g r a n u l i r e n d e W u n d e verwandelt, auch Anwendung von Salben empfehlenswerth:

Rp. 2007.

Merc. praecip. rubr. 0·2,
Ungu. simpl. 20·0.
S. Salbe.

Rp. 2008.

Argent. nitric. 0·3,
Vaselin. 20·0.
S. Salbe.

Bei p h a g e d ä n i s c h e n, g a n g r ä n ö s e n Geschwüren neben Berücksichtigung des ˙̄ ˙meinzustandes event. Gebrauch von Tonicis) loca˙ ˙ ˙ ˙̄rm oder ˙ ˙ auch das Geschwür dicht n̤ ˙ ˙ uer zu darüber Watte zu legen un̤ ˙ ˙n. D̤ täglich 1—3mal zu wechse˙ alte mit Carbollösung abgespült ˙ ˙pplici˙

Rp. 2009.   *Bitum. Fagi* 10·0
> *Calcar. sulfuric.* ˙

Wenn Gypstheer nicht baldige Reinigung herbeiführt, am besten energisches Ausbrennen des Geschwürs mit Thermocauter oder permanentes Wasserbett.

Adenitis inguinalis. Bubo. Leistendrüsenentzündung.

Bei acut entzündlicher Schwellung der Leistendrüsen Bettruhe; so lange keine Fluctuation nachweisbar, Umschläge mit Bleiwasser, oder mit verdünnter Burow'scher Lösung, darüber eventuell Eisumschläge, die sehr häufig gewechselt werden müssen.

Rp. 2010.
Aqu. vegeto-min. Goulard. 15·0,
Aqu. dest. 500·0.
S. Zu Umschlägen. (S. auch Rp. 1998.)

Im Beginne der Entzündung auch Einpinselung von Jodtinctur oft von Erfolg:

Rp. 2011.
Tinct. Jodin.,
Tinct. Gallar. $\overline{aa}$ *10·0.*
S. Zum Einpinseln.

Ebenso auch Gebrauch von Jodsalben (s. Rp. 1964). Ferner das Auflegen und Befestigen von Schrotbeuteln oder Bleiplatten oft resorptionsbefördernd.

Bei Fluctuation Dunstumschläge; wenn Durchbruch droht, ausgiebige Incision parallel dem Poupartschen Bande, Entleerung des Eiters, Jodoformverband. Bei strumösen Bubonen Ausschälung der erkrankten Drüsen mit dem (vorher peinlich desinficirten) Finger oder Abbindung des Stiels und Exstirpation der Drüsen mit der Scheere; kleinere Drüsenpartikel mit dem scharfen Löffel zu entfernen. Jodoformverband, welcher, wenn nicht Fieber oder starke Schmerzen die Besichtigung der Wunde erheischen, durch 4—5 Tage liegen bleibt. Bei schlechter oder zu üppiger Granulation Anwendung von Lapis in Substanz oder Bepinselung mit concentrirten Lösungen:

Rp. 2012.
Argent. nitric. 1·0 - 5·0,
Aqu. dest. 10·0.
Da in vitr. nigr.
S. Zu Handen des Arztes.

In anderen Fällen, bei schlaffen, blassen Granulationen, auch Anwendung von Kampherschleim, indem die Wunde mit in denselben getauchter hydrophiler Gaze bedeckt wird, darüber Watte und Calicotbinde; täglicher Verbandwechsel.

Rp. 2013.
Camphor. trit. 2·0,
Gumm. Tragacanth.,
Mucilag. gum. Arabic.
$\overline{aa}$ *10·0,*
Aqu. dest. 200·0.
S. Kampherschleim.

Wenn Hohlgänge bestehen, zunächst in dieselben

Jodoformstäbchen einzuführen:

Rp. 2014.
Jodoform. 2·0,
Gumm. Tragacanth.,
Amyl.,
Glycerin. $\overline{aa}$ *q. s. ut f.*
bacill. No. 10.
D. S. Jodoformstäbchen.

Wenn hiedurch der Hohlgang sich nicht schliesst, Spaltung des darüber liegenden Gewebes auf der Hohlsonde und energische Excochleation.

Ist die Wunde schmierig belegt, gangränös, phagedänisch, serpiginös, so bewirkt Gypstheer (s. Rp. 2009), täglich dicht eingestreut, oft rasche Reinigung. Wo auch dies ohne Erfolg, Anwendung des Thermocauters.

C. Syphilis.

Ulcus durum. Sclerosis. Harter Schanker. Prophylaktisch Zerstörung verdächtiger Excoriationen mittelst Thermocauters innerhalb der drei ersten Tage nach dem Coitus. Ist der harte Schanker constatirt, so ist die Behandlung im Wesentlichen local. Excision verhindert nicht den Ausbruch der Allgemeinerkrankung. Daher die Behandlung in den meisten Fällen einfach antiseptisch, der des weichen Schankers entsprechend (s. das. S. 563 ff.) Besonders empfehlenswerth die Anwendung des Jodoforms als Pulver, Jodoformgaze oder als Jodoformspray mit Aether (s. Rp. 2005), sowie auch:

Rp. 2015.
Jodoform. pulv. 1·0,
Aether. sulfuric.,
Ol. Olivar. $\overline{aa}$ *5·0.*
S. Darin eingetauchte Watte aufzulegen.

Bei hochgradigem Zerfall statt Jodoform hie und da auch:

Rp. 2016.
Jod. pur. 0·1,
Kal. iodat. 1·0,
Aqu. dest. 50·0.
S. Verbandwasser.

Ist das Geschwür gereinigt, behufs Ueberhäutung und Erweichung der Sklerose Anwendung von Quecksilbermitteln:

Rp. 2017.
Merc. sublim. corros. 0·1,
Aqu. dest. 30·0.
S. Verbandwasser.

Besser:

Rp. 2018.
Emplastr. Hydrarg. ciner.,
Emplastr. Diachyl. simpl. liquef. $\overline{aa}$ *10·0,*
Ol. Olivar. q. s. ut f. emplastr. moll.
S. Auf Leinwand messerrückendick aufgestrichen aufzulegen.

Ebenso:

Rp. 2019.
Emplastr. Hydrarg. ciner.,
Emplastr. saponat.
$\overline{aa}$ *10·0.*
S. Wie das Vorige.

Rp. 2020.
Merc. praecip. rubr. 0·1,
Vaselin. 20·0.
S. Salbe.

Ist die Sklerose überhäutet, aber noch sehr derb, so ist sie erst aufzuätzen, um dann die Quecksilbermittel leichter zur Wirkung zu bringen. Zu dieser Aufätzung am besten:

Rp. 2021. *Merc. sublim. corros. 2·0,*
Spir. vin. 20·0.
S. Auf den Knoten einzupinseln.

Bei Phimosis in Folge der Sklerose operative Behandlung, wenn diese nicht zugegeben wird, neben fleissiger Ausspritzung des Präputialsackes mit antiseptischen Flüssigkeiten frühzeitige antisyphilitische Allgemeinbehandlung (Einreibungskur).

Neben der Localbehandlung ist für Kräftigung der Constitution, zweckmässige Lebensweise zu sorgen, damit Patient die zu erwartende secundäre Syphilis leichter überstehe, sowie eventuell vorhandene Ekzeme oder sonstige Hautkrankheiten, ferner Affectionen der Zähne und der Mundschleimhaut entsprechend zu behandeln. Antisyphilitische Allgemeinbehandlung in der primären Periode vermag den Ausbruch der secundären Syphilis nur hinauszuschieben, nicht zu verhindern; dieselbe ist aber angezeigt bei Phimosis, wenn die Operation nicht zugegeben wird (s. o), ferner bei Sklerose im Gesicht oder in der Urethra, sowie bei Schwangeren.

Secundäre und tertiäre Syphilis. *a)* Allgemeinbehandlung. Dieselbe in allen Fällen von secundärer und tertiärer Lues vorzunehmen, und zwar im Grossen und Ganzen nach folgenden Indicationen: In den meisten Fällen von secundärer Syphilis, namentlich bei der ersten Eruption, Einreibungskur; dieselbe ist nur bei zarten, schwachen, meist blonden Individuen, deren Haut durch die Einreibungen von heftigem acutem Ekzem befallen wird, contraindicirt. Wo die Einreibungskur wegen dieses Umstandes oder wegen besonderer privater Verhältnisse nicht durchzuführen ist, Injectionen oder interne Verabreichung quecksilberhältiger Mittel. Bei leichten Recidiven des secundären Stadiums innerlicher Gebrauch von Quecksilber oder von Jod, bei schweren Formen der secundären Lues, namentlich bei Iritis, aber stets Einre[...]

Bei tertiärer Syphili[...] brauch von Jodpräparaten, [...]

Einreibungskur oder Injectionen. Bei ausgebreiteten Ulcerationen, zahlreichen zerfallenden Hautgummen Sublimatbäder von vorzüglicher Wirkung. Bei tertiären Affectionen des Periosts (Dolores osteocopi), der Gelenke, Muskeln oder Sehnenscheiden Anwendung von Jod, am besten Jodoforminjectionen. Bei schwerer tertiärer Syphilis kachektischer Individuen behufs Kräftigung des Kranken zunächst vegetabilische Tränke, insbesondere Decoct. Zittmann., eventuell mit Jod combinirt, oder andere Roborantia, nach deren Gebrauch man dann die Einreibungskur folgen lässt. Bei Tertiär-Syphilis des Auges, der inneren Organe zweckmässig Einreibungskur mit Jod combinirt.

In der Latenzperiode, wenn keine manifesten Symptome von Lues mehr bestehen, ist es namentlich in den ersten zwei Jahren nach der Infection angezeigt, in Pausen von 2—4 Monaten leichte, etwa 4wöchentliche Kuren durchmachen zu lassen, wobei man innerlich zu nehmende quecksilber- oder jodhältige Mittel verwendet.

Die einzelnen Behandlungsmethoden werden in folgender Weise durchgeführt:

I. Einreibungskur.

Vor Beginn der eigentlichen Kur ein oder mehrere Wannenbäder zu verordnen, in denen die Haut des Kranken gut eingeseift und abgewaschen werden soll. Ausserdem entsprechende Vorbereitung des Mundes (s. „Mundpflege“, S. 571 ff.).

Zur Einreibung verschreibt man:

Rp. 2022.
Unguent. ciner. 3·0—5·0.
Dent. tal. dos. No. 10.
Da in chart. cerat.
S. Täglich 1 Päckchen zu gebrauchen.

In leichteren Fällen, namentlich bei secundärer Lues, werden gewöhnlich 3·0 pro dos., bei schwerer tertiärer Syphilis, namentlich bei bedrohlichen Erscheinungen von

Seite des Gehirns oder Auges, 5·0 pro dos. und darüber verwendet.

Statt der grauen Salbe in neuerer Zeit empfohlen:
Rp. 2023.

Hydrargyr. oleinic. 2·0.
Dent. tal. dos. No. 10.
D. S. Täglich 1 Päckchen zu gebrauchen.

Die Einreibungen in einem bestimmten Turnus vorzunehmen; man reibt ein:

am 1. Tag: beide Waden;

am 2. Tag: Innen- und Aussenfläche beider Oberschenkel mit Umgehung der Leistengegenden;

am 3. Tag: die Seitentheile von Brust und Bauch mit Vermeidung der Gegend der Spina ant. sup. und des Darmbeinkammes, sowie der Brustwarzen;

am 4. Tag: die Beugeflächen der Arme mit Ausnahme der Ellbogenbeuge;

am 5. Tag: den Rücken unterhalb der Scapularwinkel.

Stark behaarte Körperstellen sind zu vermeiden oder bei allgemeiner starker Behaarung vor Beginn der Kur zu rasiren;

am 6. Tag folgt ein Reinigungsbad, worauf am 7. Tag wieder mit den Waden begonnen wird.

Technik der Einreibung. Die Friction entweder vom Patienten selbst (mit Ausnahme des Rückens, der von einem Andern eingerieben werden muss) oder von einem geschulten Wärter vorzunehmen. Man trägt ein etwa erbsengrosses Stück Salbe auf den einzureibenden Theil auf und verreibt es mit dem Daumenballen (wenn Schwielen oder Rhagaden an der Hand vorhanden sind, soll die letztere durch einen Glacéhandschuh geschützt werden) in grossen Touren, ohne dabei stark aufzudrücken, bis zum Trockenwerden der Haut; hierauf wird ein zweites, ebenso grosses Stück auf die entsprechende Stelle der anderen Seite eingerieben und so fort, bis das für den Tag bestimmte Quantum verbraucht ist. Zeichen

einer gutgemachten Einreibung ist, dass die ein-
geriebene Stelle, mit einem Tuch abgewischt, ihre graue
Farbe nicht ganz verliert und namentlich in den Follikeln
noch graue Punkte sichtbar bleiben. Dauer der Ein-
reibung: 20 Minuten bis ½ Stunde. Zeit der Einreibung: Am besten Vormittag, jedenfalls nicht vor dem
Schlafengehen, weil durch das Schwitzen im Bett die
Resorption beeinträchtigt wird. Zahl der Einreibungen
verschieden, im Minimum (wenn nicht durch Stomatitis,
Ekzem oder sonstige Erkrankung die Fortsetzung der
Kur verhindert wird) 30, im Durchschnitt 35—40; als
Regel gilt, die Einreibungskur nicht nur bis zum völligen
Schwinden aller Krankheitssymptome durchzuführen, son-
dern dann noch einige Einreibungen (⅛ der bereits
vorgenommenen) vornehmen zu lassen.

Diätetisches Verhalten während der Einreibungskur. Bei gutem Wetter fleissiger Aufenthalt
im Freien, bei schlechtem das Zimmer zu hüten; in
den ersten Stunden nach der Einreibung nicht auszu-
gehen. Die Bekleidung und das Bett nicht zu warm, starke
körperliche und geistige Anstrengung zu meiden. Kost
nahrhaft, aber nicht reizend; Alkoholica nur in mässiger
Menge gestattet. Rauchen auf ein Minimum einzu-
schränken.

Von besonderer Wichtigkeit bei Gebrauch
von Quecksilber in jeder Form ist die Mundpflege, da bei Vernachlässigung derselben leicht eine
starke Gingivitis und Stomatitis bis zum Ausfallen der
Zähne, Periostitis und Vereiterung der Halslymphdrüsen
eintritt, während eine mit geringer Salivation verbundene
leichte Röthung und Schwellung des Zahnfleisches bei
längerem Gebrauch von Quecksilber allerdings unver-
meidlich ist.

Die Mundpflege während einer Quecksilberkur besteht in Folgendem: Vor Beginn der Kur etwa vorhandene Stomatitis zu beseitigen, hervorragende Zahn-
spitzen abzuglätten, Wurzelreste zu entfernen, cariöse

Zähne zu plombiren oder zu extrahiren. Während der Kur wird auf Prof. Neumann's Klinik folgendes Verfahren eingeschlagen: Während der Einreibung spült Patient fortwährend den Mund aus mit:

Rp. 2024.
Acid. carbolic. 3·0,
Aqu. dest. 200·0.
S. Mundwasser.

Ausserdem muss der Kranke 2—3mal täglich den Mund erst mit Wasser gut ausspülen und hierauf das Zahnfleisch mit Pix liquida einpinseln. Dieso wird dann mit Watte oder Charpie entfernt, danach noch die Zähne mittelst einer festen Zahnbürste gut abgebürstet, der Mund mit Carbollösung (s. o.) gut ausgewaschen, dann die Zähne nochmals geputzt mit:

Rp. 2025.
Pulv. carbon. Til. praep. 50·0.
S. Zahnpulver.

Für die Privatpraxis eignet sich besser folgendes Verfahren: Patient spült, wenn er zu Hause ist, jede Stunde das Zahnfleisch, die Wangen- und Rachenschleimhaut gut mit einem der folgenden Gurgelwässer aus:

Rp. 2026.
Kal. chloric. 5·0,
Aqu. dest. 500·0.
S. Gurgelwasser.

Rp. 2027.
Alum. crud. 5·0—10·0,
Aqu. dest. 500·0.
S. Gurgelwasser.

Rp. 2028.
Acid. salicylic. 2·5,
Spir. vin. q. s. ad sol.,
Aqu. dest. 500·0.
S. Gurgelwasser.

Rp. 2029.
Acid. thymic. 0·5,
Aqu. font. 500·0.
S. Mundwasser.

Rp. 2030.
Creosot. 10·0,
Aqu. dest.,
Spir. vin. $\overline{aa}$ 100·0.
S. 1 Kaffeelöffel auf 1 Glas Wasser zum Gurgeln.

Nach jeder Mahlzeit, ..ch,

Patient mittelst nicht zu weicher Zahnbürste das Zahnfleisch und die Zähne an allen Flächen gut abputzen. Als Zahnpulver das oben erwähnte Kohlenpulver (s. Rp. 2025), auch in der Form des Pulvis dentifric. niger der österr. Pharmacopoe:

Rp. 2031.
Pulv. carbon. Lign. dep.,
Pulv. cort. Chin. Calisay.,
Pulv. fol. Salv. $\overline{aa}$ 20·0.
M. f. pulv. subtilissim.
S. Zahnpulver.
Oder:

Rp. 2032.
Pulv. dentifr. alb. 50·0.
S. Zahnpulver.
Oder etwa:

Rp. 2033.
Oss. Sep. praep. 40·0,
Pulv. rad. Ir. flor. 10·0.
M. f. pulv. subtilissim.
S. Zahnpulver.

Oder sonst eines der gebräuchlichen Zahnpulver.

Nach dem Bürsten ist das gesammte Zahnfleisch an der vorderen und hinteren Fläche mittelst weichen Haar- oder mittelst Charpiepinsels gut mit einer astringirenden Tinctur zu bestreichen. Man verwendet:

Rp. 2034.
Tinct. Ratanh.,
Tinct. Gallar. $\overline{aa}$ 20·0.
S. Zahnfleischtinctur.

Rp. 2035.
Tinct. Spilanth. olerac.,
Tinct. Opii simpl. $\overline{aa}$ 10·0,
Aqu. dest. 20·0.
S. Zum Einpinseln.

Rp. 2036.
Tinct. Tormentill.,
Tinct. Gallar. $\overline{aa}$ 20·0,
(Tinct. Myrrh. 10·0.)
S. Zahntinctur.

Ist es wegen Vernachlässigung der erwähnten Maassregeln zu Stomatitis mercurialis gekommen, so sind dieselben mit besonderer Genauigkeit durchzuführen, das Zahnfleisch sehr häufig mit einer der erwähnten Tincturen, eventuell auch täglich einmal mit Jodtinctur zu bepinseln, Geschwüre mit Lapislösung zu touchiren und die Quecksilberkur, wenn nöthig, zu unterbrechen, eventuell statt derselben innerlicher Gebrauch von Jod.

2. Quecksilber-Injectionen.

Ort: Meistens die Glutäalgegend, seltener verschiedene Punkte des Thorax und Rückens, die man sich am besten in der Weise markirt, dass man jederseits vier Linien annimmt: Hintere und vordere Axillarlinie, Mammillar- und Scapularlinie, und in jeder derselben vier von einander um etwa 3 Cm. entfernte Punkte festsetzt, an denen man die Injectionen vornimmt. Stets macht man dieselben abwechselnd auf der rechten und linken Seite und auch bei Wahl der Glutäalgegend an möglichst verschiedenen Punkten derselben.

Technik der Injectionen: Mittelst Pravaz'scher Spritze mit scharf geschliffener Canüle wird die Lösung derart injicirt, dass man in der Glutäalgegend einfach die Nadel senkrecht bis in die Muskulatur einsticht, an Brust und Rücken eine Hautfalte aufhebt und an der Basis derselben einsticht, so dass die Flüssigkeit in das subcutane Zellgewebe gelangt. Nach der Injection die Einstichstelle gut zu massiren. Spritze und Nadel vor und nach dem Gebrauch gut zu desinficiren (mit antiseptischen Flüssigkeiten durchzuspritzen und zu waschen). Bei Injectionen in der Glutäalgegend ist darauf zu achten, dass dieselben nicht zu nahe dem Sitzknorren gemacht werden, damit etwa sich bildende Infiltrate den Kranken nicht beim Sitzen belästigen. Ueber die Wirkung der Injectionen (s. die Tabelle S. 577). Sorgfältigste Mundpflege wie bei der Einreibungskur (s. das. S. 571 ff.). Wenn nach der Injection starke Schmerzen an der betreffenden Stelle auftreten, kalte Umschläge zu appliciren.

Die am häufigsten zu Injectionen verwendeten löslichen Präparate sind:

Rp. 2037.
Merc. sublim. corros. 0·1,
Aqu. dest. 10·0.
S. Täglich 1 Pravaz'sche Spritze zu injiciren.

Besser, weil schmerzloser zu vertragen:

Rp. 2038.
Merc. sublim. corros. 0·1,
Natr. chlorat. 0·5,
Aqu. dest. 10·0,
(Morph. muriat. 0·05.)
S. Wie das Vorige.

Sehr gut vertragen werden die beiden folgenden, von v. Bamberger angegebenen Präparate, die aber wenig haltbar, daher jeden 2. Tag frisch zu verschreiben sind.

Das Quecksilber-albuminat:
Rp. 2039.
Album. ovor. 100·0,
Sol. Merc. sublim. corr.
5% 60·0,
Sol. Natr. chlor. 20% 60·0,
Aqu. dest. 80·0.
S. Täglich 1 Pravaz'sche
Spritze (= 0·01 Subli-
mat) zu injiciren.

Das Quecksilber-peptonat:
Rp. 2040.
Pepton. 1·0,
Solve in Aqu. dest. 50·0.
Filtra, adde:
Sol. Merc. sublim. corros.
5% 20·0,
Sol. Natr. chlorat. 20%
15·0,
Aqu. dest. q. s. ad 100·0.
S. Wie das Vorige.

Von Liebreich eingeführt ist das Quecksilberformamid.

Rp. 2041.
Hydr. formamidat. 0·1,
Aqu. dest. 10·0.
S. Täglich 1 Pravaz'sche
Spritze zu injiciren.

Cyanquecksilber macht local wenig Reaction, aber leicht Beschwerden von Seiten des Darmcanals, und ist ausserdem wegen des Cyangehaltes nicht durch längere Zeit anwendbar:

Rp. 2042.
Hydrargyr. bicyanat. 0·1,
Glycerin. 2·0,
Aqu. dest. 18·0.
S. Wie das Vorige.

Quecksilberharnstoff:
Rp. 2043.
Merc. sublim. corros. 0·2,
Aqu. dest. fervid. 10·0.
Filtra et adde:
Ureae bis recrystallisat.
0·05.
D. S. Wie das Vorige.

Hie und da ·wird auch gebraucht:
Rp. 2044.

> *Hydrargyr. biiodat.,*
> *Kal. iodat. $\overline{aa}$ 0·2,*
> *Nat. phosphoric. tribasic. 0·4,*
> *Aqu. dest. 50·0.*
> *S. Zur Injection.*

In neuester Zeit wird auch das von H e l l in Tropfen dargestellte Asparaginquecksilber (enthält 1% metallisches Quecksilber) verwendet.

Rp. 2045.

Hydrargyr. asparagin. 10·0.
D. S. Täglich 1 Pravaz'sche Spritze zu injiciren.

In allerjüngster Zeit eingeführt und von vorzüglicher Wirkung:

Rp. 2046.

> *Hydrarg. sozojodol. 0·8,*
> *Kali. jodat. 1·6,*
> *Aqu. dest. 10·0.*
> *D. S. Jeden fünften Tag eine Injection.*

Bezüglich der unlöslichen Injectionsflüssigkeiten ist zu bemerken, dass die Injectionsflüssigkeit vor dem Gebrauche gut umzuschütteln ist und die Canüle der Spritze etwas stärker sein muss, als beim Gebrauch der löslichen Mittel. Injectionsstelle: Glutäalgegend oder Bauchgegend. Abscessbildung erfolgt leichter als bei den löslichen Präparaten; daher strenge Antisepsis. Die Injectionen werden in Zwischenräumen von 5—8 Tagen wiederholt. Ueber die Anzahl der nöthigen Injectionen s. tabellarische Uebersicht (S. 577.)

Von sehr guter Wirkung, aber schmerzhafte Reaction hervorrufend:

Oder:

Rp. 2047.
Calomel. vap. parat. 1·0,
Glycerin. 10·0.
D. S. Jeden 8. Tag eine
Injection.

Rp. 2048.
Calomel. vap. parat. 1·0,
Paraffini liqu. sterilis.
(oder Ol. oliv.) 10·0.
D. S. Wie das Vorige.

Oder:

Rp. 2049.
  Calomel. vap. parat. 1·0,
  Ol. Vaselin. alb. 10·0.
  D. S. Wie das Vorige.

Ebenfalls unlöslich ist das Quecksilberoxyd:

Rp. 2050.
  Hydrarg. oxydat. flav.
  0·5,
  Ol. Amygdal. dulc. 15·0.
  S. Jeden 5. Tag 1 Pravaz'sche Spritze zu injiciren.

In neuerer Zeit werden mit gutem Erfolg gebraucht:

Rp. 2051.
  Hydrargyr. salicylic. 1·0,
  Paraffin. liquid. 10·0.
  S. Jeden 5. Tag eine Pravaz'sche Spritze zu injiciren.

Rp. 2052.
  Hydrargyr. thymolic.(thymolo-acet.) 1·0,
  Paraffin. liquid. 10·0.
  S. Wie das Vorige.

Tabellarische Übersicht

über die Wirkung der Quecksilberinjectionen im Vergleich mit der Wirkung der Einreibungscur.

Es genügen im Durchschnitt zum Verschwinden eines	Anzahl der Einreibungen	Anzahl der Injectionen von unlöslichen Quecksilberpräparaten und dem löslichen Sozojodolquecksilber	Anzahl der Injectionen von den übrigen löslichen Quecksilberpräparaten
Maculösen Exanthems	20—25	5—6	20—25
Papulösen Exanthems	30—35	6—8—10	30—35

3. Interne Darreichung von Quecksilber.

Im Ganzen nur selten angewendet (s. „Indicationen", S. 568 f.), ist diese Methode bei schwachen Verdauungsorganen contraindicirt. Zeit der Einnahme am besten nach den Mahlzeiten. Mundpflege wie bei der Einreibungskur (s. das. S. 571 ff.).

Rp. 2053.

Calomelan. laevig. 0·5,
Opii pur. 0·1,
Saech. alb. 5·0.
M. f. p. Div. in dos. aequ.
No. 12.
D. S. 3 Pulver täglich.

Rascher als Calomel, aber auch drastischer wirkt Sublimat:

Rp. 2054.

Merc. sublim. corros. 0·1,
Aqu. dest. 150·0.
S. Tägl. 2—3 Kaffeelöffel.

Rp. 2055.

Merc. sublim. corros. 0·1,
Natr. chlorat. 2·5,
Aqu. dest. 200·0.
S. Früh und Abends
  1 Esslöffel.

Häufig gebraucht wird auch der Liquor mercurialis seu Spiritus antivenereus nach van Swieten:

Rp. 2056.

Merc. sublim. corros. 0·1,
Spir. vin. 100·0.
S. Früh- und Abends
  1 Kaffeel. in einem Glas
  Milch oder Rothwein.
Aehnlich:

Rp. 2057.

Merc. sublim. corros. 0·1,
Rhum. optim. 100·0.
S. Früh und Abends
  1 Kaffeelöffel in einer
  Tasse russischen Thees.
In Pillen:

Rp. 2058.

Merc. sublim. corros. 0·1,
Extr. Opii aquos. 0·07,
Pulv. et extr. Acor.
āā q. s. ut. f. pill. No. 20.
D. S. 2 Pillen täglich,
  allmälich steigend auf
  5 Pillen pro die.

Am häufigsten von den intern zu gebenden Quecksilberverbindungen wird gebraucht das Protoioduretum Hydrargyri:

Rp. 2059.

Hydraryyr. iodat. 0·4,
Opii pur. 0·3,
Pulv. et extr. Acor.
āā q. s. ut f. pill. No. 20.
S. Früh und Abends
  1—2 Pillen.

Auch in Form der Ricord'schen Pillen:

Rp. 2060.

Hydrargyr. iodat.,
Lactucar. Gallic. āā 3·0,
Extr. Opii aquos. 1·0,
Extr. Conii 6·0.
M. f. pill. No. 60.
D. S. Abends 1 Pille.

Für Kinder:
Rp. 2061.
> Protojodur.Hydrarg.0·07,
> Pulv. gumm.,
> Sacch. alb. $\overline{aa}$ 2·0.
> M. f. pulv. Div. in dos.
> aequ. No. 12.
> D. S. 2—3 Pulver täglich.

Seltener gebraucht wird das Deuteroioduretum Hydrargyri:
Rp. 2062.
> Hydrargyr. biiodat. 0·1,
> Extr. Opii aquos. 0·3,
> Extr. Quass. q. s. ut f.
> pill. No. 20.
> S. 2mal tägl. 1—2 Pillen.

Sehr gut vertragen wird das in neuerer Zeit von Lustgarten angegebene Hydrargyrum tannicum:

Rp. 2063.
> Hydrarg. tannic. oxydul.,
> Sacch. alb. $\overline{aa}$ 3·0.
> M. f. pulv. Div. in dos.
> aequ. No. 30.
> D. S. 3mal täglich 1 Pulver.

Dasselbe in Pillenform:
Rp. 2064.
> Hydrarg. tannic. oxydul.
> 4·0,
> Landani pur. 0·15,
> Pulv. et Extr. Acori qu.
> s. ut f. pill. No. 100.
> D. S. 4 Stück täglich.

In letzter Zeit wird mit gutem Erfolg gegeben:
Rp. 2065.
> Hydrargyr. salicylic. 0·35,
> Pulv. et extr. Quass. q. s.
> ut f. pill. No. 25.
> D. S. 2mal täglich je 2
> Pillen.

Rp. 2066.
> Hydrarg. thymolo-acetic. 1·0,
> Extr. Opii 0·4,
> Pulv. et extr. Liquir. q. s. ut f. pill. Nr. 30.
> S. Täglich 3 Pillen.

4. Sublimatbäder.

Das Sublimat wird in Lösung verschrieben, dieselbe in einem Topf heissen Wassers noch gut verrührt und dieses einem Bad von 28—29° R. (Porzellan- oder Holz-wanne, da Metall vom Sublimat angegriffen wird) zuge-setzt, in welchem Patient durch $1/_2$—2 Stunden verbleibt; nach dem Bade soll Patient etwa 1 Stunde im Bett bleiben.

Diese Bäder täglich zu geben. Entsprechende Mundpflege natürlich auch hier geboten.

Man verschreibt:

Rp. 2067.

Mercur. sublim. corrosiv.
10·0—30·0,
Aqu. font. 400·0.
S. Zusatz zum Bad.

Man kann auch bei entsprechender Localisation von Ulcerationen nur Hand- oder Fussbäder geben lassen und verschreibt dann:

Rp. 2068.

Merc. sublim. corrosiv.
5·0—10·0,
Aqu. font. 200·0.
S. Zusatz zum Bad.

5. Jodbehandlung.

Bei Darreichung von jodhältigen Mitteln ist zu beachten, dass dieselben leicht gewisse krankhafte Zustände, sog. Jodismus, erzeugen, bestehend in Acne, Coniunctivitis (oft mit starkem Oedem der Lider), Coryza, seltener auch Laryngitis und Bronchitis. Diese Symptome erfordern manchmal durch ihre Heftigkeit ein Aussetzen der Jodbehandlung, verschwinden aber damit auch von selbst. Manche Jodpräparate rufen auch öfters heftige gastrische Erscheinungen hervor und müssen dann ausgesetzt, resp. mit einer anderen, die Verdauungsorgane weniger angreifenden Jodverbindung vertauscht werden. Das am häufigsten verwendete der hieher gehörigen Mittel ist das Jodkalium, das man bei leichter secundärer Syphilis oder in der Latenzperiode zu 1·0—2·0 pro die, bei tertiärer Lues gewöhnlich in Dosen von 2·0—4·0 pro die verordnet.

Rp. 2069.

Kal. iodat. 1·0—2·0—4·0,
Aqu. dest. 80·0,
Syr. Moror. 20·0.

S. Abends in 3 Portionen, in stündlichen Intervallen zu nehmen.

Rp. 2070.

Kal. iodat. 5·0—10·0,
Aqu. dest. 200·0,
Syr. cort. Aurant. 20·0.
al. ta

Rp. 2071.
 Kal. iodat. 5·0,
 Pulv. et extr. Acor.
 a̅a̅ q.s.ut f. pill. No. 50.
 Consp. pulv. sem. Lycop.
 D. S. Tägl. 5—10 Pillen.

Besser als Jodkalium, weil weniger leicht Jodismus erzeugend, ist das theurere Jodnatrium, das ganz in denselben Dosen und Formen wie jenes gegeben wird.

Stärker jodhältig als die beiden genannten, aber schwer verdaulich ist Jodlithium, das stets nur in kleinen Dosen gereicht wird.

Rp. 2072.
 Lith. iodat. 1·5,
 Pulv. et extr. Gent. q. s.
 ut f. pill. No. 50.
 D. S. 3mal täglich je
 2 Pillen.

Am reichsten an Jod, aber schwer verdaulich ist Jodoform:

Rp. 2073.
 Jodoform. pur. 2·0,
 Pulv. et extr. Quass. q. s.
 ut f. pill. No. 20.
 S. 3mal täglich 1 Pille.

Häufiger wird es in Injectionen gegeben, wenn die innerlich zu gebenden Jodverbindungen nicht vertragen werden. Ort und Technik der Injectionen wie bei den Quecksilberverbindungen (s. das. S. 574).

Rp. 2074.
 Jodoform. pur. 1·0—2·0,
 Ol. Olivar. 20·0.
 S. Täglich 1 Pravaz'sche
 Spritze zu injiciren.

Rp. 2075.
 Jodoform. 1·0,
 Ol. Ricin. 15·0.
 S. Wie das Vorige.

Rp. 2076.
 Jodoform. pur. 3·0,
 Aether. sulfur. 15·0.
 S. Injection.

Rp. 2077.
 Jodoform. pur. 1·0,
 Ol. Olivar.,
 Aether. sulfur. a̅a̅ 5·0.
 S. Injection.

Selten verwendet wird die billige, aber sehr schwer zu vertragende Jodtinctur:

Rp. 2078.
 Tinct. Jod. 2·0,
 Aqu. dest. 250 0,
 Syr. cort. Aur. 20·0.
 S. 2—4 Esslöffel täglich.

Bei anämischen, herabgekommenen Personen ist es zweckmässig, das Jod mit anderen, entschieden tonisirend wirkenden Mitteln zu verbinden:

Rp. 2079.
Ol. iecor. Asell. 50·0,
Jod. pur. 0·07.
S. Täglich 2—3 Esslöffel.

Noch besser ist die Com-
bination mit Eisen:

Rp. 2080.
Ferr. pulv. 2·0,
Jod. pur. 4·0,
Sacch. alb. 3·5,
Pulv. rad. Liquir. 7·0,
Aqu. dest. 2·5.
M. f. pill. No. 100.
S. 3mal tägl. je 2—3 Pill.

Rp. 2081.
Ferr. iodat. sacch. 20,
Pulv. et extr. Aur.
āā q. s. ut f. pill. No. 30.
D. S. 3mal täglich je
2 Pillen.

Rp. 2082.
Syr. Ferr. iodat. 2·0,
Syr. Moror. 20 0.
S. Tagsüber zu ver-
brauchen.

Rp. 2083.
Syr. Ferr. iodat.,
Syr. simpl. āā 25·0,
Aqu. dest. 150·0.
S. 3mal tägl. 1 Esslöffel.

Statt der jodhältigen Medicamente auch Gebrauch von
jodhältigen Mineralwässern, namentlich der Wässer von
Hall, Darkau in Schlesien, Luhatschowitz in Mähren,
Lipik in Slavonien, von Kreuznach etc.

Im Sommer Gebrauch von Kuren in diesen Orten.

Auch Schwefelwässer zu Bädern und innerlich sind
wegen der energischen Anregung des Stoffwechsels eine
gute Unterstützung einer antisyphilitischen Behandlung.
(Baden bei Wien, Trencsin, Pystian, Mehadia, Aachen etc.)

Als Nachkur einer antisyphilitischen Behandlung Kaltwasserkur oder Aufenthalt in einem Seebad empfehlenswerth.

6. Decocte.

Fast allein in Gebrauch ist das Decoctum Zittmanni,
von dem es ein fortius und ein mitius gibt. Man gibt
dasselbe gewöhnlich in der Weise, dass der Patient am
Morgen nüchtern 200—300 Gr. des gewärmten Decoct.
Zittm. fort. schluckweise im Lauf von $\frac{1}{2}$—1 Stunde

einnimmt; am Nachmittag trinkt er in derselben Weise eine ebenso grosse Dosis des Decoct. Zittm. mitius kalt. Die Kost reizlos, speciell der Genuss von sauren Speisen, frischem gekochtem Obst, sowie von Bier zu untersagen. Die Magistralformel des De coct. Zittmanni fortius ist:

Rp. 2084.

Rad. Sassaparill. 50·0,
Infunde cum Aqu. fervid.
    3500·0,
Digere per horas 24,
Dein additis intra saccul. lint.:
Sacch. alb..
Alum. crud. $\overline{aa}$ *3·0,*
Calomel. laevigat. 2·0,
Cinnabar. factit. 0·5,
Coque ad colatur. 1000·0.
Sub finem coctionis adde:
Semin. Anis. vulgar.,
Semin. Foenicul. $\overline{aa}$ *2·0,*
Fol. Sennae,
Rad. Liquirit. $\overline{aa}$ *6·0.*
Exprime per pannum.
 Cola.

Die Magistralformel des De coct. Zittmann. m it. ist:

Rp. 2085.

Rad. Sassaparill. 25·0,
Additis specieb. e Decoct.
 fortior. remanentib.
 coque cum
Aqu. font. 6000·0.
ad reman. 1000·0.
Sub finem coct. adde:
Cortic. fruct. Citr.,
Sem. Cardamom.,
Cort. Cinnamom.,
Rad. Liquirit. $\overline{aa}$ *1·5.*
Exprime per pannum.
 Cola.

Man kann auch das Decoct. Zittm. mit dem Gebrauch von Jod verbinden; man setzt dann dieses dem Decoct. Zittm. mitius zu und lässt das fortius weg. Man verschreibt also etwa:

Rp. 2086.

Decoct. Zittmann. mit. 200·0,
Kal. iodat. 2·0.
S. In 3 Portionen im Laufe des Tages zu nehmen.

Aehnlich dem Decoct. Zittmann., aber weniger wirksam ist das in Italien viel gebrauchte De co ct. Pollini:

Rp. 2087. *Rad. Sassaparill.,*
Rad. Chin. nodos. $\overline{aa}$ *25·0,*
Lapid. Pumic.,
Stib. sulfurat. nigr. crud. $\overline{aa}$ *10·0,*
Putam. nuc. Jugland. 75·0,
Coque cum
Aqu. font. 1500·0
ad col. 500·0.
S. Tagsüber zu verbrauchen.

Audere Decocte sind:

Rp. 2088.
Rad. Sassaparill.,
Lign. Guajac.,
Rad. Chin. nodos. $\overline{aa}$ *25·0,*
Aqu. font. bullient. 500·0.
Macera per horas 24,
Dein coque ad colat.
250·0.
S. Am Vormittag in
3 Portionen zu nehmen.

Rp. 2089.
Rad. Sassapar. opt. 50·0,
Aqu. font. 500·0,
Macera per horas 24,
Dein coque ad col. 300·0.
Adde:
Aqu. laxativ. Viennens.,
Syr. Sassaparill. $\overline{aa}$ *40·0,*
S. Tagsüber zu ver-
brauchen.

Rp. 2090. *Decoct. rad. Bardan. e 50·0 : 500·0,*
Inf. fol. Senn. e 10·0 : 100·0,
Sal. amar. 10·0.
S. In einem Tag zu verbrauchen.

Der sehr theuere Roob Laffecteur besteht nach
v. Sigmund aus:

Rp. 2091. *Rad. Sassaparill. 50·0,*
Herb. Borragin.,
Rad. Borragin.,
Flor. Rosar.,
Fol. Sennae elect.,
Sem. Anis. stellat. $\overline{aa}$ *3·0,*
Aqu. commun. q. s. ut f. coqu. et coland. h. a.
Syrup. gr. 500·0.
S. 3—6 Esslöffel im Tag.

b) **Localbehandlung.** Dieselbe stets mit entsprechender antisyphilitischer Allgemeinbehandlung zu combiniren. Bei **Papeln an den Genitalien und um den Anus** im Allgemeinen dieselbe Behandlung wie beim Initialaffect (s. „Ulcus durum," S. 566 f.), behufs Reinigung Jodoform, zur Ueberhäutung und Resorption graues Pflaster (s. Rp. 2018 und 2019) oder graue Salbe; statt der letzteren auch:

Rp. 2092.
Calomelan. laevigat. 3·0,
Ungu. simpl. 30·0.
S. Salbe.

Bei **luxurirenden Papeln (breiten Condylomen)** sehr zweckmässig der sog. **Labarraque'sche Verband:**
Rp. 2093.
Chlorin. liquid. 10·0,
Aqu. dest. 100·0.
S. Zum Bepinseln.
Rp. 2094.
Calomelan. laevigat.
$\qquad$ *10·0—25·0,*
Amyl. pur. 100·0.
S. Streupulver.

Die Papeln werden erst mit dem Chlorwasser bepinselt, hierauf das Calomelpulver dicht aufgestreut.

Bei **älteren, derben Infiltraten:**
Rp. 2095.
Merc. sublim. corrosiv.
$\qquad$ *1·0,*
Spir. vin. 20·0.
S. Zum Bepinseln.

Oder die **Plenck'sche Solution:**
Rp. 2096.
Merc. sublim. corrosiv.,
Alumin. crud.,
Ceruss.,
Camphor. ras.,
Spir. vin.,
Acet. vin. $\overline{aa}$ 5·0.
S. Die Flüssigkeit abzugiessen, der Bodensatz einzupinseln.

Bei **Rhagaden um den After** in Folge des Zerfalls von Papeln: scrupulöseste Reinlichkeit, sorgfältige Ausfüllung der Einrisse mit in antiseptische Lösungen getauchter Baumwolle oder mit Jodoformgaze, öftere Cauterisation mit Lapis oder mit Sublimatlösung.

Bei **Psoriasis palmaris und plantaris** Erweichung und Beseitigung der Schuppen durch Bähungen, Application von Dunstumschlägen über Nacht oder sehr gut auch Anlegung von Handschuhen und Strümpfen aus Kautschukleinwand, eventuell auch die einzelnen Infiltrate jeden oder jeden 2. Tag zu bepinseln mit:

Rp. 2097.
Merc. sublim. corrosiv. 0·2,
Collod. elastic. 20·0.
S. Sublimatcollodium.

Nach Abhebung der Schuppen Auflegen von grauem Pflaster oder Einreiben von kleinen Mengen grauer Salbe.

Bei schuppenden Papeln im Gesicht, pustulösem Syphilid der Kopfhaut nach Beseitigung der Borken mit Oel Einpinselung von:

Rp. 2098.
Merc. praecip. alb. 2·0,
Vaselin. 20·0.
S. Salbe.

Oder:
Rp. 2099.
Merc. sublim. corros. 0·1,
Vaselin. 20·0.
S. Salbe.

Bei Gummen und ulcerösen Syphiliden der Haut graues Pflaster, eventuell bei ausgebreiteten Ulcerationen Sublimatbäder (s. S. 579 f.) Bei rasch fortschreitendem Zerfall, insbesondere an Stellen, wo derselbe zu Entstellung oder zu Functionsuntüchtigkeit von Organen zu führen droht, energische Cauterisation der Ränder mit Kali causticum oder mit Lapis.

Bei Papeln und Rhagaden an den Lippen:
Rp. 2100.
Merc. praecip. alb. 0·5,
Ungu. Rosar. 10·0.
S. Lippensalbe.

Bei Papeln an der Mund- und Rachenschleimhaut Gurgeln mit:

Rp. 2101.
Merc. sublim. corros. 0·1,
Spir. vin.,
Aqu. dest. āā 150·0.
S. 1. Kaffeel. auf 1 Glas
Wasser zum Gurgeln.

Ferner Bepinseln mit:
Rp. 2102.
Acid. carbolic. 3·0,
Spir. vin. dil. 15·0.
S. Zum Einpinseln.

Weniger zu empfehlen wegen der grossen Reizung der Mundschleimhaut ist:

Rp. 2103.
Merc. sublim. corrosiv. 2·0,
Spir. vin. dil. 15·0.
S. Einpinselung.

Bei sehr empfindlichen Personen oder Kindern auch:

Rp. 2104.
Acid. tannic. 3·0,
Glycerin. 30·0.
S. Zum Einpinseln.

Ulcerirte Papeln mit Lapis in Substanz oder in 10%iger Lösung zu touchiren.

Bei Angina luetica Gurgeln mit 2%iger Carbol- oder 1%iger Kal. chloricum-Lösung oder mit:

Rp. 2105.
Kal. hypermangan. 0·02,
Aqu. dest. 200·0.
S. Gurgelwasser.

Kalte oder feuchtwarme Umschläge um den Hals. Auftretende Papeln mit Lapis zu touchiren.

Bei syphilitischen Affectionen der Nasen-höhle Ausspritzung derselben mit:

Rp. 2106.
Merc. sublim. corrosiv.
      0·25 — 0·5,
Aqu. dest. 1000·0.
S. 3mal täglich die Nase damit auszuspritzen.

Oder:

Rp. 2107.
Jod. pur. 0·4,
Kal. iodat. 1·0,
Aqu. font. 1000·0.
S. Wie das Vorige.

Ferner Einlegen von Wattewicken, die bestrichen sind mit:

Rp. 2108.
Merc. praecip. rubr. 0·2,
Ungu. emoll. 20·0.
S. Salbe.

Oder Einpinselung mit Jodglycerin, Cauterisation von Ulcerationen mit Lapis oder mit concentrirten Sublimatlösungen. Entfernung nekrotischer Knochenstücke.

Bei Syphilis des Kehlkopfs Inhalation mit:

Oder mit:

Rp. 2109.

Jod. pur. 0·02,
Kal. iodat. 2·0,
Aqu. dest. 100·0.
S. Inhalation.

Rp. 2110.

Merc. sublim. corros. 0·02,
Aqu. Laurocer. 10·0,
Aqu. dest. 100·0.
S. Inhalation.

Bei Ulcerationen im Kehlkopf neben den erwähnten Inhalationen Jodoform-Einstäubungen, Aetzung mit:

Rp. 2111.

Argent. nitric. 1·0—2·0,
Aqu. dest. 20·0.
Da in vitr. nigr.
S. Zum Einpinseln.

Diese Manipulationen natürlich unter Leitung des Spiegels vorzunehmen. Bei Glottisödem Tracheotomie.

Bei syphilitischen Erkrankungen des Periosts, der Knochen, Gelenke, Sehnenscheiden neben entsprechender Allgemeinbehandlung (grosse Dosen von Jodkali etc.) Einpinselung mit:

Rp. 2112.

Tinct. Jodin.,
Tinct. Ratanh. āā 15·0.
S. Die erkrankte Partie 3mal täglich damit einzupinseln.

Oder:

Rp. 2113.

Jod. pur.,
Kal. iodat. āā 5·0,
rin. 10·0.
• das ˮ ˸ ˑ

lst es zum Durchbruch n⁰ Caries gekommen, rein chirⁱ

her

Professor Dr. Ernst Fuchs'

Klinik und Ambulatorinm für Augenkrankheiten.

———

Anästhesirung. Chloroformnarkose (Billroth'sche Mischung) nur bei grösseren Operationen, wie Enucleation, Exenteratio orbitae, Blepharoplastik, oder bei Operationen an Kindern, die man anders nicht zum Stillhalten zwingen kann. Bei kurz dauernden, jedoch sehr schmerzhaften Operationen Bromaethylnarkose. Sonst blos Local-anästhesie mit Cocaïn und zwar in der Weise, dass man bei Bulbus-Operationen vorher 4—6mal einige Tropfen der 5%igen Lösung in den Conjunctivalsack einträufelt. Vom Beginn des Cocainisirens bis zur Operation muss der Patient das Auge gut geschlossen halten.

Bei Operationen an den Lidern wird die Cocaïn-lösung mittelst Pravaz'scher Spritze unter die Lidhaut oder die Lidbindehaut injicirt. Man verschreibt:

Rp. 2114.

Cocain. mur. 0·5,
Acid. boracic. 0·3,
Aqu. dest. 10·0.
Misce et filtra.
D. S. 5%ige Cocaïnlösung.

(Ist die Lösung flockig geworden, so muss sie neuerlich filtrirt werden. Dieselbe lässt sich durch Kochen sterilisiren.)

Bei Glaucom wird vor dem Cocainisiren Eserin (s. ·. 2139) eingeträufelt.

Antiseptik. Zur Desinfection des Operationsfeldes und zum Einlegen der Tupfer wird Sublimatlösung gebraucht, die behufs Vermeidung von Verwechs-
lungen mit einem Tropfen Fuchsinlösung roth gefärbt wird.

Rp. 2115.
Merc. sublim. corrosiv. 0·2—0·25,
Aqu. dest. 1000·0.
S. Sublimatlösung. Gift.

Die Instrumente werden bei Bulbus-Operationen
unmittelbar vorher auf einem gitterartigen Gestell in einem
dazu geeigneten Blechkessel in destillirtem Wasser ausgekocht, aus demselben auf eine mit 1°/₀₀ iger Sublimatlösung gereinigte Porzellanplatte gelegt und auf dieser gereicht. Instrumente zu den Operationen an den äusseren
Augentheilen werden in 2 ¹/₂°/₀ iger Carbollösung desinficirt.
Für Kranke, die an Thränensackblennorhoe, Trachom
oder Conjunctivalblennorrhoe leiden, sind Instrumente
sowie alle anderen Vorrichtungen gesondert zu verwenden.

Verband nach der Operation. Nach Bulbus-
operationen ein doppeltgelegter runder Fleck aus
sterilisirter weisser Gaze, darüber sterilisirte Watte. Befestigung mit einem Pflasterstreifen (ein Leinwandstreifen,
der an beiden Enden mit Empl. sapon. bestrichen ist)
an Stirne und Wangen. Hierauf zum Schutze des Auges
ein mit Flanell eingefasstes Drahtgitter, welches durch
Bänder am Kopfe befestigt wird. In den ersten Tagen
werden zumeist beide Augen verbunden.

Bei Lidoperationen antiseptischer Verband nach
chirurgischen Regeln mit Rollbinde. Bei Kindern ist
es vortheilhaft, diesen Verband noch durch eine Organ-
tinbinde (sog. blaue Binde) zu fixiren.

Blepharadenitis. Lidranddrüsenentzündung. Berücksichtigung des Allgemeinbefindens, einer eventuell bestehenden Scrophulose oder Syphilis. Behandlung von

gleichzeitigem Ekzem, Pediculosis oder Seborrhoe des behaarten Kopfes. Sorgfältige Reinhaltung des Auges. Vorhandene Krusten mit warmem Wasser zu erweichen und abzulösen. Einreiben von:

Rp. 2116.
    Merc. praecip. alb. 0·05—0·1,
    Vaselin. puriss. 5·0.
    Misce exactissime. Fiat ungu.
    S. Vor dem Schlafengehen ein erbsengrosses
    *   Stück an den Lidrändern zu verreiben.*

Bei hartnäckiger Blepharitis squamosa Einpinselung des Lides mit 5%iger alkoholischer Theerlösung:

Rp. 2117.
    Picis liqu. 0·5,
    Alcohol. 95% 10·0.
    D. S. Vom Arzte täglich vorsichtig einzu-
    *   pinseln.*

Bei der ulcerösen Form Eröffnen der kleinen Abscesse, Epilation der Cilien und Cauterisation der kleinen Geschwüre mit dem zugespitzten Lapisstifte. Danach Anwendung der oben erwähnten weissen Präcipitatsalbe (Rp. 2116). Gegen Tylosis Massage des Lides mit dieser Salbe.

Hordeolum. Gerstenkorn. Warme Umschläge; eventuell Eröffnung mit dem Messer. Gegen die gewöhnlich gleichzeitig vorhandene Blepharitis die oben angeführten Präcipitatsalbe.

Dacryocystitis. Acute Thränensackentzündung. Sorgfältige Reinlichkeit. Warme Umschläge, um den Durchbruch des Eiters zu beschleunigen, und wenn dieser an einer Stelle durchzubrechen droht, Punction des Thränensackes.

Blennorrhoea sacci lacrimalis. Thränensackblennorrhoe. Behandlung eines etwaigen ursächlichen Leidens (Ozaena, Nasenpolypen etc.). Spaltung des

Thränenröhrchens mit dem Weber'schen Messer und methodische Sondirung mit den Bowman'schen Sonden. In gewissen Fällen Exstirpation des Thränensackes.

Coniunctivitis catarrhalis. Bindehautkatarrh.

Behandlung eines ursächlichen Leidens (Fremdkörper, Thränensackblennorrhoe). Vermeidung von Rauch, Staub, Hitze, greller Beleuchtung, Nachtwachen. Wegen Gefahr der Ansteckung Waschbecken, Wäsche 'etc. nicht gemeinsam mit Anderen zu gebrauchen.

Ist der Katarrh acut, Touchiren mit 2%iger Lapislösung:

Rp. 2118.
Argent. nitric. 0·2,
Aqu. dest. 10·0.
Da in vitr. nigr.
S. 2%ige Lapislösung.

Das Touchiren geschieht in folgender Weise: die Lider werden umgestülpt und mit einem in die Lapislösung getauchten Haarpinsel die Coniunctiva leicht bestrichen. Nach dem Touchiren mit der Lapislösung die Coniunctiva noch mehrmals mit dem in Wasser oder schwache Kochsalzlösung getauchten Pinsel abzuwaschen, um überschüssige Lapislösung zu entfernen.

Findet man am nächsten Tag noch einen bläulichweissen Flor über der Coniunctiva palpebrarum ausgebreitet, so ist zu stark touchirt worden und das Verfahren dementsprechend zu ändern, eventuell einen Tag auszusetzen.

Complication des Bindehautkatarrhs durch Ulcera corneae, Iritis etc. contraindicirt nicht das Touchiren mit Lapislösung.

Ist das Stadium der intensiven Reizung vorüber und hat der Katarrh einen mehr chronischen und torpiden Charakter angenommen, so sind die Collyrien am Platze. Dieselben nur Morgens und Mittags anzuwenden, weil sie Abends die um diese Tageszeit ohnehin eintretende Exacerbation des Katarrhs fördern würden. Sie werden mittelst Tropfgläschens (sogenannten Tropfenzählers) in den Bindehautsack eingeträufelt.

Rp. 2119.
>   Zinc. sulfuric. 0·3,
>   Aqu. dest. 30·0,
>   (Tint. Opii croc. gtts. 20.)
>   S. Augentropfen.

Rp. 2120.
>   Collyr. adstring. lut. 10·0—20·0,
>   Aqu. dest. 10·0.
>   S. Augentropfen.

Rp. 2121.
>   Tinct. Opii crocat.,
>   Aqu. dest. $\overline{aa}$ 5·0.
>   S. Augentropfen.

Rp. 2122.
>   Acid. boric. 3·0,
>   Aqu. dest. 100·0.
>   S. Zum Waschen d. Augen.

Coniunctivitis scrophulosa. Allgemeinbehandlung der Scrophulose. Bei Abwesenheit von Geschwüren täglich einmal mit einem feinen Pinsel etwas Calomel auf die Conjunctiva des abgezogenen unteren Lides zu streuen.

Rp. 2123.
>   Calomelan. laevigat. 5·0·
>   Da in scatul.
>   S. Calomel.

(N. B. Gleichzeitige innerliche Anwendung von Jodpräparaten zu meiden, weil sich dabei eine scharfätzende Verbindung des Jod mit dem Quecksilber bildet.)

Bei starken Reizerscheinungen und progressiven Geschwüren Calomel auszusetzen und Atropin einzuträufeln.

Rp. 2124.
>   Atropin. sulf. 0·1,
>   Aqu. dest. 10·0.
>   D. S. 1%ige Atropinlösung. (Zu Handen des Arztes.)

Photophobie und Blepharospasmus, sowie starke Schmerzen werden gemildert durch Cocaïn (s. Rp. 2114) oder durch Stirnsalben, wie:

Rp. 2125.

Extr. Belladonn. 1·0,
Ungu. ciner. 10·0.
S. Täglich 1—2mal ein
bohnengrosses Stück auf
Stirne und Schläfe ein-
zureiben.

Rp. 2126.

Merc. praecip. alb. 1·0,
Extr. Belladon. 1·2,
Ungu. simpl. 10·0.
Wie das Vorige.

Nach Abnahme der Reizerscheinungen, bei beginnender Reinigung der Geschwüre kann man wieder zu den Calomelinspersionen übergehen.

Bei Pannus scrophulosus empfehlen sich bei Fehlen aller Reizerscheinungen weisse Präcipitatsalbe (s. Rp. 2116), welch' letztere mittelst eines Glasstabes in den Bindehautsack gebracht und unter leichtem Andrücken des oberen Lides auf der Cornea verrieben wird.

Etwas mehr reizend wirkt:

Rp. 2127.

Merc. praec. flavi 0·05—0·1,
Vaselin. puriss. 5·0.
Misce exactissme. Fiat ungu.
D. S. Zum Verreiben in den Bindehautsack.

Frühjahrskatarrh. Gegen das Jucken Einträufeln einer Essiglösung:

Rp. 2128.

Acid. acet. dilut. 5·0,
Aqu. dest. 100·0.
D. S. Mit einem Tropfgläschen mehrere Male
im Tage ins Auge zu träufeln.

Gegen die Krankheit selbst weisse Präcipitatsalbe (s. Rp. 2116) in den Bindehautsack zu streichen.

Blennorrhoea coniunctivae acuta. Acute Bindehautblennorrhoe. In prophylaktischer Beziehung bei Neugeborenen das Credé'sche Schutzverfahren, das darin besteht, dass dem neugebornen Kinde sofort nach dem Abnabeln die Augen sorgfältig ausgewaschen und in jedes ein Tropfen einer 2%igen Lapislösung instillirt wird. Erwachsene, die an Blennorrhoe der Genitalien leiden, sind auf die Gefahr des blennorrhoischen Secretes für die Augen aufmerksam zu machen. Wenn nur ein Auge ergriffen ist, das gesunde Auge unter einen Schutzverband zu bringen, welcher aber täglich zu erneuern ist, um das Auge zu reinigen und eine etwa sich entwickelnde Erkrankung desselben rechtzeitig zu constatiren. Derselbe wird in folgender Weise ausgeführt: Die Lidspalte wird durch 2—3 von oben nach abwärts angelegte Streifen englischen Pflasters verklebt, darüber ein Wattebausch gelegt, der durch einen runden, mit radiären Einschnitten versehenen Fleck Heftpflaster befestigt wird. Darüber abermals Watte und Rollbinde.

Gegen die Krankheit selbst im Beginne bei starken entzündlichen Reizerscheinungen fleissig zu wechselnde Eisumschläge; 6—10 Blutegel an die Schläfe, nicht zu nahe den Lidern; halbstündige Reinigung des Auges mit:

Rp. 212?.

> *Kali. hypermang. 10·0,*
> *Aqu. dest. 100·0,*
> *S. In ein Glas Wasser so viel Tropfen, dass die Lösung eine weinrothe Farbe annimmt.*

Ist das Oedem der Lider sehr bedeutend, so dass das Auge nicht geöffnet werden kann und Nekrose der Coniunctiva zu befürchten ist, so kann man die Lidspalte operativ erweitern durch die Canthoplastik oder durch die schiefe Blepharotomie nach v. Stellwag: Das stumpfe Blatt einer geraden Scheere wird am äusseren Augenwinkel unter das Augenlid eingeführt und bei der ersteren Operation die äussere Commissur in horizontaler Richtung mit einem Scheerenschlag ge-

38*

spalten, bei der letzteren der Schnitt nach unten aussen gegen den unteren Orbitalrand geführt.

Die Coniunctiva 2—4mal im Tag mit 2%iger Lapislösung zu touchiren. (Näheres s. „Coniunctivitis catarrhalis", S. 592.) Eventuelle Complicationen, (Ulcus, Abscessus corneae, Prolapsus iridis) nach den entsprechenden Regeln zu behandeln.

Bei Kindern sind die Eisumschläge wegzulassen, ebenso der Schutzverband als unausführbar. Die Pflegerin ist auf die Gefahr der Infection aufmerksam zu machen.

Trachoma. Aegyptische Augenkrankheit. Verhütung der Uebertragung auf andere Personen und auf das andere Auge, wenn dasselbe noch nicht von der Krankheit ergriffen ist. Der Patient muss sein eigenes Waschzeug, Handtuch haben und die äusserste Reinlichkeit beobachten.

Bei acuten Formen mit starker Secretion, sowie bei Gegenwart progressiver Hornhautgeschwüre 1—2mal täglich mit 2%iger Lapislösung zu touchiren. Bei älteren Formen mit geringeren Reizerscheinungen und mehr hervortretender Hypertrophie der Bindehaut touchirt man mit dem Blaustein, wobei man mit dem zugeschliffenen Krystall leicht über die Coniunctiva der umgestülpten Lider streicht.

Rp. 2130.

> *Cupr. sulfuric. crystallisat. in bacill. Nr. 1.*
> *S. Blaustein.*

Bei Narbenbildung Einstreichen von weisser Präcipitatsalbe (Rp. 2116).

Bei Xerophthalmus täglich einige Male Milch oder Mucilago semin. Cydoniorum in den Bindehautsack zu instilliren.

Corpus alienum in oculo. Fremdkörper im Auge. Die Fremdkörper können im Coniunctivalsack liegen

bleiben, besonders häufig stecken sie im Sulcus sub-
tarsalis des oberen Lides, wessbalb man bei Verdacht
auf einen Fremdkörper nie versäume, dasselbe umzu-
stülpen und zu besichtigen. Der Fremdkörper wird aus
dem Coniunctivalsack leicht durch Wegwischen oder mit
einer Pincette entfernt. Sitzt der Fremdkörper in der
Cornea, so wird er nach Cocainisirung des Auges mittelst der Fremdkörpernadel beseitigt, wobei die Cornea
so wenig als möglich zerkratzt werden soll. Nach Entfernung des Corpus alienum aus der Cornea streut
man Jodoformpulver auf die Stelle und lässt durch
1 Tag Verband tragen. Bei Ciliarinjection Atropin ins
Auge zu träufeln.

Die häufigsten Fremdkörper sind Staub- und Kohlen-
partikel, Metall-, Stein-, Glas- und Holzsplitter, kleine
Insecten und deren Flügeldecken. „Krebsaugen" (Lapides
cancrorum) werden vom Volke zur Entfernung von Fremdkörpern benützt und dabei zuweilen im Coniunctivalsack
vergessen, wo sie Entzündung erregen. Von weiteren
Fremdkörpern, die im Auge öfter vorkommen, sind zu
erwähnen Kalkpartikel, Mörtel, von geschmolzenem Metall
herrührende Schlacken. Kommt man zeitig genug
zu einer Verbrennung mit ungelöschtem Kalk,
so instillire man eine concentrirte Zuckerlösung. In
Folge von Pulverexplosionen gelangen Pulverkörner in's
Auge, die in die Coniunctiva reactionslos einheilen und
ohne Folgen vertragen werden, von der Cornea müssen
sie abgeschabt werden.

Keratitis parenchymatosa (e lue hereditaria).
Hornhautentzündung auf hereditär-syphilitischer
Grundlage. Behandlung des Grundleidens; neben guter
Ernährung namentlich:

Rp. 2131.
Syr. Ferr. iodat. 50·0.
S. 1mal tägl. 1 Kaffee-
löffel.

Statt dessen auch Haller
Jodwasser, täglich ein Weinglas voll.

Rp. 2132.
> Kal. iodat. 5·0,
> Aqu. dest. 150·0.
> S. 3mal täglich 1 Ess-
> löffel.

Rp. 2133.
> Chinin. bisulf. 0·6,
> Merc. subl. corr. 0·3.
> Mass. pillul. ut f. pill.
> No. 60.
> D. S. Steigend 3—9
> Pillen täglich.

Bei torpiden Processen **warme Umschläge**. Ein in Wasser von 40° R. getauchtes, ausgedrücktes und mehrfach zusammengelegtes Leinwandläppchen wird auf die geschlossenen Lider gelegt. Diese Umschläge Vor- und Nachmittag durch je 2 Stunden zu machen und häufig zu wechseln. Im Endstadium auch **Massage** der **Cornea** mit gelber Präcipitatsalbe (s. Rp. 2127), von der man ein erbsengrosses Stück in den Coniunctivalsack bringt und durch leichtes Andrücken des oberen Lides auf dem Bulbus verreibt. Vaporisation (s. **Ulcus corneae**).

Abscessus corneae. Hornhautabscess. Atropin, Jodoform-Verband. Bettruhe, sehr warme **Kataplasmen** auf's Auge. Wenn das Hypopyum mehr als den 3. Theil der vorderen Kammer einnimmt, **Punction der Cornea**.

Ulcus corneae. Hornhautgeschwür. Behandlung des Grundleidens (Coniunctivitis catarrhalis, scrophulosa, trachomatosa, blennorrhoica etc.). Bei **progressiven Geschwüren** Einträufelung von Atropin ins Auge, auf das Geschwür Jodoform aufzustreuen, darüber Verband. Ist das Geschwür dem Durchbruch nahe, **Punction der vorderen Kammer**. Bei **regressiven Geschwüren** Reizmittel in mässigem Grade anzuwenden: **Einstreuen von Calomel, gelbe Präcipitatsalbe.**

Restirende **Hornhauttrübungen** versucht man durch Calomel-Einstäubung oder Massage mit gelber Präcipitatsalbe (s. „Keratitis parenchymatosa"), zur

Aufhellung zu bringen. Auch Vaporisation zu versuchen: Man leitet Wasserdämpfe durch einen Siegle'schen Inhalationsapparat auf das offengehaltene Auge, 2mal täglich durch je 10 Minuten.

Fistula corneae. Hornhautfistel. Bettruhe, Einträufelung von Atropin (Rp. 2124); bei randständigen Fisteln besser Eserin (Rp. 2139) oder Pilocarpin (Rp. 2138). Verband. Hilft dies nicht, so bleibt nur ein operativer Eingriff übrig.

Skleritis. Entzündung der Lederhaut. Behandlung des ursächlichen Leidens (Lues, Gelenkrheumatismus etc.). Insbesondere bei letzterem, aber auch bei nicht bekannter Ursache der Affection oft wirksam:

> Rp. 2134.
> *Natr. salicylic. 12·0.*
> *Div. in dos. aequ. No. 12.*
> *S. 3—6 Pulver im Tag.*

Local Atropin-Einträufelungen. Später Massage der skleritischen Knoten mit weisser Präcipitatsalbe.

Iritis. Entzündung der Regenbogenhaut. Feststellung und Behandlung des Grundleidens (Syphilis, Gonorrhoe, Rheumatismus etc.) Bei Syphilis energische Inunctionskur; bei Iritis gonorrhoica neben der Behandlung des Trippers Natr. salicyl. (s. Rp. 2134 u. 2137.) Seltener:

> Rp. 2135.
> *Ol. Gaultheriae gtts. 5.*
> *Da in caps. gelatin.*
> *Dent. tal. dos. No. 10.*
> *D. S. 3mal täglich 1 Kapsel.*

Gegen die Iritis selbst Aufenthalt in mässig temperirtem, leicht verdunkeltem Zimmer; Tragen von grauen Schutzbrillen; Vermeidung von Anstrengungen des Auges.

Einträufelung von Atropin (s. Rp. 2124). Kann man bestehende hintere Synechien damit nicht zur Zerreissung
bringen, so empfiehlt sich ein Versuch mit Atropin in
Substanz, indem man ein etwa stecknadelkopfgrosses
Körnchen von Atropin. sulfuric, in den Bindehautsack
bringt. Das untere Lid ist danach durch 1—2 Minuten
abzuziehen, damit die atropinhältigen Thränen leicht
abfliessen und nicht in die Nasenhöhle rinnen und
verschluckt werden, was leicht zu Intoxicationserscheinungen führen könnte.

**Chorioiditis und Retinitis. Entzündung der Ader-
und Netzhaut.** Ermittelung und Behandlung des Grundleidens (hochgradige Myopie, Albuminurie, Lues). Wo
die Ursache nicht nachzuweisen ist, ebenso wie bei der
luetischen Form Inunctionskur einzuleiten. Die eigentliche Behandlung beschränkt sich auf ein diätetisches Verfahren: Bettruhe, leichte Kost, insbesondere
keine Alcoholica; Vermeidung von Erhitzung. Sorge für
leichten und regelmässigen Stuhl. Aeusserste Schonung
der Augen; Tragen dunkler Schutzbrillen, eventuell
Dunkelkur. Bei Drucksteigerung Iridektomie. Bei
reichlichen Glaskörpertrübungen kann man eine
Schwitzkur versuchen: Man macht durch 10—20 Tage
täglich eine subcutane Injection von:

Rp. 2136.
Pilocarpin. muriat. 0·1,
Aqu. dest. 10·0.
S. Täglich 1 Pravaz'sche Spritze voll zu
injiciren.

Oder man verordnet:

Rp. 2137.
Natr. salicylic. 10·0.
Div. in dos. aequ. No. 5.
S. Abends im Bett 1 Pulver in einer Tasse
heissen Lindenblüthenthee's zu nehmen, da-
nach der Körper warm zuzudecken.

Panophthalmitis. Feuchtwarme Umschläge, Narcotica. Bei prallem Oedem des Lides, starker Protrusion und Spannung des Bulbus macht man eine ausgiebige Incision in den letzteren.

Ablatio retinae. Netzhautabhebung. Sorge für leichten Stuhl. Bettruhe und Druckverband durch 3–4 Wochen; daneben Gebrauch von Natr. salicyl. (s. Rp. 2137). Eventuell Punction der Abhebung durch die Sklera. Bei gewissen einigermassen umfänglicheren Abhebungen allerdings meist jede Therapie erfolglos.

Glaucom. Grüner Staar. Das souveräne Heilmittel ist die Iridektomie, die man bei constatirtem Leiden nie zu früh machen kann. Im Prodromalstadium oder wenn die Operation aus irgendwelchen Gründen nicht sofort gemacht werden kann, strenge geistige und körperliche Ruhe, Sorge für regelmässigen Stuhl; 4—6mal täglich Einträufelung einiger Tropfen von:

Rp. 2138.	Oder: Rp. 2139.
Pilocarpin. mur. 0·1,	*Eserin. sulfuric. 0·05,*
Aqu. dest. 10·0.	*Aqu. dest. 5·0.*
S. Pilocarpinlösung.	*S. Eserinlösung.*

Atrophia nervi optici. Sehnervenschwund. Behandlung der ursächlichen Erkrankung, insbesondere bei Lues antisyphilitische Behandlung. Entsprechende Ernährung, fleissiger Aufenthalt im Freien; Sorge für regelmässigen Stuhl. Vermeidung von Alcoholicis und von Tabak, namentlich wenn das Leiden mit dem Missbrauch dieser Genussmittel im Zusammenhang steht. Strenge Augendiät, Vermeidung jeder Augenanstrengung sowie starker Beleuchtung. Gebrauch von Strychnin:

Rp. 2140. *Strychnin. nitric. 0·1,*
       Aqu. dest. 20·0.
       S. Täglich 1 Injection unter die Haut der
         Schläfe. (Abwechselnd rechts und links).

Man beginnt mit 2—3 Theilstrichen einer Pravaz'
schen Spritze und steigt allmälich bis auf eine ganze
Spritze.

Strabismus. Schielen. Bei Kindern orthopädische Behandlung, um die Entwicklung der Amblyopie hintanzuhalten. Man verbindet von Zeit zu Zeit das gesunde
Auge, um das strabirende zum Fixiren zu zwingen. Cor-
rection eines eventuell als Veranlassung dienenden Re-
fractionsfehlers durch Brillen. Fleissiger Aufenthalt im
Freien; Vermeidung von die Augen anstrengenden Be-
schäftigungen. Die Operation (Tenotomie) nicht vor dem
10.—12. Lebensjahre der Patienten auszuführen.

Accommodationskrampf. Durch mehrere Wochen tägliche Einträufelung von Atropin (Rp. 2124). Enthaltung
von jeder die Augen anstrengenden Beschäftigung. Danach Tragen von entsprechenden Brillen.

Anmerkung. Will man behufs genauerer ophthalmo-
skopischer Untersuchung ein Mydriaticum verwenden, so

Prof. Dr. Josef Gruber's

Klinik und Ambulatorium für Krankheiten des Gehörorgans.

Othaematoma. Ohrblutgeschwulst. Operative Entleerung des Blutes aus der Geschwulst, wenn es noch flüssig ist, mittelst **Troiscarts**, wenn bereits geronnen, durch **Einschnitte** mit dem **Messer**. Weiterhin **Compression der Geschwulst** durch einen antiseptischen Verband, der in Zirkeltouren um den Schädel läuft. Wenn Entzündungserscheinungen bestehen, kalte Umschläge oder:

> Rp. 2142.
> *Aqu. vegeto-mineral. Goulardi 300·0.*
> *S. Zu Umschlägen.*

Bei nach abgelaufener Entzündung zurückgebliebener oder ohne Entzündungserscheinungen entstandener **Verdickung der Muschel** methodische **Massage**; wird diese nicht vertragen oder nicht von Erfolg begleitet, Einpinselung mit Jodtinctur.

Eczema auriculae. Nässende Flechte am äusseren Ohrtheil. Das sehr oft gleichzeitig bestehende Ekzem der Kopfhaut zugleich zu behandeln.

In manchen Fällen causale Behandlung möglich und indicirt (Pediculosis capitis, Scrophulose, Anämie etc.).

Local zunächst Aufweichung etwaiger Borken durch Glycerin oder Oel; bei starken entzündlichen Erscheinungen und Schmerzhaftigkeit Ueberschläge mit Aqu. Goulardi, eventuell mit Zusatz von Eis, oder Auflegen von mit Ungu. Cerussae bestrichenen Leinwandläppchen, die mehrmals täglich zu wechseln sind. Bei leichteren Formen des acuten Ekzems einfach in Glycerin getränkte Charpiebäuschchen, genau den Vertiefungen und Erhabenheiten der Ohrmuschel anpassend aufzulegen und durch einen geeigneten Verband zu befestigen; 2mal täglich zu wechseln, dabei übermässiges Secret mit Leinwand abzutupfen. Statt der Glycerinbäuschchen auch mit milden Salben, wie Vaselin, Ungu. emolliens oder Althaeae etc. bestrichene Leinwandläppchen in derselben Weise zu verwenden. Ebenso auch Läppchen mit Glycerinsalbe:

Rp. 2143.   *Glycerin. pur. 25·0,*
           Amyl. pur. 5·0.
           M. calef. usque ad consist. ungu. moll.
           D. S. Salbe.

Führen diese Mittel nicht zum Ziel, Anwendung leicht adstringirender Salben (Bor-, Zink-, Diachylon-Salbe etc.) in derselben Weise. Wenn auch dies ohne Erfolg, Gebrauch von Schmierseife, von der 2 mal täglich ein entsprechend grosses Stück an der afficirten Stelle mit Wasser bis zur Schaumentwicklung verwaschen wird; bei Schmerzen nach der Einreibung kalte Umschläge; über Nacht Auflegen von milden Salben oder von Oel.

Dieses Verfahren bis zum Aufhören des Nässens und der Bläschenbildung fortzusetzen.

Bei bereits eingetretener Abschuppung:

Rp. 2144.   *Ol. cadin. (od. Rusc.),*
           Ol. Olivar. $\overline{aa}$ 20·0.
           S. Die erkrankten Stellen mehrmals täglich
           sehr dünn einzupinseln.

Werden diese Einpinselungen nicht vertragen, besser:

Rp. 2145.   *Ol. Rusc. 5·0,*
           Glycerin. 2·0,
           Ungu. emoll. 20·0.
           S. Salbe; 2m

Bei gleichzeitigem Ekzem des äusseren Gehörgangs zunächst derselbe mittelst durch die Pincette gehaltener Charpiebäuschchen gut auszuwischen, oder, wenn starke Anhäufungen von Secret bestehen, mittelst Ohrspritze auszuspritzen (Ueber Technik der Ausspritzung s. S. 613.)

Fest anhaftende Epidermismassen vorher zu lockern durch Eingiessen von:

Rp. 2146.
> *Kal. (od. Natr.) carbonic. 0·1—0·3,*
> *Glycerin. 20·0.*
> *S. Einzugiessen.*

Danach gelingt die Ausspritzung leicht. Hierauf Anwenden von:

Rp. 2147.
> *Zinc. sulfuric. 0·1—0·5,*
> *Glycerin. 50·0.*
> *S. 3mal täglich 10—15 Tropfen erwärmt in den Gehörgang zu giessen.*

Erfolgt hierauf keine Heilung, Application von:

Rp. 2148.
> *Argent. nitric. 0·1—0·5,*
> *Aqu. dest. 10·0.*
> *S. Zu Handen des Arztes, zur Einpinselung.*

(Bei eintretender Schmerzhaftigkeit zu sistiren.)

Bei starker Infiltration der Haut des äusseren Gehörgangs und dadurch bewirkter Verengerung desselben Einführung von Bourdonnet's oder von kegelförmigen Laminaria-Stiften.

Otitis externa. Entzündung in den Weichtheilen des äusseren Gehörgangs. Bei circumscripter Entzündung im Beginn gegen die Schmerzhaftigkeit Narcotica, und zwar am besten in Form der von Prof. Gruber eingeführten medicamentösen Gelatine-Bougies, der sogen. Amygdalae aurium (vom Apotheker Grohs, Wien, Währingerstrasse angefertigt). Dieselben sind in den äusseren Gehörgang, nachdem derselbe mit 4%iger lauwarmer Carbollösung gründlich gereinigt, einzuführen und ein kleines Wattebäuschchen nachzuschieben. Die Application je nach dem Zustande des Patienten 1—3mal täglich vorzunehmen. Man verschreibt also etwa:

Rp. 2149.	Oder:
Amygdal. aurium gelatinos. quar. quael. contineat	Rp. 2150.
	gela-
	quar.
Extr. Opii aquos. 0·01.	*qua*
Dent. No. 10.	*. muriatic. 0·005.*
D. S. Ohrmandeln.	*D. Aeusserlich.*

· Seltener:

Rp. 2151.
   Amygdal. aur. gelatinos. No. 10, q. quael. contin.
   Cocain. muriat. 0·01.
   D. S. 3—4mal täglich 1 Stück einzuführen.

(Nur in den seltensten Fällen im Stadium der Hyperämie behufs Schmerzstillung geboten die Scarification des äusseren Gehörganges durch an verschiedenen Stellen der Wandungen mittelst des Gruberschen Ohrbistouris ausgeführte, 1—2 Cm. lange, von innen nach aussen gerichtete Schnitte, die bis auf das Periost, resp. Perichondrium reichen. Nach der Scarification vorsichtiges Eingiessen von lauwarmem Wasser zur Entfernung der Blutgerinnsel, hierauf Einführung eines feuchten, nicht zu grossen Wattetampons.)

· Hält der Schmerz weiter an, Blutentziehung durch Blutegel, welche vor dem Tragus und in besonders hochgradigen Fällen auch unter dem Processus mastoides angesetzt werden. Bei anämischen Kranken statt der Blutegel trockene Schröpfköpfe. Wenn die Entzündungserscheinungen nicht zurückgehen, zur Beförderung der Reifung des Abscesses lauwarme Flüssigkeiten in den Gehörgang zu giessen; am meisten verwendet wird:

Rp. 2152.

Decoct. semin. papaveris e 10·0 : 100·0,
Tinct. Opii simpl. 1·0—1·5.
S. Jede halbe bis ganze Stunde in den Gehör-
gang zu giessen, einige Minuten darin zu be-
lassen, dann der Gehörgang mit Baumwolle
zu verstopfen.

Bei Entzündung im knorpeligen Theil des Gehörgangs in warme Flüssigkeiten getauchte Baumwollpfröpfe in den Gehörgang einzuführen, ein trockener Wattebausch nachzuschieben; jede $^1/_4$—$^1/_2$ Stunde die Application zu erneuern. Am häufigsten gebraucht wird:

Rp. 2153.

Plumb. acetic. bas.,
Morph. acetic. $\overline{aa}$ 1·0,
Aqu. dest. 50·0.
S. Erwärmt anzuwenden.

Bei sehr heftigen Schmerzen auch Application von Narcoticis in der Umgebung des Ohres:

Rp. 2154.

Morph. acetic. 0·1—0·2,
Vaselin. 10·0.
D. S. In der Umgebung
des Ohres einzureiben.

Ebenso:

Rp. 2155.

Veratrin. 0·1,
Glycerin. 10·0.
D. S. In der Umgebung
des Ohres mittelst
Baumwolle einzureib.

Oder:

Rp. 2156.

Aether. sulfuric.,
Ol. Hyoscyami coct.
$\overline{aa}$ 10·0.
S. Einreibung.

In besonders heftigen Fällen selbst subcutane Morphin-Injectionen.

In manchen Fällen, namentlich bei Otitis parasitica Eingiessung von Spir. vin. rectificatissimus, der 10—15 Minuten im Gehörgang belassen wird, von ausgezeichneter schmerzstillender Wirkung. Wenn alle genannten Mittel den Schmerz nicht mildern, ein Vesicans unter dem Warzenfortsatz zu appliciren, eventuell danach die Epidermis der Blase abzutragen und die blossliegende Cutis mit Morphium-Pulver zu bestreuen.

Bei profuser Eiterung Anwendung von Argent. nitric.
Auch hier die Gelatinepräparate gut zu benützen, z. B.:

Rp. 2157.

Amygdal. aurium gelati-
nos. Nr. 10, quar. quael.
contin. Zinc. sulfuric.
0·01– 0·03 (od. Natr.
boracic. 0·01—0·05 od.
Cupr. sulfuric.
0·01— 0·02).
S. *In den Gehörgang*
einzuführen.

Bei **fötidem** Secret
auch antiseptische Gelatine-
Bougies, z. B.:

Rp. 2158.

Amygdal. aur. gelatinos.
quar. quael. cont.
Jodoform. pur. 0·01
No. 10.
S. *Täglich 1—2 Stück*
einzuführen.

Statt der Ohrmandeln auch Eingiessungen von
Flüssigkeiten in den äusseren Gehörgang; nach gründlicher Reinigung des letzteren durch Ausspritzen oder
Auswischen wird, während der Kranke auf der entgegengesetzten Kopfseite mit etwas nach abwärts geneigtem
Gesichte liegt, die Flüssigkeit mittelst eines Löffels oder
kleinen Fläschchens erwärmt in den äusseren Gehörgang gegossen, dem man durch Anziehen der Muschel
nach hinten, aussen und oben dabei eine möglichst
gerade Richtung gibt. Am häufigsten verwendet Prof.
Gruber jetzt:

Rp. 2159.

Merc. sublim. corrosiv.
0·01,
Aqu. dest. 50·0.
S. *Zum Eingiessen in*
den äusseren Gehör-
gang.

Oder:

Rp. 2160.

Acid. salicylic. 0·05—0·1,
Aqu. dest. (od. bei übel-
riechendem Secret:
Aqu. Naphae) 50·0.
S. *Aeusserlich.*

Ferner auch:

Rp. 2161.

Zinc. sulfuric. 0·15,
Aqu. dest. (od. Glycerin.)
50·0.
S. *Ohrtropfen.*

Bei spärlicherer Exsu-
dation, aber starker Schwellung:

Rp. 2162.

Plumb. acetic. 0·1—1·0,
Aqu. dest. (od. Cerasor.
nigror.) 50·0.
S. *Wie das Vorige.*

Bei reichlicher Granulationsbildung Eingiessungen von:

Rp. 2163.
Argent. nitric. 0·1—0·5,
Aqu. dest. 50·0.
S. Zum Eingiessen in das Ohr.

Oder Bepinselungen mit 5—10%igen Lapislösungen und wenn dies nicht ausreicht, selbst Aetzungen mit Lapis in Substanz.

Bei der diffusen Otitis externa ähnliche Behandlung, wie bei der circumscripten: Schädliche Momente, welche die Entzündung unterhalten, wie fremde Körper, Pilzmassen etc. zu entfernen. Im Stadium der Hyperämie Scarification (s. S. 606), oder wenn diese nicht zugegeben wird, dieselben Mittel, wie bei Otitis ext. circumscripta. Wenn bereits Eiterung in den tieferen Gebilden eingetreten, bei sich verzögerndem Durchbruch Incisionen. Bei durch die Schwellung der Weichtheile hervorgerufener Verengerung des Gehörgangs ein Drainrohr in denselben einzuführen, oder, wo dies nicht möglich, Incisionen in die Weichgebilde. Abscesse am Trommelfell oder in der Nähe desselben baldmöglichst zu eröffnen. Bei profuser Otorrhoe und starker Granulationsbildung Application von Lapis in Substanz oder in concentrirten Lösungen.

Bei parasitärer Entzündung Ausspritzung mit 1%iger Carbolsäure; danach Eingiessen von erwärmtem Spirit. vin. rectificatissimus.

Verletzungen des Trommelfells. Bei frischen Verletzungen schädliche Substanzen, die sich etwa noch im Ohre befinden, zu entfernen, und zwar nicht durch Einspritzung, sondern mittelst Charpiewicken, oder bei guter Beleuchtung mit der Sonde, dann Einblasen von Jodoform, Verstopfung des Gehörgangs mittelst Jodoformgaze und Watte. Ruhe, Vermeidung von Congestionen nach dem Kopfe, salinische Abführmittel.

Myringitis. Entzündung des Trommelfells. *a)* Bei acuter Entzündung antiphlogistisches Verfahren, Ruhe, etwa vorhandene schädliche Stoffe aus dem Gehörgang in möglichst schonender Weise zu entfernen (fest anhaftende Epidermismassen nach der unter „Eczema auriculae" [S. 605] geschilderten Methode zu lockern, dann auszuspritzen). Regelung der Diät, Abführmittel. Bei starker Hyperämie des Trommelfells und kräftiger Constitution des Kranken Blutegel vor dem Tragus, eventuell bogenförmig bis unter den Proc. mastoides. Bei blutarmen Individuen trockene Schröpfköpfe, einer vor dem Tragus, ein zweiter am Warzenfortsatz. Weiter kalte Umschläge in der Umgebung des Ohres. Bei anhaltender Schmerzhaftigkeit Narcotica (s. „Otitis externa", S. 606 f.), die allenfalls:

	Ebenso:
Rp. 2164.	Rp. 2165.
Plumb. acet. basic. 0·1,	*Plumb. acet. bas. ·0·15,*
Aqu. font. destillat. 50·0,	*Aqu. destillat. 50·0,*
Morph. acetic. 0·05—0·1.	*Tinct. Opii simpl. 1·0.*
S. Alle 2 Stunden ein-	*S. 3—4mal des Tages*
zuträufeln.	*einzuträufeln.*

Bei trotz Blutentziehung andauernder Hyperämie und Schmerzhaftigkeit des Trommelfells seichte Einschnitte in die Cutis des äusseren Gehörgangs in nächster Nähe des Trommelfells und parallel zu dessen peripherem Rande, mittelst des Gruber'schen Myringotoms auszuführen.

Bei bereits vorhandenem Exsudat an der freien Fläche Einträufelung eines der ¹· erwähnten Mittel (s. Rp. 2164, 2165) fortzusetze·

Rp. 2166.
Acid. boric. subtilissi·
Aqu. dest.,
Glycerin. āā 20·0,
Tinct. Opii simpl. 1·0.
S. 2st· erwärmt

Weiterhin nach Aufhören der Schmerzen bei Granulationsbildung täglich Bepinselungen mit:

Rp. 2167.
Zinc. sulfuric. 0·3,
Alum. crud. 0·5,
Aqu. destillat. 30·0.
S. Zur Bepinselung.

(Vor dem Bepinseln stets genaue Untersuchung, ob dasselbe noch durch die bestehende Exsudation erfordert wird, sowie sorgfältige Reinigung des Trommelfells mittelst Watte.)

Wenn der Patient nicht täglich zum Arzte kommen kann, gibt man ihm:

Rp. 2168.
Zinc. sulfuric. 0·2,
Alum. crud. 0·3,
Glycerin. 30·0.
S. 3—4 Tropfen täglich ins Ohr zu träufeln, einige Minuten darin zu belassen, dann Charphie-Bourdonnet.

Während der Exsudatbildung ist ferner zweckmässig:

Rp. 2169.
Jodi pur. 0·5,
Kal. iodat. 5·0,
Ungu. simpl. 50·0.
M. f. ungu.
D. S. In die Gegend des Warzenfortsatzes einzureiben.

Bei Abscessbildung im Trommelfell baldige Incision mittelst Myringotoms.

Wenn Perforation des Trommelfells entstanden ist, Lufteintreibung nach dem Verfahren von Prof. Gruber (s. unter „Otitis media catarrhalis". S. 614). Bei langsamer Ausheilung der Perforation nach gänzlichem Schwinden der Entzündungserscheinungen am Trommelfell:

Rp. 2170.
    Argent. nitric. 1·5—3·0,
    Aqu. destillat. 10·0.
    S. Zum Touchiren der Wundränder.

b) Bei chronischer Entzündung Berücksichtigung ɪr etwaigen constitutionellen Grundlage. Gegen kleine, ausgebreitete Granulationen am Trommelfell:

Rp. 2171.
Tinct. Jodin.,
Tinct. Opii crocat.
$\overline{aa}$ *10·0.*
S. *Bepinselung.*

Bei **Syphilis:**
Rp. 2172.
Mercur. ~~sublim. ~~~~dupl.~~
~~~~·0·0·5·,~~
Spir. vin. rectif. ~~30·0~~.
S. *~~Einpinselung.~~*

Grössere Granulationsmassen mittelst ~~Galvanocauter's~~ oder Polypenschlinge abzutragen und ~~nachträglich Aetzung~~ der Reste.

Bei in Folge von Myringitis, resp. von Otitis media entstandenen bleibenden Substanzverlusten des Trommelfells Anwendung des von Prof. Gruber an-gegebenen künstlichen Trommelfells; dasselbe aus Gummi anzufertigen oder aus Leinwand, die man zweck-mässig bestreicht mit:

Rp. 2173.
Kal. carbonic. 0·2,
Vaselin. 10·0.
S. *Salbe.*

Oder:
Rp. 2174.
Argent. nitric. 0·1,
Ungu. emoll. 10·0.
S. *Salbe.*

Bei oberflächlichen Trübungen des Trommelfells Be-pinselungen desselben mit:

Rp. 2175.
Kal. iodat. 4·0,
Jod. pur. 0·2,
Glycerin. 25·0.
D. S. *Zum Bepinseln.*

Oder mit:
Rp. 2176.
Argent. nitric. 2·0,
Aqu. destillat. 25·0.
D. S. *Zum Bepinseln.*

Ebenso:
Rp. 2177.
Merc. sublim. corrosiv. 0·4,
Aqu. destillat. 25·0.
D. S. *Zum Bepinseln.*

Bei Trübungen in den tieferen Schichten fortgesetzte Lufteintreibungen, ferner oberflächliche Incisionen ins Trommelfell, endlich unter Umständen Myringotomie.

**Corpora aliena in meatu auditorio externo.
Fremde Körper im äusseren Gehörgang.** Im Allgemeinen möglichst baldige Entfernung des Körpers aus
dem Ohre, nur wenn derselbe keine bedrohlichen Erscheinungen hervorruft und die nach aussen von ihm
liegenden Theile des Gehörgangs stark entzündlich geschwellt sind, Abwarten günstigerer Verhältnisse. In
allen Fällen ist zunächst die Entfernung des Fremdkörpers durch kunstgerechtes Ausspritzen zu
versuchen, das auch meistens zum Ziele führt.

(Zur Ausspritzung des Ohres werden aus Zinn
oder Neusilber gefertigte Spritzen mit stumpf abgerundetem Ansatzstück verwendet, unter stumpfem Winkel
gegen eine Wand des Gehörgangs gehalten und, während
mit der linken Hand die Ohrmuschel an ihrem oberen
Drittel gefasst und nach hinten, aussen, oben gezogen
wird, unter mässigem Druck entleert. Das Wasser muss
rein [aseptisch] sein und eine Temperatur von 28—30° R.
haben. Nach der Ausspritzung genaue Abtrocknung mit
Compresse und hierauf mittelst zwischen den Branchen
der Pincette gehaltener Wattebäuschchen.)

Zuweilen gelingt die Entfernung besser bei Ausspritzung in der Rückenlage des Patienten mit etwas
nach hinten überhängendem Kopfe.

Die Anwendung von Instrumenten so lange als
möglich zu vermeiden und nur bei Erfolglosigkeit wiederholter Ausspritzungen vorzunehmen; die instrumentelle
Extraction stets nur bei exacter Beherrschung der speciali-
stischen Technik vorzunehmen; man benützt die Ohr-
pincette, ein curettenartiges Instrument, oder die Krücken-
pincette mit parallel zu einander verschiebbaren Branchen.

Harte Ceruminalpfröpfe vor dem Ausspritzen durch
öfteres Eingiessen von Wasser, Mandelöl oder Glycerin
zu erweichen, noch besser durch:

Rp. 2178. *Kal. iodat. 2·0,*
      Glycerin.,
      Aqu. destillat. āā 15·0.
      M. D. S. Einzuträufeln.

Mit dieser Lösung auch nach der Entfernung des Pfropfes die Gehörgangswände zu bepinseln.

Nach Entfernung eines Fremdkörpers stets der Gehörgang und das Trommelfell genau zu untersuchen und etwaige krankhafte Veränderungen entsprechend zu behandeln. Der Gehörgang durch einige Stunden mit Watte zu verstopfen.

Otitis media catarrhalis. Katarrhalische Entzündung der Mittelohrschleimhaut. Der allgemeine körperliche Zustand des Kranken sorgfältig zu prüfen, bei constitutioneller Grundlage Allgemeinbehandlung. Specielle Berücksichtigung der Gebilde des Nasenrachenraums. Adenoide Vegetationen desselben zu beseitigen. Hypertrophirte Tonsillen zu exstirpiren, oder wenn die Operation von dem Patienten nicht gestattet wird, mit concentrirten Lapislösungen zu ätzen. Bei chronischem Nasenrachenkatarrh Einspritzungen medicamentöser Flüssigkeiten durch die Nase, am besten 2—4%iger Lösungen von Alaun, Borax oder Tannin, nebstdem Anwendung von Gurgelwässern.

Der Katarrh der Paukenschleimhaut selbst erfordert locale Behandlung.

Zunächst Luftdouche nach Gruber: Der mit einem Drainröhrchen versehene Ansatz eines Kautschukballons No. 10 wird in das Nasenloch eingeführt, dieses über dem Instrument mit der einen Hand comprimirt und mit der anderen Hand der Ballon zusammengepresst, während der Kranke die Silbe huck ausspricht. Dieses Verfahren je nach Bedarf zu wiederholen.

Man beginnt die Kur immer mit schwächeren Druckgrössen und steigt, wenn nöthig, allmälich damit.

Wenn die Nasenschleimhaut nicht mit afficirt ist und häufige Anwendung der Luftdouche geboten erscheint, Lufteintreibungen durch den in die Tuba eingeführten Katheter.

Bei starker Hyperämie des Trommelfells und quälenden subjectiven Geräuschen, wenn keine Con-

traindication, locale Blutentziehungen durch Blutegel. Sorge für regelmässige Stuhlentleerung
wichtig, eventuell Anwendung der Wässer von Friedrichshall, Marienbad, Karlsbad, Kissingen etc.

Bei anhaltender, durch die bisherigen Maassregeln nicht
zum Schwinden gebrachter Erkrankung, speciell bei
starker Schwellung der Schleimhaut, Einspritzungen
adstringirender Flüssigkeiten durch den Katheter, z B.:

Rp. 2179.
Acid. tannic. 2·0 — 4·0,
Glycerin. 10·0,
Aqu. dest. 100·0.
S. Zur Einspritzung.

Oder:
Rp. 2180.
Natr. boracic.,
Alum. crud. $\overline{aa}$ 2·0,
Aqu. dest. 100·0.
S. Aeusserlich.

(Die Einspritzungen werden nach Einführung des
Katheters in die Tuba derart ausgeführt, dass man die
Flüssigkeit aus einer Pravaz'schen Spritze mit langem
Ansatzrohr in den mit der linken Hand fixirten Katheter
spritzt und von da mittelst Ballons in die Paukenhöhle treibt.)

Bei scrophulösen oder syphilitischen Individuen Einreibungen von jod- oder quecksilberhältigen Salben in
die Gegend des Warzenfortsatzes.

Im Sommer Gebrauch von Bädern sehr empfehlenswerth, bei zarten, empfindlichen Individuen Soolbäder,
oder, namentlich bei anämischen Personen Eisen, bei
Scrophulose und Syphilis Jodbäder. Auch einfache Thermen, wie Wiesbaden, oft von sehr guter Wirkung.

Ueber die Behandlung der in Folge Mittelohrkatarrhs
und Perforation vorkommenden Otorrhöe, s. unter
„Otitis media suppurativa."

**Otitis media suppurativa. Die eitrige Entzündung
des mittleren Ohrtheils.** Bei Fieber Bettruhe, strenge
Diät. Im ersten Stadium und bei heftigen Schmerzen
auch nach Eintritt der Eiterung locale Blutentziehung,
bei robusten Leuten, wenn Symptome von Hirndruck
eintreten, selbst Venäsection. Anwendung von Kälte (Eis-

umschläge, Leiter'scher Kühlapparat) in der Ohrgegend; in anderen Fällen besser warme Umschläge auf die Gegend des Ohres und Warzenfortsatzes, die Wirksamkeit derselben wird oft durch gleichzeitige Eisumschläge auf den Vorderkopf noch erhöht. Wo Blutentziehungen wegen des Allgemeinzustandes contraindicirt sind oder wenn sie die Schmerzen nicht hinreichend gelindert haben, Narcotica (s. „Otitis externa," S. 552 f.); auch Antipyrin (0·5—1·0 pro dos.) als schmerzstillend und fieberherabsetzend oft von guter Wirkung.

Ableitung auf den Darmcanal, namentlich bei ohnehin zu Obstipation geneigten Kranken.

Bei hochgradigen, durch die bisher erwähnten Mittel nicht zu lindernden Schmerzen Anwendung der Luftdouche unter geringem Druck; wenn auch diese erfolglos, Myringotomie.

Ist es bereits zur Eiterung gekommen und fliesst das Exsudat durch die Tuba Eustachii nicht hinreichend ab, Myringotomie an der unteren Hälfte des Trommelfells mittelst des Myringotoms, das unter deutlicher Beleuchtung des Trommelfells durch einen an der Stirne befestigten Reflector an der untersten Stelle des Trommelfells eingestochen und derartig herausgezogen wird, dass es den Schnit hiebei nach oben verlängert. Gleich nach der Operation Anwendung der Luftdouche. Wenn die Wunde sich rasch schliesst, was man meist durch wiederholte Luftdouche oder durch öfteres Auseinanderdrücken der Wundränder mittelst einer Sonde verhindern kann, ist oft Wiederholung der Operation angezeigt.

Bei gleichzeitiger Entzündung der Rachengebilde adstringirende oder resorptionsbefördernde Gurgelwässer, eventuell Touchirungen mit Lapis. Das Lumen des äusseren Gehörgangs immer möglichst weit zu erhalten.

Bei im Anschluss an Otitis media suppurativa (oder auch catarrhalis) nach Perforation des Trommelfells sich einstellender chronischer Otorrhöe zunächst das Gehörorgan rein zu erhalten durch Ausspritzungen durch den äusseren Gehörgang; eventuell vor und nach denselben Anwendung der Luftdouche. Wenn dies nicht hinreicht, Einspritzungen durch die Tuba Eust. Dieselben werden entweder durch den Katheter ausgeführt (s. „Otitis media catarrhalis," S. 614) oder bei beiderseitiger Erkrankung und namentlich bei gleichzeitigen Affectionen des Nasenrachenraumes nach dem von Prof. Gruber angegebenen Verfahren direct durch die Nase. In seltenen Fällen, wenn durch diese beiden Methoden wegen Stenose der Tuba die Flüssigkeit nicht in das Mittelohr getrieben werden kann, Einspritzung durch den Weber-Liel'schen Paukenhöhlen-Katheter. Zur Herausbeförderung flüssigen Exsudates aus dem Mittelohr auch die von Prof. Gruber angegebene Saugspritze mit einem durch den äusseren Gehörgang in die Paukenhöhle einzuführenden Ansatzrohr.

Zu den Ausspritzungen des Mittelohrs am häufigsten verwendet:

Rp. 2181. *Acid. boric. 20·0,*
Alcohol. absol. 100·0.
S. 1 Kaffeelöffel auf ¼ Liter warmen Wassers.

Bei übelriechendem Exsudat 2—4%ige Carbollösung oder eine schwach violette Lösung von Kal. hypermanganic.

Nach diesen Reinigungsverfahren als sehr gutes antiotorrhoisches Mittel zu verwenden feinpulverisirte Borsäure, von der nach sorgfältiger Reinigung des Gehörgangs und Mittelohrs durch Ausspritzung und Luftdouche und genauer Austrocknung eine Messerspitze voll in den Gehörgang eingeblasen wird; danach etwas Borsäure nachzuschütten und der Gehörgang mit Watte zu verstopfen. Die Application zu wiederholen, sobald das Pulver durch das Exsudat entfärbt oder gelb gefärbt wurde.

Zweckmässig wird mit der Anwendung der pulverisirten Borsäure die Injection einer 4%igen Borsäure-Lösung per tubam combinirt.

Bei tuberculöser Grundlage statt der pulverisirten Borsäure Jodoform (möglichst desodorisirt) in gleicher Weise zu verwenden. Von flüssigen Mitteln bei einfach katarrhalischem Exsudate:

Rp. 2182.
Zinc. sulfuric. 0·1—0·5,
Aqu. dest.,
Glycerin. $\overline{aa}$ 20·0.
S. Täglich 10 Tropfen lauwarm einzuträufeln und einige Minuten im Gehörgang zu belassen.

Auch Gelatine-Bougies mit adstringirenden Mitteln

(s. Rp. 2157) von guter Wirkung. Bei hartnäckiger Otorrhöe am häufigsten:

Rp. 2183.
Acid. boric. subtilissime pulverisat. 1·0,
Aqu. dest. 30·0,
Spir. vin. rectificat. 5·0—30·0.
S. Aeusserlich.

Bei durch die Anwendung dieses Mittels auftretendem heftigen Schmerz Ausspritzung des Gehörgangs mit lauem Wasser.

In sehr hartnäckigen Fällen, namentlich bei hochgradiger Wulstung der Mittelohrschleimhaut, nach genauer Reinigung des Gehörorganes Eingiessung einer 10%igen Lapislösung, die durch Bewegung des Kopfes nach verschiedenen Richtungen herumgeschwenkt, dann durch entsprechende Kopfneigung wieder herausgelassen wird; hierauf der Gehörgang mit Kochsalzlösung einige Male auszuspritzen.

Bei Syphilitischen Eingiessungen von:

Rp. 2184.
Mercur. sublim. corrosiv. 0·05—0·1,
Aqu. dest. 50·0.
S. Zu Eingiess

Otitis media hypertr   sti   ün-
dung der Mittelohrs
etwaigen ursächlichen Allg
zeitigen chronischen Nase
von Conges   nach de

Höhenklima. In stadio hyperaemiae bei vollblütigen Individuen Milderung heftigen Sausens durch locale Blutentziehung. Methodische Luftverdünnung im äusseren Gehörgang. Bei fettleibigen Leuten Trinkkuren in Marienbad, Karlsbad, Kissingen etc. Ist die Schleimhaut der Tuba vorwiegend ergriffen, Luftdouche, Einlegen von Laminaria- oder anderen Bougies in die Tuba. Ist der Process auch auf die Schleimhaut der Trommelhöhle verbreitet, Einspritzungen mittelst Katheters per tubam von:

Rp. 2185.
Kal. caustic. 0·03—0·1,
Aqu. dest. 20·0.
S. Täglich oder jeden 2. bis 3. Tag einzuspritzen.

(Die Technik der Einspritzung siehe unter „Otitis media catarrhalis," S. 615).

Ebenso auch Einspritzungen einer 2—5%igen Jodkalium- oder einer 1%igen Natr. carbonicum-Lösung.

Alternirend damit Luftdouche. Oft auch Einblasungen von Jodäther- oder Essigäther-Dämpfen wirksam. Bei Syphilitischen:

Rp. 2186.
Mercur. sublim. corrosiv. 0·01—0·02,
Aqu. destillat. 20·0.
S. Zu Einspritzungen per tubam.

Subjective Ohrengeräusche und nervöse Schwerhörigkeit.
Bei Allgemeinleiden entsprechende Behandlung derselben; verschiedene Trink- und Badekuren, bei Syphilis und Scrophulose Jodwässer, bei Congestionen nach dem Kopf salinische Abführmittel. In vielen Fällen auch indifferente Thermen cder Kaltwasserkuren von Nutzen. Bei Chlorotischen oder Anämischen Eisen. Bei Scrophulösen oder Syphilitischen:

Rp. 2187.
Syr. Ferr. iodat.,
Syr. cort. Aurant. $\overline{aa}$ 40·0.
S. 3mal täglich 1 Kaffeelöffel.

Aeusserlich in diesen Fällen:

Rp. 2188.

    Kal. iodat. (Ammon. iodat.) 5·0,
    Camphor. ras. 0·3,
    Unguent. emollient. 20·0,
    Ol. Caryophyllor. gtts. 3.
    S. Morgens und Abends erbsengross hinter dem
    Ohre durch 5 Minuten einzureiben.

In symptomatischer Beziehung **Luftverdünnung im äusseren Gehörgang** mittelst des Luftverdünnungs-apparates nach **Gruber** oder auch einfach durch Aufziehen der Ohrenspritze, während der Ansatz derselben oder ein an diesen angestecktes Otoskop möglichst luftdicht im Gehörgang steckt, oft von grosser Wirkung. **Innerlich** oft wirksam:

Rp. 2189.

Tinct. Arnicae 15·0.
S. 3mal tägl. 5—10 Tropf.
    auf Zucker.

Local:

Rp. 2190.

Aether. sulfuric. (oder
    Chloroform.) 2·0—4·0,
Glycerin. 10·0.
S. Mehrmals täglich oder
    nur am Abend 5—10
    Tropfen auf Baum·
    wolle geträufelt in den
    Gehörgang einzuführ.

Ebenso:

Rp. 2191.

Aether. acetic. 2·0—4·0,
Tinct. Valerian. 10·0.
S. Wie das Vorige.

Rp. 2192.

Ol. Hyoscyam. coct. 10·0,
Tinct. Opii simpl. 1·0.
S. Mehrere Male des
    Tages einige Tropfen
    in den Gehörgang zu
    träufeln.

Ferner auch Einleitung der Dämpfe von Aether oder Chloroform per tubam, indem einige Tropfen davon in einen Ballon getropft, dieser an den eingeführten Katheter angesetzt und comprimirt wird.

Recht gut wirkt auch oft ein Stückchen reinen **Kam**phers in ein Baumwollkügelchen gewickelt und in **den** *Gehörgang* eingeführt oder:

Rp. 2193.
 Ol. Amygdal. dulc. 20·0,
 Camphor. ras. 0·2.
 S. 5—10 Tropfen auf Baumwolle ins Ohr.

Bei sehr lästigen Geräuschen N a r c o t i c a (Morphium, Opium, Chloralhydrat) innerlich, respective subcutan. Auch Cocaïn in subcutaner Injection oder:

Rp. 2194.
 Cocain. muriatic. 0·1—0·25,
 Sacch. alb. 3·0.
 M. f. pulv. Div. in dos. aequ. No. 5.
 D. S. Abends ein Pulrer in Oblate.

Bromkalium und Bromnatrium (1—3 Gr. pro dos.) leisten wohl am meisten gegen die nervösen Ohrengeräusche.

Prof. Dr. Adam Politzer's

Klinik und Ambulatorium für Krankheiten des Gehörorgans.

Ceruminalanhäufung im äusseren Gehörgang. Wenn der Pfropf fettglänzend und weich ist, kräftige Ausspritzung mit warmem Wasser, wozu eine 100—150 Gr. haltende Spritze mit einem bis an den Pfropf einzuschiebenden Gummiröhrchen als Ansatz zu verwenden. Nach der Ausspritzung das Ohr auszutrocknen und mit Baumwolle zu verstopfen. Ist der Pfropf trocken und hart, Erweichung desselben durch lauwarmes Wasser oder Oel, oder besser durch:

Rp. 2195.
Natr. carbonic. 0·5,
Aqu. destillat.,
Glycerin. $\overline{aa}$ 5·0.
M. D. S. 3mal täglich 10 Tropfen warm einzuträufeln.

Nach genügender Erweichung der Pfropf durch Ausspritzen zu entfernen.

Eczema auriculae. Ekzem des äusseren Ohres. Bei acutem Ekzem das Waschen der erkrankten Stellen mit Wasser, das Ausspritzen des Ohres zu meiden, die nässenden oder entzündeten Stellen mit Unguentum emolliens oder Vaselin zu bedecken. Gegen Eczema intertrigo hinter dem Ohr Amylum-Einstäubungen. Bei usgebreiteter, schmerzhafter Entzündung Umschläge mit 'tem Wasser oder mit Aqua Goulardi.

Im Stadium der Borkenbildung **Entfernung der** Krusten durch Auftragen einer reichlichen Menge Tafelöl oder von Balsam. peruvian. Hierauf genaue Bepinselung der Ohrmuschel mit:

Rp. 2196.
 Ungu. Diachylon Hebra
      30·0.
 S. Salbe.

Oder:
Rp. 2197.
 Ungu. emollient.,
 Ungu. Cerussae $\overline{aa}$ 15·0.
 S. Salbe.

Ebenso:
Rp. 2198.
 Empl. Diachylon simpl.,
 Vaselin. pur. $\overline{aa}$ 15·0.
 S. Salbe.

Oder:
Rp. 2199.
 Acid. boric. 1·0,
 Vaselin. 15·0.
 S. Borsalbe.

(Diese Salben sind auf Leinwandlappen aufzustreichen, welche auf die erkrankten Ohrmuscheln aufgelegt, in alle Vertiefungen derselben sorgfältig hineingedrückt und mittelst aufgelegter Watte durch ein um den Kopf gebundenes Tuch fixirt werden.) Bei gleichzeitiger Affection des äusseren Gehörgangs mit der Salbe imprägnirte Bourdonnets einzuführen. Alle 24 Stunden Wechseln der Salbe. Nach Abstossung der Krusten die Haut noch mehrere Wochen hindurch mit Vaselin oder Crême céleste zu bepinseln, oder mit:

Rp. 2200.
 Merc. praecip. alb. 0·4,
 Ungu. simpl. 30·0.
 S. Zum Einpinseln.

Bei schuppigem Ekzem Einpinselungen mit Tinctura Rusci oder:

Rp. 2201.
 Acid. carbolic. 1·0,
 Spir. vin. rectificat. 30·0
 S. Aeusserlich.

Oder mit:
Rp. 2202.
 Acid. boric. 1·5,
 Spir. vin. Gallic. 30·0,
 S. Einpinselung.

Verdickte und schwielige Epidermis durch öfteres Bestreichen mit Olivenöl, Ol. jecoris Aselli oder Balsam. peruvian. zu erweichen; in hartnäckigen Fällen Waschungen mit Spir. saponat. kalinus. Danach dünne Einpinselung von Ol. Rusci, erst nach Abstossung des Schorfs zu wiederholen. Ist die Haut dann glatter und blässer geworden:

Rp. 2203.
Ol. Fagi 10·0,
Glycerin. 5·0,
Ungu. emollient. 40·0.
S. Salbe.

Oder:
Rp. 2204.
Ol. cadin. 1·0,
Glycerin. 25·0.
S. Aeusserlich.

Ebenso:
Rp. 2205.
Acid. carbolic. 1·0,
Ungu. simpl. 40·0.
S. Salbe.

Oder die Wilson'sche Salbe:
Rp. 2206.
Resin. Benzoës pulv. 5·0,
Ungu. simpl. 150·0.
Colat. adde:
Oxyd. Zinc. 25·0.
M. f. ungu.
D. S. Salbe.

Gegen schuppiges Ekzem im äusseren Gehörgang Abstreifung der Schuppen mittelst trockener Baumwolle, hierauf Touchirung mit einer concentrirten Höllensteinlösung, nach Abfallen des Schorfes zu wiederholen. Später zur Verhinderung von Recidiven die Cutis des knorpeligen Gehörgangs noch zweimal wöchentlich zu bepinseln mit:

Rp. 2207.
Merc. praecip. alb. 0·3,
Ungu. emollient. 30·0.
S. Dünn einzupinseln

Oder:
Rp. 2208.
Ol. cadin. 1·0,
Vaselin. 40·0.
S. Salbe.

Intern bei anämischen und scrophulösen Individuen Eisenpräparate oder Jod.

Othmaematoma. Ohrblutgeschwulst. Kleinere, nicht schmerzhafte Geschwülste sich selbst zu überlassen. Bei Entzündungserscheinnngen kalte Umschläge oder Leiter'-

scher Apparat, bei Nachlass der Schmerzen Aqua Goulardi. Nach 4—5 Tagen, wenn die Schmerzen nicht geringer, die Geschwulst nicht kleiner geworden, Punction, bei grösserem Umfange der Geschwulst Spaltung derselben; danach Tamponade der Wunde mit Jodoformgaze.

Dermatitis auriculae. Entzündung der Ohrmuschel.

Kalte Ueberschläge, in schweren Fällen Eisbeutel oder Leiter'scher Apparat, bei leichteren Graden:

> Rp. 2209.
> *Aqu. vegeto-miner. Goulardi* 200·0,
> *Tinct. Opii simpl.* 10·0.
> *S. Zu Ueberschlägen.*

Der Epidermis beraubte Hautstellen mit entsprechenden Salben zu bepinseln.

Otitis externa circumscripta. Follicularentzündung des äusseren Gehörgangs.

Bei schmerzhafter, tiefsitzender Entzündung Incision der Geschwulst, wenn es auch noch nicht zur Eiterung gekommen. Bei Fortsetzung der Entzündung auf den Warzenfortsatz Leiter'scher Kühlapparat. Narkotische Einreibungen in der Umgegend des Ohres, z. B.:

> Rp. 2210.
> *Chloroform.,*
> *Ol. Olivar.* $\overline{aa}$ 15·0.
> *M. D. S. Auf Watte geträufelt in der Ohrgegend aufzulegen.*

Ferner, namentlich bei operationsscheuen Individuen

> Rp. 2211.
> *Aqu. Opii* 4·0,
> *Aqu. destillat.* 12·0
> *M. D. S. Wattebausch getaucht, in*

Ebenso:

Rp. 2212.
Cocain.muriatic.0·3—0·5,
Aqu. destillat. 10·0.
S. 5—10. Tropfen auf
Watte ın den Gehör-
gang einzulegen.

Rp. 2213.
Acid. boric. 1·0,
Morph. acetic. 0·2,
Vaselin. 20·0·
M. f. ungu.
D. S. Ein damit bestriche-
nes, längliches Speck-
stückchen in den Ge-
hörgang einzuführen.

Bei gleichzeitiger starker Anschwellung vor dem Tragus
oder in der Regio mastoidea, wenn trotz Incision die
Schmerzen nicht nachgelassen, Blutegel.

Nach gemachter Incision oder nach Durchbruch des
Abscesses:

Rp. 2214.
Acid. carbolic. 0·5,
Glycerin. 15·0.
D. S. Einpinselung.

Oder:
Rp. 2215.
Acid. boric. 1·0,
Spir. vin. rectificat. 20·0.
M.D. S. Zum Einträufeln.

Nach abgelaufener Entzündung, wenn Jucken im
Gehörgang besteht, das Kratzen daselbst strengstens
zu untersagen; zur Verhütung des Juckens:

Rp. 2216.
Mercur. praecip. alb. 0·3,
Ungu. emollient. 12·0.
S. Jeden 2. Tag einzu-
pinseln.

Oder:
Rp. 2217.
Acid. boric. 1·0,
Vaselin. 20·0.
S. Wie das vorige Recept.

Auch blosse Alkoholeinpinselung oft wirksam.

**Otitis externa diffusa. Diffuse Entzündung des
äusseren Gehörgangs.** Kalte Umschläge, bei grosser
Schmerzhaftigkeit locale Blutentziehungen, narkotische
Einträufelungen (s. „Otitis media acuta," S. 633); nach dem
Eintritt der Secretion Einblasen von Borsäure oder Einträufelungen von 5%iger alkoholischer Borsäure-Lösung.
hartnäckigen Fällen Aetzungen mit:

40*

Rp. 2218.
>*Argent. nitric. 0·8,*
>*Aqu. dest. 10·0.*
>*S. Aetzmittel.*

Bei parasitärer Entzündung die Pilzmembranen durch Ausspritzen zu entfernen, dann mittelst eines gewärmten Löffels rectificirter Alkohol, eventuell wenn derselbe heftiges Brennen hervorruft, mit destillirtem Wasser verdünnt, einzugiessen und eine Viertelstunde darin zu belassen. Anfangs 2mal täglich anzuwenden, allmälich seltener.

Otitis externa diphtheritica. Diphtheritische Entzündung des äusseren Gehörgangs.

Rp. 2219.
>*Aqu. Calcis 50·0.*
>*S. Der Gehörgang damit zu füllen.*

Die Flüssigkeit wird 15—20 Minuten im Ohre gelassen, dann der Gehörgang ausgespült mit:

Rp. 2220.
>*Acid. boric. 1·0,*
>*Aqu. destillat. 50·0.*
>*S. Aeusserlich.*

Hierauf der Gehörgang mit fein pulverisirter Borsäure zu füllen. Bei trotzdem eintretenden wiederholten Nachschüben Betupfen der afficirten Stellen mit:

Rp. 2221.
>*Acid. carbolic. 1·0,*
>*Glycerin. 15·0.*
>*S. Zum Betupfen.*

Ebenso auch 5% iger Carbol-Alkohol; ausserdem mehrere Male täglich der Gehörgang mit 5% iger alkoholischer Borsäure-Lösung

Corpora aliena   emdkörper
im Ohre. Zum   wirklich
ein Fremdkörper   nsistenz

er zeigt und wo er gelagert ist. Zuerst kräftige, lauwarme Einspritzungen mittelst einer grossen englischen Spritze, mit einem Gummiröhrchen als Ansatz. Besteht der Fremdkörper in dem Kopfe eines Notizbleistiftes, keine Einspritzungen; ebenso wenn Perforation des Trommelfelles besteht. Bei Glas- oder Stahlperlen ein befeuchtetes, feines Laminariastäbchen, in den Perlcanal einzuführen und nach einer halben Stunde zu entfernen. Kommt man mit diesen Methoden nicht zum Ziele, so ist der Fremdkörper durch ein geeignetes Instrument zu entfernen, doch ist es oft nöthig, diesen Eingriff zu verschieben, wenn der Körper tief sitzt und durch entzündliche Verengerung des äusseren Gehörgangs unsichtbar geworden ist; in diesem Falle Kälte, Einblasung von Borpulver oder Einträufelung von Borspiritus, bis die Schwellung zurückgegangen ist. Weichere Körper, wie Bohnen, Erbsen, Holzkügelchen, entfernt man mit einem gekrümmten starken Häkchen oder mittelst einer Nadel mit rechtwinkelig abgebogener Spitze, harte Fremdkörper, Kieselsteinchen, Glasperlen, Griffelstückchen, Kirschkerne mittelst einer gekrümmten Sonde oder besser mit einer gefensterten Curette. Gewöhnliche Pincetten stets zu meiden. Im äussersten Fall, wenn gefahrdrohende Symptome bestehen, Ablösung der Ohrmuschel und der hinteren Wand des knorpeligen Gehörgangs. Lebende Insecten sind zunächst durch Eingiessen von Oel, dem man zweckmässig einige Tropfen Terpentin oder Petroleum zusetzt, zu tödten, dann durch Ausspritzen zu entfernen.

Polypen des Ohres. Operative Entfernung mittelst der Wilde'schen Drahtschlinge, des Blake'schen Polypenschnürers oder des Ringmessers von Politzer. Zur Nachbehandlung oder bei messerscheuen Individuen von vorneherein 2—3mal täglich vorzunehmende Einträufelungen von Spir. vin. rectificat. nach sorgfältiger Reinigung des Gehörgangs und Austrocknung durch

Watte, die Flüssigkeit ¹/₄—¹/₂ Stunde im Ohre zu belassen. Wenn nach 4wöchentlicher Behandlung kein Erfolg, Aetzung des Polypen mit Argentum nitricum oder
mit Eisenchlorid in Substanz oder in der officinellen
Lösung, zu wiederholen, wenn sich der Schorf beim
Ausspritzen ablöst. Namentlich angezeigt ist die Aetzung
bei derben und ausgebreiteten, den Gehörgang aus-
füllenden Wucherungen.

**Myringitis acuta. Acute Entzündung des Trommel-
fells.** Während des Stadiums der Reaction palliative,
schmerzstillende Behandlung (s. „Otitis media acuta,"
S. 632 ff.). Bei Abscessbildung im Trommelfelle Eröffnung
des Eiterherdes mittelst der Lanzennadel, eines 6 Cm.
langen, knieförmig gebogenen, zweischneidigen Instruments. Die Technik der Operation ist dieselbe, wie bei
der Paracentese der Trommelhöhle, nur dass nicht
alle Schichten des Trommelfells durchtrennt werden.
Der Kopf des Kranken zu fixiren, das Trommelfell mittelst Stirnbinden-Reflectors und kurzen, weiten Trichters in gute Beleuchtung zu bringen, die Spitze der
Nadel durch die Schichten des Trommelfells einzusenken und beim Herausziehen die Stichöffnung zu erweitern. Bei Entzündung der tieferen Trommelfell-
schichten, wenn heftige Schmerzen bestehen, ebenfalls
Einschnitte in die Geschwulst mit der Lanzennadel auszuführen. In beiden Fällen nicht mehr als die Hälfte
der Lanze einzusenken, da nicht sämmtliche Schichten
des Trommelfells durchtrennt werden dürfen. Wenn nach
dem Aufhören der Schmerzen rasche Hörverminderung
eintritt, Lufteintreibungen in die Paukenhöhle nach
dem Politzer'schen Verfahren: Der Kranke nimmt
etwas Wasser in den Mund, von einem doppeltfaust-
grossen Kautschukballon wird der leicht gekrümmte
röhrenförmige, mit dem Ballon durch eine kurze elastische Gummiröhre verbundene Ansatz in ein Nasenloch
eingeführt, dieses über dem Ansatzstück mit der Hand

luftdicht comprimirt, und während der Patient auf ein vorher verabredetes Zeichen das Wasser schluckt, mit der anderen Hand rasch der Kautschukballon zusammengedrückt.

Myringitis chronica. Das Secret durch Ausspritzen mit lauem Wasser zu entfernen, dann Einträufeln von:

Rp. 2222.
Zinc. sulfuric. 0·2,
Aqu. destill. 20·0.
M. D. S. 10 Tropfen
  lauwarm ins Ohr zu
  giessen.

Wenn nach 8—10 Tagen die Secretion nicht aufhört:

Rp. 2223.
Plumb. acetic. 0·2,
Aqu. destillat. 20·0.
S. Erwärmt 1- bis 2mal
  täglich einzuträufeln
  und 10 Minuten im
  Ohre zu belassen.

Nach mehreren Wochen, wenn die Secretion nicht sistirt:

Rp. 2224.
Argent. nitric. 0·8,
Aqu. destillat. 10·0.
M. D. S. Nach Entfer-
  nung des Secrets durch
  Ausspritzen das Trom-
  mellfell damit zu be-
  pinseln oder 10—15
  Tropfen in das Ohr
  zu giessen und 10 Mi-
  nuten darin zu lassen,
  hierauf Ausspritzen
  des Ohrs mit Wasser.

Nach Anwendung dieses Mittels:
Rp. 2225.
Kal. iodat. 1·0,
Aqu. font 50·0.
S. Zum Waschen der Umgebung der Ohr-
  öffnung.

Die Touchirung erst nach Abstossung des Schorfs zu wiederholen.

Gegen Granulationsbildung an der Cutisschichte des Trommelfells jeden dritten Tag Betupfen mit Liquor Ferri sesquichlorati mittelst einer in die Flüssigkeit getauchten Sonde oder eines kleinen Pinsels; danach Einträufeln von Borspiritus (Rp. 2215.) Besser noch ist galvanokaustische Zerstörung der Wucherungen.

Otitis media acuta. Acute Mittelohrentzündung.
Im Beginne, während der Reizerscheinungen palliative
Behandlung. Bei starker Hyperämie am Trommelfelle
locale Blutentziehung durch unmittelbar vor dem Tragus,
nur bei lebhaften Schmerzen hinter dem Ohre besser am
Warzenfortsatz anzusetzende Blutegel (bei kräftigen Erwachsenen 3—5, bei schwächlichen, herabgekommenen
Individuen 1—2, bei Kindern meist nur einer zu appliciren). Vor dem Ansetzen der Blutegel stets der Gehörgang mit Watte zu verstopfen. Wenn rasche Depletion
erwünscht ist, statt der Blutegel besser die Heurteloup-
sche Saugspritze. Bei andauernden, den Schlaf störenden
Schmerzen innerlich:

Rp. 2226.
Morph. acetic. 0·03,
Sacch. alb. 3·0.
M. f. pulv. Div. in dos.
 aequ. No. 6.
D. S. 2–3 Pulver am
 Abend in 1stündigen
 Pausen.

 Oder:
Rp. 2227.
Chloral. hydrat. 2·5,
Aqu. font.,
Syr. rub. Idaei āā 15·0.
M. D. S. Die Hälfte am
 Abend zu nehmen,
 wenn nach 2 Stunden
 kein Schlaf erfolgt, die
 zweite Hälfte.

Kalte Ueberschläge nur
mit Vorsicht anzuwenden,
bei Steigerung der Schmerzen
sofort auszusetzen. Sehr wirksam dagegen feuchtwarme
Ueberschläge mit:

Rp. 2228.
Tinct. Opii simpl. 2·0,
Aqu. destillat. 200·0.
S. Zu Umschlägen.

(Ein Stück Leinwand in
diese Flüssigkeit getaucht,
mehrfach zusammengelegt
auf die Ohrgegend zu appliciren, mit Wachstaffet und
einem trockenen Tuche zu
bedecken und 3–4mal im
Tage zu wechseln.)

Oft auch das Einlegen eines in warmes Wasser getauchten Wattebäuschchen [...] hörgang, stündlich
gewechselt, von gute [...]

Bei mässigeren Graden der Entzündung narkotische Einreibungen in der Umgebung des Ohres 2—3stündlich (s. „Otitis externa circumscripta", S. 626 f.). Bei anfalls· weise auftretenden Schmerzen:

Rp. 2229.
Ol. Olivar. 10·0,
Morph. phtalic. 0·2.
M. D. S. Beim Anfall
eine Wattekugel, mit
5—6 Tropfen der ge-
wärmten Flüssigkeit
beträufelt, ins Ohr
einzuführen.

Ganz ebenso zu verwenden:

Rp. 2230.
Ol. Hyoscyam. press. 10·0,
Extr. Opii aquos. 0·8.
S. Wie das Vorige.

Rp. 2231.
Cocain. muriatic. 0·5,
Aqu. destillat. 10·0.
S. Wie das Vorige.

Nebstdem zweckmässiges diätetisches Verhalten.

Bei schlechtem Wetter und in der kalten Jahreszeit das Zimmer zu hüten, bei Fieber Bettruhe; zur Beförderung der Transspiration:

Rp. 2232.
Infus. flor. Tiliae
e 10·0 ad colat. 150·0,
Spir. Mindereri 5·0,
Syr. cort. Aurant. 40·0.
M. D. S. Stündl. 2 Ess·
löffel.

Strenge Diät, Meidung der Alcoholica. Bei gleichzeitigem Rachenkatarrh:

Rp. 2233.
Decoct. Althaeae 200·0,
Alum. crud. 5·0,
Tinct. Opii simpl. 1·0.
M. D. S. Gurgelwasser.

Nach dem Aufhören der Schmerzen, bei rasch sich steigender Schwerhörigkeit Lufteintreibungen nach dem von Prof. Politzer angegebenen Verfahren (s. „Myringitis acuta", S. 630 f.), Anfangs, besonders bei Kindern, nur mit dem Munde die Luft einzublasen oder der Kautschukballon nur mit geringer Kraft zu comprimiren; Anfangs jeden Tag, dann allmählich seltener bis zu einem Mal in der Woche zu wiederholen. Bei starker Vorwölbung des Trommelfells und gelbgrüner Verfärbung der vorgewölbten Partie, insbesondere aber bei der eitrigen Form der Otitis media acuta mit gefahrdrohenden Symptomen der Eiteransammlung im Mittelohr Paracentese des Trommelfells. (Technik derselben siehe unter „Myringitis acuta", S. 630). Alle Schichten des Trommelfells vollständig zu durchtrennen. Danach zur Verflüssigung des Secrets täglich mehrere Male Füllung des Gehörgangs mit warmem Wasser oder mit:

Rp. 2234.
    Aqu. Opii 5·0,
    Aqu. destillat. 15·0.
    M. D. S. Ins Ohr zu träufeln.

In den ersten Tagen nach der Operation Ausspülung des Gehörgangs mit warmem Wasser (26—28°), in welchem ein wenig Borsäure gelöst wurde, mittelst einer kleinen, etwa 40 Grammes Flüssigkeit fassenden Hartkautschukspritze mit kurzem, abgerundetem Ansatz; je nach der Quantität des Secrets diese Einspritzungen stündlich bis 6stündlich zu wiederholen. Ferner Entfernung des Secrets aus der Paukenhöhle durch Politzer'sche Lufteintreibung, nur bei sehr starkem Widerstande in der Tuba Lufteintreibung durch den Tubenkatheter. Auch hier mit sehr schwachem Druck zu beginnen. Nach mehreren Tagen, wenn die Lufteintreibungen erfolglos waren, Beginn medicamentöser Behandlung. Eine Messerspitze voll feinpulverisirter Borsäure wird mittelst einer Federspule oder eines Pulverbläsers in den Gehörgang bis an das Trommelfell geblasen, dann der Gehörgang mit Bruns'scher Watte verstopft und bis zum folgenden Tage die Borsäure darin gelassen. Dieses Verfahren so lange fortzusetzen, bis das Pulver selbst bei 2—3tägigem Verweilen im Ohre trocken bleibt. Wird durch dieses Verfahren die Secretion nicht herabgesetzt, zu adstringirenden Einträufelungen überzugehen, jedo̲ ̲ ̲ ̲llständigem Aufhören der Schmerzen ̲ ̲ ̲tets Politzer'sche sorgfältige Abtrocknung mittelst Baumwolle oder Leinwand, hierauf Einträufelung von:

Rp. 2235.
Zinc. sulfuric. 0·3,
Aqu. dest. 30·0.
M. D. S. Morgens und
Abends 10—15 Tropf.
lauwarm einzuträufeln
und 10—15 Minuten
im Ohre zu belassen.

Nach einigen Tagen, wenn keine rasche Abnahme der Secretion eingetreten:

Rp. 2236.
Plumb. acetic. 0·3,
Aqu. destillat. 30·0.
S. Wie das Vorige.

Bei hartnäckigen acuten Mittelohreiterungen Injectionen von warmem Wasser durch den Katheter in das Mittelohr, namentlich bei lange andauernder Schmerzhaftigkeit.

Granulationen an den Perforationsrändern mit Liquor Ferri sesquichlorati zu touchiren.

Bei ihm Verlaufe der Krankheit auftretender Entzündung des Warzenfortsatzes im Beginn Blutegel oder Heurteloup'sche Saugspritze, kalte Umschläge auf die Gegend des Warzenfortsatzes, bei Beginn der Geschwulstbildung Einpinselung mit Jodtinctur oder Einreibung mit Ungu. ciner. Wenn die Symptome nicht nachlassen, durch mehrere Tage Injectionen von warmem Wasser durch den Katheter in das Mittelohr; endlich, wenn auch dies resultatlos ist, der Wilde'sche Schnitt auszuführen: etwa 1½ Cm. hinter der Anheftungsstelle der Ohrmuschel wird die Bedeckung des Warzenfortsatzes bis auf den Knochen durchschnitten.

Im weiteren Verlauf, nach dem Aufhören der Secretion und Verschluss der Perforationsöffnung Politzer'sche Lufteintreibungen zur Verbesserung des Hörvermögens, Anfangs täglich, dann allmälich seltener. Bei reichlicher Epidermisbildung im Gehörgange nach Ablauf der Mittelohrerkrankung die Krusten von Zeit zu Zeit aufzuweichen durch:

Rp. 2237. *Natr. carbonic. 0·5,*
Aqu. destillat. 8·0,
Glycerin. 4·0.
M. D. S. Einzuträufeln.

Hierauf Entfernung der Krusten durch Ausspritzen.

Zur Vermeidung von Recidiven bei schlechtem oder kaltem Wetter der äussere Gehörgang stets mit Baumwolle zu verstopfen. Dampfbäder, Douchen des Kopfes sowie Untertauchen im Bade zu vermeiden.

Otitis media catarrhalis. Mittelohrkatarrh. Methodisch fortgesetzte Lufteinreibungen nach dem von Prof. Politzer angegebenen Verfahren (s. „Myringitis acuta", S. 630 f.), unter allmälich steigendem Druck. Bei zu grossem Widerstand in der Tuba oder im Mittelohr Lufteintreibung durch den in die Tuba eingeführten Katheter; die Lufteintreibungen Anfangs täglich, dann bei andauernderer Verbesserung des Hörvermögens allmälich seltener auszuführen. Wenn trotz längerer Behandlung durch Lufteintreibung das Exsudat nicht zur Resorption gelangt, oder wenn die durch die Lufteintreibung erzielte Hörverbesserung immer nach kurzer Zeit wieder schwindet, mechanische Entfernung des Exsudats. Bei vorwiegend serösem Exsudat folgendes, von Prof. Politzer angegebenes Verfahren: Der Kranke nimmt etwas Wasser in den Mund, neigt den Kopf nach vorne und etwas nach der entgegengesetzten Seite, so dass die Rachenmündung der Tuba vertical unter der Paukenhöhlenmündung steht; bleibt in dieser Stellung 1—2 Minuten, hierauf während des Schlingacts eine Lufteintreibung. Führt dieses Verfahren nicht zum Ziele, besonders bei mehr zähem, gallertartigem, schleimigem Exsudat, behufs Abkürzung der Behandlungsdauer Paracentese (siehe „Myringitis acuta," S. 630) Nach Ausführung derselben 3—4 kräftige Lufteintreibungen nach Politzer, bei sehr grossen Widerständen im Mittelohr oder bei Parese der Gaumenmusculatur Lufteintreibungen durch den Katheter. In seltenen Fällen gelingt die Herausbeförderung des Secrets besser durch kräftiges Schneuzen oder durch den Valsalva'schen Versuch: Der Kranke macht bei geschlossenem Mund und während er sich mit der Hand

die Nase zuhält, eine kräftige Exspirationsbewegung.
Wird durch diese Methoden das Secret nicht in den
äusseren Gehörgang getrieben, so ist Luftverdünnung
im äusseren Gehörgang angezeigt: Der olivenförmige
Ansatz des Auscultationsrohrs wird vom Kranken luftdicht
in den äusseren Gehörgang eingeführt, an das andere
Ende des Schlauchs eine kleine Ohrenspritze angesetzt
und der Stempel derselben langsam zurückgezogen. Aus
dem Gehörgang das Secret mittelst kleiner, in der Kniepincette gehaltener Wattekügelchen zu entfernen; zäher
Schleim direct mit der Kniepincette zu fassen; Ausspritzung mit lauem Wasser nur, wenn das Secret auf
andere Weise nicht herauszubefördern ist. Nach der
Operation der Gehörgang mit Baumwolle zu verstopfen;
schwere Arbeit, geistige Getränke, rascher Temperatur-
wechsel, Aufenthalt in rauchigen oder dunstigen Localen
zu meiden. Zur Hintanhaltung von Recidiven noch durch
mehrere Monate die Lufteintreibungen Anfangs 2—3mal
wöchentlich, später alle 8—14 Tage fortzusetzen.

Wenn nach Beseitigung des Exsudates durch Paracentese die Schwellung im Tubencanale trotz der Lufteintreibungen nicht abnimmt, ist Einleitung von Salmiak-
dämpfen mittelst des Apparates von v. Tröltsch oder
von Gomperz, abwechselnd mit Lufteintreibungen, manchmal von guter Wirkung. Noch wirksamer ist oft Injection
von entsprechenden Salzlösungen per tubam, z. B.:

Rp. 2238.
Ammonii chlorat. 1·0,
Aqu. dest. 10·0.
S. 3—6 Tropfen per tubam zu injiciren.

Oder:

Rp. 2239.
Natr. bicarbon. 3·0,
Aqu. dest. 10·0.
S. Wie das Vorige.

Häufiger wendet Prof. Po-
litzer zum gleichen Zweck
Terpentindämpfe an
oder die Dämpfe von:

Rp. 2240.
  Ol. Pini aether. 10·0.
  S. Aeusserlich.

(Die Dämpfe dieser Flüssigkeiten werden einfach mittelst
des zu den Lufteintreibungen
in Verwendung stehenden
Ballons aspirirt, indem man
die Spitze des zusammen-
gedrückten Ballons in die
Mündung des Fläschchens
steckt und mit der Com-
pression allmälich nachlässt.)

Auch Injectionen von
astringirenden Flüssigkeiten
bei fortdauernder Schwellung
der Schleimhäute angezeigt.

Rp. 2241.
  Zinc. sulfuric. 0·2,
  Aqu. dest. 10·0.
  S. 8—10 Tropfen mittelst
  Pravaz'scher Spritze
  in den Tubenkatheter
  zu spritzen, von da
  durch Blasen mit dem
  Ballon in die Pauken-
  höhle zu treiben. Stets
  nur alternirend mit
  Lufteintreibungen zu
  verwenden.

Bei excessiver Schwellung der Tubenschleimhaut, wo
Lufteintreibung nicht oder schwer möglich, mit einer
concentrirten Lapislösung imprägnirte und dann getrock-
nete Darmsaiten durch den Katheter bis in die Tuba
einzuführen und 5—10 Minuten darin zu lassen.

Die Behandlung des Mittelohrkatarrhs ist nicht über
3—5 Wochen auszudehnen, danach eine 3—6wöchent-
liche Ruhepause. Zur Nachbehandlung 2—3mal wöchentlich Politzer'sche Lufteintreibung durch 3—4 Wochen,
dann Pause von 1—3 Monaten.

In diätetischer Beziehung gute Luft, möglichst
häufige Bewegung im Fr.... ....i guter Witterung, fleissiges Lüften der Wohnr.... ....npf.... Geistige Getränke nur in äusserst .... gestatten.
Lauwarme Bäder, im S.... .... Alpen-
gegend, bei Scrophul.... .... Hall, bei
anämischen Individuen.... .... Spaa,
Pyrmont, ... Syphili.... .... 1 ..
Wien, ... Pistyan ....

Gleichzeitig mit dem Mittelohrkatarrh bestehende Affectionen des Nasenrachenraums stets zu berücksichtigen. Bei acuter Schwellung der Nasenrachenschleimhaut genügt zweckmässiges diätetisches Verhalten, Vermeiden raschen Temperaturwechsels, rauchiger oder dumpfer Locale, alkoholischer Getränke. Bei chronischen Nasenkatarrhen Eingiessung medicamentöser Flüssigkeiten in die Nase aus einem kahnförmigen Gefässchen bei nach rückwärts gebeugtem Kopf des Patienten; sobald derselbe die Flüssigkcit im Rachen verspürt, soll er den Kopf vorbeugen, so dass dieselbe bei den Nasenlöchern herausrinnt; eine Viertelstunde lang nach der Eingiessung nicht schneuzen! Zu diesen Eingiessungen verwendet man concentrirte Kochsalzlösungen oder verdünnte Ischler oder Kreuznacher Soole, besonders bei scrophulösen Individuen. Bei vorwaltend eitrigem Secret:

Rp. 2242.
Acid. tannic. 3·0,
Chinin. sulfuric. 0 1,
Aqu. dest. 30·0.
M. D. S. Erwärmt ein-
zugiessen.

Oder:

Rp. 2243.
Acid. tannic. 3·0,
Acid. salicylic. 0·3,
Aqu. dest. 30·0.
S. Erwärmt einzugiessen.

Wenn diese Mittel ohne Erfolg, bei Erwachsenen auch zu versuchen:

Rp. 2244.
Zinc. sulfuric. 0·05,
Aqu. dest. 30·0.
S. Zur Eingiessung.

In manchen Fällen auch wirksam:

Rp. 2245.
Alum. crud, 1·0,
Aqu. dest. 30·0.
S. Zur Eingiessung in die Nase.

Bei chronischer, schleimig-eitriger, mit Ozaena verbundener Absonderung Carbolsäure-Lösungen oder das von Störk empfohlene Mittel:

Rp. 2246.
> *Natr. salicylic.,*
> *Natr. bicarbon.,*
> *Natr. chlorat.* āā *5·0,*
> *Aqu. dest. 100·0.*
> *S. Aeusserlich.*

Bei Ansammlung von Schleimmassen oder Krusten lauwarme Einspritzungen in die Nase, wobei das Ansatzstück der Spritze nicht luftdicht in die Nase eingefügt werden darf und bei normaler Kopfhaltung gerade nach hinten gerichtet sein muss.

Wenn nach mehrwöchentlicher Behandlung mit Eingiessungen und Einspritzungen keine wesentliche Besserung erreicht ist, Touchirungen der Nasenrachenschleimhaut mit 10%iger Lapislösung, entweder mittelst Pinsels oder Schwämmchens, oder indem 2 haselnussgrosse, mit der Lösung durchtränkte Baumwollkügelchen bis gegen die Mitte der Nasenhöhle vorgeschoben und nach Verstopfung der Nasenöffnungen mit trockener Watte durch Comprimiren der Nase ausgedrückt werden; nach der Aetzung zur Linderung des Schmerzes Einspritzung lauer Kochsalzlösungen. Die Aetzungen 2—3mal wöchentlich zu wiederholen.

Bei gleichzeitigem Rachenkatarrh adstringirende Gargarismen, bei starken Auflockerungen Bestreichen mit Lapislösung, Jodtinctur oder Tinct. Opii crocata, Granulationen mit Lapis in Substanz oder mit Liquor Ferri sesquichlorat. oder mit Chromsäure zu touchiren.

Otitis media sclerotica. Chronischer sclerosirender Mittelohrkatarrh.

eintreibungen nach dem
oder wo dieses durch Schw

Tubencanals erschwert ist, Lufteintreibungen durch den
Katheter. Beide Verfahren nur jeden 2. oder 3. Tag
anzuwenden. Zur Lockerung und Erzielung grösserer
Dehnbarkeit der Mittelohrauskleidung empfiehlt es sich,
gelinde reizende Flüssigkeit zu injiciren, z. B.:

Rp. 2247.
Natr. bicarbonic. 0.5,
Aqu. dest. 10.0,
Glycerin. 2.0.
M. D. S. 6—8 Tropfen
  erwärmt zu injiciren.
(Ueber die Technik die-
ser Injection siehe die Be-
merkungen zu Rp. 2241.)

Bei syphilitischen Ohr-
affectionen ebenso zu verwenden:

Rp. 2248.
Kal. iodat. 0.5,
Aqu. destillat. 15.0.
S. Zur Injection in die
  Paukenhöhle.

Die Injectionen immer abwechselnd mit Lufteintreibungen, und zwar nach je eintägiger, ohne Localbehandlung bleibender Zwischenpause auszuführen. Häufig wird
durch direct nach dem Katheterismus oder der Politzer-
schen Lufteintreibung angewendete Luftverdünnung
im äusseren Gehörgang die Behandlung wesentlich
unterstützt. Die Methode besteht darin, dass man das
Ansatzrohr eines kleinen, runden Ballons, den man mit
der Hand comprimirt hält, luftdicht in den äusseren
Gehörgang einfügt und dann mit der Compression des
Ballons allmälich nachlässt. Die Behandlung der Mittelohrsklerose nur so lange fortzusetzen, als die Hörweite
stetig zunimmt; weiterhin zeitweilige Nachbehandlung
durch Lufteintreibungen allein oder durch mit denselben
abwechselnde Injectionen.

Lauwarme Vollbäder während der localen Behandlung
oft von günstiger Wirkung, Untertauchen und Douchen
hierbei zu vermeiden.

Gegen die subjectiven Geräusche: Lufteintreibungen nach Politzer oder durch den Katheter abwechselnd mit Luftverdünnungen; manchmal, wenn diese
Behandlung erfolglos, Einleitung reizender Dämpfe wirksam, wie die Dämpfe von Aether, Chloroform, oder von:

Rp. 2249.
Aether. sulfuric: 6·0,
Liqu. anaesthetic. Hollandic. 4·0.
D. S. Die Dämpfe der Flüssigkeit in d. Mittelohr einzutreiben.

Bei recent entstandenen Geräuschen, wenn dieselben sehr hochgradig und störend sind, Vesicantien am Warzenfortsatz; bei langsamerer Zunahme der Geräusche:

Rp. 2250.
Spir. aromat.,
Spir. Sinapis $\overline{aa}$ *30·0.*
D. S. 20 Tropfen hinter dem Ohre einzureiben.
Oder:

Rp. 2251.
Spir. Formicar.,
Balsam. vitae Hoffmanni $\overline{aa}$ *30·0.*
D. S. Wie das Vorige.

Bei anfallsweiser, heftiger Steigerung des Sausens Application eines fliegenden Vesicans am Warzenfortsatz und Bestreichen des blossliegenden Coriums mit Ungu. Mezerei oder Ungu. Autenriethii.

Oder: Rp. 2256.
Tinct. Valerian
Aether. sulfur
Glycerin. pur.
D. *S. Einpins*

Versuchsweise, wen die vorher erwähnten Mittel erfolglos waren, äusserliche Anwendung von Narcoticis:

Rp. 2252.
Glycerin. pur. *10·0,*
Extr. Opii aquos. *0·4*
(od. Morph. acetic. 0·2).
M. tere exactissime.
D. S. 8—10 Tropfen hinter dem Ohre einzureiben.
Oder:

Rp. 2253.
Ol. Olivar.,
Chloroform. $\overline{aa}$ *8·0.*
D. S. Wie das Vorige.

Rp. 2254.
Glycerin. pur. *10·0,*
Tinct. Belladonnae *5·0.*
S. 8—10 Tropfen einzureiben.

Bei sehr lästigem, anfallsweise sich steigernden Geräuschen subcutane Morphium-Injectionen. Ferner Bepinselungen des äusseren Gehörgangs mit:

Rp. 2255.
Tinct. Ambrae *2·0,*
Aether. sulfuric. *1·0,*
Glycerin. pur. *10·0.*
D. S. Einpinselung.

Innerlich am ehesten Erfolg zu erwarten von:
> Rp. 2257.
> *Kal. bromat. 10·0.*
> *Div. in dos. aequ. No. 10.*
> *D. S. Früh und Abends je 1—2 Pulver in Wasser.*

Bei durch Syphilis bedingten Ohraffectionen gegen die subjectiven Geräusche innerlicher Gebrauch von Jodkalium, ¹/₂—1 Gr. pro die.

Die Wirkung desselben wird unterstützt durch Einreibungen jodhältiger Salben am Warzenfortsatz, wie:

	Oder:
Rp. 2258.	Rp. 2259.
Kal. iodat. 2·0,	*Jodoform. pur. (od. Jo-*
Jodi pur. 0·1,	*dol.) 0·8,*
Ungu. emoll. 20·0.	*Ungu. emoll. 20·0,*
S. Täglich am Warzen-	*Ol. Menth. pip. gtts. 10.*
fortsatz einzureiben.	*D. S. Salbe.*

Bei Verengerung der Tuba wiederholte Lufteintreibungen; wo man damit nicht zum Ziele kommt, Einführung von Bougies, und zwar entweder der französischen Bougies oder bei stärkeren Stricturen der Fischbein- oder Celloidinbougies (von Leiter in Wien), bei mässigen Stricturen, die man rasch erweitern will, Anwendung von Darmsaiten. Diese Bougies werden durch den Tubenkatheter, welcher kurz und mit einem längeren, stark gekrümmten Schnabel versehen sein soll, eingeschoben und 5—10 Minuten liegen gelassen.

Bei der Mittelohrsklerose ebenso wie bei der secretorischen Form des Mittelohrkatarrhs Allgemeinleiden sowie etwaige Affectionen der Nasenrachenschleimhaut gleichzeitig zu behandeln. Bei rapider Verschlimmerung des Gehörs oder plötzlicher Taubheit Enthaltung von körperlicher und geistiger Arbeit, von Alcoholicis, sowie vom Tabakrauchen; innerlich grössere Gaben von Jodi, bis zu 1 Gr. pro die, bei Congestionen nach dem

41*

Kopfe Abführmittel. Fliegendes Vesicans am Warzenfortsatze und Bestreichung des blossgelegten Coriums mit:

Rp. 2260.
Veratrin. 0·5,
Ungu. simpl. 30·0.
S. Salbe.

Ferner:

Rp. 2261.
Aether. sulfuric. 1·0,
Glycerin. 10·0.
S. Der äussere Gehörgang damit einzupinseln
oder ein damit durchtränkter Wattepfropf
ins Ohr.

Wenn nach 8 Tagen die frühere Hörweite nicht erreicht ist, Anwendung des galvanischen Stroms.

Otitis media suppurativa sive perforativa chronica. Chronische eitrige Mittelohrentzündung.

In Bezug auf Allgemeinbehandlung, diätetisches Verhalten, Anwendung von Bädern etc., gilt auch hier das bei Besprechung der Otitis media catarrhalis Gesagte.

Behufs Entfernung der Secrete aus dem Mittelohr Lufteintreibungen nach Politzer, bei grossem Widerstand im Mittelohr Lufteintreibungen durch den Katheter. Liegt die Perforationsöffnung im vorderen unteren Quadranten des Trommelfells, oder ist aus anderen Gründen die Wirksamkeit der genannten Verfahren ungenügend, zeitweilige Einleitung eines Luftstroms durch die Perforationsöffnung auf das Mittelohr, indem ein am vorderen Ende abgerundetes glattes Gummiröhrchen, das den Ansatz eines Ballons bildet, bis in die Nähe der Perforationsöffnung vorgeschoben wird, oder indem ein kurzes, leicht gebogenes Röhrchen durch die Perforationsöffnung eingeführt und während man durch dasselbe Luft einbläst, nach hinten wird. Ausser den Lufteintreibung Gehörgangs bei stark nach von nur vorsichtig und mit geringer Druckstärke auszuführen; als Spülflüssigkeit reines warmes Wasser oder eine Lösung von einer Messerspitze voll Borsäure auf 0·2 Liter warmen Wassers. Bei üblem Geruch des Ausflusses:

Rp. 2262.
Acid. salicylic. 10·0,
Spir. vin. rectific. 100·0.
D. S. Ein Theelöffel voll
der Spülflüssigkeit zu-
zusetzen.

Ebenso:
Rp. 2263.
Kal. hypermangan. 10·0,
Aqu. font. 200·0.
S. Wie das Vorige.

Ferner:
Rp. 2264.
Creolin. pur. 10·0.
S. 10 Tropfen auf ¹/₄ Liter warmen Wassers.

Bei hartnäckig andauerndem üblen Geruch desinfi-cirende Injection von 2—3%iger Carbollösung oder von Sublimatlösung (1 : 2000). Bei profuser, blennorrhoischer Secretion 4—5 Tropfen von Oleum Terebinthin. auf 0·2 Liter warmen Wassers zur Ausspritzung zu verwenden.

Nach dem Ausspritzen oder, wenn die Ausspritzungen nicht vertragen werden, statt derselben Reinigung mittelst Bruns'scher Watte, die mit der Kniepincette oder dem Burkhardt-Merian'schen Watteträger gefasst wird. Zähe Schleimpfröpfe sind vor der Ausspritzung durch Einträufelungen von warmem Wasser oder einer Soda-lösung zu erweichen und, wenn nöthig, mit einer Knopf-sonde von der Unterlage loszulösen. Zur Entfernung krümlicher oder zu Krusten eingetrockneter Secrete ein 4 Mm. weites, an der vorderen Mündung abgerundetes, glattes Gummiröhrchen an den Spritzenansatz zu stecken und vor der Einspritzung etwa 2 Cm. tief in den Gehör-gang einzuführen; bei starker Verengerung des Gehör-gangs statt des Gummiansatzes ein kurzes elastisches Paukenröhrchen. Zur Durchspülung der Trommelhöhle Einspritzung vom äusseren Gehörgang aus mittelst eines Paukenröhrchens oder einer Hartkautschuk-Canüle; bei

Verengerungen des Gehörgangs oder wenn aus anderen Ursachen die Perforationsöffnung nicht deutlich zu sehen ist, Injectionen durch die Tuba.

In neuerer Zeit zur Beseitigung chronischer Mittelohreiterungen die locale Anwendung von Arzneistoffen eingeführt. In erster Linie kommt die Anwendung der Borsäure in Substanz (nach der unter „Otitis media acuta", S. 634 geschilderten Methode) in Betracht. Vor dem Einblasen der Borsäure statt das Secret zu entfernen. Anfangs das Pulver 1—2mal täglich, dann mit abnehmender Secretion seltener einzublasen; in den ersten Tagen nach Sistirung der Secretion das trockene Pulver nicht auszuspritzen.

Bei übelriechendem Ausfluss vor Anwendung der Borsäure mehrere Tage Ausspülung der Trommelhöhle mit 2—3%iger Carbollösung oder Sublimatlösung (1 : 2000—3000). Ist mehrwöchentliche Borbehandlung erfolglos, oder bei der granulösen Form der Mittelohrerkrankung auch von Anfang an Alkoholbehandlung: Nach Entfernung des Secrets durch Ausspritzen und Abtrocknung des Gehörgangs mittelst Wattebäuschchen wird bei seitlicher Neigung des Kopfes ein Theelöffel voll erwärmten Alkohols, der, wenn er starkes Brennen bewirkt, mit der gleichen Menge destillirtem Wasser zu verdünnen ist, in den Gehörgang gegossen und durch 10—15 Minuten darin belassen. Je nach Menge des Ausflusses 1—3mal täglich anzuwenden. Wenn die Bor- und Alkoholbehandlung wirkungslos, bei übelriechendem Ausfluss Antiseptica, wie:

Rp. 2265. *Acid. carbolic. 1·0,*
  Spir. vin. rectificat.,
  Aqu. destillat. $\overline{aa}$ *15·0.*
  M. D. S. 15—20 Tropfen einzuträufeln.

Eventuell   ·her   gang zu stärkeren Concentrationsgr

In man   Benzoësäure
wirksam.

Bei Erfolglosigkeit der antiseptischen und der Alkoholbehandlung die caustische Methode: Nach gründlicher
Reinigung der Trommelhöhle werden 15—20 Tropfen einer
schwach erwärmten, 6—10%igen Lapislösung mittelst
eines Horn- oder Glaslöffels bei seitlicher Neigung des
Kopfes in den äusseren Gehörgang gegossen und 1—2 Minuten darin ·belassen, danach Ausspritzen mit lauwarmem
Wasser, Waschen der Umgebung der Ohröffnung mit einer
schwachen Jodkalilösung, bei Brennen und Kratzen im
Rachen Eingiessen von 2—3 Esslöffel warmen Salzwassers
in die Nase.

Bei Erfolglosigkeit der bisher erwähnten Behandlungs-
weisen und bei kleiner Perforationsöffnung eine der
folgenden Einträufelungen: .

Rp. 2266.
Zinc. sulfuric. 0·2—0·4
(oder Plumb acetic.
0·2—0·4),
Aqu. dest. 20·0.
S. Einträufelung.
Rp. 2267.
Cupr. sulfuric. 0·1,
Aqu. destillat. 20·0.
S. Einträufelung.

Ferner auch:
Rp. 2268.
Merc. sublim. corros. 0·05,
Aqu. destillat. 50·0.
S. Einträufelung.
Rp. 2269.
Jodol. pur. 1·0,
Spir. vin. rectif. 20·0.
S. 15 Tropfen einzu-
träufeln.

Rp. 2270. Resorcin. 1·0,
Spir. vin. rectif. 20·0.
S. Wie das Vorige.

Bei grosser Perforationsöffnung statt der erwähnten
Einträufelungen Alaun in Pulverform: ein damit im-
prägnirter Tampon von Bruns'scher Watte wird mittelst
Kniepincette bis zur inneren Trommelhöhlenwand vorgeschoben, nach 24 Stunden gewechselt. Bei hartnäckigen
Mittelohreiterungen, namentlich bei profuser blennorrhoischer Secretion, oder wenn die wuchernde Mittelohrschleimhaut sich durch die Perforationsöffnung in den
äusseren Gehörgang vordrängt, sowie bei Verengerung des
äusseren Gehörgangs Durchspülung der Trommel-

höhle von der Tuba aus mittelst warmen Wassers mit einem geringen Zusatz von Borsäure.

Bei starken Granulationen am Promontorialüberzug die oben erwähnte Alkoholbehandlung, wobei die Eingiessungen täglich 3—4mal vorgenommen und der Alkohol mindestens eine halbe Stunde im Ohr belassen werden muss. Wenn diese Behandlung unwirksam, oder bei ganz beschränkter Granulationsbildung an leicht zugänglichen Stellen Cauterisation mit Galvanocaustik, Lapis oder mit gelöstem oder krystallisirtem Eisenchlorid, erst nach Ablösung des Schorfs zu wiederholen.

Bei scrophulösen und syphilitischen Individuen neben Allgemeinbehandlung auch äussere Anwendung von Jodpräparaten rathsam. Bei schmerzhafter Entzündung des Warzenfortsatzes:

Rp. 2271.

Jodoform.,
Ol. Foenicul. $\overline{aa}$ *2·0,*
Vaselin. 20·0.
S. In der Gegend des War-
zenfortsatzes einzureiben.

Ebenso:

Rp. 2272.

Jodol. pur.,
Ol. Origan. $\overline{aa}$ *2·0,*
Ungu. emoll. 20·0.
S. Wie das Vorige.

Gegen die bei der chronischen Mittelohreiterung auftretenden Hörstörungen: Lufteintreibungen, 2—3mal wöchentlich, nach 4—5wöchentlicher Anwendung eine Pause von 2—3 Wochen, wenn nicht starke Secretion öftere Lufteintreibung erheischt. Sehr wirksam auch, besonders wo Lufteintreibungen nicht ausgeführt werden können, Luftverdünnung im äusseren Gehörgang (s. „Otitis media catarrhalis," S. 637). Wenn durch die locale Behandlung keine Hörverbesserung erzielt wurde, namentlich aber bei abgelaufener Mittelohreiterung, bei hochgradiger Hörstörung Application eines künstlichen Trommelfells, am besten des Instruments von Hassenstein (bei Kindern nicht anzuwenden, ebenso wenn das Einführen des Instruments ..... neuerliche Eiterung erzeugt); ..... nur eine halbe Stunde lang zu ..... n nur eine halbe Stunde länger bis zum Maximum von 6—8 Stunden.

Otalgia nervosa. Nervöser Ohrenschmerz.

Bei Zahncaries Extraction des erkrankten Zahnes. Bei recenten Otalgieen Chinin. sulfuric. 0·2—0·3, 3mal täglich oder:

Rp. 2273.

Chinin. sulfuric. 1·2,
Kal. iodat. 2·4,
Sacch. alb. 3·0.
M. f. pulv. Div. in dos.
aequ. No. 6.
D. S. 2mal tägl. 1 Pulv.

Bei chronischen Formen Chinin, Jodkali, (bei Anämischen) Eisen; ferner die Meglin'schen Pillen:

Rp. 2274.

Zinc. oxydat.,
Rad. Valerian.,
Extr. Hyoscyam. nigr.
  $\overline{aa}$ 10·0,
Pulv. et extr. Liquir.
  $\overline{aa}$ q. s. ut fiant pill.
  No. 100.
D. S. Von 1 Pille, täg-
lich um 1 steigend, bis
zu 30 Pillen u. zurück.

In neuerer Zeit wird bei Otalgie mit gutem Erfolg nach der Angabe von Gomperz verwendet:

Rp. 2275.

Antipyrin. 1·5.
Div. in dos. aequ. No. 3.
D. S. 2 Pulver auf einmal, nach einer Stunde das 3.
in Wasser zu nehmen.

Aeusserlich Morphinsalben, Vesicantien. Galvanische Behandlung, der Kupferpol am Ohr, der Zinkpol am Nacken. Manchmal auch Massage von Nutzen.

Hyperaemia Labyrinthi. Labyrinthhyperämie.

Bei Injection der Hammergriffgefässe und bei Abwesenheit der Erscheinungen von Hirncongestion Ableitung auf den Warzenfortsatz durch spirituöse Einreibungen, wie:

Rp. 2276.

Spir. aromat.,
Spir. Formicar.,
Spir. Sinapis $\overline{aa}$ 30·0.
S. Stündlich 1 Kaffeelöffel voll einzureiben.

In hartnäckigeren Fällen ein fliegendes **Vesicans** auf den Warzenfortsatz und nachträgliche Bestreichung des Coriums mit Unguent. Tartar. stibiat. Bei Erscheinungen von Hirncongestion kalte Ueberschläge oder Leiter'scher Kühlapparat auf den Kopf, warme Fussbäder, Ableitungen auf den Darmcanal, eventuell locale Blutentziehungen am Warzenfortsatz. Zur Vermeidung von Recidiven bei zu Kopfcongestionen disponirten Individuen zweckmässiges diätetisches Verhalten, regelmässige Lebensweise, leichtverdauliche Kost, bei Stuhlverstopfung Bitterwasser. Kalte Abreibungen oft sehr vortheilhaft.

Syphilis Labyrinthi. Syphilitische Erkrankung des inneren Ohres. Als erste Kur:

Rp. 2277.
Filocarpin. muriat. 0·2,
Aqu. destillat. 10·0.
S. In steigender Dosis von 4—12 Tropfen pro die
subcutan zu injiciren.

Wenn nach 8—14 Tagen kein merkliches Resultat, allgemeine Jod- oder Quecksilberkur neben Injectionen einer Jodkalilösung in die Trommelhöhle und Einreibungen von Jodoform-, Jodol- oder Quecksilbersalbe hinter dem Ohre.

Paresis et Paralysis nervi acustici. Lähmung des Gehörnerven, nervöse Schwerhörigkeit.

Bei recenten Affectionen Aufenthalt in einem ruhigen, geräuschlosen Zimmer; Ableitungen auf den Darmcanal, reizende Fussbäder, Vesic: am Warzenfortsatz mit darauffolgender endermat: sibin einer reizenden Salbe, innerlich Jodl gen von mit Aether durchtränkt Ohr. Wenn die Affection bei ein Vesicans in die Geg das entblösste Corium:

Rp. 2278.
Strychnin. nitric. 0·1,
Glycerin. 10·0.
S. 4—6 Tropfen einzureiben.

Innerlich Jodkali, bei Abwesenheit subjectiver Geräusche:
Rp. 2279.
Strychnin. nitric. 0·07,
Aqu. destillat. 10·0.
D. S. 3mal täglich 3—5 Tropfen.

Local:
Rp. 2280.
Aether. sulfuric. 10·0,
(Ammon. pur. liquid. 1·0).
S. Die Dämpfe durch den Tubenkatheter in die Trommelhöhle zu leiten.

Endlich galvanische Behandlung: die Kathode an eine indifferente Stelle, die Anode an das Ohrläppchen oder an den Rand der äusseren Ohröffnung.

Therapeutisches aus dem Gebiete der Zahnheilkunde.

Nach Docent Dr. Julius Scheff jun.

Zahnreinigungsmittel. Bei gesunden Zähnen am besten die natürlichen Reinigungsmittel, Wasser und Zahnbürste. Letztere hart, bei Milchzähnen mittelhart; bei Erwachsenen 4reihig, bei Kindern 2—3reihig. Die Reinigung mindestens am Morgen und Abend, noch besser auch nach jeder Mahlzeit vorzunehmen. Man bürste nicht bloss horizontal, sondern die oberen Zähne auch von oben nach abwärts, die unteren von unten nach aufwärts; das Zahnfleisch ist stets mitzubürsten.

Die künstlichen Reinigungsmittel sollen, wenn überhaupt, nur ab und zu, etwa wöchentlich 2mal, bei Kindern aber gar nicht in Verwendung kommen. Sie werden zumeist in Pulverform verschrieben, wobei stets „Pulvis subtilissimus" bemerkt werden soll. Die wirksamsten Putzmittel sind die Seifen, von denen nur harte (Natron-) Seifen verwendet werden sollen, wie Sapo albus und Sapo amygdalinus.

Rp. 2281.
Sapon. amygdalin.
Mganes. carbon. $\overline{aa}$ *15·0,*
Pulv. rad. Ir. flor. 5·0,
Carmin. pur. 0·2.
Misce exactissime.
Fiat pulv. subtilissim.
D. S. Zahnpulver.

Das Pulvis dentifricius albus der österreichischen Pharmakopöe ist:

Rp. 2282.
Pulv. rad. Ir. flor.,
Magnes. carbon. $\overline{aa}$ *5·0,*
Calc. carbonic. 40·0,
Ol. Menth. pip. in paux.
Spir. vin. solut. gtts. 4.
M. f. pulv. subtilissim.
D. S. Zahnpulver.

Ebenfalls officinell ist Heider's Zahnpulver:

Rp. 2283.
> *Pulv. Oss. Sep. 40·0,*
> *Pulv. rad. Ir. flor.,*
> *Pulv. Magn. carbon.*
> $\overline{aa}$ *5·0,*
> *Ol. Menth. pip. gtts. 5.*
> *Misce, f. pulv. subtilissim.*
> *D. S. Zahnpulver.*

Ein weiteres ~~Zahn~~ ist von S c h e f f ~~jun.~~ angegeben:

Rp. 2284.
> *Pulv. Oss. Sepiae 30·0,*
> *Pulv. Ir. flor. 5·0,*
> *Chinolin. tartar. 0·5,*
> *Sapon. venet. 2·0.*
> *M. f. pulv. ~~subtilissim.~~*
> *D. S. Zahnpulver.*

Die K o h l e (Carbo ligni, tiliae, animalis, panis) ist eines der s c h ä d l i c h s t e n Zahnreinigungsmittel; sie ist nicht nur für die Zähne, an welchen sie keilförmige Defecte des Zahnhalses hervorbringt, sondern auch für das Zahnfleisch höchst nachtheilig. Dasselbe gilt von der gebrannten Brodrinde und von der C i g a r r e n asche.

Zahnreinigungsmittel in Form einer P a s t a sind:

Rp. 2285.
> *Pulv. Oss. Sepiae 20·0,*
> *Chinolin. tartar. 0·5,*
> *Sapon. venet. 5·0,*
> *Carmin. rubr. 0·05,*
> *Ol. Menth. pip. gtts. 3.*
> *D. S. Pasta (Scheff jun.).*

Rp. 2286.
> *Cret. alb. 22·0,*
> *Sapon. med. 7·0,*
> *Alum. crud. 2·0,*
> *Ol. Menth. pip. 1·0,*
> *Spir. vin. q. s. ut*
> *Massa saponiform.*
> *D. S. Zahnpasta (Be*
> *mann).*

Als M u n d w ä s s e r werden am zweckmässigsten Lösungen von Antisepticis oder Adstringentien verwendet, z. B.:

Rp. 2287.
> *Kal. chloric. 2·0,*
> *Aqu. font. 200·0,*
> *Aqu. Menth. pip. 30·0.*
> *S. Mundwasser.*

Rp. 2288.
> *Alcohol. absol. 50·0,*
> *Acid. carbolic. 0·3,*
> *O. Menth. pip. 0·5.*
> *D. S. Nach jeder Mahlzeit! ... Tropfen auf*
> *zu*
> *die*

Rp. 2289.
　Chinol. tartaric. 1·0,
　Aqu. dest. 150·0,
　Spir. vin. rectif. 30·0,
　Coccionell. alcoh. 0·5.
　Solut. filtr. adde:
　Ol. Menth. pip. gtts. 4.
　D. S. 1 Kaffeelöffel auf
　　½ Glas Wasser zum
　Mundausspülen.
　　　　　(Scheff jun.)

Rp. 2290.
　Alum. crud. 2·0,
　Tinct. Pyrethr. 1·0,
　Aqu. dest.,
　Aqu. Cochlear. $\overline{aa}$ 100·0.
　D. S. Mundwasser.

Rp. 2291.
　Natr. boracic. 2·0,
　Aqu. dest.,
　Aqu. Salviae $\overline{aa}$ 100·0.
　D. S. Mundwasser.

Pulpitis. Entzündung der Zahnnerven. Odontalgie. Zahnschmerz. Mit Ausnahme der Carbolsäure und der Arsenpasta gibt es wohl kaum Medicamente, welche den Zahnschmerz in Folge von Pulpitis zu beseitigen vermögen. Hie und da folgt Linderung der vehementen Schmerzen nach Anwendung eines der folgenden Medicamente, welche nach Trocknung der Höhle mittelst Watte genau auf die schmerzende Stelle, i. e. auf die bossliegende Pulpa gelegt werden müsscn.

Rp. 2292.
　Tinct. Opii simpl. 8·0,
　Morph. muriat. 0·3.
　S. Auf Watte in den
　hohlen Zahn zu bringen.

Rp. 2293.
　Morph. muriat. 0·3,
　Spir. vin. rectific. 4·0,
　Chloroform. 20·0.
　S. Wie das Vorige.

Rp. 2294.
　Creosot. gtts. 4,
　Opii pur. 0·2,
　Gumm. Mimos. q. s. ut f. pill. No. 6.
　D. S. In die schmerzende Höhle eine Pille zu
　legen.

Ausser diesen werden noch Tannin, Nelkenöl, Campher, Chloralhydrat, Rad. Pyrethr., Ol. Terebinth., Alcohol etc. verwendet.

Am gebräuchlichsten und wirksamsten sind die Carbolsäure und die arsenige Säure. Die Carbolsäure wird auf folgende Weise verwendet: Die Zahnhöhle wird mittelst kleiner Wattebäuschchen getrocknet und darauf ein in concentrirte Carbolsäure getauchtes und ausgedrücktes Baumwollbäuschchen auf die schmerzhafte Stelle gelegt; darüber wird trockene Baumwolle bis zum Verschluss der Höhle eingebracht und mit etwas Zahnharz bestrichen. Zweckmässig, um den Speichelzufluss zu verhindern, Anlegen des Cofferdam. Als Zahnharz verwendet man:

Rp. 2295.
Sandaracc. 5·0,
Alcohol. 10·0.
S. Zahnharz.

Oder:
Rp. 2296.
Mastich. 5·0,
Aether. sulf. 10·0.
S. Zahnharz.

Dieses Verfahren wird nach 24 Stunden, wenn der Schmerz nicht aufgehört hat, erneuert. Lässt der Schmerz nach wiederholtem Einlegen nicht nach, so wird zur Arsenpasta gegriffen (sogen. Nervtödten). Man verschreibt:

Rp. 2297.
Acid. arsenicos. 0·5,
Morph. mur. 1·5,
Creosot. q. s. ut f. pasta.
D, S. Arsenpasta.

Oder:
Rp. 2298.
Acid. arsenicos. 0·5,
Morph. mur. 1·5,
Ol. Caryophyll.,
Tann. glycer. $\overline{aa}$ 0·5,
Creos. q. s. ut f. pasta.
S. Pasta.

Ein stecknadelkopfgrosses Stück einer dieser Pasten wird mit etwas Carbolsä... gerührt und ein in diese verdünnte Paste getau... ...elchen auf die schmerzende Stelle gel... ...lo unter An- legen des Cofferdam g... wird dann mit Baumwolle und Zah... ...h 24stün- digem Verbleiben wird ...d durch

Einzpritzen von kaltem Wasser versucht, ob die Empfindlichkeit nachgelassen hat. Nützt die Arsenpasta nicht, so ist die Extraction des schmerzenden Zahnes angezeigt.

Periodontitis. Zahnwurzelhautentzündung. Im Beginn, so lange die Schmerzen nur mässig und hauptsächlich nur ein Gefühl des Längerwerdens des Zahnes besteht (erstes Stadium), Anwendung von Kälte in Form von häufig zu wechselnden Umschlägen und von Eispillen. Ferner Einpinselung von Jodtinctur auf das Zahnfleisch des erkrankten Zahnes und auf dessen Umgebung mittelst Malerpinsels, 1—2mal im Tag ausgeführt, oft von Erfolg. (Nach der Einpinselung Baumwolle zwischen Zahnfleisch und Lippe einzulegen und bis zum spontanen Herausfallen dort zu belassen; Patient darf den Mund nicht ausspülen.)

Nützt diese Behandlung nicht, kommt es zu grossen Schmerzen, Fieber, Längerwerden und Lockerung des Zahnes (zweites Stadium), so versucht man Anwendung von Wärme u. zw. in Form von Bähungen und Kataplasmen, ferner in Mundwässern, schleimigerweichenden Decocten, von denen Patient jede Viertelstunde einen Schluck in den Mund nimmt und nach einigen Secunden ausspuckt. Die Temperatur, unter welcher das Decoct zu nehmen ist, richtet sich nach der Individualität. Man verschreibt z. B.:

	Oder:
Rp. 2299.	Rp. 2300.
Decoct. Althaeae 200·0,	*Fol. Hyoscyam.*,
Tinct. Opii simpl. 2·0,	*Herb. Malv.* āā 5·0.
Aqu. Menth. pip. 10·0.	*Div. in dos. aequ. No. 2.*
D. S. Mundwasser.	*D. S. Thee.*

Ein beliebtes Hausmittel ist der Käspappelthee, zu gleichen Theilen mit warmer Milch gemischt und mit einigen Tropfen Opiumtinctur versetzt, zum Ausspülen des Mundes zu verwenden.

Sowie Fluctuation nachzuweisen ist (drittes Stadium), ausgiebige Incision.

Gingivitis. Zahnfleischentzündung. Bei der acuten Form Anwendung von Kälte, Ausspülungen mit adstringirenden Mundwässern, wie:

Rp. 2301.
  Alum. crud. 2·0,
  Aqu. dest.,
  Aqu. Salviae āā 100·0.
  S. Mundwasser.

Rp. 2302.
  Aqu. Salv. 120·0,
  Extr. Ratanh. 4·0,
  Syr. Moror. 30·0.
  D. S. Mundwasser.
    (Kleinmann).

In vielen Fällen nützen stellenweise Incisionen.

Bei chronischer Gingivitis Behandlung etwa bestehender ursächlicher Quecksilber- oder Blei-Intoxication, Kälte, adstringirende Mundwässer (Rp. 2290, 2301, 2302) oder Tincturen, die mittelst Pinsels 3—6mal täglich aufzutragen sind:

Rp. 2303.
  Tinct. Chin. simpl.,
  Tinct. Ratanh. āā 15·0,
  Ol. Caryophyll. gtts. 5.
  D. S. Zahntinctur.

Rp. 2304.
  Tinct. Spilanth. olerac.,
  Tinct. Catechu āā 15·0.
  D. S. Zum Bepinseln des Zahnfleisches.

In hartnäckigen Fällen stellenweise Incisionen.

Gingivitis ulcerosa. Verschwärung des Zahnfleisches. Womöglich causale Behandlung, scrupulöse Reinlichkeit, Rücksicht auf etwaige constitutionelle Krankheiten, Anwendung von Adstringentien. (Rp. 2301—2304).

ingivitis crouposa s. diphtheritica. Croup des Zahnfleisches. Stomacace. Mundfäule. Vor Allem gänzliche und gründliche Reinigung des Mundes, namentlich der erkrankten Theile; Entfernung des Zahnsteins. Desinfection mit Kalichloricum, das sowohl innerlich als äusserlich genommen wird.

Rp. 2305.
Kal. chloric. 6·0,
Aqu. font. 150·0,
Syr. Althaeae 10·0.
S. 2stündlich 1 Esslöffel.

Oertlich adstringirende und antiseptische Mundwässer, Rp. 2287—2291, oder:

Rp. 2306.
Kal. hypermanganic. 1·0,
Aqu. dest. 500·0.
S. 2—3 Kaffeelöffel voll auf 1 Glas Wasser zum Ausspülen des Mundes.

Rp. 2307.
Aqu. Chlor. 15·0,
Inf. fol. Salv.
   e 15·0 : 180·0,
Mell. despum. 30·0.
S. Zum Ausspülen des Mundes. (Berends.)

Ferner Touchirung der Geschwürflächen mit Lapis. Am raschesten und sichersten wirkt jedoch stets Kali chloricum.

Scorbut des Zahnfleisches. Entfernung des Zahnsteins. Gründliche, täglich oftmalige Reinigung der Zähne und des Zahnfleisches, anfangs mittelst weicher, später mittelst härterer Zahnbürste. Zu dem Wasser, in das man die Zahnbürste taucht, kann man allenfalls zusetzen:

Rp. 2308.
Tinct. Ratanh.,
Tinct. Catechu āā 10·0.
S. 20—30 Tropfen auf 1 Glas Wasser.

Ferner Gebrauch von adstringirenden Mundwässern. Bei geschwürigem Zerfall Kali chloricum.

Stomatitis. Entzündung der Mundschleimhaut. Beseitigung der Ursache, insbesondere Aussetzen einer etwa im Gang befindlichen Quecksilberkur. Bei Soor Alkalisirung der Mundschleimhaut durch:

Rp. 2309.
   Borac. venet. 1·0,
   Aqu. dest. 100·0.
   S. Mundwasser.

Oder:
Rp. 2310.
   Kal. chloric. 0·5,
   Aqu. dest. 100·0.
   S. Mundwasser.

Mittelst eines in das Mundwasser getauchten Leinwandläppchens, welches nach schon einmaligem Gebrauch zu wechseln ist, wird der Mund des Kindes fleissig gereinigt.

Bei Stomatitis ulcerosa Entfernung von Zahnstein, scharfen Ecken und Spitzen an Zähnen und Wurzelresten. Aussetzen etwa verordneter scharfer Medicamente, wie Carbol, sowie des Quecksilbers. Berücksichtigung von Constitutionskrankheiten. Oertlich milde, laue Mundwässer, hie und da auch der Lapisstift.

Bei Aphthen leichtes Betupfen mit dem Lapisstift. Gebrauch adstringirender Mundwässer, z. B. Rp. 2290, 2301, 2302, oder:

Rp. 2311.
   Decoct. cort. Chin. e 20·0 : 200·0,
   Tinct. Catechu,
   Tinct Myrrh. $\overline{aa}$ 20·0.
   S. Mundwasser.

Syphilis oris. Syphilis des Mundes.

Neben der üblichen Allgemeinbehandlung oder auch ohne dieselbe local Aetzung mit Lapislösung oder mit:

Rp. 1312.
   Merc. sublim. corrosiv.
             0·2—1·0,
   Alcohol. 10·0.
   S. Zu Handen des Arztes.

Seltener wohl das theuere:
Rp. 2313.
   Aur. chlorat. 1·0,
   Spir. vin. rectif.,
   Aqu. dest. $\overline{aa}$ 2·0.
   S. Zum Bepinseln.

Spitze Zähne abzufeilen. Vermeidung von Tabak reizenden Speisen. Fleissige·   irenden oder adstringirenden Mun?   der:

Rp. 2314.
Alum. crud. 5·0,
Aqu. dest. 500·0,
Aqu. Menth. pip. 30·0.
S. Mundwasser.

Eventuell auch specifisch wirkende Mundwässer, wie:
Rp. 2315.
Merc. sublim. corros.
0·25 — 0·5,
Aqu. dest. 500·0.
S. Mundwasser.

Oder:

Rp. 2316.
Tinct. Jod. 1·0,
Aqu. dest. 500·0.
S. Mundwasser.

Fistula gingivae. Zahnfleischfistel. Milchzähne oder deren Wurzeln sind, wenn sie durch Periostitis zu Fistelbildung geführt haben, so bald als möglich zu entfernen. Bei Erwachsenen kann der Zahn, von dem aus die Fistel entstanden ist, belassen werden, wenn keine anderweitigen Beschwerden durch denselben verursacht werden; kommt es aber zu starker Schwellung, namentlich im Unterkiefer, und zu heftiger Eiterung, so ist der Zahn, resp. dessen Wurzel zu entfernen. Dieselbe Therapie bei Backen- oder Wangenfisteln, die ebenfalls nur durch vorausgegangene Periostitiden hervorgebracht werden.

Rheumatischer Zahnschmerz kommt als solcher niemals vor, sondern ist stets nur die Folge eines erkrankten Zahnes, der manchmal schwer aufzufinden ist, nach dessen Beseitigung aber der Schmerz auch aufhört.

Anhang.

I. Behandlung der wichtigsten Vergiftungen.

A. Allgemeines.

Wo es angeht, sucht man das Gift aus der Wunde, dem Magen, dem Darm etc. zu entfernen.

1. Aus Wunden entfernt man dasselbe durch Ausquetschen, Aussaugen, Auswaschen mit Wasser oder antiseptischen Mitteln, Ausbrennen.

2. Entfernung des Giftes aus dem Magen geschieht am zwckmässigsten durch den Heber (Magensonde mit nur einem Auge und darübergezogenem etwa 1 Meter langem Gummischlauch, an dessen anderes Ende ein Glastrichter eingefügt ist) oder durch Erregen von Erbrechen; dasselbe hervorzurufen durch Kitzeln des Schlundes, Trinken reichlicher Mengen lauen Wassers oder durch ein Brechmittel; am besten subcutane Injection von $^1/_2$—1 Pravaz'schen Spritze einer $1^0/_0$igen Apomorphin-Lösung. Oder auch:

Rp. 2317.
 Pulv. rad. Ipecacuanh. 1·0,
 Tartar. emetic. 0·1.
 D. S. Auf einmal zu nehmen.

Rp. 2318.
 Pulv. rad. Ipecacuanh. 2·0,
 Tartar. emetic. 0·2,
 Aqu. dest. 60·0,
 Oxymell. Scill. 20·0.
 D. S. Umgeschüttelt alle 10 Minuten 1 Esslöffel bis zur Wirkung.

Rp. 2319.
Cupri sulfuric. 1·0,
Aqu. dest. 60·0.
D. S. Theelöffelweise zu nehmen.

Im Nothfalle kann auch Senfpulver, 1 Kaffeelöffel auf 1 Glas warmen Wassers, angewendet werden.

Eine Entfernung des Giftes aus dem Magen darf aber dann nicht vorgenommen werden, wenn das Gift Anätzung des Magens bewirkt (z. B. Mineralsäuren, Ätzkali etc.)

3. Entfernung des Giftes aus dem Darme durch Abführmittel, intern oder per Klysma.

Behandlung der hauptsächlichsten Symptome.

Bei Anätzung des Schlundes und Magens schleimige, einhüllende Getränke, z. B. Mucilago gummi Arabici, Mucilago Salep, Haferschleim oder etwa:

Rp. 2320.
Tragacanth. 10·0,
Aqu. font. 500·0.
S. Zum Getränk.

Ferner gegen die Entzündung des Schlundes und Oesophagus, sowie gegen übermässiges Erbrechen Eispillen, gegen die Schmerzen im Magen und Darm Opium oder Morphium, letzteres intern oder subcutan.

Bei stark herabgesetzter Körpertemperatur (nach Vergiftung mit Narcoticis) Einhüllen in warme Tücher, Frottiren, Bürsten der Glieder, Massage, passive Bewegungen.

Bei Collaps, Bewusstlosigkeit, Ohnmacht Tieflagerung des Kopfes, Fessung eigentlich des Kopfes, Senfteige a: subc tion von Aether, Kampher ı psti ler Kranke schlucken kann, wen ı Cognac oder schwerem We Amml.

Bei Schwächerwerden oder Sistiren der Athmung kalte Begiessungen im warmen Bade, Vorziehen der Zunge, künstliche Respiration nach der Methode von Silvester (s. S. 338), Faradisation des Nervus phrenicus; bei Larynxödem Tracheotomie.

B. Behandlung der einzelnen Vergiftungen (nebst kurzer Angabe der Symptome.)

Aconitin, Aconitum. Symptome: Brennen im Munde, Speichelfluss, Cardialgie, Erbrechen, Durchfall; Unempfindlichkeit und Schwerbeweglichkeit der Zunge, Ameisenkriechen, Schmerzen in den Unterschenkeln, Frostgefühl, anfangs Verengerung, dann Erweiterung der Pupille, Pulsverlangsamung, schwerer Athem, Kälte und Livor der Haut, Convulsionen.

Therapie: Brechmittel, Thierkohle (in Wasser aufgeschwemmt) ferner:

Rp. 2321.
   Acid. tannic. 4·0,
   Aqu. dest. 200·0,
   Syr. simpl. 20·0.
   D. S. Alle 5 Minuten ein Esslöffel voll.

Eventuell auch:
Rp. 2322.
   Tinct. Jod. 10·0.
   D. S. Alle 10 Minuten 5—10 Tropfen in einem Glas Wasser.

Aether (Vergiftung durch Einathmung). Symptome: Livides Gesicht, Erniedrigung der Körpertemperatur, Myosis, Kleinerwerden des Pulses, Unregelmässigkeit und allmäliches Sistiren der Athmung; bisweilen plötzlich Syncope und Herzstillstand.

Therapie. Aussetzen der Einathmung von Aether, öffnen der Fenster, Lüften etwa beengender Kleidungsstücke, die Brust mit kaltem Wasser zu bespritzen zu frottiren. Einleitung der künstlichen Respiration

(s. S. 338), Faradisation der Nervi phrenici; wenn sich die Athmung wieder einstellt:

Rp. 2323.
Ammon. pur. liqu. 20·0.
S. Zum Riechen.

Empfohlen wurde auch:

Rp. 2324.
Strychnin. nitric. 0·02,
Aqu. dest. 10·0.
S. 1—2 Pravaz'sche Spritzen zu injiciren.

Falls sich die Athmung nicht bald einstellt, auch Katheterisirung des Kehlkopfs und eventuell Tracheotomie.

Alkalien. (Kali- oder Natronlauge, Ammoniak, kohlensaure Alkalien). Symptome: Schmerzen in Mund, Hals, Oesophagus, heftiges Würgen, Erbrechen von alkalischen, häufig mit Blut gemengten Massen, grosser Durst, Schlingbeschwerden, oft blutige Durchfälle, Auftreibung des Leibes, weiterhin Kälte der Haut, allgemeine Prostration. Bei Ammoniakvergiftung ausserdem starke Salivation, Aphonie, Husten, Erstickungsanfälle.

Therapie: (Brechmittel und Magenschlauch zu meiden). Zunächst Darreichung von Essigwasser, Limonade etc., dann überhaupt reichliche Zufuhr von Getränken, Milch, schleimigen Getränken, Oel.

Rp. 2325.
Acid. tartaric. 5·0,
Aqu. font. 500·0.
S. Alle 5 Minuten 1 Esslöffel.

Rp. 2326.
Acet. Vin. 25·0,
Aqu. font. 300·0,
Syr. simpl. 30·0.
D. S. Wie das Vorige.

Weiterhin symptomatisc Behandlung gegen die Schmerzen, den Brechreiz, Seite 666 f.) Bei Ammon athmung von Wasserdämp

Alkohol. *a)* **Acute Vergiftung, Volltrunkenheit.** Symptome: Tiefe Besinnungslosigkeit, Prominenz der Bulbi, Injection der Coniunctiva, Röthung des Gesichtes, langsames stertoröses Athmen, Geruch des Athems nach Alkohol, kleiner Puls, kalte klebrige Haut, unwillkürliche Koth- und Harnentleerung, Sinken der Körpertemperatur, Erweiterung der Pupille, Trismus, Convulsionen.

Therapie: Magenpumpe oder Apomorphin-Injection. Zufuhr frischer Luft, kalte Begiessungen. Bei starken Congestionen nach dem Kopfe Hochlagerung desselben, Eisapplication, Hände und Füsse in heisses Wasser, Klystiere mit Essig (1 Theil Essig : 3 Theilen Wasser), oder mit Kochsalz (1 Esslöffel : 2 Tassen Wasser); bei kräftigen Individuen eventuell Aderlass. Bei Collaps starke Hautreize, Senfteige etc., innerlich:

Rp. 2327.

Liqu. Ammon. caustic. (oder anisat.) glts. 10,
Aqu. font. 60·0,
Syr. simpl. 20·0.
S. Auf einmal zu nehmen.

Ferner schwarzer Kaffee oder Thee. Wenn nöthig, künstliche Athmung, Faradisation der Phrenici.

b) **Chronische Vergiftung.** Symptome: Chronischer Magen- und Darmkatarrh, Vomitus matutinus, Appetitlosigkeit, Unregelmässigkeit des Stuhls; chronische Pharyngitis, Laryngitis, Bronchitis; häufig Lebererkrankungen, Fettleber oder Cirrhose; Hypertrophie, später Dilatation und Verfettung des Herzens, Atherose der Gefässe; Impotenz, ab und zu Harn-Incontinenz, Amblyopie, Neigung zu Apoplexien, Tremor, Anästhesien, Paralysen, epileptiforme Anfälle und verschiedene Psychosen, namentlich häufig das Delirium tremens, charakterisirt durch allgemeines Muskelzittern, anhaltende Schlaflosigkeit, Hallucinationen (Sehen von kleinen Thieren), Verfolgungswahn, Tobsucht.

Therapie: Allmäliche gänzliche Entziehung des Alkohols, am ehesten in Anstalten (Trinkerasylen) durchführbar. Symptomatische Behandlung der Folgezustände, namentlich Anregung der Verdauung durch Amara und Tonica. Bei Delirium tremens sorgfältige Beobachtung des Kranken, Sorge für Schlaf durch grosse Dosen von Opium :

Rp. 2328.
 Opii pur. 0·5,
 Sacch. alb. 2·0.
 M. f. pulv. Div. in dos. aequ. Nr. 10,
 D. S. Stündlich 1 Pulver, bis Schlaf erfolgt.

Oder Paraldehyd:

Rp. 2329.
 Paraldehyd. 4·0,
 Syr. cort. Aur. 30·0.
 S. Auf einmal zu nehmen.

Die Anwendung von Chloralhydrat ist gefährlich, weil leicht Herzlähmung bewirkend. Besser das in neuerer Zeit empfohlene:

Rp. 2330.
 Hyoscin. mur. 0·01,
 Aqu. dest. 10·0.
 D. S. ¹/₂—1 Pravaz'sche Spritze zu injiciren.

Bei Herzschwäche Digitalis, Coffein. (Siehe über Behandlung des Delirium tremens auch S. 182).

Allantiasis s. Wurstgift.

Amylnitrit. Symptome: Gefühl von Klopfen der Carotiden, Hitzegefühl, Kitzeln im Halse, Husten, Schwindel, Kopfschmerz, Beklemmung, Pupillenerweiterung, Herzklopfen, Ohnmacht.

Therapie: Kalte Waschungen und Begiessungen, Zufuhr frischer Luft; eventuell künstliche Respiration. Empfohlen wurde Ergotin-Injection.

Anilin. Symptome: Cyanose der Haut, Lippen und Nägel, Erbrechen, Somnolenz, Krämpfe, Pupillenerweiterung, Dyspnoe, Coma.

Therapie: Brechmittel, aschlauch, Abführmittel nicht öliger Natur, Vern... ige Stimulantia (Aether, Kam... Sorge für frische Luft.

Antimonverbindungen. (Tartarus stibiatus, Brech-weinstein). Symptome: Schmerzen im Mund und Schlund, Anschwellung und bisweilen Bläschenbildung an Lippen und Gaumen, starke Salivation und Expectoration, heftiges Erbrechen und Magenschmerzen, wässerige, choleraartige Durchfälle. Keine Strangurie (zum Unterschied von Arsenvergiftung). Weiterhin in schweren Fällen klonische Krämpfe, Dyspnoe, Kleinerwerden des Pulses, Collaps.

Therapie: Magenpumpe, wenn nicht ohnehin reich-liches Erbrechen eingetreten ist. Ferner Tannin (Rp. 2321), oder:

Rp. 2331.
   Decoct. cort. Chin. e 20·0 – 30·0
   ad colat. 150·0.
   D. S. Schluckweise möglichst rasch zu nehmen.

(Das gebildete gerbsaure Antimonoxyd durch Magen-ausspülung zu entfernen.) Weiterhin gegen übermässiges Erbrechen Eispillen, Limonade, Morphium. Bei Herz-schwäche Analeptica (Wein, Kampher).

Argentum nitricum. Höllenstein. Symptome: Gastro-enteritis mit Erbrechen käsiger, weisser, sich am Licht schwarz färbender Massen, und Durchfall; bald darauf Schwindel, Con-vulsionen, Paralyse.

Therapie: Magenpumpe oder Brechmittel, wenn nicht ohnehin Erbrechen besteht. Eiweiss, Milch, Kochsalz.

Arsenverbindungen. *a)* Acute Vergiftung. Symptome: Die Erscheinungen treten gewöhnlich erst nach ½—1 Stunde auf. Erbrechen, Durst, Kratzen im Schlunde, Schlingbeschwerden, Leibschmerzen, blutige oder reiswasserähnliche Stühle, Strangurie, im Harn Blut und Cylinder; weiterhin Schwindel, Cyanose, klo-nische und tonische Krämpfe, erysipelartige Röthung der Haut, schwacher Puls, Kälte der Extremitäten, erschwertes Athmen, allgemeine Paralyse. In manchen Fällen fehlen die gastrischen Erscheinungen und es kömmt sofort zu Krämpfen und Collaps.

Therapie: Zunächst, wenn nicht ohnehin starkes Erbrechen besteht, Brechmittel, Apomorphin-Injection oder Pulv. rad. Ipecac. (alle 10 Minuten 1·0 bis zur Wir-kung), Brechweinstein dagegen zu meiden; ferner Darreichung von Milch und Fetten bis zur Beschaffung eines der folgenden Medicamente; jedoch keine säuerlichen Getränke oder kohlensauren Alkalien. Als Antidot:

Rp. 2332

> *Ferr. oxydat. hydric. in Aqu. 500·0.*
> *D. S. Von dem erwärmten und umgeschüttelten*
> *Mittel alle 10 Minuten 2—4 Esslöffel zu*
> *nehmen.*

Oder:

Rp. 2333.

> *Magnes. hydro-oxydat. recenter parat. in Aqu. 200·0.*
> *D. S. Der dritte Theil auf einmal, dann alle*
> *10 Minuten 1 Esslöffel.*

Danach noch Abführmittel und Diuretica behufs racher Eliminirung des Arsens, sowie symptomatische Behandlung der Folgezustände.

b) **Chronische Vergiftung.** Symptome: Röthung der Coniunctiva, Pharyngitis, Verdauungsbeschwerden, Cardialgien, Ausfall der Haare, zunehmende Kachexie mit erdfahler Verfärbung der Haut, Neuralgien, Lähmungen.

Therapie: Symptomatische Behandlung, Elektrisiren der gelähmten Muskeln; versuchsweise Jodkalium.

Atropin vide Belladonna.

Barytverbindungen. Symptome: Bei Barythydrat und kohlensaurem Baryt heftige Entzündung des Magens bis zur Perforation; bei den neutral reagirenden Barytsalzen geringe Localerscheinungen, dagegen profuse Durchfälle, Pulsverlangsamung, Convulsionen.

Therapie:

Rp. 2334. *Natr. sulfuric. 20·0,*
> *Aqu. font. 150·0.*
> *S. Alle 5 Minuten 1 Esslöffel.*

Danach noch Brechmittel zur Entfernung des gebildeten schwefelsauren Baryts. Bei Vergiftung mit Baryt-hydrat und kohlensaurem Baryt keine Brechmittel, sondern Behandlung der Gastritis, wie bei Aetzalkalien (s. das.).

Belladonna. Symptome: Trockenheit und Brennen im Munde und Schlunde, Heiserkeit, Schluckbeschwerden (nach Genuss von Tollkirschen häufig Uebelkeit und Erbrechen). Röthung des Gesichtes, Beschleunigung des Pulses, starkes Pulsiren der Carotiden, Erweiterung und Starrheit der Pupille mit hochgradigen Sehstörungen bis zu Blindheit, Schwindel, schwankender Gang, Kopfschmerz, Muskelzuckungen, Hallucinationen, Delirien, selbst Tobsuchtsanfälle, gesteigerter Bewegungstrieb, Convulsionen, Trismus, manchmal scharlachähnliches Exanthem.

Therapie: Magenpumpe oder Brechmittel, bei Vergiftung mit den Beeren auch ein Abführmittel. Ferner Tannin (Rp. 2321), eventuell eine Abkochung von Eichen- oder Chinarinde. Als Antidot:

Rp. 2335.
Pilocarpin. muriat. 0·1,
Aqu. destill. 10·0.
D. S. Viertelstündlich eine Spritze zu injiciren,
bis der Mund wieder feucht wird.

Ferner wird als Gegengift empfohlen:
Rp. 2336.
Jod. pur. 0·2,
Kal. iodat. 2·0,
Aqu. font. 300·0.
D. S. Alle 5 Minuten 1 Weinglas voll.

Auch Chloralhydrat (3·0 p. dos. mehrmals) und Chloroforminhalation werden empfohlen, ebenso von vielen Seiten Morphin-Injectionen. Symptomatisch gegen die Sehstörungen Einträufelung von 1%iger Pilocarpin- oder Eserin-Lösung ins Auge. Gegen die Congestionen Eis-umschläge auf den Kopf; Essigklystiere. Versucht auch gegen die Circulationsstörungen:

Rp. 2337.
Physostigmin. salicylic. 0·01,
Aqu. dest. 10·0.
S. ¹/₂—1 Pravaz'sche Spritze zu injiciren.

Bilsenkraut wie bei Belladonna.

Blausäure. Symptome: Mühsame, sehr verlangsamte Respiration, Verlangsamung der Herzthätigkeit, Schwächerwerden des Pulses, Verlust des Bewusstseins, der Sensibilität, klonische und tonische Krämpfe, Protrusion der Bulbi, Pupillenerweiterung, Geruch des Athems nach Blausäure.

Therapie: Möglichst rasches Erregen von Erbrechen durch Reizung des Gaumens mittelst Fingers oder Federbartes, Magenschlauch, wenn derselbe rasch bei der Hand-Excitantia (Aether- Campher-Injection, Alkohol); kalte Begiessungen im warmen Bade, künstliche Respiration. Be-Vergiftung mit bitteren Mandeln Darreichung von Salzsäure:

Rp. 2338.
Acid. muriatic. dilut. 2·0,
Aqu. font. 100·0.
S. Kaffeelöffelweise.

Bleiverbindungen. a) Acute Vergiftung: Symptome;: Metallgeschmack, Brennen im Schlund, Oesophagus und Magen, Erbrechen grauweisser Massen, mitunter Entleerung blutiger Stühle: weiterhin Kolik, Verstopfung, fötider Athem, Schmerzen in den Beinen, Schwindel, hochgradige Pulsverlangsamung, Mattigkeit, Kopfschmerz, Lähmungserscheinungen der Extremitäten, Bewusstlosigkeit.

Therapie: Magenschlauch, Brechmittel, Eiweiss, Milch, Abführmittel, am besten Natrium sulfuricum und Magnesium sulfuricum:

Rp. 2339.
Magnes. sulfuric. 30·0,
Aqu. font. 300·0.
S. Auf 2mal innerhalb 10 Minuten.

b) Chronische Bleivergiftung, die sich aus der acuten entwickelt oder durch längere Einwirkung kleiner Mengen des Giftes entsteht:
Symptome: Fahle Hautfarbe, Bleisaum des Zahnfleisches, Verdauungsstörung, langsamer, harter Puls, Abmagerung (Cachexia saturnina), Kolik, Verstopfung, selten Durchfall, Schmerzen in den Gelenken, Tremores, Contracturen der Beugemuskeln, Anästhesien, Lähmung der Extensoren, Nephritis, Delirien, Epilepsie, Amaurose.

Therapie. In prophylaktischer Beziehung entsprechende Fabrikshygiene, Sorge für ausreichende Ventilation, Abzugsschächte, Tragen von Respiratoren seitens der Arbeiter, häufige Waschungen und Bäder, besondere Arbeitskleider, Essen und Rauchen nur in vor Blei geschützten Räumen und nach vorheriger Reinigung des Gesichts und der Hände. Gegen die Krankheit selbst Aussetzen der Beschäftigung mit Blei geboten. Behufs rascherer Ausscheidung des Bleis Diaphoretica, Jodkalium.

Rp. 2340.
　　Kal. iodat. 2·0—4·0,
　　Aqu. font. 100·0,
　　Syr. simpl. 20.0.
　　S. In einem Tag zu verbrauchen.

Gegen die Kolik Opium in grossen Dosen, Chloroform, auch Atropin empfohlen:

Rp. 2341.
　　Extr. Opii aquos. 0·3,
　　Sacch. alb. 3·0.
　　M. f. pulv. Div. in dos. aequ. Nr. 12.
　　D. S. 3mal täglich 1 Pulver.

Rp. 2342.
　　Chloroform. 2·0,
　　Mucilag. gumm. Arabic. 50·0,
　　Aqu. dest. 100·0,
　　Syr. simpl. 20·0.
　　D. S. 1—2 stündlich 1 Esslöffel.

Rp 2343.
　　Atropin. sulfuric. 0·01,
　　Aqu. dest. 10·0.
　　S. ¹/₂—1 Pravaz'sche Spritze zu injiciren.

Gegen die Verstopfung Abführmittel, Calomel, Magnes. sulfuric. selbst Crotonöl, (s. Rp. 320); gegen die Arthralgie und Lähmungen Schwefelbäder, Elektricität.

43*

Botulismus vide Wurstgift.

Brechweinstein vide Antimonverbindungen.

Brom und Bromverbindungen. Symptome: Nach der Einnahme grösserer Mengen von Brom oder Bromwasser heftige Schmerzen in den ersten Wegen, Erbrechen, Durchfall, Schwindel, Collaps. Nach Einathmung von Bromdämpfen Coniunctivitis, Thränenfluss, Coryza, Salivation, Suffocationsgefühl, Husten, Bronchitis, hie und da selbst lobuläre Pneumonie. Nach längerem Gebrauch grösserer Dosen von Bromsalzen entsteht leicht Bromismus, bestehend in nervöser Depression, Neigung zu Schlaf, Kopfschmerz, Hustenanfällen, Geruch der Exhalationsluft nach Brom, Herabsetzung der geschlechtlichen Potenz, pustulösen Hautausschlägen, endlich allgemeiner Kachexie.

Therapie: Bei acuter Bromvergiftung Stärkekleister oder Eiweisslösungen, ferner:

Rp. 2344.
  Acid. carbolic. 0·5,
  Aqu. dest. 100·0.
  S. Alle 10 Minuten 1 Esslöffel in ¹/₂ Glas Eiweisswasser.

Nach Einathmung von Bromdämpfen Inhalationen von Ammoniak. Bei Bromismus Aussetzen des Medicaments, roborirende Diät, warme Bäder.

Brucin vide Strychnin.

Calabarbohnen. (Physostigmin.) Symptome: Unruhe, Taumeln, Erbrechen, mitunter Diarrhoe, Muskelschwäche und Steifigkeit, Trübung des Gesichts, Salivation, Thränenfluss, starke Schweisse, Schwäche und Unregelmässigkeit des Pulses, Dyspnoe, Collaps, selten Convulsionen. (Pupillenverengerung bei interner Einnahme selten.)

Therapie: Brechmittel, wenn nicht ohnehin Erbrechen besteht; Injection von Atropin (Rp. 2343), Excitantia, künstliche Respiration.

Canthariden. Symptome: Brennende Schmerzen und Blasenbildung im Munde und an der Zunge, Schlingbeschwerden, grosser

Durst, Speichelfluss, Brennen im Magen, Erbrechen, bisweilen Durchfall mit Tenesmus; Schmerzen in der Nierengegend, vermehrter Harndrang mit Brennen in der Urethra, im Harn Eiweiss, Cylinder, Blut, bei Männern hie und da Priapismus, bei schwangeren Frauen öfter Abortus; ferner Kopfschmerz, Schwindel, Temperaturherabsetzung, Verminderung des Pulses, Collaps, in sehr schweren Fällen auch Dyspnoe und Convulsionen. (Auch bei Application auf die Haut, Anwendung von Blasenpflastern, erfolgt Resorption des Giftes.)

Therapie: Magenpumpe oder Brechmittel; schleimige Getränke, (Mixtura gummosa, Leinsamenabkochung oder Rp. 2320); ölige Mittel dagegen zu meiden. Senfteige oder Schröpfköpfe in Magen- und Nierengegend; gegen die Harnbeschwerden reichliches Trinken von warmem Thee, warme Sitz- oder Vollbäder; Injectionen von warmem Wasser in die Blase, innerlich Opiate, z. B.:

Rp. 2345.
Mixtur. gummos. 150·0,
Tinct. Opii simpl. 2·0.
D. S. Alle Stunden 1 Esslöffel.

Carbolsäure. Symptome: Kopfschmerz, Schwindel, Ohrensausen, Blässe des Gesichts, Erbrechen, unregelmässige Athmung, Schwächerwerden des Pulses, in schweren Fällen Bewusstlosigkeit, manchmal Krämpfe, Temperaturherabsetzung, stertoröses Athmen, Verengerung der Pupille, Herzschwäche. Der Harn meist dunkelgrün gefärbt, enthält fast stets Eiweiss und Cylinder, bisweilen freies Haemoglobin.

Therapie: Vorsichtige Einführung der Magensonde und reichliches Auswaschen des Magens; Zuckerkalk in concentrirter Lösung, ferner Natrium sulfuricum; Milch, schleimige Mittel; Excitantia, künstliche Respiration.

Chinin. Symptome: Magenschmerzen, Erbrechen, Durchfall, Oedem des Gaumens, Ohrensausen, Schwerhörigkeit, Sehstörungen, Somnolenz, Hallucinationen, Cyanose, Abortus, Haemoglobinurie und Albuminurie.

Therapie: Tannin, (Rp. 2321), Analeptica.

Chlor. Symptome: Brustbeklemmung, Husten, Dyspnoe, Cyanose; nach Einnahme von Chlorwasser Erbrechen und Magenschmerzen; bei Inhalation von viel Chlorgas kann sofortiger Exitus erfolgen.

Therapie: Einathmen von Wasserdämpfen, Narcotica; bei vom Magen aus erfolgender Vergiftung Emetica, Eiweiss, Milch.

Chloralhydrat. *a*) **Acute Vergiftung.** Symptome: Röthung der Coniunctiva, Schwellung der Epiglottis, Magenschmerzen, Icterus; Gesichtsfeldverdunkelung bis zu vollständiger Blindheit, Erythem oder bläschenförmiges Exanthem, Bronchitis, Dyspnoe, Schwindel, Schwäche des Pulses; in schweren Fällen Delirien, Herabsetzung der Temperatur, hochgradige Herzschwäche, Cyanose, Aussetzen der Respiration, manchmal auch sofortiger Collaps und Tod.

Therapie: Emetica oder Magenpumpe, künstliche Respiration, Faradisation des Phrenicus. Analeptica wie Aether oder Moschus; empfohlen auch:

Rp. 2346.
> *Tinct. Capsic.,*
> *Liqu. Ammon. anisat. $\overline{aa}$ 4·0,*
> *Mucilag. gumm. Arabic. 30·0,*
> *Aqu. font. 120·0.*
> *S. Zum Klystier.*

Ferner:

Rp. 2347.
> *Atropin. sulfuric. 0·01,*
> *Aqu. dest. 10·0.*
> *S. ¹/₂—1 Pravaz'sche Spritze zu injiciren.*

b) **Chronische Vergiftung.** Symptome: Verdauungsstörungen, Abmagerung; Anschwellung des Zahnfleisches, Bläschenbildung auf der Zunge, Icterus, Durchfälle, Ausfall der Haare, Geschwüre an der Haut, neuralgische und Muskelschmerzen, allgemeine Schwäche, Herzklopfen, Angstgefühl, Dyspnoe, Albuminurie, Schwachsinn.

Therapie: Entziehung des Mittels, zum Ersatz desselben, wenn nothwendig, Paraldehyd oder Amylenhydrat; symptomatische Behandlung, roborirende Diät, *Arsen*, warme Bäder.

(Prophylaxis: Bei Herzkranken, sowie bei Delirium tremens Chloralhydrat nicht zu verwenden.)

Chloroform vide Aether.

Chromsaure Salze. Symptome: Schmerzen, Gelbfärbung und entzündliche Schwellung in Mund und Schlund, Erbrechen von gelben, oft auch bluthaltigen Massen, Leibschmerzen, Durchfall, Harnverhaltung, Albuminurie und Haematurie, Schwindel, Dyspnoe, Bewusstlosigkeit, hie und da Convulsionen.

Therapie: Ausspülung des Magens. Hierauf:

Rp. 2318. *Magnes. carbonic. 10·0,*
       Aqu. font. 300·0.
       D. S. In 3 Portionen im Laufe einer Viertelstunde zu nehmen.

Oder noch besser:

Rp. 2349. *Plumb. acetic. 0·2,*
       Natr. bicarbon. 2·0.
       M. f. pulv. Div. in dos. aequ. Nr. 4.
       D. S. Alle 10 Minuten 1 Pulver.

Danach nochmalige Ausspülung des Magens. Weiterhin symptomatische Behandlung der Entzündungen.

Cocain. *a)* Acute Vergiftung: Symptome: Aufregungszustände, Pupillenerweiterung, danach Collaps, kalter Schweiss, Pulsverminderung, häufig Convulsionen.

Therapie: Einathmung von Amylnitrit; Excitantia.

b) **Chronische Vergiftung.** Symptome: Schlaflosigkeit, Anästhesien und Parästhesien, Verdauungsstörungen, Energielosigkeit, Marasmus.

Therapie: Allmäliche oder plötzliche Entziehung, nur bei Anstaltsbehandlung durchzuführen.

Codein vide Morphin.

Coffein. Symptome: Herzklopfen, Schwindel, Zittern und Steifheit der Muskeln, Tod durch Herzlähmung.

Therapie: Brechmittel, Einathmung von Amylnitrit, Hautreize, künstliche Athmung.

Colchicin. Colchicum. Symptome: Gewöhnlich erst nach einigen Stunden Brennen im Munde, Würgen, Durst, Kolik, Erbrechen, Entleerung reiswasserähnlicher, oft auch blutiger Stühle, Praecordialangst, Schwindel, Delirien, Collaps, kleiner, unregelmässiger Puls, Convulsionen, bisweilen ein scharlachähnliches Exanthem.

Therapie: Brechmittel, warme Milch, schleimige Getränke, gegen die Durchfälle Opium, gegen das Erbrechen Eis. Als Antidot allenfalls Tannin, z. B.

Rp. 2350.
    Acid. tannic. 5·0,
    Extr. Opii aquos. 0·2,
    Aqu. dest. 200·0.
    S. Alle 5 Minuten 1 Esslöffel.
Bei Collaps Analeptica.

Coniin. Symptome: Brennen im Halse, Erbrechen, Schmerz im Magen und Darm, Schwindel, Pupillenerweiterung, Convulsionen, Schlingbeschwerden, Sinken des Pulses und der Temperatur, Ohnmacht, mühsame Respiration, neuralgische Schmerzen, Tod durch Respirationslähmung.

Therapie: Brechmittel, Tannin, Excitantia, frische Luft, künstliche Athmung.

Crotonöl. Symptome: Brennen im Mund und Schlund, Erbrechen, heftige Diarrhöe mit Leibschmerzen, Benommenheit, Schwindel, kalter Schweiss, Cyanose, Collaps, Asphyxie.

Therapie: Eisstückchen, Milch, schleimige Getränke, Opium, warme Bäder.

Rp. 2351.
    Emuls. amygdalin. 100·0,
    Tinct. Opii simpl. 2·0.
    S. ½stündlich 1 Esslöffel.
Rp. 2352.
    Extr. Opii aquos. 0·2,
    Mucilag. gumm. Arabic. 20·0,
    Aqu. font. 150·0.
    S. Zu 2 Klystieren.
Bei Collaps Analeptica, Cognac, Aether, Kampher.

Cuprum vide Kupferverbindungen.

Curare. Symptome: Lähmung aller willkürlichen Muskeln, Kreislauf ungestört, Tod durch Lähmung der Athmungsmuskeln,)

Therapie: Wenn das Gift in Wunden eingedrungen, Entfernung durch Ausschneiden, Ausspülen etc. Gegen die Athmungsbeschwerden künstliche Respiration. Strychnin-Injectionen empfohlen.

Cyankali vide Blausäure.

Datura Stramonium vide Belladonna.

Digitalis. Symptome: Kopfschmerz und Schwindel, Üblichkeit, Erbrechen, Durst, Schmerzen in der Magengegend, Singultus, Koliken, Durchfall, Herzklopfen, Pulsverlangsamung, Kälte der Extremitäten, Flimmern vor den Augen, Harnverhaltung, Hallucinationen, Delirien, später Pulsbeschleunigung, zeitweises Aussetzen der Herzthätigkeit.

Therapie: Wenn nicht ohnehin Erbrechen erfolgt ist, Magenschlauch oder ein Brechmittel; Tannin (Rp. 2321), starker schwarzer Kaffee mit Rum oder Cognac, bei hartnäckigem Erbrechen Eis, Morphium, gegen die Magenschmerzen kalte Umschläge, Senfteige. Im Übrigen Excitantia, Aether, Campher, oder:

> Rp. 2353.
> *Mosch. opt. 0·5,*
> *Aether sulfuric. 15·0.*
> *S. Stündlich 5—10 Tropfen.*

Duboisin vide Belladonna.

Eisenchlorid und Eisenvitriol. Symptome: Erbrechen, Durchfall mit Entleerung schwarzer Massen, Schmerzen im Unterleibe, Prostration.

Therapie: Brechmittel, Magenschlauch, Milch, Eiweiss, schleimige Getränke, Abführmittel.

Ergotin vide Secale cornutum.

Ferrum sesquichloratum et sulfuricum vide Eisenchlorid.

Fingerhut vide Digitalis.

Fischgift, Fleischgift vide Wurstgift.

Fliegenpilz vide Pilze.

Grubengas vide Kloakengas und Kohlendunst.

Grünspan vide Kupferverbindungen.

Herbstzeitlose vide Colchicin.

Höllenstein vide Argentum nitricum.

Hydrargyrum vide Quecksilberverbindungen.

Hyoscyamus vide Belladonna.

Jod und seine Salze. Symptome: Nach Einathmung von Joddämpfen Schnupfen, Augenthränen, Husten, Kopfschmerzen, Schwindel, Ohrensausen. Nach innerlicher Einnahme von Jodtinctur Brennen im Mund und Schlund, Erbrechen dunkelgelber oder bei gleichzeitiger Anwesenheit von Amylum im Magen blauer Massen, heftige Magenschmerzen, Diarrhöe, Kleinheit des Pulses, Anurie, Collaps. Bei größeren Dosen von Jodsalzen oder bei Idiosynkrasie gegen dieselben: Jodschnupfen, Dyspnoe, Husten, Speichelfluss, Anurie, Haematurie, Hautausschläge. Bei längerem Gebrauch der Jodsalze Jodismus, charakterisirt durch blasse, fahle Hautfarbe, Abmagerung, Verdauungsstörungen, Herzklopfen.

Therapie: Emetica (wenn nöthig); ferner Stärkeabkochungen, Eiweiss, Magnesia. In neuerer Zeit empfohlen:

> Rp. 2354.
> *Natr. subsulfuros. 15 0,*
> *Aqu. dest. 200·0.*
> *S. Der dritte Theil auf einmal, dann alle*
> *10 Minuten 1 Esslöffel.*

Symptomatische Behandlung der Gastroenteritis: Eis, Opiate etc; bei Collaps Analeptica. Bei chronischer Vergiftung Aussetzen des Mittels; Hebung der Ernährung.

Jodoform. Symptome: Mattigkeit, Appetitlosigkeit, Kopfschmerz, Schlaflosigkeit, manchmal Erbrechen und Durchfall; Kleinheit und erhöhte Frequenz des Pulses, in schweren Fällen öfter Psychosen; bisweilen Tod unter Fiebererscheinungen.

Therapie: Entfernung des Jodoforms aus Wunden. Zufuhr von Alkalien, namentlich empfohlen:

Rp. 2355.
Kal. bicarbonic. 15·0,
Aqu. dest. 200·0.
S. Alle 10 Minuten 1 Esslöffel.

Juniperus Sabina. Symptome: Brennen im Schlund und Magen, Erbrechen nach Sabina riechender Massen, blutiger Stuhl und Harn, Harnzwang, Krämpfe, Gefühls- und Bewusstlosigkeit. Erscheinungen von Peritonitis, Uterusblutungen, bei schwangeren Frauen Abortus.

Therapie: Möglichst schnelle Entfernung des Giftes; symptomatische Behandlung durch Emollientien, Excitantien etc. Siehe auch unter „Crotonöl."

Kali chloricum. Symptome: Übelichkeit, Erbrechen, von meist schwarzgrünlichen Massen, Schmerzen im Magen, Diarrhöe, Icterus, grauviolette Flecke auf der Haut, Schmerzen in der Nierengegend, Oligurie oder selbst Anurie, der Harn rothbraun bis schwarz, eiweiss- und methämoglobinhältig; Kopfschmerzen, Benommenheit, Convulsionen, Herzschwäche; in sehr vielen Fällen schon wenige Stunden nach der Einnahme des Giftes neben Erbrechen und Diarrhöe hochgradige Dyspnoe, Cyanose, Collaps.

Therapie: Vorwiegend symptomatisch, gegen die Gasteroenteritis und den Collaps gerichtet. Ferner Diuretica, namentlich Liquor Kali acetici. Wenn kein Collaps besteht, auch:

Rp. 2356.
Pilocarpin. muriatic. 0·15,
Aqu. dest. 10·0.
S. 1—2 Pravaz'sche Spritzen zu injiciren.
Eventuell Infusion einer 0·6%iger Kochsalzlösung.

Kalilauge vide Alkalien.
Kalk vide Alkalien.
Kleesäure vide Oxalsäure.

Kloakengas (Schwefelwasserstoff). Symptome: Schwindel, Kopfschmerz, Übelichkeit, Ohnmacht, allgemeine Schwäche, Bewusstlosigkeit mit Cyanose, erhöhter Pulsfrequenz, dyspnoetischem, stertorösem Athmen, Albuminurie, Convulsionen; nicht selten sofortiges Coma mit baldigem Tod.

Therapie: Zufuhr frischer Luft; wenn Deiecte verschluckt wurden, ein Emeticum, aber kein metallisches. Einathmenlassen von Chlor durch Vorhalten eines mit Chlorwasser oder Chlorkalk getränkten Tuches, eventuell auch:

> Rp. 2357.
> *Hydrogen. hyperoxydat. 2·0,*
> *Aqu. dest. 100·0.*
> *S. Theelöffelweise.*

Ferner Analeptica, kalte Begiessungen, Aether-Campher-Injectionen; bei aussetzender Respiration künstliche Athmung, Kochsalz-Infusion.

Kohlendunst, Kohlenoxyd.

Symptome: Kopfschmerz, Ohrensausen, Schwindel, Übelkeit, Erbrechen, Röthung des Gesichtes, rauschartige Benommenheit, Krämpfe, unwillkürlicher Abgang von Koth, Harn und Sperma, Lähmung, Puls anfangs beschleunigt, dann langsam, unregelmässig; Bewusstlosigkeit, Asphyxie.

Therapie: Frische Luft, erhöhte Lage des Kopfes, kalte Begiessungen, Essigklystiere, Frottiren; starker, schwarzer Kaffee, subcutane Injectionen von Aether und Kampher; Faradisation des Phrenicus, künstliche Athmung, Transfusion von defibrinirtem Blut oder Infusion einer 0·6%igen Kochsalzlösung.

Kreosot vide Carbolsäure.

Kupferverbindungen Symptome: Erbrechen grünlich oder blau gefärbter Massen, Magenschmerzen, Kolik, Durchfall mit blutigen gefärbten Stühlen; nach Grünspanvergiftung und der Augenlider; Schwindel, Anästhesie bisweilen Haematurie, Delirien, Convulsionen einigen Tagen bisweilen Icterus.

Therapie: Entleerung des Magens und Darmes (Ricinusöl zu meiden), Eiweiss, Milch, Magnesia usta, Limatura Ferri, Milchzucker, Thierkohle (10·0 in 100·0 Wasser aufgeschüttelt).

Rp. 2358. ·
Ferr. pulverat. 15·0,
Sulf. sublimat. 8·0.
Misce exacte. Adde ad:
Aqu. font.,
Syr. simpl. $\overline{aa}$ 40·0.
D. S. Alle 5 Minuten 1 Kaffeelöffel. (Gut
umzuschütteln.)

Lapis vide Argentum nitricum.

Leuchtgas vide Kohlendunst.

Mercurialien vide Quecksilberverbindungen.

Morcheln vide Pilze.

Morphin (Opium). *a)* **Acute Vergiftung.** Symptome Schwindel, Ohrensausen, Funkensehen, geröthete Haut, Hautjucken mit oder ohne Exanthem, Trockenheit im Munde, starke Schweisse, lebhafter Harndrang, hie und da Erbrechen, Pupillen sehr verengt; allmälich zunehmende Schlafsucht. Betäubung (oft nach vorhergehender rauschartiger Aufregung), hochgradige Verlangsamung und Schwäche des Pulses, Kälte und Cyanose des Gesichts und der Extremitäten, verlangsamte Respiration, bisweilen Convulsionen.

Therapie: Magenpumpe, (Brechmittel meist wirkungslos), Ausspülung des Magens mit Thee oder Kaffee, Tannin (Rp. 2321), oder gerbsäurehältigen Abkochungen; Analeptica, Senfteige, kalte Begiessungen, Essigwaschungen, Herumführen des Kranken, innerlich Kaffee, Alcohol etc.

Rp. 2359.
Ammon. pur. liquid. 10·0.
S. 2—3 Tropfen in 1 Gläschen Cognac.

Bei Störungen der Athmung künstliche Respiration, Einathmenlassen von einigen Tropfen Amylnitrit, Inha-

lation von Sauerstoff, Faradisation der Phrenici. Als
wirksamstes Antidot des Morphins gilt:

Rp. 2360.

Atropin. sulfuric. 0·02,
Aqu. dest. 10·0.
S. Injection.

b) **Chronische Vergiftung.** Symptome: Appetitlosigkeit, Abmagerung, Myosis, Tremor, Verlust der Potenz, Schlaflosigkeit,
Neuralgien, schleppender Gang, Angstgefühl, Geisteskrankheiten.

Therapie: Plötzliche oder allmäliche Entziehung
unter strenger Überwachung des Kranken, fast nur bei
Anstaltsbehandlung durchzuführen. Als Ersatzmittel und
zur Linderung der Abstinenzerscheinungen zeitweilige
Darreichung von Chloralhydrat, Bromsalzen, Cocain, aber
auch die Angewöhnung an eines dieser Mittel strenge zu
verhüten.

Mutterkorn vide Secale cornutum.

Nicotin vide Tabak.

Nitrobenzol. Symptome: Blässe, bleigraues oder livides Aussehen, Erbrechen, Benommenheit des Sensoriums, mit allmählichem
Übergang in Coma, Pupillen anfangs eng, später erweitert, unregelmässiger Puls, verlangsamte Athmung, Sinken der Körpertemperatur, blauschwarz gefärbte Hypostasen.

Therapie: Brechmittel, Magenpumpe, Abführmittel
(ölige und spirituöse Mittel dabei zu meiden);
kalte Begiessungen, Frottiren der Haut, künstliche Respiration, eventuell Transfusion defibrinirten Blutes oder
Infusion einer 0·6%igen Kochsalzlösung.

Nitroglycerin. Symptome: Brennen im Hals, heftige Kopfschmerzen, Röthe des Gesichts, Schweisse, Übelkeit, Erbrechen,
Diarrhöe, Schwäche oder Lähmung der Muskeln, Athmung anfangs beschleunigt, später verlangsamt, stertorös, Pulsverlangsamung.

Therapie: Entfernung des Giftes aus Magen und
Darmcanal, Analeptica, namentlich starker schwarzer
Kaffee; Ergotin-Injectionen.

Nux vomica vide Strychnin.

Oleum Crotonis vide Crotonöl.

Opium vide **Morphium.**

Oxalsäure. Symptome: Brennen in Mund und Schlund, Schling-beschwerden, die Schleimhaut des Mundes und Rachens roth und theilweise weisslich verfärbt, Würgen, Erbrechen (das Erbrochene häufig blutbaltig), Schmerzen im Unterleib; Anurie oder Oligurie, der Harn eiweiss- und zuckerhältig; Kriebeln und Gefühl von Taubheit in den Extremitäten, später Lähmung derselben, Sin-ken der Puls- und Athmungsfrequenz sowie der Körpertempe-ratur, Erweiterung der Pupille, Collaps, Trismus, Tetanus.

Therapie: Magenpumpe und Brechmittel zu meiden. Aqua Calcis, weinglasweise, Zuckerkalk oder:

Rp. 2361.
Calcii carbonic. 30·0,
Aqu. dest. 250·0.
S. Der dritte Theil auf einmal zu nehmen, dann
alle 10 Minuten 1 Esslöffel.

Statt Kalk auch **Magnesia, Magnes. usta** in **Aqu.** oder:

Rp. 2362.
Magnes. carbonic. 15·0,
Aqu. dest. 250·0.
S. Wie das Vorige.

Symptomatische Behandlung der Gastroenteritis durch Eis, Narcotica, kalte Umschläge, Senfteige. Gegen die Anurie Diuretica und Diaphoretica. Bei Collaps Exci-tantia.

Phosphor. Symptome: Einige Zeit, meist mehrere Stunden nach Einnahme des Giftes Schmerzen in der Magengegend, Er-brechen nach Knoblauch riechender, im Dunkeln leuchtender Massen, starker Durst, Diarrhöe, häufig mit bluthältigen, im Dunkeln leuchtenden Dejecien, am 2. bis 3. Tage Icterus, Ver-grösserung der Leber, häufig auch der Milz, Albumen und oft auch Blut im Harn. Hierauf in günstigen Fällen Remission der Er-scheinungen, in schweren jedoch erneutes Erbrechen, Kopf-schmerzen, zunehmende Schwäche, Blutung aus Nase nud Uterus, Fieber, Beschleunigung und Unregelmässigkeit des Pulses, Tre-mores, Lähmungen der Muskeln, Ohrensausen, Flimmern vor den

Augen, Somnolenz, Coma. In manchen Fällen schon wenige Stunden nach stattgehabter Vergiftung neben der Gastroenteritis Convulsionen und Bewusstlosigkeit.

Therapie: Magenpumpe oder ein Brechmittel, am besten Cuprum sulfuricum.

Rp. 2363.
Cupr. sulfuric. 1·0,
Aqu. font. 60·0.
D. S. ¹/₄ stündlich 1 Esslöffel.

Ist wiederholtes Erbrechen eingetreten, Cupr. sulfuric. noch in reducirter Dosis weiterzugeben oder:

Rp. 2364.
Cupr. carbonic. 0·5,
Aqu. dest. 80·0,
Spr. simpl. 20·0.
S. ¹/₂ stündlich 1 Esslöffel.

Nach einigen Stunden wieder Cupr. sulfuric. in voller Gabe oder ein anderes Brechmittel. Dazwischen Eis, schleimige, sowie auch alkalische Getränke und Excitantien. Zu meiden dagegen Milch, und alle öligen und fetten Mittel und Speisen. Sehr bewährt hat sich auch:

Rp. 2365.
Ol. Terebinthin. crud. et vetust. 10·0,
Mixtur. gummos. 300·0,
Syr. cort. Aurant. 20·0.
D. S. ¹/₄ stündlich 1 Esslöffel.

Weniger sicher wirkt:

Rp. 2366.
Magnes. ust. in Aqu. 30·0,
Aqu. Chlor. 120·0.
D. S. Wie das Vorige.

(Neuestens wurde empfohlen, den Magen mit einer rosarothen Lösung von Kali hypermanganicum auszuspülen und hernach diese Lösung esslöffelweise nehmen zu lassen.)

Weiterhin symptomatische Behandlung.

Physostigmin vide Calabarbohnen.

Pilocarpin. Symptome: Speichelfluss, Schweisssecretion, Brech-durchfall, Pupillenverengerung, Unregelmässigkeit des Pulses, Collaps, Lungenödem.

Therapie: Excitantia, Magenpumpe (wenn nöthig), Atropin-Injectionen (Rp. 2360.).

Pilze. Symptome: Erbrechen, Durchfall mit schleimigen und blutigen Stühlen, Leibschmerzen; rauschartige Betäubung, Kopf-schmerz, Mydriasis, Sehstörungen, Delirien, Pulsverlangsamung, Convulsionen; bei Morchelvergiftung häufig Icterus und Haemoglobinurie.

Therapie: Entleerung des Magens, Abführmittel, Thee, Kaffee, Tannin (Rp. 2321), Excitantia. Bei Fliegenpilzvergiftung Atropin-Injection (Rp. 2360), bei Morchelvergiftung Diuretica. Prophylaktisch gegen die letztere mehrmaliges Abbrühen der Morcheln mit heissem Wasser vor dem Genuss und Weggiessen des Kochwassers.

Quecksilberverbindungen. a) Acute Vergiftung (meistens durch Sublimat). Symptome: Herber Metallgeschmack, An-schwellung der Lippen, grauweisser Belag der Mundschleimhaut und Zunge, Brennen und Gefühl von Zusammengeschnürtsein des Schlundes, Erbrechen schleimigblutiger Massen, Kolik, schmerz-hafte, blutige Durchfälle, Tenesmus; Anurie oder Oligurie, im Harn Eiweiss, häufig Blut; Pulsverminderung, kalter Schweiss, Ohnmachten, Anaesthesie, namentlich der unteren Extremitäten, Convulsionen; wenn nicht schon in den ersten Stunden Exitus erfolgt, nach 1—2 Tagen heftige Stomatitis mit Fieber, Ulceration des Zahnfleisches, Glossitis, häufig Glottisödem.

Therapie: Wenn nicht Erbrechen besteht, Hervor-rufung desselben durch Kitzeln des Gaumens oder durch Apomorphin-Injection; Magenpumpe nur mit Vorsicht wegen der Anätzung des Oesophagus und Magens. Haupt-sächliches Antidot Eiweiss; ferner Milch, Magnes. ust. (Rp. 2333), Kohle (in Wasser aufgeschwemmt), Schwefel-eisen (Rp. 2358). Ferner Behandlung der Gastroenteritis, Eis, Narcotica, milde Abführmittel (Ol. Ricini), gegen den

Tenesmus Wasserklystiere, Eisumschläge, Opium-Suppositorien. Gegen die nachfolgende Stomatitis Kali chloricum als Mund- und Gurgelwasser. Bei Collaps Analeptica.

b) **Chronische Vergiftung.** Symptome: Blässe des Gesichts, andauernde Stomatitis mit Ulcerationen der Schleimhaut und selbst Kiefernekrose, Verdauungsstörungen, Durchfälle, nervöse Reizbarkeit, Kopfschmerzen, Schwindel, Arthralgieen, An- und Hyperästhesieen, Tremor und Zuckungen der verschiedensten Muskelgruppen, namentlich bei intendirten Bewegungen, Nephritis, Ausbleiben der Menstruation, Herzschwäche, Athmungsbeschwerden.

Therapie: In prophylactischer Beziehung strengste Reinlichkeit, namentlich fleissiges Reinigen des Mundes, häufige Lüftung der Arbeitsräume, sofortiges Aussetzen der Arbeit mit Quecksilberverbindungen bei den ersten Anzeichen von Intoxication. Bei ausgebrochener Krankheit Entfernung aus der Quecksilberatmosphäre, resp. Aussetzen der Arbeit, warme Bäder, Schwefelbäder, innerlich Jodkalium (Rp. 2340), in neuerer Zeit auch Bromkalium empfohlen; roborirende Kost, sorgfältige Behandlung der Stomatitis, gegen die Tremores Elektricität.

Sabina, Sadebaum vide Juniperus Sabina.

Salpetersäure. Symptome: Schmerzen im Mund, Schlund, Magen, Erbrechen von meist gelblichen, oft mit Blut untermengten Massen, Schlingbeschwerden, gelbe Verfärbung der Mund- und Rachenschleimhaut, Schmerzhaftigkeit und Auftreibung des Abdomens, Stuhlverstopfung, seltener Durchfall, Verminderung der Harnsecretion, Collaps, oft auch Glottisödem.

Therapie: Brechmittel und Magenschlauch zu meiden. Reichliche Zufuhr von Getränk, zunächst Wasser, Eiweisswasser, Seifenwasser. Ferner Antacida, im Nothfall, bis andere Mittel herbeigeschafft sind, geschabte Kreide, Asche, Eierschalen. Dann Sodalösungen oder noch besser Magnesia usta in Aqua (Rp. 2333), sowie einhüllende Mittel, Haferschleim, Gummilösung (eventuell Rp. 2320) oder:

Rp. 2367.
Ol. Amygdalar. dulc. 20·0,
Pulv. Gumm. Arabic. 10·0.
Fiat emulsio cum
Aqu. font. 250·0,
Syr. simpl. 20·0.
S. Alle 5 Minuten 1 Esslöffel.

Behandlung der Gastroenteritis, Eispillen, eiskalte Getränke; bei hochgradigen Schlingbeschwerden Ernährung durch Klysmen, gegen die Schmerzen Narcotica, gegen die Schlingbeschwerden Cocain-Einpinselungen; bei Collaps Analeptica subcutan oder per Klysma. Gegen Glottisödem Tracheotomie.

Salzsäure. Symptome: Gastroenteritis, wie bei Salpetersäure, das Erbrochene meist blutig, manchmal gelblich bis gelblichgrün, die Mundschleimhaut meist angeätzt; Dysurie oder Harnverhaltung; häufig Nephritis, Albuminurie, Haematurie; Puls klein, frequent, Collaps.

Therapie: Wie bei Salpetersäure.

Santonin. Symptome: Gelbsehen, Flimmern vor den Augen, Pupillenerweiterung, Geruchs- und Geschmackshallucinationen, Kopfschmerz, Schwindel, rauschartige Verworrenheit, Erbrechen, Taumeln, Zuckungen, Dyspnoe, Convulsionen, selbst Trismus und tetanische Krämpfe.

Therapie: Brechmittel, Magenausspülung, Abführmittel. Gegen die Krämpfe Chloroform-Inhalationen, Chloralhydrat.

Scheidewasser vide Salpetersäure.

Schierling vide Coniin.

Schlangengift. Symptome: Local je nach der Species manchmal ausser 2 punktförmigen Wunden gar keine Veränderungen, bei anderen Arten Anschwellung und Röthung der Bisstelle, Ödem der Umgebung, Lymphangioitis, Drüsenanschwellung, Blasenbildung an der Bisstelle, Phlegmone. Allgemeinerscheinungen: Angstgefühl, Zittern, Ohnmacht, später Kopfschmerz, Schwindel, Erbrechen, Dysphagie, Durchfall, Collaps mit kleinem, sehr frequentem

Puls, Kälte der Haut, Respirationsbeschwerden; in ungünstig verlaufenden Fällen häufig Blutungen aus den Körperöffnungen, Petechien, Convulsionen.

Therapie: Feste Ligatur oberhalb der Bisswunde, Aussaugen, Ausschneiden der Wunde, Auswaschung, Cauterisation mit dem Glüheisen oder Aetzkali, empfohlen auch Injection einer 1°/₀ igen Lösung von hypermangansaurem Kali in die nächste Umgebung der Wunde. Weiterhin Excitantia, Alcohol, Aether, Campher, Liqu. Ammon. caustic. (Rp. 2327); bei Erbrechen Eispillen, Leiter'scher Kühlapparat in die Magengegend; Diaphoretica behufs rascher Elimination des Giftes. Die Localerscheinungen nach allgemeinen chirurgischen Regeln zu behandeln.

Schwämme vide Pilze.

Schwefelkohlenstoff. Symptome: Nach dem Verschlucken Kopfschmerz, Schwindel, Cyanose, Herzschwäche, Convulsionen. Nach dem Einathmen rauschartige Excitation, Sehstörungen, in schweren Fällen (bei mehr chronischer Vergiftung), Kopfschmerzen, Erbrechen, Schwäche, Ataxie und Anästhesie der Extremitäten, Sprach- und Sehstörungen, Schlaflosigkeit, Entwicklung von Psychosen.

Therapie: Bei Vergiftung durch Verschlucken Brechmittel; bei Vergiftung durch Einathmen dauernde Entfernung des Kranken aus der schädlichen Atmosphäre, warme Bäder, roborirende Diät. Empfohlen Strychnin.

Rp. 2368.
Strychnin. nitric. 0·1,
Sacch. alb. 4·0.
M. f. pulv. Div. in dos. aequ. Nr. 20.
D. S. 3mal täglich 1 Pulver.

Von Delpech empfohlen Phosphor.

Rp. 2369.
Phosphor. 0·03,
Extr. Gentian. 3·0.
M. f. pill. No. 30.
D. S. 3mal täglich 1 Pille.

Schwefelsäure. Symptome: Verätzung der ersten Nahrungs-
wege, bräunliche Verfärbung der Lippen und Mundwinkel, weisse an
der Mundschleimhaut. Erbrechen chokoladebrauner oder schwarzer,
häufig mit Schleimhautfetzen gemischter Massen. Schlingbeschwerden, heftige Schmerzen vom Mund bis Magen, häufig Heiserkeit
und Dyspnoe, Prostration, Benommenheit des Sensoriums, Dyspnoe; der Harn blut- und eiweisshaltig.

Therapie: Wie bei Salpetersäure.

Schwefelwasserstoff vide Kloakengas.

Secale cornutum. Symptome: Bei acuter Vergiftung
Erbrechen, Durst, Leibschmerzen, Schwindel, Kriebeln und Ameisen-
laufen in den Extremitäten, Sehstörungen, allmälich sich ausbrei-
tende Anästhesie, Muskelzuckungen, bei schwangeren Frauen
Abortus, Dyspnoe, Sinken der Temperatur und des Pulses. Bei
chronischer Vergiftung Kopfschmerzen, Mattigkeit, Schlaflosigkeit, Heisshunger, grosser Durst, Durchfall, Gefühl von Taub-
sein und Kriebeln in den Extremitäten, Urindrang und Harnretention, schmerzhafte Contracturen der Muskeln, epileptiforme,
oft Stunden lang andauernde Convulsionen, Schwachsinn,
Melancholie, manchmal Delirien und Hallucinationen; in anderen
Fällen Gangrän der Extremitäten sowie oft auch einzelner
Partien des Rumpfes mit pyämischen Erscheinungen.

Therapie: In acuten Fällen Entleerung des Giftes
durch Magenpumpe, Brech- und Abführmittel; danach
Tannin (Rp. 2321) oder gerbsäurehältige Decocte. Vielfach empfohlen:

Rp. 2370.
    Pulv. rad. Ipecac.,
    Opii pur. $\overline{aa}$ 0·5,
    Sacch. alb. 2·0.
    M. f. pulv. Div. in dos. aequ. Nr. 5.
    D. S. Stündlich 1 Pulver.

Als symptomatisches Mittel gegen die Convulsionen:
Rp. 2371.
    Amylaether. nitros. gtts. 15,
    Aether. sulfuric. 20·0.
    D. S. Zum Riechen.

Weiterhin Analeptica, Frottiren der Glieder mit aromatischen spirituösen Flüssigkeiten. In chronischen Fällen symptomatisches Verfahren; Narcotica, roborirende Diät, bei Gangrän entsprechende chirurgische Behandlung.

Stramonium, Stechapfel vide Belladonna.

Strychnin. Symptome: Zuerst Brennen im Magen, selten Erbrechen; Ziehen und Steifigkeit in den Muskeln, namentlich des Nackens, leichte Zuckungen, nach einiger Zeit dann Auftreten tetanischer Anfälle, alle 10—15 Minuten, meist durch einen äusseren Reiz hervorgerufen, dabei Opisthotonus, Contraction aller Extremitätenmuskeln, häufig Trismus und Krampf der Athmungsmuskeln, zwischen den Anfällen Erschlaffung der Muskeln, Durst, Beklemmung, bei ungetrübtem Bewusstsein.

Therapie: Brechmittel, am besten Apomorphin (Magenpumpe löst leicht tetanische Anfälle aus), Tannin (Rp. 2321) oder Jod (Rp. 2322, 2335). Gegen den Tetanus Chloralhydrat innerlich (3 gr. pr. dos.) oder subcutan (1—2 Pravaz'sche Spritzen einer 50%igen Lösung), Chloroforminhalationen oder Morphin-Injectionen. Empfohlen auch:

Rp. 2371. *Curar. 0·06,*
     Aqu. dest. 10·0.
     S. ¹/₂—1 Pravaz'sche Spritze zu injiciren.

Ferner auch Inhalation von Amylnitrit, eventuell künstliche Respiration.

Sublimat vide Quecksilberverbindungen.

Tabak. a) **Acute Vergiftung.** Symptome: Brennen im Schlund, Uebelkeit, Schwindel, Kopfschmerz, Zittern, Erbrechen, Durchfall, kalter Schweiss, Verengerung der Pupillen, grosse Gesichtsblässe, Angstgefühl, Herzklopfen, unregelmässige Respiration, Kleinheit des Pulses, heftige Unterleibsschmerzen, Delirien, Convulsionen.

Therapie: Tannin (Rp. 2321), schwarzer Kaffee, Jodwasser (Rp. 2322), Excitantia, kalte Begiessungen des Kopfes, Hautreize, eventuell Inhalation von Amylnitrit zu versuchen, auch künstliche Respiration öfters nothwendig.

b) **Chronische Vergiftung.** Symptome: Bräunung der Zähne, chronischer Rachen- und Kehlkopfkatarrh, Verdauungsstörungen, Herzklopfen, Arythmie des Pulses, stenocardische Anfälle, Amblyopie, selbst Amaurose, Muskelzittern, Convulsionen, Schwinden der Potenz, psychische Störungen.

Therapie: Völliges Aussetzen des Rauchens, roborirendes Verfahren, Landaufenthalt, Kaltwasserkur, Jodkalium (v. Rp. 2340) empfohlen. Gegen die Sehstörungen Pilocarpin-Injectionen.

Tartarus emeticus vide Antimonpräparate.

Tollkirsche vide Belladonna.

Vanilleeis. Symptome: Erbrechen, Magenschmerzen, schmerzhafte, oft blutige Diarrhöe, Wadenkrämpfe, allgemeine Schwäche.

Therapie: Eisstückchen, Mixtura oleosa (oder Rp. 2367), Opium, Analeptica. Siehe auch unter „Crotonöl."

Veratrin. Symptome: Kratzen und Brennen im Halse und bis zum Magen, Durst, Erbrechen, Leibschmerzen, Durchfälle, Verlangsamung der Respiration und des Pulses, Schwindel, Gesichtsblässe, Zittern, Muskelsteifigkeit und- Schwäche, Collaps.

Therapie: Tannin, (Rp. 2321), Jodwasser, gegen das Erbrechen Morphin, Eis, bei Collaps Analeptica.

Weingeist vide Alkohol.

Wurstgift (Fleisch-, Fisch-, Käse-Gift). Symptome: Trockenheit im Mund und Schlund, Durst, Erbrechen, seltener (bei Fleischvergiftung) Verstopfung, Aphthen im Munde, schmieriger Belag und Ulcerationen der Tonsillen und Gaumenbögen, Heiserkeit, bellender Husten, Mydriasis mit Sehstörungen, Kopfschmerzen, Schwindel, allgemeine Körperschwäche, Trockenheit der Haut, Kältegefühl, Dyspnoe, Schwäche des Pulses.

Therapie: Brech- und Abführmittel, unter letzteren namentlich Calomel; ölige Mixturen und schleimige Getränke, Narcotica behufs Schmerzstillung, Wein und andere Excitantia, etwa:

Rp. 2372.
Aether. sulfuric. 2·0,
Aqu. dest. 150·0,
Tinct. Opii. simpl. gtts. 10,
Syr. capillor. Vener. 20·0.
S. ½ stündlich 1 Esslöffel.

(Schlosser).

II. Maximaldosen,

welche der Arzt für den innerlichen Gebrauch nicht überschreiten darf, ohne dass er ein Ausrufungszeichen (!) hinzufügt.

	Pharmacopoea austriac.*)		germanic.	
	Pro dosi	Pro die	Pro dosi	Pro die
Acetum Digitalis	—	—	2·0	10·0
Acidum arsenicosum	0·005	0·02	0·005	0·02
Acidum carbolicum crystallisatum	0·1	0·5	0·1	0·5
Aconiti radix	0·1	0·5	—	—
Apomorphinum hydrochloricum (qua emeticum injectione subcutanea adhibendum) .	0·01	0·05	0·01	0·05
Aqua Amygdalarum amarar. concentr.	1·	5·0	2·0	8·0
Aqua Laurocerasi	1·5	5·0	—	—
Argentum nitricum	0·03	0·2	0·03	0·2
Atropinum sulfuricum . . .	0·001	0·003	0·001	0·003
Auro-Natrium chloratum . .	—	—	0·05	0·2
Belladonnae folia	0·2	0·6	0·2	0·6
Belladonnae radix	0·07	0·3	—	—
Cantharides	0·05	0·2	0·05	0·15
Chloralum hydratum	3·0	6·0	3·0	6·0
Cocainum hydrochloricum . .	0·1	0·3	—	—
Codeinum	—	—	0·05	0·2
Coffeinum	0·2	0·6	0·2	0·6

*) Editio septima 1889.

	Pharmacopoea austriae.		Pharmacopoea germanie.	
	Pro dosi	Pro die	Pro dosi	Pro die
Colocynthidis fructus	0·3	1·0	0·3	1·0
Conii maculati herba . . .	0·3	2·0	0·3	2·0
Cuprum sulfuricum (qua eme-ticum)	0·4	—	1·0	—
Digitalis folia	0·2	0·6	0·2	1·0
Extractum Aconiti radicis .	0·03	0·12	0·02	0·1
Extractum Belladonnae foliorum	0·05	0·2	0·05	0·2
Extractum Cannabis Indicae .	0·1	0·3	0·1	0·4
Extractum Colocynthidis . .	0·05	0·2	0·05	0·2
Extractum Conii herbae . .	0·2	0·6	—	—
Extractum Digitalis	—	—	0·2	1·0
Extractum Hyoscyami foliorum	0·1	0·5	0·2	1·0
Extractum Nucis vomicae v. Extractum Strychni . . .				
Extractum Opii	0·1	0·4	0·15	0·5
Extractum Scillae	0·2	1·0	0·2	1·0
Extractum Secalis cornuti . .	0·5	1·5	—	—
Extractum Strychni (Nucis vomicae)	0·05	0·15	0·05	0·15
Gutti	—	—	0·3	1·0
Hydrargyrum bichloratum cor-rosivum	0·03	0·1	0·03	0·1
Hydrargyrum biiodatum ru-brum	0·03	0·1	0·03	0·1
Hydrargyrum cyanatum . .	—	—	0·03	0·1
Hydrargyrum iodatum flavum	0·05	0·2	0·05	0·2
Hydrargyrum oxydatum fla-vum	0·03	0·1	0·03	0·1
via humida paratum	—	—	0·03	0·1
Hyoscyami folia	0·3	1·0	—	—
Hyoscyami herba	—	—	0·3	1·5
Jodoformium	0·2	1·0	0·2	1·0
Jodum	0·03	0·1	0·05	0·2

| | Pharmacopoea | | | |
| | austriac. | | germanic. | |
	Pro dosi	Pro die	Pro dosi	Pro die
Kalium stibio-tartaricum (Tartarus stibiatus)	0·2	0·5	0·2	0·5
Kreosotum	0·1	0·5	0·1	0·5
Lactucarium	0·3	1·0	0·3	1·0
Morphinum hydrochloricum .	0·03	0·12	0·03	0·1
Morphinum sulfuricum . . .	—	—	0·03	0·1
Nux vomica v. Strychni semina				
Oleum Crotonis	0·05	0·1	0·05	0·1
Opium	0·15	0·5	0·15	0·5
Phosphorus	—	—	0·001	0·005
Physostigminum salicylicum .	0·001	0·003	0·001	0·003
Pilocarpinum hydrochloricum	0·03	0·06	0·03	0·06
Plumbum aecticum	0·1	0·5	0·1	0·5
Sabinae summitates	—	—	1·0	2·0
Santoninum	0·1	0·3	0·1	0·3
Secale cornutum	1·0	5·0	1·0	5·0
Solutio arsenicalis Fowleri (Ph. austr.) = Liquor Kalii arsenicosi (Pharm. germ.) .	0·5	2·0	0·5	2·0
Stramonii folia	0·3	1·0	0·2	1·0
Strychni semina (Nux vomica)	0·12	0·5	0·1	0·2
Strychninum nitricum . . .	0·007	0·02	0·01	0·02
Tinctura Aconiti radicis . .	0·5	1·5	0·5	2·0
Tinctura Belladonnae foliorum	1·0	4·0	—	—
Tinctura Cantharidum . . .	0·5	1·0	0·5	1·5
Tinctura Colchici	1·5	5·0	2·0	6·0
Tinctura Colocynthidis . . .	—	—	1·0	3·0
Tinctura Digitalis	1·5	5·0	1·5	5·0
Tinctura Jodi	0·3	1·0	0·2	1·0
Tinctura Lobeliae	1·0	5·0	1·0	5·0
Tinctura Nucis vomicae v. Tinctura Strychni				
Tinctura Opii crocata . . .	1·5	5·0	1·5	5·0

| | Pharmacopoea | | | |
| | austriae. | | germanic. | |
	Pro dosi	Pro die	Pro dosi	Pro die
Tinctura Opii simplex . . .	1·5	5·0	1·5	5·0
Tinctura Strophanti	1·0	3·0	—	—
Tinctura Strychni (Nucis vo-				
micae)	1·0	3·0	1·0	2·0
Veratrinum	0·005	0·02	0·005	0·02
Vinum Colchici seminis . .	1·5	5·0	2·0	6·0
Zincum sulfuricum				
qua emeticum	0·8	—	1·0	—

III. Tropfen-Tabelle.

Es enthält ein Gramm:

Acetum concentratum	16	Tropfen
Acidum aceticum	16	„
Acidum hydrochloric. conc. (1·12 sp. Gew)	13	„
Acidum hydrochloric. dilut. (1 06 sp. Gew)	16	„
Acidum nitricum conc. (1·185 sp. Gew.)	12	„
Acidum nitricum dilut. (1·13 sp. Gew.)	16	„
Acidum phosphoricum (1·117 sp. Gew.)	16	„
Acidum sulfuricum concentrat.	12	„
Acidum sulfuricum dilut.	16	„
Aether	50	„
Aether aceticus	25	„
Alcohol	25	„
Amylenum nitrosum	30	„
Aqua destillata	16	„
Aqua Amygdalar. amar.	20	„
Aquae spirituosae	25	„
Balsamum Copaivae	25	„
Balsamum peruvianum	16	„
Benzinum	16	„
Chloroformium	25	„
Elixir. acidum Halleri	25	„
Kreosotum	25	„
Liquor anodynus Hoffmanni	25	„
Liquor Ferri sesquichlorati	12	„
Liquor Hydrargyri nitric.	12	„
Liquor Kali carbonici	16	„
Liquor Kali caustici	16	„
Mixtura sulfurica acida	25	„
Mucilago Gummi arabici	12	„
Oleum Amygdalar. aether.	20	„
Oleum Amygdalar. dulc.	20	„
Oleum Anisi	25	„
Oleum Aurantii flor.	25	„
Oleum Bergamottae	25	„
Oleum Cajeputi	25	„
Oleum Carvi	25	„
Oleum Caryophyllorum	20	„

Oleum Chamomillae	25	Tropfen
Oleum Cinnamomi	20	„
Oleum Citri	25	„
Oleum Crotonis	25	„
Oleum Foeniculi	25	„
Oleum Juniperi	25	„
Oleum Lavandulae	25	„
Oleum Menthae	25	„
Oleum Olivarum	20	„
Oleum Origani	25	„
Oleum Ricini	20	„
Oleum Rosmarini	25	„
Oleum Rosarum	25	„
Oleum Sabinae	25	„
Oleum Sinapis	20	„
Oleum Terebinthinae	25	„
Petroleum	25	„
Plumbum aceticum basicum solutum	14	„
Solutio arsenicalis Fowleri	16	„
Solutiones extractor. narcotic. (1 : 2)	16	„
Spiritus aethereus	25	„
Spiritus Ferri chlorati aether.	25	„
Spiritus muriatico-aethereus	30	„
Spiritus nitrico-aethereus	30	„
Spiritus vini absolutus	40	„
Spiritus vini	30	„
Spiritus vini dilutus	25	„
Stibium chloratum solutum	12	„
Syrupi	12	„
Tincturae spirituosae	25	„
Tincturae e spiritu et aethere	25	„
Vinum Malacense	20	„
Vina medicamentosa	20	„

Ein Thee- oder Kaffeelöffel Flüssigkeit	= 3·75 Gr.
Ein Esslöffel Flüssigkeit	= 15 „

IV. Tabelle zur Vergleichung des österreichischen Medicinalgewichtes mit dem metrischen Gewichte und Eintheilung des ersteren.

Pfund (Libra)	Unzen	Loth	Drachmen	Scrupel	Gran	Grammes
1	12	24	96	288	5760	420·014
—	1	2	8	24	480	35·001
—	—	1	4	12	240	17·500
—	—	—	1	3	60	4·375
—	—	—	—	1	20	1·458
—	—	—	—	—	1	0·0729188
0·0023871	0·028571	0·057141	0·228565	0·685894	13·71858	1

Verzeichniss
der
in den Receptformeln vorkommenden Medicamente.
(Die Zahlen bedeuten die Nummern der Recepte.)

Abführmittel 16, 17, 112, 113, 226, 267, 286—310, 317—320, 370—372, 382—384, 501, 502, 626—636, 1387, 1388, 1471, 1472, 1609, 1610; pro infant. 826, 827, 833, 861, 960—962, 964, 991, 992, 999, 1007, 1023, 1044, 1067, 1180, 1223, 1224, 1264—1273, 1303.

Acetophenon. Trpf. 814.

Acetum plumbi vid. Plumbum aceticum.

Acetum pyrolignosum. crudum 1643.

Acetum Vini. Int. 2326; Ext. 1673, 1899, 2096.

Acidum aceticum. Int. 1589; Ungu. 1772; Pasta 1879; Augtrpf. 2128.

Acidum arsenicosum. Int. Mixt. 668; Trpf. 792; Pill. 65, 203, 394, 420, 443, 468, 535, 1753, 1834, 1835; Ext. Pasta 1701, 1806; Zahnpasta 2297, 2298.

Acidum benzoicum. Int. Trpf. (pro infant.) 1251; Pill. 1983; Plv. 37, 41, 43, 46, 107, 363, 391, 657, 658, 1573; pro infant. 1161, 1256, 1296.

Acidum boracicum sive boricum. Ini. subc. 1837; z. Betupfen u. Einpsln. 1715, 2202; Haargeist 1876; Ungu. 1318, 1380, 1706, 1722, 1727, 1822, 2199, 2213, 2217; Nasenaussplg. 1185; Mundw. 1104; Ini. urethral. 1938, 1949; Ini. vesical. 393, 1530, 1638, 1987; Augentrpf. 2114; Augenwasser 2122; Augensalbe 1743; Aussplg. d. Ohres 2181, 2220; Ohrtrpf. 2166, 2183, 2215.

Acidum camphoricum. Plv. 587.

Acidum carbolicum. Int. Mixt. 127, 2344; pro infant. 1248; Pill. 126, 1827; Ini. subc. 96, 257, 701, 1794, 1795; zur Desinfection u. Wundbehandlg. 1361—1363, 1369, 1450; Bepslg. d. Haut 1621, 1623; z. Betupfen 1715, 1760, 1796, 2201; z. Einölen 1985; Haaröl 1328, 1739, 1874; Liniment. 1012, 1015; Ungu. 1737, 1797, 2205; Pasta 1710; Nasenaussplg. 711, 847; Mund- u. Gurgelw. 866, 2024, 2288; Bepslg. d. Mund- u. Rachenschlmh. 871, 2102; Inhal. 54, 130, 131, 603, 737, 1110, 1154; Ini. urethral. 1492, 1493, 1495, 1497, 1943; Ini. vesic. 1504, 1505, 1524, 1526, 1574; Ini. vaginal. 1594; Einpslg. d. Gehörgangs 2214, 2221; Ohrtrpf. 2265.

Acidum chromicum. Einpslg. 1788, 1900.

Acidum chrysophanicum v. Chrysarobinum.

Acidum hydrochloricum v. Ac. muriaticum.

pos. urethral. 1508, 1587, 1960, 1962; Ini. vesical. 1485, 1487, 1507, 1534, 1568.

Arrao 1425.

Arsenicum v. Acidum arsenicosum.

Arsenpasta 1701, 1806; (Zahnpasta) 2297, 2298.

Asa foetida. Klysm. 22, pro infant. 1003.

Atropinum sulfuricum. Int. Pill. 156, 585, 1791, 1908; pro infant. 1584; Trpf. pro infant. 992, 1028; Ini. subc. 582, 702, 2343, 2347, 2360; Augtrpf. 2124.

Augensalbe 1742, 1743, 2116, 2127.

Augentropfen 1596, 2114, 2118 —2121, 2124, 2128, 2138, 2139, 2141.

Augenwasser 2122, 2129.

Aurantium, cortex fructus. Spec. 184, 228.

Aurantium, flores. Spec. 454.

Aurum chloratum. Bepslg. d. Mundscblmh. 2313.

Balsamum Copaivae 1918, 1920 —1922; Pill. 1930; Caps. gelat. 1553, 1919; Suppos. urethr. 1958.

Balsamum Opodeldoc 434.

Balsamum peruvianum. Int. Mixt. 56, 129; Einrbg. u. Einpslg. 1313, 1315, 1329, 1669, 1815, 1865; Ungu. 1064, 1383, 1437, 1736, 1823; Haargeist 1683, 1766, 1769; Haaröl 1739, 1812; Haarpomade 1686, 1873.

Balsamum de Tolu 1030, 1929.

Balsamum vitae Hoffmanni. Einrbg. 249, 2251.

Bardana, radix. Dec. 2090.

Barytum sulfuricum praecipitatum. Streup. 1707; Ungu. 1708.

Belladonna, radix et folia. Plv.

(pro infant.) 920, 1157; Inhal. (Tabak) 62.

Benzinum. Haargeist 1763; Inhal. nach 928.

Benzoë, resina. Ungu. 1723, 2206.

Billroth'sche Narkose-Mischung 1358, 1597.

Bismuthum carbonicum basicum. Schminkwasser 1678, Schminkpoudre 1707.

Bismuthum chloratum. Ungu. 1708.

Bismuthum salicylicum. Pulv. 251, 270, 312.

Bismuthum subnitricum. Int. Plv. 115, 241, 269, 311, 43×, 506, 679, 680; pro infant. 956, 976, 983, 1238; Streup. 1714; Ungu. 1053, 1675, 1848; Ini. urethr. 1940.

Bitumen Fagi v. Oleum Fagi.

Blatta orientalis. Pulv. 359.

Borrago, herba et radix. Dec. 2091.

Borax veneta v. Natrium boracicum.

Borspiritus. Aussplg. d. Ohres 2181; Ohrtrpf. 2183, 2215.

Bourguignon'sche Salbe 1868; modificirt v. Hebra 1869.

Brayera, flores v. Kousso, flores.

Brechmittel v. Emetica.

Bromoformium. Mixt. (pro infant.) 928.

Bromum purum 792.

Burow'sche Lösung v. Liquor Burowi.

Butyrum Antimonii v. Stibium chloratum.

Cadminm sulfuricum. Ini. urethr 1947.

Calcaria chlorata. Umschlg. 1411; Ini. vaginal. 1658.

Calcium carbonicum, Int. Mixt. 2361; Zahnplv. 2282.

Calcium oxydatum, Calcaria caustica. Baln. 1844; Cauteris. 1699.

Chinolinum tartaricum. Mundw. 1197, 2289; Zahnplv. 2284; Zahnpasta 2285; Gargar. 1201.

Chloralamid 463.

Chlorale hydratum. Int. 21, 57, 60, 110, 266, 353, 376, 440, 447, 458, 459, 660, 769—771, 785, 1424, 2227; pro infant. 906, 1049; 1140, 1143, 1159; Plv. (pro infant.) 1041; Ini. subc. 470, Klysm. 111, 661, 1421, 1607, 1660, 1911; pro infant. 72, 839, 1022, 1043, 1069, 1295; Bepslg. d. Phar. 725.

Chlorina liquida v. Aqua Chlori.

Chloroformium. Int. 263, 439, 1588, 1589, 2342; pro infant. 907; Einreibg. 182, 403, 407, 425, 482, 552, 2210, 2253; z. Betupfen 1811; Narkose 1358, 1597; Ohrtrpf. 2190; Zahntrpf. 2289.

Chopart'sche Mixtur 1922.

Chrysarobinum. Einpslg. 1853; Linim. 1855; Ungu. 1755, 1772, 1850, 1851, 1854; Gelatine 1852.

Cina, semina. Plv. 1285; Elect. 1286.

Cinnabaris. Dec. Zittm. 2084; Aetzpasta 1806.

Cinnamomum, cortex. Dec. 2085.

Citrus, fructus. Dec. 2085.

Cocainum muriaticum. Int. Trpf. 261; Plv. 262, 1590, 2194; Ini. subc. 1360; Ungu. 1624, 1746, 1776, 1808; Inhal. 752, 929; Bepslg. d. Nasenschlmh. 707; des Pharynx 718; des Larynx 740; Augentrpf. 2114; Ohrbougies 2151; Ohrtrpf. 2212, 2231; Suppos. 557, 1519; Ini. urethral. 1576; Ini. vescial. 1525.

Cocainum oleinicum. Suppos. 1748, 1832.

Coccionella. Mundw. 2289.

Codeinum. Mixt. 143; Plv. 6, 26, 142, 546, 573, 648; pro infant. 1116.

Coffea, semina tosta. Inf. 1216.

Coffeinum citricum. Plv. 622.

Coffeinum natrobenzoicum. Mixt. 176, 777; Plv. 177, 192, 199, 360.

Coffeinum natrosalicylicum. Plv. 175, 202, 414, 622, 640.

Cognac 98, 487, 796, 812, 937.

Colchicinum. Pill. 549.

Collodium 1306, 1377, 1401, 1745, 1818, 1871, 1897, 1901, 2004, 2097.

Collyrium adstringens luteum 2120.

Colombo, radix. Dec. 279, 974, 996, 1236.

Colophonium. Bertg. v. klebender Jodoformgaze 1374, von Tannin-Jodoformdocht 1375; Ungu. 1382.

Condurango, cortex. Macerat. 258; Macerat. Dec. 697.

Convallaria, herba. Macerat. 173.

Copaiva v. Balsamum Copaivae.

Cosmi'sche Pasta 1806.

Cotoinum. Plv. (pro infant.) 1240.

Cremor Tartari. Mixt. 16, 289, pro infant. 1021; Plv. 232, 303.

Creolinum. Ini. vesical. 1538; Ini. vaginal. 1033, 1628; Aussplg. d. Ohres 2264.

Creosotum. Int. Mixt. (pro infant.) 937, 1173—1175, 1247; Pill. 250; Plv. 607; Caps. gelat. 47, 132, 608; Pasta 1701; Ungu. 1822, 1824; Gurgelw. 2030; Zahnpille 2294; Zahnpasta 2297, 2298; Darmirrig. 1245.

Creta alba. Ungu. 1731, 1864, 1867; Pasta 1710; Zahnplv. 1105.

1416, 1417, 1425, 1602—1604,
2323, 2327, 2346, 2353, 2359,
2371, 2373; pro infant. 851,
894, 895, 977, 985—988, 1169,
1215—1218, 1250—1254.
Expectorantia 3, 28, 35—37, 41—
44, 49—51, 88, 89, 107, 108,
116—119, 150—152, 649—651,
654—658; pro infant. 885—888,
894, 895, 908—910, 914—917,
935, 936, 1117—1120, 1131,
1134—1136, 1147, 1148, 1151,
1152, 1167, 1168.
Extractum Aconiti. Z. Eintupfen
1782.
Extractum Aloës. Mixt. 804, Pill.
306, 307, 310, 634, 655, 753;
Plv. 318, 729, 1544.
Extractum Belladonnae. Int. Trpf.
344; pro infant. 980; Pill. 326,
635, 793; Plv. 31, 43, 73, 146,
325, 572, 583, 647, 1514; pro
infant. 70, 925, 1027, 1583;
Ungu. 315, 824, 1963, 1967,
2125, 2126; Empl. 431; Insuffl.
d. Larynx 14; Suppos. 511,
556, 821, 1520, 1747, 1831,
1965, 1972.
Extractum Cannabis Indicae. Plv.
147, 667, 1512, 1917; pro infant. 887.
Extractum Cascarae Sagradae
627; pro infant. 1270.
Extractum Chinae. Int. Mixt. 380,
520; pro infant. 1216, 1227;
Pill. 1467; Haarpomade 1686,
1687.
Extractum Colocynthidis. Pill. 307,
634; Plv. 226.
Extractum Colombo. Plv. 277,
278; pro infant. 1237.
Extractum Conii. Pill. 809, 2060.
Extractum Cubebarum 1927, 1928.
Extractum Fabae Calabaricae.
Plv. 636; pro infant. 1042.
Extractum Filicis maris aether.

327, 557; pro infant. 1000,.
1001, 1277—1280.
Extractum Gossypii 782, 1655.
Extractum Hydrastis canadensis
783, 1650; pro infant. 1091.
Extractum Hyoscyami. Mixt. 5,
pro infant. 888; Pill. 74, 2274;
Plv. 7, 23, 44, 147, 1512; pro
infant. 912; Ungu. 483.
Extractum Kawae. Plv. 1980.
Extractum Laudani v. Extractum
Opii.
Extractum ligni Campechiani
283.
Extractum Nucis vomicae. Pill.
819, 820.
Extractum Opii. Int. Mixt. 29,
268, 490, 804; Pill. 95, 803,
2058, 2060, 2062, 2066; Plv.
149, 312, 321, 504, 572, 680,
772, 777, 789, 1469, 1514, 2341,
2350; pro infant. 993, 1006;
Ini. subc. 780, 806; Klysm.
508, 677, 2352; Einreibg. 427,
2252; Ungu. 314, 432, 478,
1775, 1860, 1966; Empl. 1861;
Suppos. 316, 556, 817, 831,
1479, 1517, 1747; Suppos.
urethral. 1958; Inhal. 61, 62;
Ohrbougies 2149; Ohrtrpf. 2230.
Extractum Piscidiae 813.
Extractum Punicae Granati 1275,
1276.
Extractum Quassiae. Pill. 1467,
2062, 2065.
Extractum Ratanhiae. Mundw.
2302.
Extractum Rhus aromaticae 1585.
Extractum Secalis cornuti. Int.
Mixt. 410, 495, 538, 765, 1486,
1559, 1975; pro infant. 1029,
1093; Trpf. 758; Pill. 95, 759,
784, 816, 818, 1647, 1862; Plv.
93, 94, 544, 1560, 1579, 1976,
pro infant. 1350, 1351; Ini.
subc. 96, 257, 701, 760, 768,

Haller'sche Säure v. Elixirium acidum Halleri.

Harnröhrenstäbchen v. Suppos. urethral.

Heider'sches Zahnpulver 2283.

Hepar sulfuris kalinum v. Kalium sulfuratum.

Herniaria, herba. Spec. 1639, 1925, 1973.

Homatropinum hydrobromatum. Augtrpf. 2141.

Hydramylaether 1359.

Hydrargyrum (purum). Ini. subc. 1888.

Hydrargyrum albuminatum. Ini. subc. 2039.

Hydrargyrum asparaginicum. Ini. subc. 2045.

Hydrargyrum bichloratum corrosivum. Int. Mixt. 2054—2057; pro infant. 900, 1121, 1340; Pill. 2058; pro infant. 2133; Ini. subc, 1360, 1406, 1884, 1885, 2037—2040, 2043; pro infant. 1122, 1346; Desinfect. 1364, 1365, 1447—1449, 1451, 1592, 1593; des Auges 2115; Baln. 1750, 1787, 1816, 1892, 2067, 2068; pro infant. 1079, 1345; Bepslg. d. Haut 1083, 1745, 1897, 1899, 1912, 2021, 2095—2097; z. Betupfen 1751, 1811; Waschw. 1703, 1781; Verbandw. 2017; Haargeist 1764; Ungu. 1797, 2099; Schnupfwasser 703, Nasenausplg. 1188, 2106; Mundw. 2315; Gargar. 2101; Bepslg. d. Mundschlmh. 1194, 2103, 2312, d. Rachens 214; Aussprtzg. des Rachens 1207; Inhal. 1111, 1129, 2110; Ini. vesical. 1539; Ini. vaginal. 1630; Bepslg. d. Trommelfells 2172, 2177; Ohrtrpf. 2159, 2184, 2268; per tub. Eust. 2186.

Hydrargyrum bicyanatum. Ini. subc. 2042.

Hydrargyrum biiodatum rubrum. Int. Pill. 2062; Ini. subc. 2044; Streuplv. auf Wunden 1384, 1431; Ungu. 2007, 2020; Nasensalbe 844, 1084, 1183, 2108; Nasenbougies 1191.

Hydrargyrum chloratum mite v. Calomel.

Hydrargyrum formamidatum. Ini. subc. 2041.

Hydrargyrum iodatum flavum. Pill. 2059, 2060; Plv. (pro infant.) 1342, 2061.

Hydrargyrum oleinicum. Einrbg. 2023; Ini. subc. 1888.

Hydrargyrum oxydatum flavum. Ini. subc. 2050; Ungu. 1085; Augensalbe 1742, 2127.

Hydrargyrum peptonatum. Ini. subc. 1886, 2040; pro infant. 1081.

Hydrargyrum praecipitatum album. Ungu. 1300, 1400, 1666, 1704, 1758, 1847, 1848, 2098, 2100, 2126, 2200, 2207, 2216; Haarpomade 1685, 1768; Augensalbe 2116; Nasenbougies 1191.

Hydrargyrum praecipitatum flavum v. Hydrargyrum oxydat.; H. p. rubrum v. Hydrarg. biiodat.

Hydrargyrum salicylicum. Pill. 2065; Ini. subc. 2051.

Hydrargyrum sozojodolicum. Ini. subc. 2046.

Hydrargyrum sublimatum v. Hydrarg. bichlorat.

Hydrargyrum tannicum oxydulatum. Pill. 2064; Plv. 1890, 2063; pro infant. 1078, 1341; Ini. subc. 1889.

Hydrargyrum thymolicum (thymolo-aceticum). Pill. 2066; Ini. subc. 2052.

Quecksilber-Harnstoff. Ini. subc. 2043.
Quecksilber-Pepton. Ini. subc. 1886, 2040; pro infant. 1081.
Quercus, cortex. Zu Bädern 1817; Waschw. (Dec.) 1780.

Ratanhia, radix. Dec. 281.
Resina Jalapae. Plv. 318.
Resorcinum. Int. Mixt. (pro inf.) 927, 1249; Einpslg. 2004; Streup. 2003; Ungu. 2002; Pasta 1915; Bepslg. d. Larynx 744, 930; Magenaussplg. 1243; Darmirrig. 1263; Ini. urethral. 1939; Ini. vesic. 1527, 1536, 1989; Ohrtrpf. 2270.
Rheum chinense, radix. Inf. (pro inf.) 1067; Pill. 305, 306, 307, 310, 326, 691; Pulv. 233, 234, 232, 288, 304, 333, 529, 564, 634, 755; pro infant. 991, 992, 1C07, 1010, 1224, 1269, 1349, 1356; Klysm. (Inf.) 382.
Rhum 2057.
Ricinus v. Oleum Ricini.
Ricord'sche Harnröhren-Iniection 1933.
Ricord'sche Pillen 2060.
Roob Juniperi 165, 941, 1021, 1162.
Roob Laffecteur 2091.
Rosa, flores. Dec. 2091.

Sabina, frondes. Streup. 1914, 2000, 2001.
Saccharinum, vor 545:
Saccharum Saturni v. Plumbum aceticum.
Sal amarus v. Magnesium sulfuricum.
Sal ammoniacus v. Ammonium chloratum.
Sal Carolinensis 252, 302, 632.
Salep, tubera. Int. Dec. 268, 1611;

Klysm. Dec. 276, 839, 990. 998, 1069.
Salicyl-Collodium 1901.
Salicyl-Seifenpflaster 1729.
Salipyrinum. Mixt. 526; Pulv. 525.
Salolum. Plv. 474, 597, 1548, 1646.
Salvia, folia. Inf. 555; Mundw. (Inf.) 2307; Garg. (Inf.) 213, 614; Zahnplv. 2031.
Sambucus, flores. Inhal. Inf. 727.
Sandaracca. Zahnharz 2296.
Santoninum. Mixt. 570, 1004; Plv. 331, 333, 1287; Pasta 571; Trochisc. 332.
Sapo amygdalinus. Zahnplv. 2281.
Sapo medicinalis. Int. Pill. 306; Darmirrig. 1284; z. Waschen 1734; Zahnpasta 2286.
Sapo venetus. Zahnplv. 2284; Zahnpasta 2285.
Sapo viridis 685, 1774, 1838, 1872; Pasta 1680; Ungu. 1063, 1066, 1731, 1864, 1867; Zahnpasta 1106.
Sassaparilla, radix. Dec. 2084, 2085, 2087—2089, 2091.
Schminkpoudre 1677, 1707.
Schminksalbe 1674—1676, 1708.
Schminkwasser 1678.
Schnupfwasser 703.
Schwefel v. Sulfur.
Sehum ovillum. Ungu. 1382.
Secale cornutum. Inf. 1601; Pill. 767; Pulv. 766, 1600, 1617, 1648.
Senega v. Polygala Senega.
Senna, folia. Int. Inf. 16, 297, 319, 633, 1388, 1609, 2090; pro infant. 1268, 1283, 1471; Dec. 2084, 2091; Plv. 633; Klysm. (Inf.) 112, 298, 299, 372, 383; Darmirrig. (Inf.) 1272.

Sulfur praecipitatum sive Lac Sulfuris. Int. Plv. 633; Einpslg. 1769, 1771; Waschw. 1672; Ungu. 1869; Pasta 1667, 1668, 1670, 1680, 1879.

Sulfur sublimatum s. citrinum sive Flores Sulfuris. Int. Mixt. agit. 2358; Baln. 1844; Ungu. 1781, 1733, 1866—1868; Pasta 1669, 1671.

Sulfur auratum Antimonii. Plv. (pro inf.) 1115.

Suppositoria 316, 345, 408, 510, 511, 556, 557, 817, 821, 1480, 1488, 1517—1520, 1562, 1664, 1747, 1748, 1831, 1832, 1965, 1971, 1972.

Suppositoria urethralia 1501—1503, 1508, 1509, 1586, 1587, 1956—1962.

Suppositoria vaginalia 1642.
van Swieten's Liqueur 2056.

Syrupus acetositatis Citri 101, 155, 354, 1088, 1292.

Syrupus Althaeae 1, 910, 933, 936, 2305.

Syrupus Amygdalarum 2, 28, 29, 34, 116.

Syrupus Diacodii 273, 280, 503, 507, 1481, 1510; Gargar. 715, 719, 722.

Syrupus emulsivus v. Syrup. Amygdal.

Syrupus Ferri iodati 2082, 2083, 2187; pro infant. 919, 1082, 1094, 1146, 2131.   [908.

Syrupus Ipecacuanhae 8, 33, 897,

Syrupus mannatus 630, 962, 1067, 1162, 1268, 1283.

Syrupus Rhei 283.

Syrupus Sassaparillae 2089.

Syrupus Senegae 36, 89, 915, 1118, 1148, 1163.

Syrupus balsami Tolutani 1922.

Talcum venetum. Streup. 154, 1394, 1677, 1714, 1996. Schminkw. 1678.

Tamarindus, pulpa. Dec. 289, 290; Elect. 568.

Tanacetum, herba. Inf. 1283.

Tanninum v. Acidum tannicum.
Tannin-Jodoformdocht 1375.
Tanno-Glycerin. Zahnpasta 2298.

Tartarus emeticus sive stibiatus. Emet. Mixt. 18, 2318; pro infant. 883, 896, 913, 1112, 1113; Plv. 219, 222, 642, 2317; Expect. Mixt. 649.

Terebinthina. Pill. 1978.
Terpinum hydratum. Plv. 1542.
Thallinum sulfuricum. Plv. 593.
Theerseife 1734, 1735.
Theobrominum natrosalicylicum v. Diuretinum.
Thymolum v. Acidum thymicum.
Tilia, flores. Inf. 2232; Garg. Inf. 1910.

Tinctura Absynthii composita 230, 444, 687, 1036, 1037.

Tinctura Aconiti. Haargeist 1683.

Tinctura amara 135, 137, 230, 242, 1036, 1076, 1420.

Tinctura Ambrae. Bepslg. d. Gehörggs. 2255.

Tinctura Arnicae 2189.

Tinctura aromatica 696, 1927.

Tinctura Aurantiorum corticis 239, 246, 804, 812.

Tinctura Belladonnae 159, 432; pro infant. 71, 921, 1141, 1158; Einpslg. 2254.

Tinctura Benzoës. Z. Eintupfen 1907; Waschw. 1703; Haargeist 1682, 1876; Ungu. 1676, 1705; Haarpomade 1685.

Tinctura Bestuscheffii nervino-tonica 381, 543; pro infant. 850, 916, 965, 1097, 1136 1182, 1241.

Sach-Register.

NAME	DATE DUE